AF232177

MÉDECINE PRATIQUE POPULAIRE,

SECOURS A DONNER

AUX EMPOISONNÉS ET AUX ASPHYXIÉS,

ET NOUVEAU TRAITÉ

D'EMBRYOLOGIE SACRÉE,

Par J.-J. Rosiau,

DOCTEUR MÉDECIN DE LA FACULTÉ DE PARIS, ANCIEN MÉDECIN EN CHEF DE L'HOPITAL CIVIL ET ET DES PRISONS DE MAMERS, MEMBRE CORRESPONDANT DE LA SOCIÉTÉ ROYALE D'ÉMULATION DE ROUEN, DE LA SOCIÉTÉ DES SCIENCES ET ARTS DE RENNES, ETC., ETC.

TROISIÈME EDITION CORRIGEE ET AUGMENTEE.

Altissimus creavit de terrà medicamenta,
Et vir prudens non abhorrebit illa.
Eccles. 38. 4.

A MAMERS,

CHEZ L'AUTEUR, PLACE DES HALLES (SARTHE).

A PARIS,

CHEZ MM. LAGNY, LIBRAIRES   RUE BOURBON-CHATEAU, 1;

ET CHEZ TOUS LES LIBRAIRES DE FRANCE.

1839.

MÉDECINE

PRATIQUE POPULAIRE,

SECOURS A DONNER

AUX EMPOISONNÉS ET AUX ASPHYXIÉS

ET

NOUVEAU TRAITÉ D'EMBRYOLOGIE SACRÉE;

Par J.-J. Rosiau,

DOCTEUR EN MÉDECINE DE LA FACULTÉ DE PARIS, ANCIEN MÉDECIN EN CHEF DE L'HOPITAL CIVIL ET DES PRISONS DE MAMERS, MEMBRE CORRESPONDANT DE LA SOCIÉTÉ ROYALE D'ÉMULATION DE ROUEN, DE LA SOCIÉTÉ DES SCIENCES ET ARTS DE RENNES, ETC., ETC.

TROISIÈME ÉDITION CORRIGÉE ET AUGMENTÉE.

Altissimus creavit de terra medicamenta
Et vir prudens non abhorrebit illa.
Eccles. 38. 4.

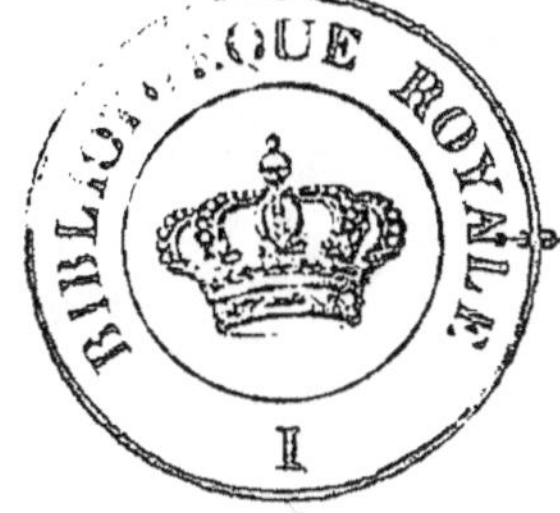

A MAMERS,

CHEZ L'AUTEUR, PLACE DES HALLES (SARTHE).

A PARIS,

CHEZ MM. LAGNY, LIBRAIRES, RUE BOURBON-CHATEAU, N.º 1,
Et chez tous les Libraires de France.

—

1839.

A MONSEIGNEUR J.-B. BOUVIER,

ÉVÊQUE DU MANS.

Monseigneur,

L'approbation que vous avez accordée à mon Embryologie Sacrée et l'encouragement que vous avez donné à mon Traité de Médecine Pratique Populaire, sont un honneur qui était bien digne de toute mon ambition. Que pouvait-il en effet y avoir de plus glorieux pour moi, que l'approbation d'un prélat aussi recommandable par ses talens que par ses vertus ? On vous retrouve, Monseigneur, partout où il est quelque bien à faire. Vous avez vu dans l'ouvrage que je publie, le moyen de soulager quelques misères humaines et de procurer à quelques âmes le salut éternel ; je pouvais alors compter sur la bienveillance que vous avez daigné me témoigner. J'ose donc mettre sous votre protection le fruit de mes travaux, et vous supplier d'agréer ma reconnaissance et l'hommage du profond respect avec lequel je suis,

Monseigneur,

Votre très-humble et très-obéissant serviteur,

J.-J. ROSIAU, D. M.

LETTRE DE MONSEIGNEUR J.-B. BOUVIER.

A l'Auteur,

« J'ai lu votre manuscrit (Embryologie), Monsieur, avec
« bien de l'intérêt, et je n'y ai rien trouvé que de conforme aux
« principes théologiques en ce qui regarde le baptême et
« l'obligation de ne pas tuer le *fœtus* sous quelque prétexte
« que ce soit.... J'ai trouvé votre style clair, ce qui est une
« qualité précieuse pour ces sortes d'ouvrage. Je ne doute pas
« que votre Traité d'Embryologie et votre Traité de Médecine
« Pratique Populaire ne soient très-utiles aux ecclésiastiques,
« et je me ferai un devoir de les recommander, etc., etc.

PRÉFACE.

Il manquait à ceux que la religion porte au secours de toutes les privations et de toutes les souffrances humaines, un guide qui pût diriger sûrement leur inépuisable activité dans le soulagement des maladies dont le nombre et les dangers pèsent principalement sur la grande famille des pauvres. Dans des temps meilleurs, sous un pouvoir qui nous honorait d'une double confiance, en nous accordant, comme citoyen, l'administration de la ville de Mamers, et comme médecin, la direction de son hospice et de ses prisons, nous avions déjà résolu de combler ce vide. De nobles et généreux appuis ne nous manquaient point alors pour l'accomplissement de notre projet. Mais depuis qu'on nous a privé de l'aide de notre propre position pour en donner illégalement tous les avantages à l'intrigue, de pressantes sollicitations ne nous en ont pas été moins adressées par de sincères amis de l'humanité. C'est pour y répondre, que nous offrons aujourd'hui à la charité du prêtre et du chrétien, notre *Médecine Pratique Populaire*. Sans doute, en nous vengeant ainsi de nos pertes, personne ne pourra désapprouver notre œuvre toute de dévouement à la pauvreté.

Dans la première partie de notre ouvrage, nous avons réuni succinctement les symptômes de toutes les affections morbides, en déterminant, le plus souvent, par le symptôme le plus tranché, la définition de celles-ci. Nous avons donné l'exposé de leurs causes, en évitant toujours, avec le plus grand soin, ces longueurs de détails qui ne pourraient produire qu'incertitude ou dégoût. Nous nous sommes peu arrêté sur le pronostic des maladies, art de circonspection inutile à la charité, diplomatie à double jeu, qui, pour sauver la réputation du médecin, par un jugement presque constamment équivoque, compromet en même temps le salut du malade. Mais en juste compensation, nous avons étendu nos développemens, quand il s'est agi des moyens de guérison. Des traitemens simples et faciles ont été tracés, de préférence à des traitemens plus énergiques; car l'observation n'a pas jugé les premiers moins efficaces dans leurs résultats, que ces médications violentes dont l'emploi doit exclusivement être abandonné aux gens de l'art.

Dans notre seconde partie, nous avons traité des empoisonnemens. A une époque où ces malheurs semblent se multiplier en proportion de l'affaiblissement des croyances catholiques, nous avons pensé qu'il serait utile de faire connaître les moyens d'arrêter, quand il est encore temps, les ravages des poisons, ou de constater leur présence, quand ils ont causé la mort. Aux empoisonnemens venaient se rattacher les asphyxies. Nous avons dû déterminer avec soin, toutes les causes de ces graves accidens, afin de mieux faire comprendre la nécessité de leur opposer convenablement tout ce que l'expérience a reconnu de plus propre à en prévenir ou à en en suspendre les effets.

Comme notre Médecine Pratique Populaire s'adresse spécialement au clergé, nous avons cru devoir ajouter une troisième partie, sous le titre d'*Embryologie Sacrée*.

Nous avons considéré ce sujet sous le point de vue
religieux et scientifique, en faisant accorder les opinions
les plus probables des physiologistes avec l'enseigne-
ment théologique. Pour accomplir notre tâche en
chrétien, nous avons consulté les théologiens qui
peuvent faire autorité sur cette importante question.
En outre, Monseigneur l'évêque du Mans a bien voulu
examiner, à notre demande, tout ce que nous avons
dit de cet état de notre primitive existence. Son approbation sera pour nos lecteurs un sûr garant de l'ortho-
doxie de notre doctrine dans cette grave matière; et
les encouragemens que nous avons reçus de sa bienveillance, n'ont pas peu contribué à nous faire prendre la
résolution de publier notre travail.

Enfin, sous la forme d'appendice, nous avons
rassemblé trois choses qui ne pouvaient, sans confusion,
entrer dans le corps même de l'ouvrage. On trouvera
dans cet appendice, l'analyse chimique des poisons,
c'est-à-dire, l'indication des procédés qui peuvent faire
reconnaître la nature des substances qui ont causé la
mort, ou qui l'auraient produite, sans des secours
prompts et appropriés. Vient ensuite un formulaire
contenant une série de recettes, ordonnances, *formules*,
simples ou peu composées, classées par ordre de numéros correspondant aux numéros de renvoi indiqué
au traitement de chaque maladie. C'est avec la plus
grande exactitude qu'ont été déterminées les quantités
des substances dont l'usage a pu être apprécié par les
plus célèbres praticiens, et par nous-même. Comme
dernier complément de notre Médecine Pratique Populaire, il fallait ajouter un dictionnaire des mots techniques pour faciliter l'intelligence de ces expressions

synthétiques, spéciales à chaque science, et dont le charlatanisme, à défaut de notions étendues, sait si bien user à son profit.

Assurément il ne fallait ni génie, ni talens éminens pour entreprendre une œuvre du genre de la nôtre. Le courage, la conscience et l'amour du bien nous ont suffi. Les hommes religieux, nous l'espérons, nous tiendront compte de nos efforts. Si nous avons pu rendre quelque service à ceux qui souffrent, en guidant la charité au secours de leurs douleurs, nous serons heureux de notre succès.

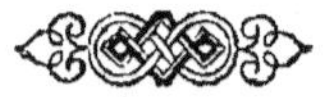

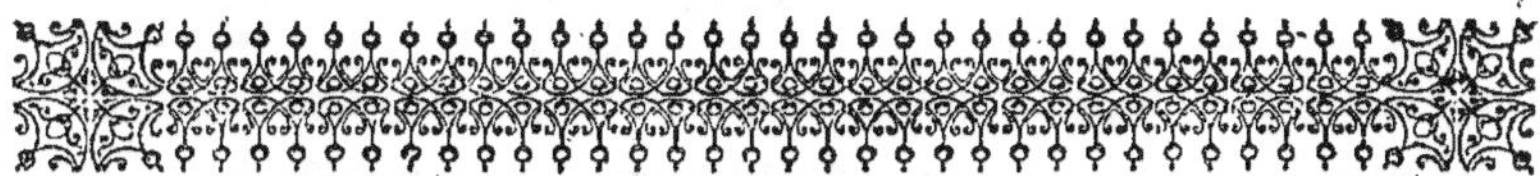

MÉDECINE

PRATIQUE POPULAIRE,

SECOURS A DONNER

AUX ASPHYXIÉS ET AUX EMPOISONNÉS

ET

NOUVEAU TRAITÉ D'EMBRYOLOGIE SACRÉE.

PREMIÈRE PARTIE.

MÉDECINE PRATIQUE POPULAIRE.

GÉNÉRALITÉS. *

LA *médecine* est une science d'observation et d'expérience dont le but est de conserver la santé, et de guérir ou de pallier les maladies.

La *médecine pratique*, dans sa vraie acception, est l'application raisonnée des préceptes des grands maîtres en l'art de guérir, au traitement des maladies.

On entend par *maladie* la lésion d'un ou de plusieurs organes.

On donne le nom d'*organes* aux diverses parties constituantes des êtres organisés.

---

* Les personnes étrangères à l'art de guérir, sont invitées à jeter un coup-d'œil sur ces généralités.

1

On appelle *pathologie* la science qui a pour objet la connaissance des causes, des symptômes, des signes et de la classification des maladies ; de là sa division en quatre parties qui sont l'*étiologie*, la *symptomatologie*, la *séméiologie* et la *nosologie*. On y ajoute une cinquième branche qu'on appelle *thérapeutique*.

1.º ÉTIOLOGIE.

La partie de la pathologie qui s'occupe des causes des maladies, a reçu le nom d'étiologie.

On entend par *causes* tout ce qui contribue à la production de la maladie.

Les causes se divisent en *prochaines* et en *éloignées*, en *prédisposantes* et en *déterminantes*.

La cause prochaine d'une maladie est l'état particulier de tel ou tel organe, de tel ou tel système, d'où dérivent les phénomènes de la maladie. Exemple : la solution de continuité des vaisseaux sanguins est la cause prochaine d'une hémorrhagie.

Les causes éloignées d'une maladie sont celles qui résultent de l'action des corps extérieurs sur nos organes. Exemple : l'impression du froid et de l'humidité sur la peau est une cause éloignée du catarrhe pulmonaire.

Les causes prédisposantes sont celles qui mettent le corps en état de recevoir la maladie : elles tiennent toutes à un état particulier de l'individu. Exemple : une tête grosse, le cou court, l'embonpoint et la vieillesse sont les causes prédisposantes de l'apoplexie.

Les causes déterminantes sont celles qui trouvant le corps disposé à contracter la maladie, la produisent. Exemple : une indigestion, l'ivresse, la colère, un chagrin violent, sont des causes déterminantes de l'apoplexie chez les sujets qui y sont prédisposés.

Dans un grand nombre de cas, le concours de ces deux espèces de causes est nécessaire pour produire la maladie. Supposons, par exemple, deux hommes qui sont également soumis à l'impression du froid humide ; l'un éprouve un rhume et l'autre ne l'éprouve pas ; ils étaient cependant tous les deux sous l'influence de la même cause déterminante, le froid ; pourquoi le second n'est-il pas malade, tandis que le premier l'est ? c'est que le premier avait une prédisposition à la maladie, et que le second ne l'avait pas.

Dans la plupart des cas, il est impossible de dire en quoi consiste cette prédisposition.

C'est surtout pour le développement des maladies contagieuses que le concours des causes prédisposantes est nécessaire.

Les causes déterminantes sont nombreuses et divisées en six classes désignées sous les noms de,

1.º *Circumfusa* (choses qui nous environnent), l'air trop chaud ou trop froid, chargé d'humidité ou de miasmes délétères, l'habitation dans des lieux bas et humides, etc. ;

2.º *Applicata* (choses appliquées sur le corps), les vêtemens trop chauds ou trop froids, trop étroits et produisant une compression nuisible au jeu des organes, etc. ;

3.º *Ingesta* (choses introduites dans les premières voies), les alimens de mauvaise qualité, indigestes ; les poisons, les vomitifs ou les purgatifs pris en temps inopportun, etc. ;

4.º *Excreta* (la matière des excrétions), la rétention des matières fécales ou des urines, la suppression des règles ou des hémorrhoïdes, la suppression de la transpiration, etc. ;

5.º *Gesta* (les actions), les exercices violens, la vie sédentaire, etc. ;

6.º *Percepta* (les passions), toutes les passions violentes, telles que la colère, les chagrins profonds, une joie excessive, etc.

Telles sont les sources des causes déterminantes des maladies.

2.º SYMPTOMATOLOGIE.

La symptomatologie est la partie de la pathologie qui traite des symptômes des maladies.

On entend par *symptôme* tout changement sensible dans les corps organisés, produit par la maladie.

On divise les symptômes en *essentiels* et en *accidentels*.

Les symptômes essentiels sont ceux qui appartiennent tellement à la maladie que cette maladie ne peut exister sans ces symptômes. Ce sont eux qui caractérisent la maladie et en constituent l'espèce : telle est la fièvre hectique dans la phthisie.

Les symptômes accidentels sont ceux qui peuvent arriver ou ne pas arriver dans une maladie : ils ne la caractérisent point ; ils ne forment que des variétés de maladies, tels sont je dévoiement et l'hydropisie dans la phthisie.

On doit dans une maladie étudier non seulement ses symptômes, mais encore sa marche.

On entend par *marche* d'une maladie, son invasion, sa durée et sa terminaison.

L'*invasion* d'une maladie est tantôt brusque, tantôt lente. Dans ce dernier cas, la maladie est précédée des symptômes qui ne suffisent pas pour la caractériser. Ces symptômes précurseurs annoncent seulement un trouble dans l'économie ; il semble que la cause n'est pas fixée, qu'elle cherche la partie la plus faible ou la plus irritable pour s'y fixer.

La *durée* des maladies peut être fixe, comme dans les fièvres éruptives ou phlegmasies cutannées, ou indéterminée, c'est-à-dire qu'on ne peut fixer le temps où elle finira.

La *terminaison* des maladies est brusque ou lente, et dans l'un et l'autre cas, elle peut avoir lieu par la santé, par une autre maladie ou par la mort.

ÉTUDE DES SYMPTOMES AU LIT DU MALADE.

On a proposé plusieurs ordres à suivre pour étudier les symptômes. Celui que nous adoptons ici, est le plus facile à suivre par les personnes auxquelles cet ouvrage est destiné. Il consiste à explorer tout le corps depuis la tête jusqu'aux pieds, et à noter les différentes lésions physiques ou vitales qui s'y remarquent.

Ainsi, arrivé auprès du malade, on s'informera de son âge, de sa profession, de ses habitudes, de ses maladies antérieures et de celles de ses parens. On notera le jour de l'invasion de la maladie, les causes qui ont pu y donner lieu, les symptômes qu'elle a présentés et les remèdes qu'on a employés jusqu'au moment de la visite.

Passant ensuite à l'examen des symptômes actuellement existans, on explorera scrupuleusement la tête et la face, notamment les yeux, les oreilles, les narines et la bouche. La langue surtout, miroir fidèle de l'estomac, doit être observée avec attention; elle peut être humide ou sèche, pâle ou rouge, soit dans toute son étendue, soit à ses bords et à sa pointe; elle peut être couverte d'un enduit léger ou épais, blanc, gris, jaune ou noir.

On demandera s'il y a perte d'appétit, si la bouche est pâteuse ou amère, s'il y a soif plus ou moins grande.

Si le malade éprouve de la difficulté dans la déglutition, s'il se plaint de la gorge, on déprimera la base de la langue avec le manche d'une cuiller pour visiter l'arrière-bouche et reconnaître l'état des glandes amygdales ou du voile du palais qui peuvent être rouges et gonflés.

On examinera ensuite si la respiration est libre, ou si elle est difficile, bruyante; s'il y a de la toux, si l'expectoration est facile, si les crachats sont séreux, sanguinolens, ou blancs et épais; s'il y a douleur dans quelque partie de la poitrine; si le malade peut se coucher sur l'un et l'autre côté, etc.

On passera à l'examen du ventre, en fixant d'abord son attention sur l'épigastre ou creux de l'estomac, où il y a tantôt sentiment de pesanteur ou de plénitude, tantôt sentiment de faiblesse, de chaleur ou de douleur qui est augmentée par une pression plus ou moins forte exercée sur cette partie. Le reste du ventre est dur ou mou, ou tendu ou douloureux au toucher, soit dans toute son étendue, soit dans l'une de ses régions, telles que l'ombilicale, l'hypogastrique. Il peut y avoir des borborygmes (gargouillemens), constipation ou diarrhée. (*Voy.* ces mots dans le Dictionnaire ci-après).

Les urines peuvent être rares ou abondantes, rouges, claires, ou troubles; elles peuvent par le refroidissement offrir un nuage qui nage au milieu du liquide, ou un dépôt gris ou briqueté, qui s'attache au vase.

On demande s'il y a suppression des règles ou des hémorrhoïdes, d'une dartre, d'un ulcère, d'un cautère ou d'un vésicatoire.

On passe ensuite à l'examen de la peau qui est sèche ou humide, brûlante, chaude ou froide; enfin on tâte le pouls.

DU POULS.

Le pouls est le battement des artères.

Pour tâter le pouls avec fruit, il faut saisir d'une main la partie inférieure et externe de l'avant-bras, de manière que la pulpe de l'indicateur et du médius se trouve placée sur la portion la plus superficielle de l'artère radiale. L'avant-bras doit être demi-fléchi et la main dans un état moyen entre la pronation et la supination. Le pouce de l'explorateur est placé sur la face postérieure du radius.

L'arrivée du médecin déterminant fort souvent une certaine émotion qui influe sur les mouvemens du cœur et par conséquent modifie le pouls, on ne doit le tâter qu'au milieu de la visite pour bien en apprécier toutes les qualités.

Dans l'état de santé, le pouls est souple, égal et régulier : dans l'âge adulte, le pouls bat environ 70 fois par minute chez l'homme, 72 à 75 fois chez la femme. Il est plus fort et plus plein chez le premier, plus faible et plus petit chez la dernière. Il est plus fréquent chez les jeunes gens, plus fréquent encore dans l'enfance. Il devient rare dans la vieillesse.

Dans l'état de maladie, le pouls est *fréquent* ou *rare*, *vite* ou *lent*, *dur* ou *mou*, *grand* ou *petit*, *fort* ou *faible*, *régulier* ou *irrégulier*, *égal* ou *inégal*, *intermittent*, *insensible*.

Le pouls est :

Fréquent, quand les pulsations sont rapprochées ou séparées par des intervalles courts.

Rare, quand les pulsations sont éloignées ou séparées par des intervalles longs.

Vite ou *vif*, quand il vient frapper subitement les doigts et disparaît aussitôt.

Lent, quand la dilatation de l'artère est lente et se fait sentir long-temps au doigt.

Dur, quand il frappe rudement le doigt et fait éprouver la sensation d'une corde tendue.

Mou, quand il frappe mollement le doigt.

Fort, quand l'artère résiste à la pression.

Faible, quand elle est facile à déprimer.

Grand ou *large*, quand l'artère paraît d'un grand calibre.

Petit, quand elle paraît d'un calibre plus petit qu'à l'ordinaire.

Plein, quand l'artère paraît être plus remplie de sang qu'elle ne doit en contenir.

Vide, quand elle ne paraît pas en contenir assez.

Régulier, quand les pulsations sont séparées par des intervalles égaux.

Irrégulier, quand elles sont séparées par des intervalles inégaux.

Egal, quand les pulsations offrent toutes la même force et la même durée.

Inégal, quand elles sont les unes fortes, les autres faibles, les unes vives et les autres lentes.

Intermittent, quand après un certain nombre de pulsations il en manque une ; de telle sorte que l'intervalle de deux pulsations est double de ce qu'il doit être.

Filiforme, quand l'artère, à peine sensible, ne paraît pas plus grosse qu'un fil.

Insensible, quand on ne peut pas la trouver.

3.º SÉMÉIOLOGIE.

La séméiologie est la partie de la pathologie qui traite des signes des maladies.

On appelle *signe* d'une maladie, tout ce qui peut faire connaître une maladie, son caractère et sa terminaison.

Le signe diffère du symptôme, en ce que le symptôme est un phénomène morbide considéré en lui-même, tandis que le signe est un phénomène précurseur ou concomitant de la maladie, considéré dans sa signification diagnostique ou pronostique.

 GÉNÉRALITÉS.

On divise les signes en diagnostiques et en pronostiques.

Les *signes diagnostiques* sont ceux qui servent à reconnaître la nature et le siège d'une maladie.

Les *signes pronostiques* sont ceux qui peuvent en faire connaître la terminaison.

Il y a encore un autre signe qu'on appelle *pathognomonique* ou *certain ;* c'est celui qui indique d'une manière certaine et évidente, le caractère d'une maladie. Il consiste souvent dans la réunion de plusieurs symptômes ; par exemple, une fièvre aiguë, une douleur au côté, une toux sèche, une difficulté de respirer, un pouls dur et fréquent et la rougeur de la face, sont une réunion de symptômes qui sont le signe pathognomonique ou caractéristique d'une pleurésie. Le bruit du cathéter contre le calcul vésical est le signe pathognomonique de l'existence d'une pierre dans la vessie.

Pris substantivement, *diagnostic* signifie le jugement du médecin sur le caractère ou la nature de la maladie, et *pronostic* signifie le jugement du médecin sur la durée et la terminaison de cette maladie.

Il y a deux méthodes à suivre pour établir le diagnostic : la première consiste à examiner les signes *commémoratifs* ou qui ont précédé la maladie ; à passer ensuite aux signes présens, en examinant chaque organe en particulier, comme nous l'avons indiqué ci-dessus ; à écarter les symptômes accidentels ; à réunir les symptômes essentiels ; à les comparer entre eux et à voir si leur réunion forme le caractère d'une maladie qu'on ait lue ou observée.

La seconde méthode est celle qu'on appelle méthode par exclusion ; c'est à celle-ci qu'on a recours toutes les fois que la réunion des symptômes ne forme pas le caractère d'une maladie connue ; par exemple, un individu est atteint d'une maladie chronique, accompagnée de toux, d'expectoration et d'oppression ; on dit : c'est un asthme, un catarrhe chronique ou une phthisie ; ce n'est pas l'asthme, pour telle raison ; ce n'est pas un catarrhe, pour telle autre raison ; c'est donc une phthisie.

Les bases sur lesquelles le pronostic doit être fondé, sont

non seulement le caractère de la maladie, mais encore la gravité et l'intensité des symptômes, l'âge, le tempérament, le genre de vie du malade et ses maladies antécédentes.

4.º NOSOLOGIE.

La nosologie est la partie de la pathologie qui s'occupe du nom, du caractère, des analogies et des différences des maladies et de leur classification ou distribution en classes, ordres, genres et espèces.

Le *nom* des maladies se tire principalement de l'organe affecté ; ainsi, la *pleurésie* ou inflammation de la *plèvre*. Il se tire aussi de la cause réelle ou supposée ; la *fièvre bilieuse*, par exemple, est ainsi nommée, parce qu'on la croit produite par une surabondance de *bile*.

On le tire aussi de quelque symptôme prédominant, telles sont la *rougeole*, à cause de la rougeur de la peau dans cette maladie ; la *fièvre adynamique*, à cause de la prostration des forces qu'elle présente.

Le *caractère* d'une maladie est l'exposé de sa nature ou l'énoncé des symptômes essentiels qui la distinguent de toute autre.

Les *différences* des maladies peuvent être rapportées à deux genres principaux : les unes sont *essentielles*, les autres *accidentelles*. Les essentielles se tirent de la nature différente des maladies. C'est en ayant égard à ces différences qu'on peut caractériser les maladies, les distinguer les unes des autres, les placer dans un ordre méthodique et en faire une bonne classification. Les accidentelles sont celles qui tiennent à l'état du sujet.

Les différences des maladies peuvent se tirer de leur origine, de leur siége, de leur caractère, de leur marche et de leur durée, de leur type, des circonstances individuelles et des terminaisons qu'elles sont susceptibles de prendre.

1.º Relativement à leur origine, on divise les maladies en *innées* et en *acquises*. Les maladies innées ou congéniales, sont celles que nous apportons en naissant ; elles sont *héréditaires* ou *non héréditaires*.

Elles sont héréditaires, ou parce qu'un virus a été transmis du père au fils, ou parce que le fils a reçu du père un organe disposé à la maladie dont celui-ci est atteint.

Les maladies acquises sont purement accidentelles. Elles sont très-nombreuses et rapportées à quatre genres principaux; ainsi on les a divisés en *sporadiques*, en *endémiques*, en *épidémiques* et en *contagieuses*.

Les sporadiques sont des maladies qui tenant à des causes particulières à chaque individu, n'affectent ordinairement, sur une population donnée, qu'un petit nombre de personnes.

Les maladies endémiques sont celles qui tenant à des causes générales et continues, règnent habituellement dans un pays, comme le goitre en Savoie, les fièvres intermittentes dans les pays marécageux.

Les maladies épidémiques sont celles qui tenant à des causes générales, mais passagères, attaquent un grand nombre d'individus à la fois dans le pays où elles règnent; telles sont les angines, certaines ophthalmies, le choléra-morbus asiatique, etc.

Les maladies contagieuses sont celles qui ont la propriété de se reproduire sur un corps sain par l'action médiate ou immédiate d'un corps malade. La gale, par exemple, se communique par contact immédiat, la variole également; mais aussi cette dernière peut se transmettre par la seule action médiate ou expansion miasmatique. Cette différence explique comment il se fait que la gale ne peut être que contagieuse, tandis que la petite-vérole peut être en même temps contagieuse et épidémique.

Les maladies contagieuses diffèrent entre elles relativement à l'expansibilité plus ou moins grande du principe contagieux. Ce principe est très-volatil dans la variole; il est moins expansif dans la peste; il l'est encore moins dans la syphilis.

Relativement à leur siége, les maladies ont été divisées en *locales* et en *générales*, en *fixes* et en *ambulantes*, enfin en *idiopathiques*, *symptomatiques* et *sympathiques*.

Les maladies locales sont celles qui affectent un ou plusieurs organes, mais qui sont rigoureusement limitées à la partie malade.

Les maladies générales sont celles qui, agissant sur un organe, portent leur action non seulement sur lui, mais sur un ou plusieurs organes éloignés.

Les maladies fixes sont celles qui parcourent toutes leurs périodes dans le lieu où elles ont pris naissance ; telles sont les plaies.

Les maladies ambulantes sont celles qui ne parcourent pas toutes leurs périodes dans l'endroit où elles ont pris naissance, mais qui se portent sur un second et même sur un troisième organe, avant d'être arrivées à une solution complète ; tels sont le rhumatisme et l'érysipèle de cause interne.

Les idiopathiques sont celles dont la cause prochaine ou première se trouve dans la partie qui est elle même affectée.

On nomme maladies symptomatiques celles dont la cause prochaine se trouve dans un autre partie que celle qui est actuellement malade, ou, en d'autres termes, celles qui dépendent d'une autre maladie et en sont le symptôme : telle est la fistule à l'anus dans la phthysie.

Les maladies sympathiques sont celles dans lesquelles un organe sain présente des symptômes morbides à cause de la sympathie qu'il a avec l'organe affecté ; par exemple, le délire dans la pleurésie.

3.º Relativement à leur marche, on divise les maladies en *légères* et en *graves*, en *bénignes* et en *malignes*, en *simples* et en *compliquées*.

Une maladie est légère, lorsque les symptômes qui l'accompagnent ne sont nullement dangereux, peu intenses et en rapport avec l'état du malade.

Une maladie est grave, lorsque les symptômes sont intenses, et qu'ils annoncent une lésion importante dans un organe essentiel à la vie.

On dit qu'une maladie est bénigne, quand elle n'offre aucun symptôme fâcheux, et qu'elle a une marche régulière.

On considère comme malignes ou ataxiques, celles qui quoique légères en apparence n'en sont pas moins funestes, ou enfin celles qui offrent un défaut de rapport entre les symptômes et l'état du malade.

Une maladie est simple, quand elle n'offre que les symptômes qui lui sont essentiels.

Une maladie est compliquée, lorsqu'elle est accompagnée de symptômes qui ne lui sont pas essentiels, ou lorsqu'il s'y joint une autre maladie.

4.º Relativement à leur durée, on divise les maladies en *aiguës*, qui parcourent rapidement leurs périodes ; et en *chroniques*, qui les parcourent lentement.

5.º Relativement à leur marche et à leur type, on les divise en *continues*, qui parcourent de suite et sans interruption toutes leurs périodes ; en *rémittentes*, dont les symptômes sont continus depuis l'invasion jusqu'à la terminaison ; mais à ces symptômes essentiels, viennent se joindre d'autres symptômes à des époques tantôt régulières, tantôt irrégulières.

L'apparition de ces nouveaux symptômes se nomme *accès*. Il ne faut pas le confondre avec le *redoublement* (*paroxisme* ou *exacerbation*) qui est une augmentation de symptômes.

Enfin en *intermittentes*, dont les symptômes se suppriment tout-à-fait pour reparaître ensuite avec la même intensité.

Les intermittentes se subdivisent en *périodiques* dont les symptômes disparaissent et reviennent à des époques fixes ; et en *irrégulières* qui cessent et reviennent à des époques indéterminées.

6.º Les maladies présentent encore entre elles une foule de différences relatives à l'âge, au sexe, au tempérament, aux habitudes, aux passions et au climat, etc.

5.º THÉRAPEUTIQUE.

La thérapeutique est la partie de la pathologie qui s'occupe du traitement des maladies.

Il y a trois espèces de traitement : le *préservatif* ou *prophilactique*, qui consiste à éloigner les causes qui peuvent donner lieu à la maladie ; le *palliatif*, qui a pour but de modérer les symptômes sans guérir la maladie elle-même ; le *curatif*, dont le but est de rétablir les propriétés vitales altérées par la maladie.

Le traitement curatif offre deux méthodes à suivre, savoir : la *méthode expectante* et la *méthode agissante*. La première est celle dans laquelle on ne se permet aucun moyen capable d'intervertir l'ordre des symptômes, en se bornant à ceux qui peuvent en modérer l'intensité. Cette méthode ne doit être employée que dans les maladies qui tendent à la guérison.

La méthode agissante consiste à employer des moyens capables d'intervertir l'ordre des symptômes. Cette méthode doit être suivie quand la maladie ne paraît pas tendre à la guérison, ou quand, tendant à la guérison, elle fait des efforts impuissans, ou enfin dans le cas où la maladie tend à tuer le malade, comme dans les fièvres pernicieuses.

Sous le rapport du *modus faciendi*, le traitement se divise en trois genres de méthodes, savoir : la *méthode directe*, la *méthode indirecte* et la *méthode empirique*.

La méthode directe ou de la cause, est celle par laquelle on se propose de détruire la cause prochaine de la maladie. Elle est inadmissible dans le cas où la cause prochaine est inconnue, et dans le cas où, connaissant la cause prochaine, on n'a point de remèdes capables de la détruire.

La méthode indirecte ou symptomatique, est celle par laquelle on combat les différens symptômes. Il y a deux manières de faire la médecine du symptôme ; la première, qui est très-pernicieuse, consiste à combattre tous les symptômes ensemble ou séparément, sans faire attention à la nature, à la marche, aux causes et à la terminaison de la maladie. La seconde consiste à combattre les symptômes graves ou opiniâtres, pourvu que le traitement qu'on leur oppose, ne soit pas contre-indiqué par la nature, la marche et le traitement rationnel de la maladie.

On a recours à cette méthode dans les maladies dont la nature, la marche et le traitement sont inconnus ; dans les maladies dont l'ensemble des symptômes ne constitue point une maladie connue ; dans les maladies connues, mais qui offrent des symptômes inquiétans.

La méthode empirique ou de l'expérience, consiste à employer des moyens qui ont déjà réussi à soi ou à d'autres dans des maladies de même nature, ou qui avaient le plus d'analogies avec celle que l'on traite. Elle offre beaucoup de difficultés relatives à l'âge, au sexe, au tempérament, etc.

CLASSIFICATION DES MALADIES.

Les maladies internes sont renfermées en cinq classes, savoir : les *fièvres*, les *phlegmasies*, les *hémorrhagies*, les *névroses* et les *lésions organiques*.

Chaque classe se subdivise en ordres, les ordres en genres, les genres en espèces et les espèces en variétés.

PREMIÈRE CLASSE.

FIÈVRES EN GÉNÉRAL.

Définition. — Les fièvres sont des maladies dont le caractère consiste dans l'altération de l'état naturel du pouls et de la chaleur animale, accompagnée de la lésion notable et constante de quelques fonctions, sans affection locale.

Division. — On divise les fièvres sous une foule de rapports.

1.º Sous le rapport de leur nature, on les divise en *essentielles*, qui existent indépendamment de toute autre maladie, et en *symptomatiques*, qui sont produites par une autre maladie. Existe-t-il réellement des fièvres essentielles? Je ne le crois pas. Toutes celles que l'on a regardées comme telles jusqu'à ce jour, semblent dépendre d'une irritation ou inflammation de la membrane muqueuse des organes digestifs qui se complique quelquefois de l'irritation ou inflammation d'un autre organe sympathisant d'une manière plus ou moins intime avec l'estomac et les intestins.

Broussais a jeté un grand jour sur cette théorie qui avait

déjà été entrevue par quelques médecins célèbres. Suivant ce praticien, les fièvres inflammatoires, bilieuses, muqueuses, putrides et ataxiques, ne sont que des gastrites, des gastro-entérites ou des gastro-céphalites, c'est-à-dire des inflammations de la membrane muqueuse de l'estomac, de l'estomac et des intestins, ou de l'estomac et du cerveau ou de ses membranes.

La plupart de ces fièvres ne se développent que sous l'empire d'un régime échauffant ou d'un traitement incendiaire. Bientôt viendra le jour où les fièvres gastriques, muqueuses et autres ne seront pas plus des fièvres essentielles que la rougeole et la scarlatine, qui étaient aussi, il y a peu de temps, classées parmi les fièvres essentielles. Je n'en excepte même pas les fièvres intermittentes qui, au moins à leur début, tiennent également à une irritation ou inflammation périodique de la membrane muqueuse des voies digestives. Dira-t-on que l'on ne conçoit pas qu'une gastrite soit intermittente? Mais n'observe-t-on pas souvent des ophthalmies intermittentes? J'en ai rencontré plusieurs fort aiguës, concomitantes de névralgies susorbitaires. Pourquoi la muqueuse de l'estomac ne serait-elle pas, aussi bien que celle de l'œil, le siége d'une inflammation intermittente?

2.º Sous le rapport de la cause réelle ou supposée, on divise les fièvres en *bilieuses, muqueuses, putrides,* etc.

3.º Sous le rapport du siége réel ou supposé, on les divise en *cérébrales, mésentériques,* etc.

4.º Sous le rapport des symptômes prédominans, on divise les fièvres en *adynamiques, pétéchiales, pourprées, miliaires,* etc.

5.º Sous le rapport de leur marche ou type, on les divise en *continues,* qui, depuis leur invasion jusqu'à leur terminaison, marchent sans interruption et offrent seulement des redoublemens réguliers ou irréguliers; en *rémittentes,* qui, étant continues, offrent des accès périodiques en froid et en chaud; et en *intermittentes,* qui consistent dans des accès séparés par des intervalles, sinon exempts de maladie, au moins exempts de symptômes fébriles.

6.º Sous le rapport de leur durée, on les divise en fièvres *aiguës* et en fièvres *chroniques*. Les premières sont celles qui durent de quelques jours à une ou plusieurs semaines; les secondes se prolongent indéfiniment, telles sont les fièvres intermittentes.

7.º Sous le rapport du danger dans lequel elles mettent la vie du malade, on les divise en *bénignes* et en *malignes*.

8.º Enfin sous le rapport du temps où elles règnent, on les divise en *stationnaires*, qui règnent pendant un certain temps dans un pays, offrant les degrés d'accroissement, d'état moyen et de déclin, cédant ensuite leur place à une autre fièvre stationnaire d'un autre caractère, qui leur succède; en *intercurrentes*, qui surviennent pendant le règne des stationnaires; et en *annuelles*, qui reviennent tous les ans dans un certain ordre constant et se succèdent de même, à moins que quelques irrégularités des saisons et des inconstances désordonnées de l'atmosphère n'arrivent à la traverse et ne troublent cette succession. Ainsi l'on voit régner annuellement la fièvre inflammatoire au fort de l'hiver et au commencement du printemps; la fièvre bilieuse, au cœur de l'été et au commencement de l'automne; la fièvre muqueuse, à la fin de l'automne et au commencement du printemps; les fièvres intermittentes, au printemps et en automne.

Si les saisons n'observent pas leur marche ordinaire, l'ordre des fièvres annuelles sera également changé.

Les fièvres intercurrentes, soit sporadiques, soit épidémiques, participent toujours un peu du caractère des stationnaires ou des annuelles, et elles demandent un traitement analogue.

Causes. — La *cause prochaine* des fièvres est l'état particulier de tel ou tel système d'organes d'où dérivent les phénomènes de la fièvre. Les *causes éloignées* sont tout ce qui peut produire cet état. Elles doivent varier comme les fièvres; mais en général ce sont les excès de toute espèce, les affections morales et physiques. Souvent elles sont inconnues.

Le *diagnostic* des fièvres se tire de l'altération de la chaleur animale, de l'altération du pouls et des fonctions, symptômes qui appartiennent aussi aux phlegmasies; mais dans ce dernier cas, il y a affection locale, tandis que dans les fièvres essentielles on ne peut constater d'affection locale.

Le *pronostic* varie suivant l'espèce de fièvre et suivant diverses circonstances.

Le *traitement* varie aussi suivant l'espèce de fièvre. Toutes les fois que la force médicatrice de la nature a trop d'énergie et que la réaction est trop forte, on emploie les *débilitans;* dans le cas contraire, on a recours aux *toniques.*

Classification. — Les fièvres se classent en six ordres, qui sont : les fièvres *inflammatoires, bilieuses, muqueuses, putrides* ou *adynamiques, ataxiques* et *pestilentielles.*

Après avoir traité de toutes les fièvres continues, nous nous occuperons des fièvres intermittentes en particulier.

ORDRE I.er

—

FIÈVRE INFLAMMATOIRE.

(Angioténique de Pinel).

Définition. — La fièvre inflammatoire est une fièvre continue, sporadique, quelquefois endémique, rarement épidémique, régnant en hiver et au commencement du printemps, dans les lieux secs, élevés et exposés au nord.

Causes. — Tout ce qui peut produire la pléthore et une excitation vive du système sanguin. Tempérament sanguin, jeunesse, âge adulte, époque de la première menstruation et de la cessation des régles, suppression d'une évacuation sanguine naturelle ou artificielle, bonne chère, vie sédentaire, passage subit d'une vie très-active à une vie paisible, impression du froid sec, passage subit du chaud au froid, excès des liqueurs alcooliques, exercices violens, fatigues du corps et de l'esprit, passions vives, etc.

Symptômes. — Invasion subite par un frisson vif et court, suivi d'une chaleur douce au toucher; quelquefois cependant le frisson est précédé de malaise, de pesanteur, de lassitude et de douleurs vagues.

A ces premiers symptômes se joignent les suivans :

Céphalalgie générale et gravative; battemens développés des artères temporales et carotides ; face rouge et vultueuse ; yeux injectés ; paupières pesantes ; tintement d'oreilles ; sécheresse des lèvres ; langue sèche et rouge, quelquefois blanche ; altération excessive ; sentiment d'ardeur dans la poitrine ; difficulté de respirer ; constipation ; urines rouges et peu abondantes ; chaleur halitueuse ; pouls fort, dur, plein et fréquent ; quelquefois trouble dans la vision, assoupissement, délire, soubresaut des tendons.

Cette fièvre qui marche d'une manière continue, dure 7 ou 14 jours au plus, et se termine par la diminution successive des symptômes, ou par une crise qui a lieu soit par des sueurs abondantes, soit par des urines ou des selles copieuses, soit par une hémorragie ou par une éruption cutannée, comme le développement de pustules aux lèvres.

La fièvre inflammatoire offre deux variétés, l'une qui dure 24 heures et que l'on appelle *fièvre éphémère*, ou au plus trois jours, et alors elle porte le nom d'*éphémère prolongée;* l'autre désignée sous le nom de *synoque inflammatoire*, dure de 7 à 14 jours ; c'est celle que nous venons de décrire.

Traitement. — On doit abandonner presque entièrement à la nature la guérison de la fièvre inflammatoire, et se borner à l'éloignement des causes physiques et morales capables de produire un surcroît d'irritation. Ainsi il faut éviter le froid sec et la chaleur vive qui agissent comme excitans ; se tenir modérément couvert ; observer une diète absolue ; prendre une décoction de chiendent nitrée (n.º 1.), ou une boisson acidule (n.º 4); faire usage de lavemens émolliens (n.º 24); favoriser la transpiration, si elle tend à s'établir, par l'usage de quelques tasses tièdes d'infusion de bourrache (n.º 8); prévenir les congestions sanguines par les saignées générales ou locales (sangsues); mais on n'y a recours que quand l'irritation est grande, quand un organe est menacé d'inflammation, ou dans le cas de suppression d'une évacuation sanguine naturelle ou artificielle ; il faut aussi observer le repos du corps et de l'esprit; enfin éviter les passions vives.

ORDRE II.ᵉ

FIÈVRES BILIEUSES OU GASTRIQUES.

(F. Meningo-Gastriques, P.).

Les maladies de cet ordre paraissent affecter spécialement les organes digestifs ; elles se divisent en non fébriles et en fébriles. Les premières sont : l'*embarras gastrique*, l'*embarras intestinal*, le *choléra-morbus* et la *colique bilieuse*. Les secondes sont : les *fièvres gastriques* qui règnent dans tout pays, dans toute saison, et qui attaquent toute espèce d'individus ; et les *fièvres bilieuses* proprement dites, qui règnent dans les pays chauds et dans notre pays, pendant les grandes chaleurs de l'été seulement. Elles affectent spécialement les sujets d'un tempérament sanguin et bilieux.

GENRE I.ᵉʳ

EMBARRAS GASTRIQUE.

Définition. — L'embarras gastrique est une maladie que l'on croit produite par l'amas de matières saburrhales bilieuses ou muqueuses, caractérisée par un trouble dans la digestion, avec nausées, vomissemens, diarrhée, borborygmes, coliques, etc.

Causes. — Tout ce qui peut produire ou augmenter la faiblesse des organes gastriques ou irriter ces mêmes organes : tempérament bilieux, tempérament lymphatique ; air chaud, humide, stagnant ; séjour dans un lieu bas et humide, resserré et peu aéré, comme les prisons, les hôpitaux ; les vêtemens sales et froids, capables d'empêcher les fonctions de la peau ; l'abus d'alimens difficiles à digérer ; l'abus des liqueurs spiritueuses ; le défaut de transpiration ; la vie sédentaire ou trop active ; les études trop prolongées et les veilles ; les passions tristes ou vives, comme inquiétude, chagrin, colère, etc.

Symptômes. — Céphalalgie frontale; teinte jaune des ailes du nez et des lèvres; perte d'appétit; enduit jaunâtre ou blanchâtre de la langue; bouche amère ou pâteuse; nausées, quelquefois vomissemens, pesanteur à l'épigastre; douleur et lassitude dans les membres supérieurs, notamment aux épaules, etc.

Quand l'embarras gastrique est intense, il n'y a point d'organe qui ne puisse être affecté sympathiquement; de là, assoupissement, apoplexie, surdité, ophthalmie, angine, pleurodinie, toux, douleurs dans les articulations, éruptions cutanées, etc.

Traitement. — L'embarras gastrique est-il léger et simple, sans rougeur de la langue et sans douleur à l'épigastre? La diète, ou un régime doux, et l'usage de quelques tisannes délayantes (n.° 1 ou n.° 5) suffisent pour le faire disparaître. Il faut en outre éviter les causes et faire un exercice modéré.

L'embarras gastrique est-il grave? Ou la langue est humide, chargée et non rouge à sa pointe et à ses bords, ou elle est rouge et humide, ou rouge et séche. Dans le premier cas, on emploie le vomitif, soit l'émétique, soit l'ipécacuanha (n.° 47 et suiv.), pourvu qu'il n'y ait pas de douleur à l'épigastre. Dans le second cas, c'est-à-dire lorsqu'il y a rougeur à la langue, soit que celle-ci soit humide, soit qu'elle soit séche, on a recours aux boissons mucilagineuses, comme l'eau de gomme (n.° 7) ou l'eau d'orge (n.° 9), et si une douleur ou une chaleur se fait sentir au creux de l'estomac, on y applique 15 ou 20 sangsues. Dans l'un et l'autre cas, la diète doit être sévère; les bouillons de veau ou de poulet (n.° 10) ou les bouillons à l'oseille peu acides, sont les seuls alimens qu'on doive se permettre. On n'a recours aux vomitifs que lorsqu'on est bien assuré qu'il n'existe plus d'irritation à l'estomac.

Voilà ce qui regarde l'embarras gastrique essentiel; mais quand il est symptomatique, on s'occupe uniquement de la maladie dont il est le symptôme.

Lorsque l'embarras gastrique se trouve exister avec une autre maladie considérable, sans qu'on puisse distinguer s'il en est la cause ou l'effet, ou si ces deux affections sont indépendantes l'une de l'autre, il est de règle de s'occuper d'abord de la maladie qui offre les symptômes les plus inquiétans.

GENRE II.e

EMBARRAS INTESTINAL.

Définition. — L'embarras intestinal est une maladie caractérisée par la diarrhée, les borborygmes et les coliques.

Causes. — Elles sont les mêmes que celles de l'embarras gastrique. Ce sont surtout une vie sédentaire et les travaux de cabinet.

Symptômes. — Vers le milieu ou sur la fin de la digestion, il y a tension du ventre, coliques, flatuosités, borborygmes, diarrhées, lassitudes spontanées, douleur et pesanteur dans les lombes, les hanches et surtout dans les genoux.

Traitement. — Les boissons délayantes, comme décoction de chiendent ou d'orge (n.º 1 et 9) nitrées, les lavemens émolliens (n.º 24), les bains de siége, la diète ou un régime doux, constituent le traitement de l'embarras intestinal. Quelquefois les purgatifs doux (n.º 54 et suiv.) sont nécessaires. Dans quelques cas, lorsque le ventre est sensible au toucher, il faut y appliquer 15 ou 20 sangsues et des fomentations émollientes (n.º 20).

GENRE III.e

COLIQUE BILIEUSE (Voyez l'art. colique).

GENRE IV.e

CHOLÉRA-MORBUS.

On désigne sous ce nom deux maladies bien différentes par leur nature, leur gravité, leurs phénomènes et leurs suites.

L'une est le choléra-morbus indigène ou du pays ; l'autre est le choléra-morbus asiatique. Le premier est sporadique et le second est épidémique.

ESPÈCE I.re

—

CHOLÉRA-MORBUS SPORADIQUE OU INDIGÈNE.

Causes. — Age adulte, tempérament bilieux ou nerveux, habitation dans des climats chauds, saison de l'été, excès de table, usage de certains alimens tels que les œufs de brochet, de barbeau, les fèves, les oignons, les vins et cidres doux et nouveaux, les boissons froides prises quand on est en sueur, l'usage, comme alimens, de substances en fermentation, d'acides forts, de champignons vénéneux ; les vomitifs et les purgatifs violens pris à contre-temps ; les vers intestinaux ; la suppression subite de la transpiration ; la répercussion d'une exanthème ou de la goutte ; le travail de la dentition ; les emportemens de colère, etc.

Symptômes. — Vomissemens répétés, d'abord d'alimens à demi digérés, puis de matières bilieuses verdâtres, brunes et quelquefois noires, et en même temps déjections alvines fréquentes et semblables à la matière des vomissemens, accompagnées de ténesme ; sentiment d'une douleur vive, déchirante et brûlante dans l'estomac et les intestins ; anxiétés, gonflement ou resserrement des parois abdominales ; crampes dans les membres ; présence ou absence d'un mouvement fébrile.

Si le choléra est intense, on voit survenir des défaillances, des palpitations, des syncopes, le hoquet, l'altération des traits de la face, la prostration extrême des forces ; le pouls devient petit et à peine sensible.

La durée de cette maladie varie de quelques heures à quelques jours, et elle se termine par la santé ou par la mort. Le rétablissement de la santé arrive par diminution successive des symptômes.

Traitement. — Evacuer la matière irritante, calmer l'irritation, sont les deux indications qui se présentent.

Pour remplir la première, on donne des boissons mucilagineuses et acidulées (n.º 7 et limonade n.º 5), et les lavements émolliens (n.º 24). Pour calmer l'irritation, on continue l'usage des boissons mucilagineuses (n.º 7), et on donne une potion narcotique (n.º 18); on débute par ce dernier moyen, quand on est appelé auprès d'un malade épuisé par les évacuations.

Dans quelques cas, surtout lorsque la douleur est vive, 15 à 20 sangsues appliquées sur le ventre produisent un soulagement subit. Les fomentations émollientes sur la même partie (n.º 20), et les frictions sèches et chaudes sur les membres, ne doivent point être négligées.

ESPÈCE II.ᵉ

—

CHOLÉRA-MORBUS ÉPIDÉMIQUE OU ASIATIQUE.

Ce que nous dirons sur cette cruelle maladie, sur le traitement de laquelle les médecins de Paris ont été si peu d'accord, nous l'emprunterons au Mémoire de l'académie de médecine, publié en 1832, sur la demande du gouvernement.

Causes. — La cause spécifique de la maladie, celle en vertu de laquelle le choléra épidémique existe et sans laquelle il ne saurait avoir lieu, reste entièrement inconnue.

Les causes prédisposantes ou éloignées sont plus connues; ce sont :

L'air froid et humide et particulièrement les inclémences de l'air pendant la nuit; les transitions brusques du chaud au froid et réciproquement; le passage subit de la sécheresse à l'humidité *et vice versâ*; l'habitation dans des lieux bas et humides; l'entassement des individus; l'encombrement des habitations par des animaux domestiques; des travaux excessifs; la fatigue; les veilles; les contentions d'esprit trop fortes ou trop prolongées; les affections tristes de l'âme; la crainte, la frayeur, suite d'une préoccupation trop vive de l'épidémie; en un mot, toutes les passions débilitantes; des vêtemens insuffisans ou malpropres; l'imprudence de quitter subitement des vêtements chauds pour en prendre de légers; l'abus des alimens sous le double rapport de la quantité et de la qualité; les excès des boissons spiritueuses; les digestions difficiles et plus encore les indigestions; l'incontinence; voilà autant de causes qui favorisent singulièrement le développement de la maladie.

Symptômes. — Le choléra est précédé de lassitude dans tous les membres, d'insomnie, de pesanteur de tête, d'alourdissement de l'esprit, d'inappétence, de constipation, d'urines rares. Dans quelques cas, il débute par des céphalalgies plus ou moins intenses, ou par des crampes aux extrémités inférieures, qui s'étendent quelquefois aux bras et aux mains. Dans quelques cas aussi, le vomissement se montre dès le principe; mais le plus ordinairement, c'est la diarrhée qui se présente de prime-abord.

Ces symptômes précurseurs durent quelques heures ou quelques jours, quand l'invasion n'est pas soudaine.

1.re PÉRIODE OU PÉRIODE D'INVASION.

Malaise général; abattement insolite des forces physiques et morales; insomnie; anxiétés épigastriques; sentiment de pesanteur et quelquefois d'ardeur qui s'étend de la région épigastrique jusqu'à la gorge; pouls faible, petit, mou, et plus ou moins lent; nausées; borborygmes; sécheresse pâteuse de la bouche; urines rares, épaisses et rouges; déjections alvines très-fréquentes, diarrhée. A cette époque, les selles sont sanguinolentes, jaunâtres, verdâtres ou brunes, et presque toujours mêlées de mucosités blanches; mais le plus souvent elles sont muqueuses, blanchâtres, liquides, semblables à une décoction de riz un peu épaisse. Elles sont chassées hors des intestins avec force et comme par le jet d'une seringue. Les malades rendent quelquefois des vers lombrics.

Le sang des veines à cette époque de la maladie, est noir, cailleboté, poisseux, et offre peu de sérosité et une trace très-légère de la couenne inflammatoire (couche grisâtre qui se forme ordinairement à la surface du caillot).

Cette forme de la maladie, improprement désignée sous le nom de *cholérine*, constitue le premier degré du choléra confirmé.

2.e PÉRIODE OU PÉRIODE ALGIDE.

Refroidissement de toutes les parties extérieures du corps et surtout des extrémités inférieures ; coloration bleue bronzée de la peau dans une étendue variable ; face cadavéreuse ; yeux caves, affaissés sur eux-mêmes et entourés d'un cercle plus livide que le reste du corps ; une matière pulvérulente, grisâtre, recouvrant les cils des paupières et l'entrée des narines ; la sclérotique parcheminée, ecchymosée, amincie, transparente au point de laisser paraître la choroïde ; les joues creuses ; le bourdonnement des oreilles ; des crampes douloureuses aux extrémités supérieures et inférieures ; quelquefois aussi aux régions lombaire et abdominale ; la langue froide et d'un blanc nacré violacé ; la voix toujours très-faible, le plus souvent cassée, soufflée ; une grande oppression ; des syncopes momentanées fréquentes ; une diminution notable de l'action du cœur ; la respiration difficile, lente ; l'air expiré par le malade, privé de chaleur ; l'affaiblissement, ou la disparition complète du pouls ; l'auscultation de la cavité de la poitrine ne laissant souvent reconnaître que difficilement les battemens du cœur et les mouvemens respiratoires ; les urines entièrement suspendues ; des vomissemens fréquens de matières blanchâtres ressemblant à une légère décoction de riz ; des déjections a'vines multipliées, liquides, blanchâtres et comme mêlées de flocons albumineux. Cette période qui n'a rien de limité quant à sa durée, manque quelquefois. Quand dans cette période les vomissemens et les selles s'arrêtent, la mort ne tarde pas d'arriver, quoique les malades annoncent qu'ils se sentent mieux.

3.ᵉ PÉRIODE OU PÉRIODE OESTUEUSE OU DE RÉACTION.

A la période de froid succède la période de chaleur ; la peau commence à se réchauffer et devient halitueuse ; la circulation se ranime ; le pouls, devenu appréciable, prend de la fréquence.

La transition de la période algide à la période œstueuse n'est pas toujours régulière et tranchée ; très-souvent il y a des alternations réitérées de froid et de chaleur, se succédant l'une à l'autre irrégulièrement. Certaines parties, celles qui se rapprochent le plus des centres, se réchauffent, tandis que d'autres, les pieds, les orteils, les mains, les doigts et le nez, restent froids. Le malade y éprouve alors des fourmillemens et comme un engourdissement au moins incommode.

La durée de cette période, non plus que la durée de la période algide, n'a rien de fixe. On l'a vue se terminer par la mort au bout de quelques heures ; d'autres fois elle s'est prolongée jusqu'à trois jours, et alors l'issue était variable. Enfin on l'a vue souvent commencer le choléra sans que la période algide eût paru.

La période œstueuse n'a pas une marche régulière.

Dans certains cas, elle s'établit graduellement, est modérée, mais suffisante. Le pouls acquiert successivement de la force, conserve de la régularité et arrive à 80 ou 90 pulsations par minute. Les traits reprennent l'état normal, en offrant cependant un peu plus d'animation. Une moiteur douce, et successivement une transpiration forte et des sueurs abondantes, liquides, vaporeuses, surviennent au bout de 24 ou de 48 heures de cet état, on voit quelquefois survenir des éruptions diverses, des miliaires, et souvent alors les malades entrent en convalescence.

Dans d'autres cas, il y a des alternatives de froid et de chaleur ; la cyanose ou couleur bleue bronzée de la peau s'affaiblit à peine ; la peau est humide, pâteuse, fraîche et visqueuse. Il y a des jactitations fréquentes, considérables, poussées jusqu'aux convulsions. Le pouls, irrégulier, serré, vif, bat jusqu'à 120-140 fois par minute. La respiration est fréquente et précipitée ; l'haleine se réchauffe à peine ; la langue devient aride, rouge, brune, surtout dans sa partie moyenne : elle est arrondie à la pointe. Les dents, les gencives et les lèvres deviennent fuligineuses (couvertes d'un enduit noirâtre). Les urines restent supprimées ; la diarrhée augmente ; l'anxiété épigastrique est plus aiguë et est supportée avec plus d'impatience. Le bas-ventre, quoique souple, est retiré sur lui-même, affaissé, mollasse. La prostration des forces augmente. Le malade tombe dans l'assoupissement et le délire.

Quelquefois enfin cette période est violente et se prolonge. Le pouls devient plein, dur, fort et fréquent. La peau très-chaude, est tantôt couverte de sueurs abondantes, tantôt d'une aridité extrême, partielle ou générale. Il y a bourdonnement considérable dans les oreilles ; la face est vultueuse et le regard animé. Les yeux, fortement injectés, se remplissent par fois de larmes ; la respiration, élevée, fréquente, forte, donne de 22 à 36 pulsations par minute. On voit survenir une véritable cardialgie ; une chaleur considérable de toute la région abdominale ; une céphalalgie obtuse, gravative, presque toujours susorbitaire ; insomnie, agitation et délire.

C'est avec cette modification de la réaction qu'on a noté des congestions cérébrales, des gastro-entérites et même des pneumonies.

CONVALESCENCE.

Quand la maladie est franchement inflammatoire, la convalescence présente moins de lenteur, à moins que les émissions sanguines n'aient été poussées trop loin.

Après la disparition des accidens graves de la période algide et de la période œstueuse, il reste encore une faiblesse générale que l'on ne rencontre à la suite de nulle autre maladie. La figure est pâle, amaigrie, contractée, alongée ; les yeux ternes, humides, languissans ; la langue blanche, épaisse, molle, légèrement rouge sur ses bords ; la bouche pâteuse et le goût vicié ; quelquefois appétit impérieux et la moindre quantité d'alimens occasionne de la fatigue et de la douleur à l'épigastre ; des vents sont fréquemment rendus par haut et par bas ; le sommeil est difficile, léger et souvent interrompu par des rêves fatigans.

Le plus léger écart de régime, la plus petite fatigue physique, l'exposition au froid et à l'humidité, de faibles contentions d'esprit, les affections tristes de l'âme, suffisent pour décider une rechute, et alors les malades tombent dans une situation plus défavorable et plus fâcheuse que dans aucune des périodes de la maladie primitive. On voit en effet alors se développer d'une manière tumultueuse la plupart des accidens du choléra-morbus ; les périodes se confondent, et le plus ordinairement le malade succombe malgré tous les secours de l'art.

Dans l'épidémie de 1832, une première invasion de la maladie ne garantissait pas d'une seconde. Il existe plusieurs exemples de récidives bien constatés. On a vu plusieurs fois le choléra se compliquer de gastro-entérites, de méningites, de typhus, de péripneumonies et de fièvres intermittentes.

ANATOMIE PATHOLOGIQUE.

A l'ouverture cadavérique, on n'a trouvé, dans quelque cas, nulle trace de lésion appréciable, surtout quand le malade avait succombé en quelques heures ; mais le plus ordinairement on a signalé des lésions diverses.

1.º *A l'extérieur*, couleur violacée du cadavre ; saillie des muscles qui se dessinent fortement à travers les tégumens ; amaigrissement considérable de la face et des mains ; contraction forte des doigts.

A l'intérieur, sécheresse du pharynx dans quelques cas seulement ; l'œsophage, quelquefois légèrement rouge et parsemé de cryptes muqueux plus ou moins développés.

L'estomac, quelquefois sain, le plus souvent le siége de lésions diverses ; tantôt dilaté, tantôt contracté, conservant des quantités variables de la matière rendue par le vomisse-

ment ; souvent rouge, soit par plaques, soit dans sa totalité,
et avec ou sans ramollissement.

Les intestins contiennent un liquide blanchâtre, trouble,
floconneux, quelquefois de couleur lie de vin. Leur surface
interne est souvent recouverte d'une couche de matière crêmeuse qui ne s'est encore vue que chez les cholériques.

La muqueuse intestinale offre le plus souvent une rougeur
plus ou moins prononcée, une injection arborescente, capilli-
forme ou pointillée et quelquefois une véritable infiltration
sanguine ; dans bien des cas, elle présente une éruption granu-
leuse et un développement prononcé des glandes de Brunner
et des plaques de Peyer. Ces altérations très-sensibles dans
les premières circonvolutions de l'intestin grêle, deviennent
plus rares dans les suivantes, et reprennent une intensité
croissante à mesure qu'on se rapproche davantage de l'extrémité du gros intestin.

La vessie, vide ou presque vide d'urine, est contractée et
ramassée derrière le pubis ; elle contient souvent une matière
crêmeuse analogue à celle des intestins.

Les membranes du cerveau et le cerveau lui-même, sont
quelquefois injectés ; leurs cavités offrent des quantités variables de sérosité limpide visqueuse.

Les poumons remarquables par le peu de sang qu'ils contiennent, par leur légèreté et leur blancheur.

Le cœur et les gros vaisseaux gorgés de sang noir à demi-
coagulé et semblable à de la gelée de groseilles, contenant
peu de sérosité ; les membranes séreuses sèches.

Tous les organes, le foie et les poumons exceptés, plus ou
moins injectés, violacés et noirs.

La vésicule du fiel volumineuse et distendue par une bile
épaisse et foncée.

Injection vasculaire du tissu osseux, telle que les os et les
dents des cholériques offrent le phénomène curieux d'une
coloration en rouge.

Les nerfs de la vie animale et ceux de la vie organique,
n'offrent rien de particulier.

Traitement. — Il n'existe point de spécifique, ni de méthode exclusive de traitement; celui-ci doit être modifié suivant la nature des constitutions individuelles, le mode d'invasion de la maladie, ses différentes formes et suivant l'intensité des symptômes qui caractérisent chaque période.

1.º Quand il n'existe encore que des symptômes précurseurs, on doit éviter le froid et l'humidité des nuits et des matinées; manger peu et choisir ses alimens; prendre tous les matins quelques tasses d'infusion légèrement aromatique, ou d'une décoction mucilagineuse ou rafraîchissante.

2.º Dans la *période d'invasion*, repos du lit, boissons adoucissantes, mucilagineuses, végétales plutôt qu'animales, froides plutôt que chaudes, telles que l'eau gommée (n.º 7 et n.º 11) prises en petite quantité; émissions sanguines par la lancette ou par les sangsues, si surtout le sujet est jeune, robuste, de constitution pléthorique et disposé aux inflammations.

Si le corps tend à se refroidir, on a recours aux bains tièdes de courte durée, aux frictions avec brosses douces ou flanelles chaudes; aux applications de briques chaudes, de bouteilles remplies d'eau chaude; aux infusions théiformes diaphorétiques (n.º 8) ou légèrement aromatiques (n.º 29). Si le pouls se rallentit et si la diarrhée augmente, on applique des sinapismes et des ventouses.

Si le malade est lymphatique, et ne présente par son tempérament ou par les symptômes, aucun indice de l'état inflammatoire ou de prédominance nerveuse; si la langue est molle, épaisse, humide, recouverte d'un enduit jaunâtre ou blanchâtre, on donne l'ipécacuanha (n.º 47), et à la suite de ce moyen, on voit souvent les vomissemens liquides, blanchâtres, floconneux, se changer en vomissemens bilieux : la diarrhée prend aussi un caractère semblable ou cesse entièrement; la transpiration s'établit; les forces se raniment et le malade entre en convalescence.

3.º *Dans la période algide ou de concentration*, on emploie à l'extérieur et à l'intérieur les moyens propres à réchauffer le corps du malade. On l'entoure de briques chaudes, de sachets remplis de sable ou de son chauffés, de bouteilles de grès pleines d'eau bouillante. On lui fait prendre des potions cordiales sous un petit volume, et dans lesquelles on fait entrer à doses variées l'éther, l'ammoniaque liquide, l'acétate d'ammoniaque (n.º 15, n.º 25 et n.º 26).

Quelques médecins vantent, dans cette période, l'usage du punch à la glace et les vins généreux, le vin de Malaga surtout; d'autres, redoutant les toniques diffusibles, ont donné le thé et le café léger.

On a obtenu des succès des rubéfians et vésicans appliqués sur diverses parties du corps et spécialement sur le trajet de la moëlle épinière; ainsi les ventouses, les vésicatoires, les sinapismes, les linimens ammoniacaux, l'eau bouillante, ont tour-à-tour été mis en usage.

On a retiré de grands avantages de la rubéfaction ou cautérisation de la colonne vertébrale par le moyen suivant : on trempe une bande de moelleton de laine ou de flanelle dans un mélange d'essence de térébenthine et d'ammoniaque liquide, à parties égales, pour obtenir la cautérisation, ou dans les proportions de 8 parties d'essence et d'une partie d'ammoniaque liquide, pour opérer la rubéfaction. Cette bande de longueur égale à celle de la colonne vertébrale et d'environ six pouces de large, imbibée de ce mélange, est appliquée sur cette colonne : elle est recouverte ensuite d'une autre bande double de linge imbibée d'eau chaude et exprimée. On promène sur toute la longueur de ce linge un fer à repasser d'une chaleur suffisante pour repousser les fluides dont les étoffes sont empreintes jusqu'à leur entière dessication.

On réitère cette opération toutes les heures jusqu'à l'amélioration de l'état du malade.

Les bains chauds de 28 à 32 degrés, les cataplasmes bouillans, les sinapismes, ont été fréquemment employés.

On a quelquefois eu recours à la saignée par la lancette ou les sangsues, dans la période algide, et quand le sang a pu couler, on a vu survenir la guérison.

Quelquefois aussi on a administré, dans cette période, l'ipécacuanha à haute dose, quand il n'y avait pas de symptômes de surexcitation gastrique, et si ce médicament faisait vomir, la peau s'échauffait, le visage s'animait, la sueur s'établissait, la diarrhée cessait, et le malade entrait en convalescence.

On a encore employé la glace avec succès, dans cette période, soit à l'intérieur, soit à l'extérieur.

4.º *Dans la période œstueuse* ou *de réaction*, on reste simple spectateur, s'il survient des sueurs halitueuses abondantes, et si les symptômes cholériques diminuent progressivement.

Quand la réaction est incomplète, quand la chaleur s'établit difficilement, on est obligé de recommencer la série des moyens divers conseillés contre la période algide.

Si la réaction est exagérée, le malade est menacé de congestions cérébrales, pulmonaires ou abdominales. On voit souvent alors survenir des symptômes typhoïdes. Dans ce cas, on tient le malade au milieu d'une température peu élevée ; on a recours aux saignées générales ou locales, aux ventouses, pour empêcher les congestions de se former.

Les applications de la glace sur la tête prolongées de 6 à 8 heures de suite, ont produit de bons effets. Il faut en dire autant des cataplasmes et des fomentations soit simples, soit laudanisés, et des vésicatoires ou des sinapismes aux extrémités.

On donne des boissons rafraîchissantes à la température de la chambre du malade : les boissons à la glace et la glace elle-même sont avantageuses.

Traitement des symptômes dominans. — Si la *diarrhée* est accompagnée de douleurs et d'irritations abdominales, on applique des sangsues à l'anus, on administre la décoction blanche de Sydenham, l'eau de riz gommée, la décoction de ratanhia, la glace, diverses préparations d'opium, des quarts de lavement avec la décoction de ratanhia, avec la solution d'amidon, soit simples, soit unis avec l'opium. On a donné dans ce cas avec succès le charbon végétal en poudre très-fine à la dose de demi-gros par heure ; les selles n'ont pas tardé alors à prendre le caractère purement bilieux.

Dans la *cardialgie* et les *vomissemens*, on s'est bien trouvé de l'application de sangsues et de ventouses à l'épigastre ; les révulsifs et la glace ont aussi compté des succès.

Lorsque les *crampes* sont insupportables, on emploie avec succès, chez les sujets jeunes et pléthoriques, une large saignée et des bains à 28 degrés.

A l'intérieur on donne des préparations d'opium et le sous-nitrate de bismuth.

A l'extérieur on emploie successivement les embrocations laudanisées, les cataplasmes opiacés et émolliens, les frictions avec l'essence de térébenthine pure ou laudanisée et éthérée, les frictions, le massage, enfin la ligature circulaire des membres.

Pendant la *convalescence*, les malades doivent, pour éviter les rechutes, observer un régime sévère, ne pas surcharger leur estomac, combattre la constipation par des lavemens convenables.

Moyens préservatifs. — Ne connaissant point la cause prochaine ou spécifique du choléra, on ignore aussi les moyens efficaces de s'en garantir ; on est donc réduit à indiquer l'éloignement des causes générales qui prédisposent à la maladie ou la déterminent. Il faut surtout éviter les boissons spiritueuses, les liqueurs fortes, les alimens indigestes, les passions vives, etc.

On ne doit point surcharger son estomac, et la nourriture, pour être bonne, doit se composer de substances animales et végétales, combinées dans de justes proportions, etc.

GENRE V.^e

—

FIÈVRE GASTRIQUE.

Définition. — La fièvre gastrique est une fièvre ordinairement continue, sporadique, quelquefois épidémique ou endémique, régnant en toute saison, particulièrement dans les saisons chaudes et pluvieuses, et attaquant toute espèce d'individus.

Causes. — Elles sont les mêmes que celles de l'embarras gastrique (page 19).

Symptômes. — Mêmes que ceux de l'embarras gastrique (page 19) ; il y a de plus fièvre continue avec exacerbation le soir et le matin. Elle dure 7, 14 ou 21 jours.

Traitement. — La fièvre gastrique se traite comme l'embarras gastrique bilieux (page 19).

GENRE VI.ᶜ

—

FIÈVRE BILIEUSE PROPREMENT DITE.

Définition. — La fièvre bilieuse est une fièvre continue sporadique, épidémique ou endémique, régnant en été, dans les pays chauds, attaquant les sujets d'un tempérament sanguin et bilieux.

Causes. — Passage subit du chaud au froid ; exposition à un soleil brûlant ; température chaude et humide ; écarts de régime ; boissons froides prises quand on a chaud ; exercice violent ou inaction ; passions vives.

Symptômes. — Invasion subite par une alternative d'horripilation et de chaleur ou par un frisson qui commence entre les épaules et s'accompagne d'un tremblement général.

Céphalalgie frontale déchirante ; insomnie ou sommeil fatigant ; quelquefois délire ; teinte jaune des yeux, des ailes du nez et des lèvres ; langue sèche, rouge et quelquefois jaune ; chaleur âcre et sécheresse de la bouche et de la gorge ; soif ardente et désir des boissons acidulées et froides ; dégoût pour les substances animales ; quelquefois amertume de la bouche, nausées et vomissemens bilieux ; pesanteur et douleur à l'épigastre et dans l'hypochondre droit ; constipation ou diarrhée ; urines foncées, d'abord sans sédiment, puis déposant un sédiment rose ou briqueté ; quelquefois ictère général, sentiment de brisement dans les membres ; chaleur âcre et brûlante au toucher ; pouls fort et fréquent.

Cette maladie offre un ou deux paroxysmes ou redoublemens le jour ou la nuit, ordinairement plus forts de deux jours l'un. Elle dure un, deux ou trois septénaires, passe quelque-

fois dès le cinquième ou septième jour à l'état adynamique,
ou dégénère vers son déclin en fièvre intermittente. Elle se
termine par la santé ou par la mort; dans le premier cas,
la santé arrive par la diminution successive des symptômes
ou par une crise qui a lieu par des vomissemens ou des
selles bilieuses, par des sueurs copieuses ou par des urines
sédimenteuses et abondantes. Dans le second cas, la mort est
le résultat de la conversion de cette fièvre en fièvre putride,
ou du transport de l'acrimonie bilieuse sur un organe essentiel à la vie.

Traitement. — On calme l'irritation par les boissons délayantes et acidulées (n.º 3 et n.º 5). Si la langue est rouge et
sèche, si l'estomac est sensible au toucher, si l'hypochondre
droit est douloureux, on applique 15 ou 20 sangsues à l'é-
pigastre ou au-dessous des côtes droites, et on donne des
boissons gommées ou mucilagineuses (n.º 7). On applique
des fomentations émollientes et on donne des lavemens de
même nature. La diète doit être absolue.

Les vomitifs et les purgatifs ne deviendraient nécessaires
que dans le cas où, la fièvre étant tombée et l'irritation gastro-
intestinale calmée, la langue, sans être rouge, se couvrirait
d'un enduit saburrhal humide.

ORDRE III.ᵉ

—

FIÈVRE MUQUEUSE OU CATARRHALE.

Adéno-Méningée, P.)

Définition. — La fièvre muqueuse est une fièvre continue,
avec exacerbation le soir et rémission le matin, régnant en
automne et en hiver, d'une manière sporadique, épidémique
ou endémique.

Causes. — Faiblesse, tempérament lymphatique, vieillesse,
sexe féminin, enfance, habitation dans des lieux bas et humides, impression du froid humide, vêtemens sales et froids,
abus de mauvais alimens, peu nourrissans et de difficile

digestion, abus des liqueurs alcooliques et des purgatifs, présence de vers dans le canal intestinal, vie sédentaire ou trop active, excès d'études, suppression de la transpiration, passions tristes : telles sont les causes prédisposantes et déterminantes de la fièvre muqueuse.

Symptômes. — Après quelques symptômes précurseurs tels que malaise, nausées, rapports acides, perte d'appétit, pesanteur générale, sommeil inquiet, elle débute, ordinairement le soir ou la nuit, par un frisson qui commence par les pieds, qui alterne avec des bouffées de chaleur, laquelle chaleur se prolonge ensuite indéfiniment et alors se développent les symptômes suivans :

Céphalalgie, somnolence, morosité, abattement moral, bouche fade ou pâteuse, salivation abondante, enduit blanchâtre de la langue, aphthes, perte d'appétit, soif peu vive, nausées et vomissemens de matières visqueuses, fades ou acides, blanches ou colorées, toux et crachats muqueux, sensibilité et tension de l'abdomen, flatuosités, borborygmes, coliques, diarrhée, urines fréquentes, rendues avec douleur et difficulté (quelquefois urines nulles), sédiment grisâtre d'abord, puis briqueté, douleurs contusives dans les membres, chaleur modérée, sueurs d'une odeur aigre, pouls faible, petit, peu fréquent, souvent moins fréquent que dans l'état naturel.

Elle est presque toujours accompagnée d'affections locales variées, comme otalgie, ophthalmie, odontalgie, angine, pleurodinie, embarras gastrique, flueurs blanches, éruptions cutanées de formes variées et fugaces, rhumatismes articulaires, œdématie des membres, etc.

Elle offre une exacerbation le soir ou la nuit et une rémission le matin, se convertit souvent sur la fin en intermittente, dure de 6 à 9 septénaires, et se termine par la santé ou par la mort : dans le premier cas, les symptômes diminuent progressivement et les fonctions de la peau se rétablissent; dans le second, la fièvre dégénère en fièvre ataxique ou adynamique.

Traitement. — Dans la période d'irritation, on emploie les

boissons délayantes et diaphorétiques (n.º 8). S'il y a surabondance de mucosités dans les premières voies, on aura
recours avec ménagement aux évacuans.

Dans la seconde période ou période d'atonie, on met en
usage les toniques, tels que les infusions amères et aromatiques (n.º 29). On applique des vésicatoires pour réveiller
la sensibilité.

Mais quand il y a une affection locale, intense, cette complication mérite des égards.

La fièvre muqueuse est-elle compliquée d'un catarrhe pulmonaire, on donne dans la période d'irritation, l'infusion de
bourrache (n.º 8) et une potion pectorale gommée (n.º 11);
et lorsque l'irritation est calmée, on emploie les expectorans
tels que l'infusion d'ortie blanche (n.º 44) et l'une des potions
(n.º 45 et n.º 46). On applique des vésicatoires à la poitrine.

Lorsque l'épigastre est sensible au toucher, lorsque la
langue est rouge et sèche, on applique des sangsues sur le
lieu douloureux et on administre des boissons mucilagineuses
(n. 7 et 11) que l'on rend diaphorétiques en y faisant infuser
des fleurs de bourrache, de coquelicot ou autres pectorales.

On combat la diarrhée par des narcotiques (n.º 17 et 18),
par les demi-lavemens à l'eau d'amidon que le malade garde
le plus long-temps possible, et enfin par les vésicatoires aux
membres inférieurs.

Les diurétiques (n.º 63) sont employés contre l'œdème.

On doit diriger tous ses efforts vers le rétablissement des
fonctions de la peau.

ORDRE IV.ᵉ

FIÈVRE PUTRIDE.

(Adynamique, P.)

Définition. — Fièvre continue sporadique, épidémique ou
endémique, quelquefois contagieuse, offrant deux redoublemens, l'un le soir et l'autre la nuit.

Cette maladie consiste dans une diminution de la sensibilité générale et dans un état d'atonie dont semble frappée la fibre musculaire. L'odeur fétide des déjections, des sueurs et de l'urine, la couleur verdâtre du sang, la prompte décomposition des cadavres, ont fait supposer un état putride des humeurs incompatible avec la vie.

Causes. — Séjour habituel dans des lieux bas et humides, dans les hôpitaux, les prisons, les amphithéâtres, en un mot dans tous les endroits où l'air n'est pas renouvelé, où l'air est vicié par les émanations de matières en putréfaction, par l'entassement d'un grand nombre d'individus sains ou malades; exposition aux miasmes des marais, surtout pendant le sommeil; défaut de propreté; vêtemens sales et froids; alimens peu nourrissans, indigestes, tendant à la putréfaction; boissons d'eau corrompue; abus des vomitifs ou des purgatifs âcres; évacuations excessives; abus du coït; vie trop active ou trop sédentaire; veilles et études prolongées; passions tristes.

Symptômes. — Invasion par des symptômes précurseurs qui annoncent un défaut d'énergie, comme faiblesse générale, pesanteur de tête, affaiblissement des sens, fétidité de l'haleine, bouche mauvaise, face altérée, lassitudes spontanées, enfin frisson suivi de chaleur; et alors se développent les phénomènes suivans :

Céphalalgie; figure pâle, livide, affaissée; teint terreux; quelquefois coloration d'une joue seulement; yeux fatigués; nez effilé; haleine fétide; affaiblissement de tous les sens; enduit blanchâtre, noirâtre, ou noir et d'abord humide de la langue; voix faible, réponses tardives; indifférence sur son propre état; gorge par fois douloureuse; respiration lente; oppression; douleur à l'épigastre; tension des hypochondres; constipation ou diarrhée; chaleur mordicante; pouls petit, faible et fréquent.

Cette maladie marche d'une manière continue avec deux redoublemens réguliers ou irréguliers, l'un le soir et l'autre la nuit.

Quand la maladie est plus avancée, il survient des symptômes plus graves, savoir :

·Céphalalgie obtuse ; assoupissement qui fait place à un délire violent ou taciturne ; vertiges ; surdité ; yeux chassieux et larmoyans ; regard hébété ; langue noire et sèche ; enduit fuligineux des dents, des gencives et des lèvres ; déjections verdâtres, ou noires et fétides ; météorisme du ventre ; rétention ou incontinence d'urines qui sont brunes ; peau sèche ; sueurs froides et partielles, fétides ; odeur analogue à celle qui s'exhale d'un lieu où il y a des souris ; pouls misérable ; hémorrhagies ; pétéchies ; coucher en supination ; développement de tumeurs à l'angle de la mâchoire, et d'escharres gangreneuses au sacrum ou aux hanches.

Elle se termine le 7.ᵉ, le 14.ᵉ, le 17.ᵉ, le 21.ᵉ, le 40.ᵉ jour et quelquefois plus tard, par une sueur abondante ou par des urines sédimenteuses, par des parotides, et quelquefois par la mort. La convalescence est lente, les rechutes fréquentes.

Le *pronostic* est défavorable lorsqu'il survient des vomissemens et des déjections de matières noires fétides ; lorsque le ventre est météorisé, le pouls irrégulier, intermittent, la déglutition impossible, la peau couverte de sueurs froides ; lorsqu'il y a hoquet, insensibilité des organes à l'action des stimulans, des vésicatoires, par exemple ; et enfin, lorsque le malade ne peut sortir la langue.

Traitement. — Presque tous les praticiens sont dans l'usage de donner au début de cette maladie un vomitif pour détruire l'embarras gastrique par lequel commence presque toujours la fièvre putride. Après l'évacuation des premières voies, ils font usage des boissons acidulées et légèrement toniques. Dans la seconde période, ils combattent la grande prostration des forces par les toniques et les excitans, tels que vin, alcool, camphre, fleurs et racines d'arnica, éther, quinquina, serpentaire de Virginie ; acides minéraux, eau à la glace ; ils stimulent l'organe cutané par des vésicatoires fixes ou ambulans, par les sinapismes ; ils renouvellent fréquemment l'air, changent souvent le malade de linge et de lit. Survient-il du délire ? ils suspendent l'usage du vin et des cordiaux, font des applications froides sur la tête , tandis qu'ils entourent les pieds et les jambes de topiques émolliens et chauds ; ils opposent aux sueurs colliquatives , des boissons fraîches , aiguisées d'acide sulfurique ; ils combattent la diarrhée par les mucilagineux , l'opium, et quelques petites doses d'ipécacuanha ; la constipation, par l'émétique en lavage, et les hémorrhagies par l'acide sulfurique étendu d'eau.

Ce n'est point là le genre de médication que j'adopte. L'expérience m'a démontré que les fièvres putrides ne deviennent telles, que parce qu'on abuse des excitans dès le début de la maladie ; aussi toutes les fois que j'ai été appelé à temps et que j'ai eu affaire à des malades dociles , je n'ai point vu de putridité ni d'adynamie se développer chez eux.

Dans le cas où les symptômes adynamiques étaient déjà parvenus à un haut degré, je les ai vu diminuer ou disparaître par l'usage des boissons mucilagineuses (n.º 7) et par l'application de 15 ou 18 sangsues à l'épigastre. La débilité dans la fièvre putride ne tient qu'à l'irritation ou inflammation de la muqueuse gastrique ; en faisant disparaître celle-ci, on rétablit les forces. Mais il ne faut pas cependant abuser de la saignée locale, toujours d'autant plus avantageuse qu'elle est plus tôt mise en usage. Une ou deux applications de sangsues dans le cours de la maladie, sont suffisantes. Dans la gastrite aiguë, le malade ne ressent pas toujours de la douleur à l'épigastre ; souvent il n'y éprouve rien, ou n'accuse qu'un sentiment de chaleur ou de faiblesse dans cette région.

Dans tous les cas, je ne vois aucun inconvénient à commencer le traitement par les délayans et les gommeux et si, dans la seconde période de la fièvre putride, on se décide à employer les toniques, je conseillerais de les unir aux acides végétaux , et dans ce cas je proposerais la décoction de quinquina ou de saule (n.º 31), dans laquelle on ajouterait 3 à 4 gros de tamarins.

ORDRE V.ᵉ

FIÈVRE MALIGNE.

(Ataxique, P.)

Définition. — La fièvre ataxique est une fièvre continue accompagnée de la lésion notable du système nerveux, offrant tantôt des symptômes d'excitation, tantôt des symptômes de prostration, tantôt un défaut de rapport entre les symptômes et la maladie, entre les sensations du malade et ce qui existe réellement, régnant d'une manière sporadique, épidémique, endémique ou contagieuse.

Causes. — Tout ce qui peut concourir à l'affaiblissement du système nerveux et en général toutes les causes débilitantes, savoir : habitation près des marécages, dans des lieux étroits et remplis d'individus sains ou malades, où l'air vicié n'est pas renouvelé ; exposition aux miasmes marécageux, surtout pendant le sommeil ; défaut de propreté, vêtemens sales et froids ; alimens de mauvaise qualité ; abus des liqueurs alcooliques ; abus des plaisirs vénériens ; fatigues excessives du corps et de l'esprit ; veilles prolongées, surtout à l'étude ; passions tristes , telles qu'un chagrin profond et continu.

On divise les fièvres ataxiques continues en six genres, qui sont la fièvre ataxique aiguë, la fièvre ataxique lente, la fièvre cérébrale, le typhus contagieux, la fièvre typhoïde et la fièvre jaune d'Amérique.

GENRE I.ᵉʳ

FIÈVRE ATAXIQUE AIGUE.

Elle présente deux variétés ; l'une offre des symptômes d'excitation , l'autre des symptômes de prostration.

Ire VARIÉTÉ.

—

FIÈVRE ATAXIQUE AIGUE AVEC EXALTATION.

Symptômes. — Après une invasion brusque ou précédée de lassitudes spontanées, de céphalalgie, de pressentimens sinistres, etc., elle offre les symptômes suivans :

Céphalalgie ; délire frénétique ; insomnie ; coloration de la face ; sensibilité excessive des organes des sens, surtout de la vue et de l'ouie ; yeux hagards ; réponses brusques ; voix aiguë ; rire involontaire ; langue nette et humide ; spasme de l'œsophage qui rend la déglutition difficile ; hoquet, vents, nausées ; sensibilité du ventre ; constipation ; spasme de la vessie avec difficulté ou même impossibilité d'uriner ; chaleur et sécheresse de la peau ; pouls développé et dur, quelquefois fréquent, intermittent, inégal ; soubresauts des tendons ; carphologie ; convulsions, ou symptômes de tétanos. Le malade a un besoin de s'agiter qui l'empêche de garder la même position ; il n'a nulle connaissance du danger qu'il court.

Cette maladie offre des paroxysmes irréguliers et dure de deux à quatre septénaires et plus.

IIe VARIÉTÉ.

—

FIÈVRE ATAXIQUE AIGUE AVEC PROSTRATION.

Symptômes. — Délire sourd ou assoupissement ; confusion dans les idées ; inquiétude, tristesse, terreur et désespoir ; pâleur de la face ; yeux ternes, larmoyans ou secs et en quelque sorte mourans ; langue muqueuse ; bégaiement ou aphonie ; respiration lente ; quelquefois spasme de la vessie ; dévoiement ; sueurs souvent partielles et froides ; soubresauts des tendons, tremblement, carphologie ; chaleur naturelle, quelquefois sentiment de froid ; pouls faible, petit, lent ou fréquent, et plus ou moins irrégulier et inégal.

Quelquefois la fièvre ataxique aiguë offre des alternatives

d'excitation et de prostration, et alors les symptômes de l'une et de l'autre variété se combinent. Souvent le malade ne se plaint d'aucun mal, ou bien il se plaint d'avoir froid et sa peau est brûlante, *et vice-versâ*, etc.

Le pronostic de ces deux variétés est extrêmement fâcheux.

GENRE IIe

FIÉVRE CÉRÉBRALE.

Elle ne diffère de la fièvre ataxique continue aiguë qu'en ce qu'elle présente tous les symptômes d'apoplexie. Elle attaque spécialement les personnes disposées à cette dernière affection.

Symptômes. — Ce sont ceux de la fièvre ataxique; phénomènes gastriques dès le début, puis céphalalgie vive, confusion des idées, surdité, aphonie, stupeur, état comateux, rougeur de la face, convulsions, épilepsie, paralysie, inflammation des méninges, épanchement au cerveau, qui arrive du 7.e au 8.e jour.

GENRE IIIe

FIÉVRE LENTE NERVEUSE.

Les caractères n'en sont pas encore rigoureusement déterminés. Elle paraît avoir les mêmes causes et les mêmes symptômes cérébraux que la fièvre ataxique continue avec prostration; mais les symptômes cérébraux sont moins graves. Elle dure de 2 à 4 septénaires et plus. Quand elle se termine par la mort, celle-ci arrive du 14.e au 21.e jour par une convulsion générale.

GENRE IVe

FIÉVRE ATAXIQUE CONTAGIEUSE OU TYPHUS CONTAGIEUX.

On la désigne encore sous les noms de fièvre ataxo-adynamique, fièvres des prisons, des hôpitaux, des camps, des vaisseaux, fièvre adynamique par contagion, fièvre putride et maligne, adynamique et maligne, etc.

Causes. — Mêmes que celles de la fièvre ataxique en général, et de plus, impression de miasmes délétères sur les systèmes nerveux, musculaire et circulatoire ; de là, ataxie, adynamie et putridité. Ces miasmes contagieux peuvent se transmettre d'une manière immédiate ou médiate. L'inspiration de l'air infecté par l'exhalaison des corps atteints ou morts de cette maladie, suffit pour la communiquer.

Symptômes. — Invasion subite ou lente : dans ce dernier cas, elle offre une gradation dans la marche de ses symptômes qu'on n'observe point dans le premier. Les symptômes précurseurs sont : malaise, lassitudes spontanées, diminution progressive de l'appétit et du sommeil, apathie et tristesse prononcées.

1.re *Période*. — Frisson suivi de chaleur, avec ce caractère particulier que les parties couvertes font éprouver une chaleur pénible, tandis qu'un froid glacial se fait ressentir dans les parties découvertes ; céphalalgie frontale, quelquefois sentiment de serrement des deux tempes; face rouge ; douleur sourde dans les paupières ; yeux rouges et larmoyans ; souvent catarrhe nasal, guttural ou pulmonaire avec toux, oppression et peu d'expectoration; langue blanchâtre et humide ; anorexie, nausées, vomissemens, soif, désir de boissons froides et acides; disposition au silence, parole pénible; pesanteur d'estomac, tension et douleur des hypochondres, surtout de l'hypochondre droit; diarrhée ou constipation; urine rouge et rare ; douleurs dans les régions dorsale et lombaire et dans les membres, surtout dans les mollets; impossibilité d'exécuter des mouvemens et de se tenir debout. Chaleur halitueuse; pouls fréquent, mou et faible, quelquefois dur et fort, insomnie, rêves fatigans; fatigue plus grande au reveil qu'avant le sommeil; point d'altération dans les fonctions des sens.

Vers le 4.e jour, il survient souvent une hémorrhagie nasale peu abondante qui soulage momentanément la céphalalgie ; apparition constante d'un exanthême de forme variable, mais qui échappe quelquefois à l'œil de l'observateur, tel que plaques rouges, pétéchies violettes, pustules rouges ou éruption miliaire ; quelquefois en même temps développement de parotides symptomatiques.

2 *e Période.* — Vers la fin du septième jour, *stupeur*, dans laquelle les sens sont émoussés, surtout celui de l'ouie ; indifférence pour tous les objets extérieurs ; ni désir, ni volonté ; suspension des facultés de l'entendement ; attitude nonchalante et immobile : *typhomanie*, ou délire particulier dans lequel on rêve sans dormir ; ce délire est ordinairement tranquille, quelquefois furieux et accompagné d'une idée dominante ; (ce sont surtout ces deux symptômes, la stupeur et la typhomanie, qui caractérisent le typhus) ; langue sèche ; déglutition difficile ; météorisme du ventre ; douleurs d'entrailles ; selles fréquentes, liquides et fétides ; urines pâles.

L'exanthême disparaît, les pétéchies restent ; la peau est sèche et d'une chaleur âcre, le pouls plus faible ; exacerbations régulières pendant la nuit, et irrégulières pendant le jour.

Souvent au 13.ᵉ jour, exacerbation plus marquée, annonçant pour le 14ᵉ une crise par les sueurs, les selles ou les urines.

3.ᵉ *Période.* — Si la maladie ne se termine pas au 14.ᵉ jour, alors commence le troisième septénaire, pendant lequel l'adynamie ou la putridité se joint aux symptômes nerveux.

Débilité plus grande ; coucher en supination ; altération des traits de la face qui est pâle ou plombée ; œil terne et fixe ; langue fuligineuse et tremblante ; le malade oublie de la rentrer dans la bouche après l'avoir montrée ; les liquides tombent dans l'estomac comme par leur propre poids ; évacuation involontaire des urines et des matières fécales ; gangrènes locales ; pouls insensible ; l'affaissement est au dernier degré et le malade périt. Mais quand les symptômes sont moins fâcheux, le malade entre en convalescence vers le vingt-unième jour.

Le pronostic est d'autant plus fâcheux que la marche du typhus est plus rapide et ses symptômes plus intenses. Plus le principe contagieux est ancien, moins il est dangereux, la maladie devenant par cela même moins aiguë. Les parotides, le délire furieux, les convulsions, les escarrhes gangréneuses, les selles séreuses, abondantes, involontaires, dès le commencement de la maladie, la langue sèche, tremblante, que le malade oublie de rentrer, la chute bruyante des boissons dans l'estomac, annoncent un grand danger; les complications de la pleurésie, de la dyssenterie, etc., sont très-fâcheuses.

GENRE V.ᵉ

FIÈVRE TYPHOÏDE OU DOTHINENTÉRITE.

Définition. — Fièvre de mauvais caractère, sporadique, quelquefois épidémique, contagieuse suivant M. Bretonneau, non contagieuse suivant les autres praticiens, attaquant les adultes, rarement les enfans et jamais les vieillards, ayant de l'analogie avec le *typhus*, de là son nom de *fièvre typhoïde.*

M. Bretonneau de Tours l'a désignée sous le nom de *dothinentérite* ou *dothinentérie*, du grec *dothiné*, bouton, et *enteron*, intestin; ce qui signifie que dans cette affection il se développe des boutons dans les intestins.

Causes. — Elles sont souvent inconnues. Les excès de tout genre et l'oubli des règles de l'hygiène y prédisposent. Les étudians et les jeunes ouvriers de la province en sont souvent atteints peu après leur arrivée à Paris. Enfin lorsqu'elle est épidémique, elle s'attaque à certaines familles, à certaines localités souvent réputées pour être très-saines. Ainsi, par exemple, dans l'épidémie de fièvre typhoïde qui a régné à Mamers et dans les environs, en 1835 et 1836, je l'ai vu attaquer plusieurs membres d'une même famille, soit qu'ils habitassent la même maison, soit qu'ils demeurassent à une assez grande distance les uns des autres, tandis que leurs plus proches voisins n'en ressentaient aucune atteinte. Elle sévissait dans les quartiers de la ville les plus sains, chez les personnes les plus aisées, tandis que les pauvres qui habitent les rues basses et humides en étaient exempts. Il en était de même dans les campagnes.

Symptômes.

1.ʳᵉ *Période.* — Début par une céphalalgie frontale ou occipitale, avec ou sans vertiges, frisson suivi de chaleur, coliques, borborygmes, diarrhée, sentiment de lassitude et de brisement, altération des traits, indolence du malade, indifférence sur son propre état, aversion pour le mouvement, goût aigre, fade ou pâteux dans la bouche, enduit de couleur variable sur la langue, perte d'appétit, insomnie, douleur à la partie inférieure droite du ventre, diarrhée alternant quelquefois avec la constipation.

2.ᵉ *Période.* — Au bout de huit jours, augmentation des symptômes précités, distension et météorisme du ventre, saignement de nez quelquefois abondant, chaleur âcre de la peau, fréquence du pouls, toux fréquente, urines peu abondantes, colorées ou brunes et fétides. Vers cette époque, apparition d'éruptions cutanées variables; tantôt ce sont des *taches roses lenticulaires*, légèrement saillantes, principalement sur le ventre et la poitrine; tantôt de petits soulèvemens de l'épiderme remplis de sérosité transparente (*sudamina*), tantôt enfin de petites taches sans saillies, d'un rouge couleur de vin (*pétéchies*), etc.

3.ᵉ *Période.* — Aggravation des symptômes, supination constante, stupeur, sécheresse de la bouche, enduit fuligineux de la langue, des gencives et des dents, surdité, augmentation ou diminution des selles, quelquefois constipation, souvent selles involontaires et inapperçues, souvent aussi rétention des urines par paralysie de la vessie, qui se laisse distendre.

A ces symptômes, se joint l'ataxie : ainsi somnolence ou demi-sommeil, pendant lequel le malade n'a qu'une perception confuse de ce qui se passe autour de lui; délire accompagné quelquefois de cris et d'agitation, d'autres fois délire tranquille, soubresauts des tendons, carphologie ; pouls extrêmement fréquent, à peine sensible. La chaleur de la peau diminue, les yeux se cavent, deviennent vitreux et le malade expire. Quelquefois il succombe rapidement à une péritonite occasionnée par la perforation de l'intestin.

Lorsque la dothinentérite se termine par la santé, les symptômes diminuent d'intensité, l'air de stupeur et d'indifférence disparaît.

Durée. — La fièvre typhoïde dure, terme moyen, de 20 à 30 jours. La mort est rare au septième ou huitième jour, plus fréquente du quinzième au vingtième; mais quelquefois elle arrive beaucoup plus tard.

Division. — La fièvre typhoïde se divise : 1.º en *simple* et *légère*, caractérisée par des symptômes de courbature au début, par la céphalalgie, l'état saburrhal des premières voies, la diarrhée ou la constipation, la prostration des forces ; 2.º en *compliquée* : les complications les plus fréquentes de la fièvre typhoïde sont les hémorrhagies nasales ou intestinales, les escarrhes gangréneuses au sacrum, les abcès dans la région de la parotide, l'inflammation de la gorge, le catarrhe bronchique, l'érysipèle, etc.

La fièvre typhoïde peut encore se diviser sous le rapport des symptômes prédominans, en *inflammatoire*, en *bilieuse*, en *muqueuse* ou *catarrhale*, en *adynamique* et en *ataxique*.

Pronostic. — La fièvre typhoïde est une maladie très-grave qui enlève dans les hôpitaux de Paris un malade sur cinq ou six. Dans certaines épidémies, on l'a vue enlever les trois quarts des malades.

Traitement. — Voyez ci-après le traitement particulier de la fièvre typhoïde.

GENRE VI.e

FIÈVRE JAUNE D'AMÉRIQUE.

(Typhus ictéroïde (Sauvage).

Cette maladie particulière aux pays situés entre les tropiques, où elle n'épargne que les naturels et ceux des étrangers qui y sont acclimatés ou qu'elle a déjà frappés, ne se manifeste que bien rarement dans les pays tempérés, se borne alors aux villes où elle se développe et disparaît aux premières gelées de l'hiver. Son importation n'est pas prouvée.

Symptômes.

1.re *Période.* — Invasion par un frisson et un tremblement, par un simple refroidissement, ou par une augmentation de chaleur sans froid préalable.

Céphalalgie violente et générale ; physionomie étonnée ; face animée ; yeux rouges, fixes, larmoyans, étincelans, sensibles à la lumière ; langue sèche, chargée de mucosités tenaces au milieu, rouge et humide sur ses bords et à sa pointe ; lèvre inférieure tremblante ; soif modérée ou très-vive ; déglutition difficile ; appétit nul ; éructations, nausées, vomissemens glaireux et jaunâtres ; cardialgie ; respiration libre ou pénible ; épigastre et hypochondres tendus et douloureux ; constipation ou dévoiement ; urines rouges et rares ; douleurs aux lombes, au dos et aux membres abdominaux ; peau humide ou sèche avec chaleur mordicante ; pouls fréquent, dur ou déprimé ; les forces se conservent ou sont anéanties. Cette période dure d'un à trois jours.

2.e *Période.* — Céphalalgie, rougeur de la face et des yeux ; les douleurs locales diminuent ou disparaissent ; le pouls est plus faible, souvent plus lent que dans l'état naturel ; affaissement et quelquefois assoupissement ; réponses difficiles ; plaintes nulles ; vomissemens plus fréquens.

Si la maladie doit devenir promptement funeste, une teinte jaune se manifeste d'abord sur la cornée ; ensuite à la face, au cou, au tronc et aux membres. Elle dure aussi, comme la première période, d'un à trois jours.

3.e *Période.* — Prostration extrême ; supination ; face cadavéreuse ; langue noire ; hoquet ; délire ; lipothymies ; convulsions ; vomissemens de matières semblables à du marc de café ou à de la lie de vin rouge ; déjections alvines semblables, involontaires et extrêmement fétides ; ictère plus étendu ; taches gangréneuses en diverses parties ; quelquefois hémorrhagies passives ; enfin refroidissement des membres ; suppression des urines ; insensibilité du pouls ; odeur infecte qui s'exhale de tout le corps ; mort dès le 3.e ou 5.e jour ; ou presque toujours avant la fin du septième. Quand elle va au-delà du septième jour, elle donne des espérances.

TRAITEMENT DES FIÈVRES ATAXIQUES.

C'est ici que le praticien est embarrassé sur le choix des méthodes curatives. La plupart des médecins emploient des vomitifs, des toniques, des antispasmodiques et des amers et aromatiques, etc., et perdent leurs malades; si quelques-uns échappent à ce traitement excitant, on attribue leur guérison à l'usage de ces moyens incendiaires.

Broussais a démontré que toutes les fièvres ataxiques et autres, étaient l'effet d'une inflammation locale; aussi à l'ouverture cadavérique des fiévreux, on trouve le plus ordinairement des traces d'inflammation à la muqueuse de l'estomac ou des intestins, et lorsque ces organes ne semblent pas affectés, on rencontre des traces de phlegmasie dans un autre organe, dans l'arachnoïde, dans le cerveau, dans la vésicule biliaire, dans le foie, dans le poumon, ou dans les organes urinaires. Les cas dans lesquels on n'aperçoit aucune lésion inflammatoire à la suite des fièvres, sont fort rares, et ne sont que des exceptions qui ne peuvent porter atteinte à une règle établie sur des milliers de faits. Il peut arriver que le travail inflammatoire s'éteigne avant la mort, et ne laisse aucune trace, quelqu'intense qu'il ait été d'abord; c'est ce qui a lieu quand l'irritation tue rapidement, avant que les tissus aient subi, dans leur structure, une altération assez profonde, pour que la cessation du mouvement vital ne puisse l'effacer entièrement.

Broussais pense et chaque jour cette opinion, fondée sur des faits incontestables, acquiert de nombreux partisans, que l'indication fondamentale, dans le traitement des fièvres en général, et particulièrement dans le traitement des fièvres putrides et ataxiques, est de débiliter, de prescrire la diète, de tirer du sang le plus près possible de l'organe malade, et lorsqu'on est parvenu à diminuer l'irritation, d'essayer avec prudence de la faire cesser en stimulant un point de la peau éloigné de l'organe affecté. Il réserve le quinquina et tous les fébrifuges toniques pour les cas de fièvres intermittentes pernicieuses, et pour supprimer les fièvres intermittentes non pernicieuses qui résistent à l'action de la méthode antiphlogistique.

C'est aussi la méthode antiphlogistique que nous avons adoptée et que nous suivons depuis plus de quinze ans, dans le traitement des fièvres en général et en particulier des fièvres ataxiques.

Dans la première période, nous donnons des boissons mucilagineuses (n.° 7), et s'il y a eu répercussion de transpiration et catarrhe, une infusion diaphorétique (n.° 8); des potions de même nature (n.° 11 et n.° 16). Nous proscrivons toute espèce d'alimens, même le bouillon.

Dans quelque cas, lorsque le sujet est fort et très-sanguin, nous faisons une saignée de bras, et mieux encore une saignée de pied, si le cerveau est menacé.

Le plus souvent ce sont les saignées locales auxquelles nous avons recours : ainsi les sangsues sont appliquées à l'épigastre, quelquefois à l'anus, aux jugulaires, aux tempes, suivant les indications. Les fomentations émollientes sur l'abdomen, aux cuisses et aux jambes, les lavemens émolliens ne doivent point être négligés. Souvent une seconde application de 15 à 20 sangsues à l'épigastre devient nécessaire.

Dans la période de relâchement, lorsqu'on est parvenu à diminuer l'irritation, on stimule la peau dans un point plus ou moins éloigné du siége de la maladie; c'est alors que les sinapismes aux pieds ou aux jambes, les vésicatoires camphrés aux jambes ou aux cuisses, peuvent être d'un grand secours.

Si les organes gastriques ne paraissent plus irrités, on peut employer l'acétate d'ammoniaque à la dose d'un scrupule dans une potion gommée que l'on fait prendre par cuillerées.

Pour prévenir les congestions sanguines et les épanchemens séreux au cerveau, on applique sur la tête une vessie remplie de glace.

Traitement de la fièvre typhoïde. — Les médecins ne sont pas d'accord sur le traitement de cette fâcheuse maladie. Les uns conseillent les antiphlogistiques : la saignée, les applications de sangsues sur l'abdomen et à l'anus, les fomentations émollientes, les boissons gommées, etc. Les autres prescrivent encore ces moyens avec réserve et seulement au début de la maladie ; mais aussitôt que la prostration se manifeste, ils ont recours aux toniques et aux révulsifs, tels que quinquina, vin, éther, acétate d'ammoniaque, vésicatoires, etc.

D'autres, enfin, emploient les purgatifs dès le début de la maladie, et les continuent jusqu'à la diminution des symptômes.

Certains malades sont purgés quatre ou cinq fois, et d'autres jusqu'à 15 ou 16 fois. Les purgatifs les plus vantés dans ce cas, sont l'eau de sedlitz gazeuse et le calomel.

En général, il faut avoir égard à la nature de l'épidémie. Il y a environ vingt ans, j'ai vu une épidémie de fièvre typhoïde de nature inflammatoire contre laquelle le traitement débilitant était le seul efficace. En arrivant dans la commune où cette maladie exerçait ses ravages, j'appris que tous les individus qui avaient succombé, étaient des hommes forts et vigoureux, et qu'ils avaient été traités par les toniques et les révulsifs. J'eus recours aux saignées et aux débilitans ; en un mot, j'employai le traitement de la gastro-entérite aiguë, et je sauvai tous mes malades.

Dans l'épidémie de 1835 et 1836, les mêmes moyens réussirent encore au commencement ; mais l'épidémie ne tarda pas à prendre le caractère bilioso-muqueux, et alors on retira plus d'avantages des vomitifs et des purgatifs unis aux délayans et aux acides végétaux.

ORDRE VI.ᵉ

—

PESTE.

(Fièvre adéno-nerveuse, P.)

Elle consiste essentiellement dans un état ataxique avec affection simultanée des glandes ou ganglions lymphatiques. Elle est endémique dans diverses contrées de l'Asie et de l'Afrique, souvent épidémique et éminemment contagieuse.

Comme cette affection est étrangère à nos pays, nous ne la décrirons pas.

ORDRE ANNEXE.

—

Définition. — Les *fièvres intermittentes* sont celles qui consistent en des accès séparés par un intervalle dans lequel tous les symptômes fébriles ont disparu.

Elles sont sporadiques, épidémiques ou endémiques et règnent en toutes saisons, mais plus particulièrement au printemps et en automne.

On en distingue trois espèces principales, qui sont la *quotidienne*, la *tierce* et la *quarte*.

La fièvre quotidienne est celle qui revient tous les jours.

La fièvre tierce est celle qui revient tous les deux jours, laissant ainsi un jour libre entre deux accès.

La fièvre quarte est celle qui revient de trois jours l'un; dans celle-ci il y a alternativement un jour mauvais et deux jours bons.

La fièvre tierce devient souvent *double-tierce*. Il y a alors un accès de fièvre tous les jours; ce sont deux fièvres tierces qui se compliquent; l'une survient le lundi, par exemple, et l'autre le mardi; la première revient le mercredi et la seconde le jeudi.

On pourrait confondre la double-tierce avec la quotidienne. On l'en distingue à ce qu'elle a commencé ordinairement par être tierce; à ce que les accès ne se ressemblent ni par leur intensité, ni par leur longueur, ni par leurs symptômes, et enfin à ce que ces accès ne commencent pas ou ne finissent pas aux mêmes heures. Ces accès se correspondent en tierce; ainsi l'accès du mercredi ressemblera en tout à celui du lundi, et celui du jeudi à celui du mardi.

Dans la fièvre quotidienne, au contraire, les accès commencent tous les jours à la même heure, ont tous la même intensité et la même durée, et offrent tous les mêmes symptômes.

La fièvre quarte est quelquefois double-quarte ou triple-quarte.

Nous avons dit que la fièvre quarte était celle qui offrait alternativement un jour mauvais et deux jours bons.

Dans la *double-quarte*, il y a fièvre deux jours de suite, et le troisième est libre.

Dans la *triple-quarte*, il y a fièvre tous les jours.

Cette dernière pourrait être confondue avec la quotidienne ou avec la double-tierce. On la distingue de la quotienne en ce que les accès de celle-ci sont parfaitement égaux entre eux, tandis que les accès de la triple-quarte ne se ressemblent ni par leurs symptômes, ni par leur intensité, ni par leur durée.

On la distingue de la double-tierce, en ce qu'elle a commencé par être quarte ou double-quarte, en ce que ses accès se répondent en quarte, de sorte que le quatrième accès ressemble au premier, le cinquième au second, et le sixième au troisième ; tandis que dans la double-tierce, la troisième fièvre ressemble à la première, et la quatrième à la seconde.

Beaucoup d'auteurs admettent une fièvre *tierce-doublée* : c'est celle qui revenant de deux jours l'un, présente deux accès le même jour. Par exemple, le premier jour, un accès le matin et l'autre le soir ; le second jour, libre ; le troisième jour, accès le matin, qui correspond à l'accès du matin du premier jour, et accès le soir qui correspond à l'accès du soir du premier jour, et ainsi de suite. Je pense que ces fièvres tierces doublées, sont des fièvres doubles-tierces dont les accès anticipent l'un sur l'autre.

On divise les fièvres intermittentes en *vernales* qui règnent au printemps, et en *automnales* qui surviennent sur la fin de l'été ou dans le cours de l'automne.

On les divise encore sous le rapport de la cause réelle ou supposée, en inflammatoires, en bilieuses, en muqueuses et en malignes ou ataxiques. Ces dernières ont encore reçu le nom de *fièvres pernicieuses* ou *larvées*. Nous en ferons un chapitre particulier, après avoir traité des fièvres intermittentes *bénignes*.

Les fièvres intermittentes présentent toutes entre elles des analogies sous divers rapports.

1.º Sous le rapport de leurs symptômes et de leur marche, on voit qu'elles consistent toutes dans des accès qui reviennent périodiquement après un intervalle plus ou moins long. Elles commencent par un frisson, suivi de chaleur et de sueurs. Ce qui les rapproche encore davantage les unes des autres, c'est le changement, la conversion d'une fièvre dans une autre ; c'est ainsi qu'on voit les fièvres quartes devenir tierces et réciproquement.

2.º Sous le rapport des causes qui les produisent, les fièvres intermittentes présentent de l'analogie. Elles paraissent toutes produites par les miasmes des marais et par l'influence du soleil.

3.º Sous le rapport de leurs effets dans l'économie animale, les fièvres intermittentes offrent des analogies. Elles produisent toutes, lorsqu'elles ont duré un certain temps, des engorgemens des viscères abdominaux, des hydropisies, des œdématies, etc.

4.º Enfin sous le rapport du traitement, toutes les fièvres intermittentes se guérissent par le quinquina.

Causes. — La cause prochaine des fièvres intermittentes paraît être une irritation particulière des organes gastriques.

Les causes éloignées sont tout ce qui peut produire cette irritation et peut-être l'irritation du système nerveux. Ces causes sont l'insolation au printemps et en automne, et les miasmes émanés des marais. Pour qu'il se dégage des miasmes, il faut qu'il y ait beaucoup de vase en contact avec l'air atmosphérique, et que cette vase contienne des substances végétales ou animales qui aient eu le temps de fermenter et de se putréfier.

Symptômes. — Les fièvres intermittentes présentent trois périodes, savoir : une période de froid, une période de chaleur et une période de sueurs.

1.º La *période algide* ou *de froid* est caractérisée par un mouvement de la circonférence au centre. Elle est précédée de baillemens, de pandiculations et accompagnée des symptômes suivans : pâleur et froncement de la peau ; diminution dans le volume des mains au point que les anneaux tombent des doigts ; frisson , tremblement de tous les membres et principalement de la mâchoire à cause de son extrême mobilité ; froid excessif ; vomissemens fréquens de matières bilieuses ou muqueuses ; besoin fréquent d'uriner ; urine limpide ; pouls faible, petit et concentré ; peau froide ; tout enfin annonce une diminution dans l'énergie vitale et l'action d'une puissance sédative délétère.

2.º Dans *la seconde période* ou *période de réaction*, qui se manifeste lentement, tous les symptômes sont en raison inverse des précédens. La peau se colore et devient chaude ; sentiment de chaleur et de sécheresse dans la bouche ; altération excessive ; chaleur générale ; le pouls devient fort, plein, souple, développé et fréquent ; les artères temporales battent au point de gêner le malade ; les urines ne sont plus aussi abondantes, ni si limpides ; elles sont rouges ; cette période finit par la diminution de tous les symptômes et par les sueurs.

3.º *La période de relâchement* succède à la période de chaleur. Le pouls devient mou, faible et large ; les urines sont plus abondantes et déposent un sédiment briqueté : il ne reste plus qu'un certain embarras dans la tête ; le malade sue pendant un certain temps, mouille deux ou trois chemises, et revient pour ainsi dire à son état naturel.

Il ne faut pas croire que toutes les fièvres intermittentes présentent ces trois périodes : tantôt la période de froid, tantôt la période de sueurs manque. Celle de chaleur est quelquefois courte, mais ne manque jamais. Le symptôme le plus constant est le mal de tête ; cependant on le voit manquer quelquefois.

Pronostic. — Le pronostic des fièvres intermittentes varie suivant une foule de circonstances.

1.º Suivant leur type de périodicité, les fièvres tierces sont plus faciles à guérir que les fièvres quartes.

Les fièvres quartes sont plus graves, et produisent plutôt les hydropisies et les obstructions. Cependant on voit quelquefois les fièvres tierces prendre un mauvais caractère ;

elles deviennent souvent double-tierces, et plus facilement irrégulières que les fièvres quartes.

Quant à la fièvre quotidienne, elle n'est pas plus fâcheuse que la fièvre quarte, sinon que l'intervalle apyrexique étant plus court, on a moins de temps pour l'administration des remèdes.

2.º Relativement à la saison où elles arrivent, les fièvres printannières sont peu fâcheuses; elles se terminent souvent d'elles-mêmes; mais il faut bien se garder de les croire toujours bénignes. Les fièvres d'automne sont plus difficiles à guérir; les fièvres quartes d'automne se guérissent rarement si on les abandonne à la nature; on les voit souvent alors produire l'hydropisie et des engorgemens des viscères abdominaux.

3.º Relativement aux symptômes particuliers qu'elles présentent, plus les fièvres intermittentes sont régulières, plus elles conservent leur type, plus aussi elles sont bénignes.

Plus les accès se prolongent, plus elles ont de tendance à devenir continues et fâcheuses.

Ou les accès reviennent exactement à la même heure, ou ils avancent, ou ils retardent. Dans le premier cas, les fièvres sont plus opiniâtres. Celles qui avancent ont plus de tendance à devenir continues, et celles qui retardent ont une disposition à se terminer par la guérison.

Les fièvres pernicieuses ou larvées sont les plus fâcheuses.

4.º Relativement aux sujets qui en sont atteints, le pronostic des fièvres intermittentes doit varier. Elles sont plus bénignes chez les enfans que chez les adultes. Elles se guérissent souvent d'elles-mêmes chez les enfans; mais aussi elles produisent plus facilement l'hydropisie et les engorgemens abdominaux chez eux que chez les autres sujets.

Traitement. — Il se divise en celui de l'accès et en celui de l'intervalle.

1.º *Traitement de l'accès.*

Le malade doit avoir l'attention de ne pas manger immédiatement avant l'accès; il est à désirer même que la digestion soit accomplie quand l'accès prend.

Dans la période de froid, on doit favoriser la chaleur par l'usage de quelques tasses chaudes d'infusion diaphorétiques (n.º 8). Une tasse de tilleul avec l'eau de fleurs d'oranger diminue ou fait quelquefois cesser le tremblement comme par enchantement (n.º 13). On peut obtenir le même effet des antispasmodiques.

Dans la période de chaleur, on donne des boissons rafraîchissantes, froides, légèrement acidulées (n.º 3 ou 4), s'il y a complication bilieuse, ou des boissons délayantes (n.º 1), ou mucilagineuses (n.º 7), s'il existe des symptômes d'irritation gastrique ou bronchique.

Doit-on empêcher les malades de boire? ce serait ajouter un nouveau tourment à ceux qu'ils souffrent déjà. Mais il serait souvent nuisible de leur accorder autant de boissons qu'ils en demandent, car quelquefois ils ont une soif que rien ne peut éteindre; et si les boissons ne s'en vont pas par les urines, elles distendent l'estomac et occasionnent une pesanteur dans la région épigastrique.

Dans la troisième période, on doit favoriser la sueur par des boissons légèrement aromatiques et sudorifiques (n.º 41). L'accès se termine d'autant plus vite que les sueurs sont plus abondantes.

Après la période de sueurs, souvent les malades sont disposés à aller à la selle; il faut alors favoriser cette évacuation, car elle diminue souvent le mal de tête; on peut donc donner un lavement.

Après cette évacuation, on peut prendre un bouillon et quelques alimens, si l'état de l'estomac le permet.

2.º *Traitement de l'intervalle.*

Combattre les complications de la fièvre, prévenir ensuite le retour des accès, sont les deux indications qui se présentent.

Les complications des fièvres intermittentes sont le plus ordinairement la pléthore sanguine et l'irritation, ou la turgescence bilieuse ou glaireuse de l'estomac.

La première de ces complications, fréquente au printemps et dans certaines épidémies, se rencontre particuliérement chez les jeunes gens d'un tempérament sanguin. La saignée, la diète et les boissons anti-phlogistiques (n.º 1), sont employées pour la combattre.

La saignée doit être pratiquée entre les accès, ou pendant la période de chaleur, pour diminuer la réaction qui quelquefois est portée à un tel degré qu'un organe essentiel à la vie est menacé de congestion. Elle serait nuisible pendant la période algide. On ne doit pas admettre l'emploi de la saignée comme une règle générale; mais elle est souvent utile au début de la maladie.

L'irritation ou inflammation de la membrane muqueuse de l'estomac est encore une complication fréquente au début des fièvres intermittentes, et M. Broussais la regarde même comme la cause de ce genre de maladies. On la reconnaît aux douleurs épigastriques que l'on augmente par la pression, ou à un sentiment de chaleur ou de fatigue dans la même région, aux nausées ou vomissemens muqueux ou glaireux, à la rougeur de la totalité ou d'une partie de la langue, particulièrement de sa pointe et de ses bords; à l'état hérissé des papilles de cet organe, qui quelquefois est aride surtout pendant l'accès; au dégoût pour les alimens gras, etc.

Dans ce cas, il faut appliquer quinze à vingt sangsues à la région épigastrique, donner des boissons gommées (n.º 7), et faire des fomentations émollientes (n.º 20) sur la région douloureuse. Souvent ces seuls moyens suffisent pour faire disparaître la fièvre et empêcher son retour.

Une autre complication des fièvres intermittentes est l'embarras gastrique bilieux ou glaireux. (Voyez ci-devant ses symptômes). On a prétendu que l'embarras gastrique était la cause des fièvres intermittentes, parce que dans quelques cas, l'embarras gastrique étant enlevé, la fièvre disparaît; mais le plus souvent, cet embarras étant détruit, la fièvre n'en subsiste pas moins. On ne peut donc le considérer dans ce dernier cas que comme une complication. Enfin l'embarras gastrique doit quelquefois être comme l'effet de la fièvre; c'est lorsqu'il était nul au début de celle-ci, qu'il s'est développé ensuite et a augmenté à chaque accès. Dans ce cas là même, la fièvre se supprime quelquefois après la destruction de l'embarras gastrique. Ainsi on doit donc toujours commencer par attaquer l'embarras gastrique. Mais comment l'attaque-t-on? c'est par les vomitifs que l'on donne sans aucune préparation, si les symptômes gastriques sont très-prononcés; mais si la langue n'est pas parfaitement humide, si l'enduit saburrhal de cet organe n'est pas épais et facile à détacher, si, en un mot, les symptômes gastriques ne sont pas bien prononcés, il faut employer auparavant les moyens préparatoires, tels que les boissons délayantes (n.º 1), et dans l'été les boissons acidulées (n.º 4).

Quand faut-il donner le vomitif? Il faut laisser passer le septième accès avant de donner le vomitif, car souvent à cette époque la fièvre se termine d'elle-même, ou le vomitif donné alors l'enlève comme par enchantement. Administré plus tôt, le vomitif échoue ordinairement; la fièvre continue et quelquefois s'exaspère. Cependant si les symptômes gastriques avaient précédé la fièvre, s'ils étaient très-prononcés, on pourrait faire vomir dès le début de la maladie.

C'est pendant l'apyrexie qu'il faut donner le vomitif, si l'on veut obtenir un effet évacuant. L'expérience a démontré qu'il était avantageux de le donner le jour même de la fièvre, quelque temps avant l'accès, mais de manière que son effet évacuant finît environ une demi-heure avant l'invasion de la période de froid. De cette manière il agit comme évacuant, comme moyen perturbateur et comme diaphorétique.

Toutes les fois qu'on a affaire à un sujet nerveux, irritable, on doit employer l'ipécacuanha (n.º 47) de préférence à l'émétique (n.º 49). On ne devrait même pas en employer un autre, pour peu qu'on eût des craintes qu'il existât une inflammation ou irritation latente à l'estomac.

Si, après l'usage du vomitif, l'estomac devenait douloureux, la langue rouge, etc., on se hâterait d'appliquer des sangsues à l'épigastre, et de donner des boissons gommées.

Les purgatifs sont des évacuans qui réussissent bien dans les fièvres intermittentes, mais dont les effets ne sont pas aussi sûrs que ceux des vomitifs. Il y a des médecins qui en font la base de leur traitement ; les purgatifs agissent bien comme évacuans, mais non pas comme antispasmodiques et comme diaphorétiques. Ils fatiguent plus que les vomitifs, et s'ils ne suppriment pas la fièvre, ils en font avancer l'accès, le prolongent et le rendent plus intense ; ils le font même revenir le jour où l'on ne devait pas l'avoir. Souvent même un purgatif donné quelque temps après la guérison de la fièvre la fait renaître.

On doit donner les purgatifs le jour libre, car si on les donnait avant l'accès, ils l'avanceraient et ne produiraient aucune évacuation. Mais si on a affaire à une fièvre intermittente qui n'offre point de jour libre et dont les accès sont rapprochés, il faut alors donner le purgatif huit heures avant l'accès.

Il faut bien se donner de garde de confondre les effets de la fièvre avec ses complications ; les effets les plus graves sont l'hydropisie et les engorgemens des viscères. Beaucoup de médecins regardent l'hydropisie comme une complication que le quinquina aggrave, et ils pensent qu'il faut supprimer l'hydropisie avant d'employer le quinquina. C'est une erreur qui a conduit bien des hommes au tombeau. Il en est de même des engorgemens. Ces hydropisies et ces engorgemens étant des effets de la fièvre, en dirigeant le traitement sur la fièvre même, on guérit souvent ces engorgemens et ces hydropisies ; or il n'y a pas de meilleur moyen de guérir la fièvre intermittente que le quinquina. Cependant l'engorgement des viscères peut, comme la fièvre, être le résultat d'une inflammation de quelque organe abdominal, et dans ce cas, il faudrait commencer le traitement par les saignées locales (sangsues), si cet engorgement survenait dès les premiers accès.

Supposons maintenant la fièvre intermittente réduite à son état de simplicité, à son état purement nerveux, ou, si les complications persistent encore, supposons qu'on ne puisse pas moins en espérer la guérison par les remèdes propres à la fièvre intermittente simple, comment doit-on la traiter ? Il y a une foule de méthodes curatives, mais la plus efficace, c'est l'administration du quinquina que l'on peut regarder comme un remède vraiment spécifique.

On entend par spécifique d'une maladie, un médicament qui paraît si bien approprié à la maladie pour laquelle on le donne, qu'il la guérit d'une manière inappréciable. Le quinquina possède cette propriété contre la fièvre intermittente simple, purement nerveuse, et s'il ne réussit pas toujours, c'est qu'on l'emploie contre une fièvre intermittente compliquée, ou contre une fièvre intermittente symptomatique. Si on l'administre, par exemple, dans une fièvre intermittente concomitante d'une gastrite, soit que cette gastrite soit la cause ou l'effet de la fièvre, soit qu'elle en soit indépendante, non-seulement on ne guérira pas la fièvre, mais même on exaspérera ses symptômes. On court même le risque de la faire dégénérer en une autre espèce de fièvre, soit intermittente, soit continue, à moins qu'on ne mette ce médicament en contact avec une surface non enflammée, telle que celle de la muqueuse du gros intestin, si celui-ci ne participe pas à l'irritation de l'estomac.

Il y a des médecins qui ont assuré que le quinquina n'agissait que comme tonique, comme astringent, ou comme aromatique et amer; si cela était vrai, on lui trouverait des succédanés qui auraient plus de vertu que lui. Il ne serait pas difficile de trouver des médicamens plus toniques et plus amers que le quinquina, mais qui ne guériraient pas, comme lui, les fièvres intermittentes. Sa spécificité tient donc à la vertu anti-périodique dont il jouit, et non point à son astringence et à sa tonicité. Ce qui porte à le regarder comme anti-périodique, c'est son efficacité contre certaines maladies périodiques qu'on nomme névralgies, etc.

Les préparations de quinquina les plus usitées sont le quinquina en substance, le quinquina en décoction, les extraits de quinquina, et la quinine.

La quinine, alcali extrait du quinquina, jouit de toutes les propriétés de ce médicament, et s'emploie à l'état de sulfate.

Le sulfate de quinine a l'immense avantage de pouvoir être administré sous un petit volume et sous une forme qui n'a rien de rebutant. On a vu, dans les fièvres pernicieuses, des malades périr par cela seul qu'ils ne pouvaient se déterminer à avaler la quantité nécessaire de quinquina en poudre ; d'autres le vomissaient après l'avoir pris ; quelques-uns étaient pris d'une diarrhée, de sorte que la poudre ne faisait que traverser le canal intestinal sans produire aucun effet. Il se passait dans l'estomac un travail presque chimique par lequel cet organe séparait du quinquina, le principe fébrifuge. La chimie a rendu un service immense à la médecine, en faisant par avance cette séparation.

Outre qu'il est moins dégoûtant à prendre que le quinquina, le sulfate de quinine peut être administré en lavement, avantage précieux pour les enfans et même pour les adultes dont les fièvres intermittentes sont quelquefois compliquées de gastrite.

La quantité de sulfate de quinine qu'il est nécessaire d'administrer pour arrêter une fièvre intermittente, varie suivant l'âge du sujet, suivant l'espèce et la ténacité de la fièvre. En général, il faut de dix à quinze grains de ce médicament pour empêcher le retour de l'accès chez un adulte. On fractionne cette quantité par doses de deux ou trois grains qu'on donne dans l'intervalle de deux fièvres et à distances plus ou moins rapprochées suivant la longueur de l'intervalle.

Si l'intervalle apyrexique est de vingt à vingt-quatre heures, comme dans les fièvres tierces, on peut donner deux grains de ce médicament de trois en trois heures.

On doit rapprocher les doses et les rendre plus fortes d'un ou de deux grains, si l'intervalle apyrexique est plus court : on peut aussi les éloigner si l'intervalle est plus long.

Ce remède s'administre soit en pilules, soit dissous ou délayé dans un demi-verre d'eau pure ou sucrée, soit enveloppé dans une cuillerée de pulpe de pomme cuite, de confitures ou de bouillie.

Dans le cas où l'on ne pourrait pas le faire prendre par la bouche, on le donnerait dans un demi-lavement que le malade garderait le plus long-temps possible ; mais alors on doublerait la dose.

On peut encore l'administrer dans une potion gommée que l'on donne par cuillerées d'heure en heure ; mais alors il faut faire en sorte que la potion contienne assez de ce médicament pour couper la fièvre ; et pour le rendre soluble, on ajoute une goutte d'acide sulfurique.

Le quinquina en substance se donne en poudre impalpable, soit en bols, soit délayé dans de l'eau ou dans du vin.

Si on le donne en bols, ceux-ci doivent être peu consistans.

Si on le donne délayé dans du vin, on doit choisir le vin blanc de préférence ; car le vin rouge ou le vin et l'eau occasionnent souvent les nausées et le vomissement. La dose convenable est d'un gros ou d'un gros et demi à la fois, qu'on répète de quatre heures en quatre heures, jusqu'à ce qu'on en ait pris une once ou une once et demie, suivant l'espèce de fièvre. On doit rapprocher les doses dans le cas où l'intermission est courte.

Dans beaucoup de cas, l'estomac ne peut supporter le quinquina ni délayé ni en bols. Il faut alors le donner en décoction. On met une once et demie de quinquina en poudre grossière dans une pinte d'eau ; on fait bouillir pendant dix minutes, et on a soin de passer la décoction pendant qu'elle est chaude. On lui associe quelquefois de l'eau de fleurs d'oranger, et le malade prend cette décoction par verres à des intervalles plus ou moins éloignés, suivant la longueur de l'intermission.

Les extraits de quinquina ne s'emploient plus guère depuis la découverte du sulfate de quinine.

Si le malade ne peut supporter le quinquina administré de ces diverses manières, on peut le donner en lavement ; mais il faut commencer par vider le gros intestin par un lavement laxatif, sans quoi le quinquina ne produirait pas d'effet. On donne ensuite une forte décoction de quinquina dans deux verres d'eau pour un demi-lavement que le malade prend et garde le plus long-temps possible, car le quinquina n'agit dans ce cas qu'en séjournant quelque temps dans les intestins.

Il est une autre mode de préparation, c'est le quinquina en frictions. Celles-ci se font avec la décoction de quinquina sur le ventre et la région épigastrique. Ce moyen réussit mieux chez les enfans que chez les adultes.

Quand on a administré le quinquina ou le sulfate de quinine, à doses fébrifuges, doit-on en continuer l'usage? Ou bien
la fièvre a résisté à la première administration, ou bien elle
n'a fait que diminuer, ou enfin elle a cessé totalement; dans
les deux premiers cas, on continue le fébrifuge à la même
dose; dans le troisième cas, c'est-à-dire quand l'accès a été
entièrement supprimé, on le continue encore, mais à plus
faibles doses; ainsi, si c'est le quinquina, on le donne d'a-
bord à trois gros, puis à deux gros, et enfin à un gros par
jour; si c'est le sulfate de quinine, on l'administre à trois
grains, à deux grains, puis à un grain par jour; on continue
ainsi pendant quelques jours pour empêcher le retour de la
fièvre. On doit continuer les fébrifuges d'autant plus long-
temps que la fièvre a été plus difficile à supprimer.

Si malgré la seconde administration de quinquina ou de
sulfate de quinine, la fièvre continue, il faut supprimer l'usage
de ces fébrifuges.

Les diverses préparations de quinquina sont des excitans
des organes gastriques, qui y déterminent quelquefois de l'irritation ou de l'inflammation; aussi doit-on alors supprimer
l'usage de ces moyens et recourir aux antiphlogistiques, ou
changer le mode d'administration.

Lorsque ces médicamens produisent le dévoiement, il faut
changer la forme sous laquelle on les donne, ou leur associer
les narcotiques.

On a vanté d'autres substances comme étant très-propres à
guérir les fièvres intermittentes. Ces moyens sont en grand
nombre : ce sont les amers, les antispasmodiques, les sudorifiques et les purgatifs.

Parmi les amers, on cite la gentiane, la centaurée, l'absinthe, l'écorce de maronnier, de pêcher, de cerisier et de
saule blanc. Tous ces moyens, à l'exception de l'écorce de
saule, ne jouissent point de la propriété fébrifuge, et si leur
usage a été suivi de la guérison, c'est qu'on les a employés
dans des fièvres printanières qui devaient cesser d'elles-
mêmes.

Il n'en est pas de même de l'écorce de saule, dont on a

extrait dernièrement un alcali connu sous le nom de *salicine*, qui ne paraît guère différer de la quinine pour ses propriétés anti-périodiques. On peut donc dans les campagnes employer avec confiance l'écorce de saule contre les fièvres intermittentes (n.º 31), toutes les fois qu'on n'a point à redouter d'irritation gastro-entérique.

Il est un autre moyen plus efficace encore et qui n'a point l'inconvénient d'exciter les organes gastriques comme le font la salicine et la quinine. Depuis dix ans environ je l'emploie avec succès, non seulement contre les fièvres intermittentes qui ont résisté au quinquina ou au sulfate de quinine, mais encore contre les névralgies périodiques. Il n'est point, à mon avis, d'anti-périodiques plus énergiques et moins dangereux. On peut le donner dans les cas d'irritation des premières voies, sans craindre d'en exaspérer les symptômes.

Je l'emploie sous forme de pilules (1) qui ont le double avantage de ne pas irriter la membrane muqueuse de l'estomac et de n'être pas désagréables au goût. J'en expédie tous les jours sur demandes affranchies. On pourrait les donner même à haute dose sans inconvénient, parce qu'elles ne contiennent ni poison ni principe irritant.

Cette substance et l'écorce de saule blanc sont donc les succédanées du quinquina les plus efficaces.

Il nous reste à parler des vomitifs, des purgatifs, des sudorifiques et des antispasmodiques.

Les vomitifs ont guéri des fièvres intermittentes, quand celles-ci étaient produites ou entretenues par un embarras gastrique. Pour obtenir des succès, il faut attendre que l'embarras gastrique soit bien prononcé et donner le vomitif quelque temps avant l'accès. Le vomitif agit alors non seulement comme évacuant, mais encore comme antispasmodique, comme sudorifique et comme moyen perturbateur, ou propre à déterminer dans les organes gastriques un trouble assez considérable pour contrarier le trouble nerveux produit par la fièvre. Il guérit la fièvre en produisant un mouvement du

---

(1) Les pilules anti-périodiques du docteur Rosiau, se trouvent chez lui, à Mamers, Sarthe. Prix de chaque boîte, de 5o pilules, 5 fr. Les demandes doivent être affranchies.

centre à la circonférence, opposé au mouvement de la circonférence au centre, occasionné par le frisson de la fièvre. C'est
un bon moyen que l'on n'emploie peut-être pas assez souvent.

Certains purgatifs ont été regardés comme spécifiques des
fièvres, ce sont les purgatifs âcres; ils ne produisent point,
comme les vomitifs, une action qui contrarie la première période de la fièvre, mais bien une irritation des organes gastriques qui empêche le développemement des symptômes nerveux. C'est ainsi que dans l'épilepsie qui est une affection
nerveuse, on donne souvent avec succès des purgatifs dont
l'effet est d'irriter les intestins.

Les sudorifiques ont quelquefois réussi dans les fièvres intermittentes. Ils agissent en contrariant la première période
de la fièvre, c'est-à-dire en produisant un mouvement du
centre à la surface dont l'action soit si forte que la fièvre ne
puisse l'empêcher. Les sudorifiques les plus convenables sont
les diffusibles tels que l'ammoniaque liquide, l'acétate d'ammoniaque (n.º 25). Il ne faut les donner que lorsque la fièvre
intermittente est simple, nerveuse et exempte de toute complication.

Les antispasmodiques proprement dits sont aussi des fébrifuges qui agissent à peu près de la même manière que les
sudorifiques, c'est-à-dire que leur action tend à prévenir le
retour du mouvement de la circonférence au centre. Le plus
vanté de tous les antispasmodiques est l'opium; il agit comme
sudorifique et comme sédatif du système nerveux.

L'éther est aussi très-vanté.

Enfin un autre moyen très-recommandé est l'usage de l'eau.
Il consiste à faire prendre une grande quantité d'eau au malade; à lui en donner un verre toutes les heures dans l'intervalle des accès. Ce moyen peut être utile dans les fièvres
compliquées d'irritation des organes gastriques. Mais il ne
convient pas dans les fièvres quartes avec tendance à l'hydropisie.

Souvent, après la disparition des fièvres intermittentes, il
reste des symptômes nombreux, ou il survient d'autres maladies dont il faut s'occuper.

Les plus fréquens de ces accidens sont la céphalalgie, l'anorexie, les douleurs d'estomac, le dévoiement, la constipation, les sueurs excessives, l'œdématie des membres inférieurs, l'intumescence du ventre, l'engorgement des viscères abdominaux et l'hydropisie.

Dans la céphalalgie on a employé avec succès, tantôt les sangsues aux tempes et les bains de pieds sinapisés, tantôt quelques doses de quinquina.

Quand il existe de l'anorexie, elle peut tenir à l'irritation de l'estomac, ou dépendre de l'atonie de cet organe. Dans le premier cas, les boissons gommées et quelquefois les sangsues à l'estomac sont utiles; dans le second cas au contraire, ce sont les toniques fébrifuges, tels que le quinquina ou le sulfate de quinine à petites doses, qu'il convient de donner.

Les douleurs d'estomac et le dévoiement dépendent souvent de l'irritation des premières voies, et les boissons mucilagineuses sont alors très-convenables.

Si le trouble des organes digestifs dépendait d'un embarras gastrique bien prononcé sans inflammation, on pourrait donner un vomitif, et même un purgatif; mais ces évacuans devraient être donnés le jour correspondant aux jours libres, et le lendemain on répéterait le sulfate de quinine à la dose d'un à deux grains.

Les sueurs abondantes qui succèdent aux fièvres intermittentes, ont été regardées par la plupart des médecins comme une preuve d'une parfaite guérison de la fièvre; mais comme elles épuisent les forces, on tâche de les modérer en ne couvrant pas trop le malade, et si l'on n'y parvient pas, on les traite par le quinquina ou par quelques autres amers.

L'intumescence du ventre survient surtout chez les enfans; elle paraît tenir à un amas de mucosités dans les organes digestifs. On la traite par les vomitifs et les toniques.

L'engorgement des viscères abdominaux est très-fréquent dans les fièvres intermittentes, et il est peu d'enfans dans les campagnes qui n'aient offert un engorgement de la rate à la suite des fièvres d'accès, parce qu'on les néglige ordinairement. Il est des sujets qui ont une grande prédisposition à ces engorgemens, car on en voit chez qui cet accident survient dès les premiers accès de fièvre, tandis que d'autres ont la fièvre pendant une ou plusieurs années, sans éprouver le moindre engorgement viscéral.

Lorsque cet engorgement persiste ou augmente même après la fièvre, on emploie le vomitif et on revient aux fébrifuges.

Mais si cet engorgement était indépendant de la fièvre, l'exercice du cheval, les apéritifs amers, les eaux minérales ferrugineuses seraient les moyens les plus efficaces.

Quand l'hydropisie complique la fièvre, par où faut-il commencer le traitement? toutes les fois que cette complication se présente, il faut faire une distinction : ou bien l'hydropisie est produite par la fièvre et augmente à chaque accès, ou bien la fièvre et l'hydropisie sont indépendantes l'une de l'autre.

Dans le premier cas, on doit employer promptement les fébrifuges à dose suffisante pour arrêter la fièvre. Si vous essayez les diurétiques, ils seront infructueux, car la cause subsistera toujours. Si, lorsque la fièvre est supprimée, l'hydropisie continue, on doit encore employer les fébrifuges, tant qu'on sera fondé à croire que la cause fébrile n'est pas détruite. Beaucoup d'auteurs prétendent que le quinquina donne quelquefois l'hydropisie ; s'il la produit quelquefois, c'est qu'il est mal administré ; c'est qu'il est donné à dose trop faible pour détruire le venin fébrile.

Dans le second cas, c'est-à-dire lorsque l'hydropisie et la fièvre existent indépendamment l'une de l'autre, on doit encore donner le quinquina ou autre fébrifuge, comme s'il n'y avait pas d'hydropisie, et, à mesure qu'on diminue les doses des fébrifuges, on les remplace par des diurétiques.

Un autre objet qui doit nous occuper, ce sont les récidives. Les fièvres intermittentes les plus sujettes à récidives sont celles d'automne; les printanières le sont beaucoup. moins. Ces récidives se font à des époques plus ou moins éloignées de la disparition des fièvres.

Si la santé n'est pas parfaitement rétablie, s'il y a faiblesse générale, défaut d'appétit, tension et météorisme du ventre, coliques, etc., on doit craindre une récidive. Dans le cas contraire, elle n'est nullement à redouter.

Pour éviter les récidives, deux choses sont nécessaires : 1.º continuer le quinquina, à petites doses, associé, suivant les indications, aux aromatiques, aux martiaux, aux diurétiques, etc. On suspend de temps en temps l'usage du quinquina ou du sulfate de quinine, pour y revenir. 2.º Observer soigneusement le régime : une digestion pénible suffit souvent pour rappeler la fièvre ; les alimens, quelque bons qu'ils soient, s'ils sont pris en trop grande quantité, peuvent occasionner de mauvaises digestions et le retour de la fièvre.

Les alimens proscrits sont tous ceux qui sont d'une digestion pénible : ce sont particulièrement la viande de cochon, les ragoûts, les fruits crus, les légumes flatulens, comme haricots secs, choux, navets, les salades, etc.

On ne doit quitter le régime que quand la santé est parfaitement rétablie. Il ne faut pas l'abandonner brusquement, mais par degrés, se permettant chaque jour quelque chose de plus que la veille.

On doit éviter avec soin toutes les causes des fièvres, notamment l'impression du froid et de l'humidité ; l'impression du soleil, l'air des endroits marécageux, les fatigues, la vie trop sédentaire, les passions tristes ou trop vives, peuvent aussi rappeler la fièvre.

FIÈVRES INTERMITTENTES PERNICIEUSES.

On appelle *fièvres intermittentes pernicieuses*, celles qui tendent à tuer le malade. On les désigne encore sous les noms de *fièvres intermittentes malignes* ou *ataxiques; fièvres intermittentes larvées* ou *masquées*, parce qu'elles se cachent pour ainsi dire sous un symptôme prédominant grave qui varie suivant les différens cas. Tantôt c'est un *choléra-morbus*, un *flux dyssentérique, une cardialgie violente, des syncopes réitérées, des sueurs colliquatives,* ou *un froid glacial continu;* tantôt *un état soporeux* ou *délire, une pleurésie, un rhumatisme, des douleurs néphrétiques, une attaque d'épilepsie, une convulsion, une céphalalgie, un asthme, un ictère, un exanthème*, etc.

Toutes ces fièvres reviennent périodiquement sous le type quotidien, tierce, double-tierce, ou sous le type quarte, double-quarte ou triple-quarte. J'en ai vu une qui revenait tous les huit jours et qui se présentait sous l'aspect d'une urticaire.

Leur terminaison est toujours funeste, si on les abandonne à la nature. Rarement elles passent le 3.ᵉ ou le 4.ᵉ accès : elles peuvent tuer dès le premier ou le second accès, avant même qu'on ait pu reconnaître leur caractère.

Causes.. — Habitation dans des lieux insalubres, exhalaisons qui se dégagent des marais, des étangs, des égouts et surtout de leurs dépôts plus ou moins infects, après la retraite ou l'évaporation des eaux.

Traitement de l'accès. — L'on ne doit pas rester spectateur oisif, lorsqu'on est auprès d'un malade atteint d'un accès de fièvre intermittente pernicieuse qui menace ses jours. Il faut alors faire la médecine du symptôme. Si une douleur atroce se manifeste dans un organe, on doit la combattre par une forte application de sangsues, par les fomentations émollientes. C'est ainsi qu'on fait cesser les gastralgies et les douleurs néphrétiques accompagnées de défaillance et de vomissemens. Si le malade offre un aspect cadavéreux, si le pouls est presque éteint, la prostration extrême, on aura recours aux frictions sèches ou alcoolisées, aux sinapismes aux membres inférieurs, aux potions cordiales et aromatiques (n.º 26); si une douleur névralgique est atroce, on applique, sur le trajet du nerf, 4 grains d'acétate de morphine, que l'on tient en contact avec la peau au moyen d'un emplâtre agglutinatif de diachylum ou autre; mais si la peau était dénuée d'épiderme ou excoriée, on n'en mettrait qu'un grain, etc.

Traitement de l'intervalle. — Lorsque cette funeste maladie s'annonce par des symptômes alarmans, le quinquina ou le sulfate de quinine doit être donné sans délai et sans aucune préparation préalable de l'individu. Six gros à une once et demie de quinquina en poudre doivent être administrés par la bouche entre deux accès. On le partage en plusieurs prises, dont la plus forte, qui est ordinairement la moitié ou le tiers de la dose, doit être avalée immédiatement après l'accès, et les autres sont données à des distances plus ou moins rapprochées, suivant la longueur de l'intermission. Le quinquina se donne délayé dans de l'eau, ou dans du vin, ou enveloppé dans de la pulpe de pomme cuite, dans une cueillerée ou deux de confitures ou de bouillie, et on donne immédiatement après un verre d'eau.

Le sulfate de quinine qui a la même efficacité et qui est plus facile à prendre que le quinquina, se donne à dose de trois à quatre grains, que l'on répète toutes les deux ou trois heures, suivant la longueur de l'apyrexie. Il faut que le malade en prenne de 15 à 24 grains avant le retour de l'accès. S'il existait une gastrite, on ne pourrait donner le fébrifuge par la bouche; dans ce cas, on le donnerait en demi-lavemens, et alors on doublerait ou triplerait la dose. Si l'intervalle des accès est court, on donne le fébrifuge tout à la fois par la bouche et par l'anus. Enfin dans le cas où il n'y a point ou presque point d'intervalle entre les accès, on donne le fébrifuge au déclin de la fièvre et on a soin de rapprocher les doses, qui doivent être fortes.

1.re OBSERVATION.

En septembre 1818, je m'arrêtai quelque temps sur la chaussée d'un vaste étang nouvellement desséché et mis en culture. Le lendemain matin je fus réveillé par une douleur néphrétique atroce du côté droit; elle s'accompagna bientôt de vomissemens répétés et de défaillances. Les antispasmodiques, les lavemens émolliens ne calmèrent nullement ces accidens qui allaient au contraire en augmentant d'une manière effrayante. Après quatre heures de douleurs intolérables, je me fis appliquer 24 sangsues sur la région rénale droite, et aussitôt après leur application je vis mes douleurs diminuer et disparaître.

Le lendemain à la même heure, les coliques néphrétiques

et les vomissemens revinrent, mais d'une manière moins
effrayante et ne durèrent qu'une heure et demie.

Le troisième jour et toujours à la même heure, mêmes
accidens qui s'évanouirent trois quarts d'heure après.

C'est alors que je me rappelai ma station sur la chaussée
de l'étang desséché et que je n'eus plus de doute sur le caractère de ma maladie. Je vis en elle une fièvre intermittente
larvée sous le type de triple-quarte et je pensai que le quatrième accès, qui devait répondre au premier, pourrait bien
me faire succomber. Je fis préparer alors dix gros de quinquina en poudre, que je partageai en 5 paquets. Je les avalai
de deux heures en deux heures, délayés, chacun, dans un
demi-verre d'eau, et ma colique néphrétique ne revint pas.

2.e OBSERVATION.

Le 13 octobre 1828, je fus appelé auprès du nommé Macquer, garçon boulanger, pris subitement d'une hémorrhagie
nasale effrayante qui céda à la saignée, aux boissons anti-
phlogistiques et aux pédiluves sinapisés.

Le 15, le 17 et le 19, il eut un accès de fièvre. Ces accès
allèrent en augmentant d'intensité ; le dernier surtout fut effrayant. Je venais de quitter le malade que j'avais trouvé levé
et qui ne se plaignait que de faiblesse. A peine rentré chez
moi, je fus rappelé auprès de lui et je le vis dans l'état suivant : couché en supination, face cadavéreuse, yeux ternes
et larmoyans, pupilles immobiles , respiration lente, peau
froide, pouls faible, petit, intermittent, presque insensible,
soubresauts des tendons, insensibilité complète.

Je reconnus alors et bien tard une fièvre pernicieuse qui
pouvait emporter le malade dans l'accès actuel. Je résolus
donc d'administrer le quinquina sur le champ. 15 grains de
sulfate de quinine furent dissous dans une potion composée
de quatre onces d'eau distillée et d'une once de sirop d'é-
corce d'orange. Je fis prendre cette potion par cuillerées
d'heure en heure. Je fis administrer un demi-lavement dans
lequel j'avais fait bouillir une demi-once de quinquina et deux

gros de racine de valériane. Des sinapismes furent appliqués aux jambes et des frictions faites sur tout le corps. Peu à peu la sensibilité se réveilla, le pouls reprit de la force et de la régularité ; le visage se colora et les yeux se ranimèrent ; enfin l'accès qui s'était prolongé plus de douze heures, disparut.

Je fis continuer l'usage de la potion et répéter le lavement deux fois, et la fièvre ne revint pas.

Mais le premier novembre une nouvelle hémorrhagie nasale survint. Je fis reprendre quelques doses de sulfate de quinine et la santé de Macquer se consolida.

3.e OBSERVATION.

Le 12 octobre 1828, je fus appelé auprès du sieur Trouillard, de Dive, pris subitement d'une éruption urticaire générale, accompagnée d'un sentiment de suffocation, de palpitations de cœur, d'anxiété et de faiblesse extrêmes, d'intermittences du pouls et de soubresauts des tendons. J'appris que cette affection était à son troisième accès, qu'elle revenait tous les huit jours au coucher du soleil, et durait toute la nuit ; que les accès allaient en augmentant d'intensité. Je prescrivis des moyens généraux et je résolus d'attendre.

Huit jours après et absolument à la même heure, l'urticaire revint avec des symptômes plus graves. J'employai alors le sulfate de quinine pendant les 7 jours suivans, d'abord à faibles doses, puis à doses plus fortes, surtout dans le cours des deux derniers jours. Le malade en prit en tout 48 grains et l'urticaire ne reparut pas.

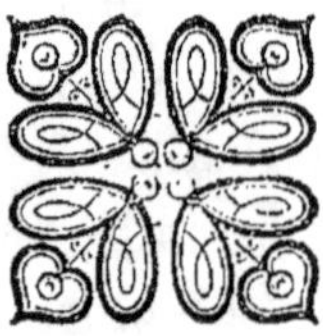

DEUXIÈME CLASSE.

PHLEGMASIES OU INFLAMMATIONS EN GÉNÉRAL.

Définition. — On donne le nom de phlegmasie ou d'inflammation à des maladies qui ont pour caractère la rougeur, la chaleur, la douleur, la tuméfaction et la lésion des fonctions de la partie qui en est le siège.

Causes. — Les inflammations sont produites par tout ce qui peut occasionner une irritation, comme l'action des agens chimiques ou mécaniques, l'action d'un virus, d'un principe délétère et spécifique, etc.

Symptômes. — Ils varient suivant l'organe affecté ; les principaux sont ceux qui caractérisent l'inflammation.

Terminaison. — Les inflammations peuvent se terminer, 1.º par *résolution*, disparition de l'inflammation sans que la texture de la partie ait été altérée. 2.º Par *métastase*, disparition brusque des symptômes et leur transport sur un autre organe. 3.º Par *suppuration*, sécrétion d'une humeur albumineuse et blanchâtre. 4.º Par *induration*, conversion de la tumeur inflammatoire et douloureuse en tumeur dure et indolente. 5.º Par *gangrène*, mortification ou mort locale avec tendance à la putréfaction.

Enfin quelques-unes passent à l'état chronique.

Pronostic. — Il varie suivant l'intensité et le caractère de l'inflammation, et suivant l'organe affecté.

Division. — On divise les inflammations sous le rapport des tissus affectés, en cinq ordres, qui sont les phlegmasies, 1.º *cutanées*, 2.º *muqueuses*, 3.º *séreuses*, 4.º *cellulaires et parenchymateuses*, 5.º *musculaires et articulaires*.

Traitement. — On combat les inflammations en général par les *antiphlogistiques*, tant qu'elles sont à l'état aigu, mais lorsqu'elles sont passées à l'état chronique, on a recours aux *toniques*. Il est des *inflammations septiques* qui ne dépendent point de la grandeur de l'inflammation, mais d'une cause délétère qui amène la gangrène. Celles-ci se combattent par les *toniques internes* et les *irritans locaux*.

ORDRE Ier

PHLEGMASIES CUTANÉES.

Les phlegmasies cutanées ou inflammations de la peau ont leur siège principal dans le système capillaire de la peau, immédiatement placé au-dessous de l'épiderme. Elles ont entre elles des analogies qui les rapprochent, et des différences qui les distinguent.

ANALOGIES.

Les phlegmasies cutanées sont précédées de fièvre éruptive, attaquent la peau, marchent ordinairement d'une manière aiguë, présentent des symptômes communs et se terminent par la desquammation de l'épiderme.

DIFFÉRENCES.

L'érysipèle a beaucoup d'analogie avec la *rougeole* et la *scarlatine* sous le rapport de son aspect, de sa marche, de sa terminaison par la desquammation de l'épiderme et par l'hydropisie qui arrive quelquefois à la suite; mais l'érysipèle n'est pas contagieux, tandis que la rougeole et la scarlatine sont contagieuses. L'érysipèle dispose à un autre érysipèle et revient conséquemment plusieurs fois; la rougeole et la scarlatine, au contraire, n'attaquent qu'une fois.

La variole, la rougeole et la scarlatine ont entre elles de grandes analogies : elles n'étaient point connues des anciens; elles attaquent la peau, sont précédées de fièvre éruptive, sont contagieuses et n'attaquent qu'une fois, sont épidémiques et quelquefois stationnaires; mais la variole ne paraît attaquer que la peau, tandis que la rougeole et la scarlatine attaquent la peau et les membranes muqueuses. La variole offre des boutons qui suppurent et laissent une empreinte à la peau; la rougeole et la scarlatine, au contraire, ne consistent guère que dans une rougeur; les boutons de la rougeole ne suppurent point, et ne laissent point d'empreinte à la peau.

La rougeole diffère de la scarlatine en ce qu'elle consiste dans de petits boutons réunis en grappes, tandis que la scarlatine est caractérisée par de grandes taches ou raies rouges sans élévation. La rougeole attaque spécialement la muqueuse des voies aériennes; la scarlatine attaque la membrane muqueuse des voies digestives.

La rougeole se termine souvent par le catarrhe pulmonaire chronique et quelquefois par l'hydropisie; la scarlatine se termine plus fréquemment par l'hydropisie.

GENRE I.er

—

VARIOLE OU PETITE-VÉROLE.

Définition. — La variole est une phlegmasie cutanée contagieuse, sporadique, plus souvent épidémique, n'attaquant qu'une fois, précédée de fièvre, accompagnée de l'éruption de petits boutons plus ou moins rapprochés, qui grossissent, se rompent, se dessèchent, tombent par croûtes et laissent à leur place une empreinte plus ou moins profonde à la peau.

Causes. — Elle est produite par l'action d'un virus particulier qui se communique par contact médiat ou immédiat.

Ses miasmes contagieux s'étendent à quelque distance dans l'atmosphère et suivent la direction des vents. Le caractère contagieux de la petite-vérole se développe surtout à l'époque de la suppuration des boutons et se conserve jusqu'après leur dessiccation. Le pus d'une variole confluente peut communiquer une variole discrète, et réciproquement.

           PHLEGMASIES.

Cette maladie peut survenir dans toute saison, dans tout climat; aucun âge, aucun sexe n'en est exempt. Elle règne le plus souvent épidémiquement, commence ordinairement au printemps, continue en été et quelquefois en automne, et se termine en hiver.

Division. — On la divise en *discrète* et en *confluente*. Elle peut être *simple* ou *compliquée* d'une autre maladie, *bénigne* ou *maligne*.

ESPÈCE Ire

—

VARIOLE DISCRÈTE.

La variole discrète est celle dont les boutons sont assez éloignés sur le visage, pour ne pas se réunir lors de leur maturation.

Symptômes. — Ils varient suivant les diverses périodes de la maladie.

1.re *Période* ou *période d'incubation.* — On donne le nom d'incubation au temps pendant lequel le virus varioleux se couve dans l'économie, temps qui s'écoule depuis le moment où le virus s'introduit dans l'économie jusqu'à celui où la maladie se déclare. Sa durée est inconnue.

2.e *Période* ou *de la fièvre éruptive.* — Elle commence par un frisson, par des pandiculations, par des lassitudes spontanées; à ces premiers symptômes succèdent les suivans : chaleur considérable, céphalalgie intense, rougeur et gonflement de la face, yeux brillans, nausées, vomissemens, douleurs au creux de l'estomac augmentées par la pression, douleurs au dos et aux lombes, pouls dur, plein et fréquent, salivation et disposition à la sueur chez les adultes, mouvemens convulsifs ou épilepsie chez les enfans, quelquefois assoupissement et diarrhée.

Cette fièvre commence vers minuit, suivant quelques praticiens, et dure trois à quatre jours, offrant quelques rémissions.

3.e *Période* ou *période d'éruption.* — A la fin du troisième ou au commencement du quatrième jour, éruption de petits points rouges sur la face, aux lèvres, puis au cou, à la poitrine, aux bras et enfin sur toutes les parties du corps. Ces boutons ne sont point réunis en grappes, et ils contiennent une sérosité limpide qui les rend transparens. Rarement il y a catarrhe des yeux et de la gorge. Cette période dure environ trois jours.

4.ᵉ *Période* ou *de maturation*. Vers le septième ou huitième jour, commence la période de maturation qui s'accompagne d'une fièvre symptomatique. Les pustules croissent en grosseur et en largeur, deviennent sphériques et quelquefois ombiliquées ; l'aréole s'aggrandit ; la peau se tuméfie, se tend et devient érysipélateuse ; la sérosité passe à l'état purulent, en suivant la même marche que l'éruption ; les pustules deviennent jaunâtres, présentent un point noir à leur centre.

5.ᵉ *Période* ou *de dessiccation*. Du dixième au douzième jour, les pustules se rompent à leur centre, donnent issue à la sérosité purulente qu'elles contiennent, se convertissent en croûtes qui tombent vers le quatorzième ou le quinzième jour, quelquefois plus tard, et laissent à leur place une tache brune qui s'excave quelquefois par exfoliation répétée de l'épiderme.

ESPÈCE II.ᵉ

VARIOLE CONFLUENTE.

La variole confluente est celle dont les boutons sont assez rapprochés pour qu'ils se réunissent, lorsqu'ils sont parvenus à leur maturité. Elle offre deux variétés : l'une qui ne diffère de la discrète que par un plus grand nombre de pustules ; l'autre qui diffère de la discrète, non seulement par un plus grand nombre de pustules, mais encore par une plus grande intensité des symptômes qui lui sont communs avec la discrète dans les diverses périodes, et par le développement d'autres symptômes étrangers à la discrète, tels qu'ataxie, adynamie, phlegmons gangréneux, etc. Dans cette dernière variété, il y a irrégularité dans les diverses stades de la maladie ; la fièvre et les autres symptômes de l'invasion sont portés au plus haut degré ; il y a moins de disposition à la sueur, éruption prématurée de boutons plus petits, plus rapprochés et plus nombreux, qui se confondent à l'époque de la maturation sur le visage, de manière à former une pellicule commune qui se rompt vers le huitième jour, donne issue à une matière de couleur variée et fétide, et se détache en lambeaux du quinzième au vingtième ou vingt-cinquième jour. Le gonflement de la tête est énorme ; les enfans sont pris de diarrhée et les adultes d'une salivation plus ou moins abondante. La fièvre ne cesse point à l'époque de l'éruption, et elle prend souvent le caractère adynamique.

Pronostic. — Il varie suivant que la variole est discrète ou confluente, suivant qu'elle est bénigne ou maligne, simple ou compliquée.

La variole discrète, simple et régulière, est la moins fâcheuse. Parmi les varioles confluentes, celle qui ne diffère de la discrète que par la plus grande quantité de boutons, est moins grave que la confluente de mauvais caractère. La variole simple est moins grave que celle qui est compliquée de symptômes de putridité ou d'ataxie. Elle est plus fâcheuse chez les adultes que chez les enfans. La variole confluente de mauvais caractère fait périr à des époques indéterminées : c'est ordinairement du huitième au onzième jour. Quelquefois la variole se termine par des phlegmons sous-cutanés, suivis de la carie des os spongieux, par une diarrhée, par la fièvre hectique et la mort.

Traitement. — Il varie suivant que la variole est discrète ou confluente, simple ou compliquée.

Variole discrète. — Pendant la période de la fièvre éruptive et celle de l'éruption, on ignore encore qu'elle sera la nature de la maladie et sa gravité. On tiendra le malade à un régime sévère, et on lui prescrira des boissons délayantes (n.º 1). On empêchera qu'un trop grand nombre de boutons se développent au visage, en tenant la tête découverte constamment élevée et exposée au grand air ; on tiendra les autres parties du corps chaudes et couvertes, afin d'y favoriser l'éruption ; on donnera tous les jours un lavement émollient (n.° 24), et l'on fera prendre matin et soir un bain de jambes chaud, rendu stimulant par quelques poignées de sel ou par une poignée de farine de moutarde.

Si le pouls est dur, plein, si la face est rouge, s'il y a délire ou assoupissement, on ajoutera, aux moyens que nous venons d'indiquer, soit une saignée de bras, soit l'application des sangsues au siège ou derrière l'oreille, suivant l'indication, et en quantité proportionnée à l'âge et aux forces du sujet.

Les vomissemens spontanés qui surviennent dans cette maladie, n'indiquent pas l'emploi du vomitif ; ils dépendent de l'irritation sympathique de l'estomac, et souvent alors le vomitif déterminera une gastrite ou une entérite.

Si le sujet est faible, si la réaction languit, si l'éruption ne se fait pas ou se fait mal, on donnera des boissons légèrement toniques (n.° 29), de l'eau rougie ou autres, mais avec ménagement.

Variole confluente. — Dans la première espèce de confluente, qui ne diffère de la discrète que par le plus grand nombre de boutons, le traitement est le même que celui de la variole discrète. Dans la confluente grave, compliquée ou de mauvais caractère, le traitement exige beaucoup de circonspection ; il doit varier selon le degré d'intensité et selon les complications. On doit spécialement faire attention au cerveau, aux poumons, à l'estomac et aux autres organes abdominaux, très-souvent menacés d'inflammation ; et quelque soit l'époque de la maladie où la congestion sanguine se manifeste dans l'un ou dans l'autre de ces organes, on tâche de la détourner par les saignées, par les sangsues et les boissons délayantes (n.° 1), ou par les boissons mucilagineuses et sédatives (n.° 7), et par les bains de pieds sinapisés et les vésicatoires. C'est dans cette espèce de confluente qu'il importe de diminuer la fluxion vers la tête, en tenant celle-ci élevée et découverte ; c'est aussi vers l'époque de la maturation des boutons qu'on a le plus à craindre les complications. Si on n'est pas assez heureux pour détourner l'irritation cérébrale, bronchique, gastrique ou intestinale, par la saignée, par les sangsues appliquées aux lieux convenables, et par les sinapismes, on voit alors se développer des symptômes d'ataxie, d'adynamie ou de putridité.

Dans ce cas, les auteurs conseillent le quinquina (n.º 31), les potions aromatiques camphrées (n.º 26), et la limonade sulfurique ; mais il faut être très-circonspect dans l'administration de ces remèdes qui seraient très-nuisibles, s'il existait une inflammation des organes gastriques.

On combat la diarrhée par les boissons gommées (n.º 7), par les potions narcotiques (n.º 18), et par les demi-lavemens émolliens (n.º 24).

Traitement préservatif ou prophylactique. — On garantit sûrement de la petite-vérole par la vaccination.

GENRE II.ᶜ

—

VACCINE

Définition. — La vaccine est une phlegmasie cutanée consistant dans une ou plusieurs pustules, à foyer celluleux, déprimées à leur centre, produites par l'inoculation d'un virus appelé *vaccin*, pris originairement dans des pustules d'une petite-vérole des vaches, à laquelle on a donné le nom de *cowpox*; ayant la faculté de se reproduire par l'inoculation et de préserver de la petite-vérole.

Marche et symptômes. — *Premier jour.* Aussitôt après la piqûre, formation d'une aréole rouge d'un à deux centimètres de largeur, produite par l'irritation locale, et qui disparaît promptement.

4.ᵉ *jour.* A la fin du troisième jour ou au commencement du quatrième, dureté, élévation et rougeur claire de la cicatricule.

5.ᵉ *jour.* Formation d'une petite pustule rouge au sommet, incolore à la base.

6.e *jour*. Rougeur de toute la tumeur, élévation de ses bords, dépression de son centre, prurit léger.

7.e *jour*. Disparition de la rougeur de la pustule, élargissement et augmentation du bourrelet circulaire qui prend une teinte argentée, couleur foncée de la dépression centrale, formation d'une aréole rouge et étroite autour de la pustule.

8.e *jour*. E'argissement du bourrelet, gonflement de ses bords par l'abondance du liquide secrété, élargissement de l'aréole qui devient moins foncée et plus uniforme.

9.e *et* 10.e *jour*. Accroissement de tous les symptômes locaux, gonflement de la peau subjacente à l'aréole et du tissu cellulaire sous-cutané, démangeaison, mouvement fébrile plus ou moins sensible, quelquefois douleur sous l'aisselle. Si on ouvre le bouton vaccinal, il en sort une gouttelette limpide, bientôt remplacée par une autre.

12.e *jour*. La dépression centrale se convertit en croûte , l'humeur devient visqueuse, trouble et épaisse; l'aréole pâlit.

13.e *jour*. Le bourrelet jaunit, se rétrécit et durcit; piqué alors, le bourrelet donne issue en une seule fois au fluide.

14.e *jour*. La croûte jaunit et se durcit de plus en plus; l'aréole diminue et devient pâle ; l'épiderme s'écaille.

15.e *jour*. La croûte devient noire et tombe du 20.e au 27.e jour.

Vaccination. — Elle comprend le choix du vaccin, sa conservation et la manière de vacciner.

1.° *Choix du vaccin*. Il est bon depuis l'instant où le bouton s'argente jusqu'à celui où l'aréole s'élargit, c'est-à-dire du 7.e au 10.e jour.

2.° *Conservation*. On le conserve entre deux plaques de verre, agglutinées avec de la cire, ou dans un tube capillaire cacheté par ses bouts, que l'on met à l'abri de la lumière.

3.° *Manière de vacciner*. Il y a deux manières de vacciner : 1.° de bras-à-bras ; 2.° avec du vaccin conservé comme nous l'avons dit.

La première méthode consiste à faire une ou plusieurs piqûres avec la lancette au bouton vaccinal, à presser légèrement ce bouton pour favoriser la sortie du virus, à en charger la pointe de la lancette. On saisit d'une main le bras de l'enfant à vacciner, par la partie postérieure, de manière à tendre la peau ; de l'autre main on introduit légèrement, de haut en bas, la pointe de la lancette sous l'épiderme, vis-à-vis de l'attache du deltoïde ; on exécute quelques mouvemens afin de faire descendre le virus : il faut éviter de faire couler le sang qui peut entraîner le virus au-dehors ; deux piqûres à chaque bras suffisent ; une seule même suffit quand elle prend ; mais quelquefois sur quatre piqûres, il n'y en a qu'une à prendre.

Seconde méthode. On se sert de vaccin conservé entre deux plaques de verre, ou dans un tube capillaire.

Dans le premier cas, on délute les verres, on laisse tomber une goutte d'eau sur le vaccin desséché ; on le délaye avec la lame d'une mauvaise lancette ; puis on en prend une bonne ; on la charge du virus et on opère comme nous l'avons dit.

Dans le second cas, on casse les deux extrémités du tube capillaire, et, avec un chalumeau de paille de blé adapté à l'un des bouts de ce tube, on souffle légèrement pour faire tomber sur une plaque de verre une goutte du virus que ce tube renferme à l'état liquide ; on en charge ensuite la lancette, et on opère comme il est dit.

Pansement. —Il n'y a aucun pansement à faire après cett[e] légère opération, ni aucun traitement à suivre pour assurer son succès.

Pour conserver le vaccin sous verres, on prend deux plaques de verre d'un pouce carré environ ; on applique le milieu de chacune d'elles sur la goutte du virus qui sort du bouton vaccinal, préalablement percé avec la lancette ; puis on les unit l'une contre l'autre par la surface chargée du virus ; on les lute ensuite avec de la cire, et on les enferme à l'abri de la chaleur et de la lumière.

FAUSSE VACCINE.

Il y a deux fausses vaccines : l'une qui se développe chez les sujets qui ont eu la variole, l'autre qui est le produit d'un irritant physique chez un sujet non variolé qu'on a vacciné : les causes de celle-ci sont l'usage d'une lancette oxidée ou d'un instrument mal affilé ou peu pointu, l'emploi d'un vaccin trop avancé, ou d'un vaccin desséché mal délayé, les incisions trop profondes.

Ire VARIÉTÉ.

Dès le premier ou le deuxième, au plus tard le troisième jour, inflammation de la piqûre, formation d'une pustule irrégulière, pointue ou ronde, non ombiliquée, contenant une sérosité jaune peu abondante ; l'aréole n'est pas constante ; elle est ordinairement moins étendue et paraît plus tôt ; démangeaison insupportable ; aisselles douloureuses ; céphalalgie ; accès irrégulier de fièvre.

Le septième ou huitième jour, formation de la croûte qui ne tombe pas plus vite que dans la vraie vaccine ; elle est moins large, moins épaisse et laisse une tache sans cicatrice.

La période inflammatoire est très-rapide ; la période de dessiccation l'est encore plus ; il n'y a point de tumeur vaccinale.

IIe VARIÉTÉ.

Dès le jour ou le lendemain de la vaccination, élévation, rougeur vive, suintement purulent.

Le deuxième jour, la douleur diminue ; l'épiderme est blanc, plus saillant ; il y a rougeur dans le tissu cellulaire ambiant.

Le troisième jour, le bouton s'élève en pointe, se crève et laisse suinter un pus opaque, jaunâtre ; croûte jaunâtre, plate, mollasse, qui tombe le cinquième ou le sixième jour, se renouvelle souvent et est suivie quelquefois d'un ulcère difficile à guérir. Il reste une rougeur assez intense avec dureté dans le tissu cellulaire, qui disparaît sans exfoliation épidermoïque. Ces deux fausses vaccines ne préservent pas de la variole.

GENRE IIIe

—

VARICELLE OU VARIOLE VOLANTE.

Elle diffère de la variole en ce que la fièvre éruptive ne dure que vingt-quatre heures, en ce que l'éruption se fait simultanément dans toutes les parties du corps.

Sa durée varie d'un à douze ou treize jours. Ses boutons, ordinairement étranglés à leur base, ne diffèrent quelquefois en rien de ceux de la variole, et sont comme eux suivis de marques profondes. Elle ne préserve point de la variole et réciproquement.

Traitement. — Boissons délayantes et raffraîchissantes (n.º 1 ou 4).

GENRE IVe

—

ROUGEOLE.

Définition. — La rougeole est une phlegmasie cutanée contagieuse, sporadique, plus souvent épidémique et stationnaire, n'attaquant qu'une fois, précédée de fièvre éruptive et de symptômes de catarrhe, présentant ensuite sur le visage des pustules réunies en grappes, peu sensibles sur le reste du corps, se terminant par la desquammation et laissant après elle des symptômes de catarrhe, surtout des voies aériennes.

Elle commence en février ou en mars, continue pendant le printemps et s'arrête au solstice d'été ; mais elle n'est pas invariable dans son règne et sa durée. On l'a vue commencer en octobre et durer toute l'année. Elle attaque les enfans plutôt que les adultes : premièrement, parce qu'ils sont plus disposés à contracter la maladie ; secondement, parce que tte maladie n'attaquant qu'une fois, les adultes l'ont ordinairement eue pendant leur jeunesse.

Symptômes. — Douleurs contusives dans toutes les parties du corps, frisson suivi de fièvre, céphalalgie, ophthalmie, coriza, éternument fréquent, langue blanche, rouge à ses bords, douleur de gorge, toux quinteuse, oppression.

La fièvre continue offre quelquefois exacerbation le soir et rémission le matin.

Troisième jour, apparition sur le visage de petites pustules réunies en grappes, peu sensibles au toucher, formant un relief visible à la loupe. Cette éruption se fait ensuite successivement sur toutes les parties du corps, à la poitrine, à l'abdomen, aux bras et aux cuisses. Continuation de la fièvre et des symptômes de catarrhe. Souvent il y a douleur au côté, crachement de sang, et tous les symptômes de la péripneumonie.

Sixième ou septième jour, les taches pâlissent, deviennent furfuracées.

Huitième et neuvième jour, desquammation de l'épiderme, mais continuation des symptômes de catarrhe; la toux, la dyspnée subsistent long-temps.

La rougeole se termine quelquefois par le marasme, l'anasarque (hydropisie du tissu cellulaire), par des ophthalmies, des catarrhes pulmonaires et des diarrhées rébelles, et dégénère dans quelques cas en phthisie.

Division. — En simple et en compliquée : la première n'offre que les symptômes ordinaires de la rougeole, la seconde s'accompagne tantôt d'un embarras gastrique, tantôt de symptômes muqueux, ataxiques ou adynamiques, et, dans quelques cas, de péripneumonie.

Traitement. — La rougeole simple se traite comme le catarrhe pulmonaire; température douce, boissons adoucissantes et mucilagineuses, diaphorétiques et sucrées (n.º 7 et n.º 8), régime doux.

On combat les complications qui se présentent. Si c'est un embarras gastrique ou un embarras intestinal, on emploie les vomitifs (n.º 47 ou 49), ou les purgatifs (n.º 54 ou 55). Si des symptômes d'irritation ou d'inflammation se manifestent au cerveau, au poumon, à l'estomac ou à l'abdomen, on a recours aux saignées ou aux sangsues, suivant les indications. Ce n'est qu'avec circonspection qu'on emploie les toniques;

ils ne conviennent guère que dans le cas où il n'existe point d'inflammation locale, et lorsque l'éruption ne se fait pas à cause de la faiblesse du sujet.

GENRE V.e

—

SCARLATINE.

Définition. — La scarlatine est une phlegmasie cutanée contagieuse, sporadique, plus souvent épidémique et stationnaire, n'attaquant qu'une fois, précédée de fièvre, accompagnée de l'éruption de taches plus ou moins larges, irrégulières, rouges, du caractère de l'érysipèle, offrant des symptômes de catarrhe intense, surtout des voies alimentaires, se terminant par la desquammation de l'épiderme, et entraînant souvent après elle une hydropisie.

Elle règne dans toutes les saisons, s'observe plus particulièrement en automne, à la suite d'une constitution atmosphérique chaude et humide. Elle attaque rarement les adultes, de même que la rougeole et la variole. Son principe contagieux paraît moins actif que celui de la rougeole et de la variole, parce qu'on voit beaucoup plus de personnes qui n'ont pas eu la scarlatine qu'on n'en voit de préservées des deux autres affections.

Symptômes. — Céphalalgie, pesanteur générale, douleurs lombaires, frisson suivi de chaleur, tuméfaction et rougeur de la muqueuse buccale, inflammatien de la gorge, difficulté d'avaler.

Troisième jour, apparition sur le visage de taches inégales, très-rapprochées, d'un rouge écarlate, formant, par leur réunion et leur continuité, de larges plaques semblables à celles de l'érysipèle. (On dirait que le malade aurait été barbouillé avec du jus de framboises). L'éruption se fait successivement au cou, à la poitrine, aux bras, à l'abdomen et aux membres inférieurs; les mains et les pieds sont gonflés. Cette éruption est accompagnée de chaleur âcre et prurigineuse. Les autres symptômes primitifs persistent; quelquefois la rougeur disparaît le soir, ainsi que la tuméfaction, pour reparaître le matin.

Du sixième au septième jour, les taches pâlissent dans l'ordre de l'éruption; les phénomènes généraux disparaissent.

Du huitième au neuvième jour, desquammation de l'épiderme qui se fait par des écailles larges comme un écu de six francs et quelquefois davantage; sueur abondante, diarrhée, urines sédimenteuses et copieuses.

Quelquefois la scarlatine dure quinze ou dix-huit jours sans être beaucoup plus dangereuse. Elle offre souvent aussi des symptômes plus graves, tels que douleurs d'oreilles, catarrhe de toute la muqueuse des voies alimentaires, engorgement des glandes salivaires, catarrhe pulmonaire, délire, assoupissement.

Division. — On reconnaît deux espèces de scarlatines : l'une *simple et bénigne*, c'est celle qui vient d'être décrite; l'autre *maligne*, et cette dernière offre trois variétés : 1.º la *scarlatine intense*, dans laquelle le virus scarlatin se porte sur un organe intérieur ; 2.º la *scarlatine gangréneuse*, qu'il est difficile de distinguer de l'angine gangréneuse: 3.º enfin la *scarlatine compliquée* de fièvre putride ou ataxique, qui offre dès le commencement des symptômes de putridité et de malignité.

Pronostic. — La scarlatine simple est peu fâcheuse, et cependant elle peut être suivie d'anasarque et de catarrhe chronique.

La scarlatine maligne est très-fâcheuse; la première variété est d'autant plus dangereuse, que l'organe interne sur lequel se jette le virus scarlatin est plus essentiel à la vie; elle est promptement mortelle, quand elle attaque le cerveau ou le poumon. La gangréneuse est souvent suivie de la mort.

Traitement. — La scarlatine simple se traite comme la rougeole; on purge ordinairement à la fin pour empêcher la terminaison par l'hydropisie cellulaire ou anasarque.

Le traitement de la scarlatine maligne varie suivant l'espèce ou variété : dans la première, empêcher le virus scarlatin de se transporter au dedans, l'attirer au dehors et l'y fixer, sont les indications qui se présentent : on y satisfait par l'emploi de la saignée ou des sangsues dans le cas de pléthore générale ou locale ; par l'usage des boissons diaphorétiques ou sudorifiques (n.º 41 ou n.º 26) ; par les bains de pieds sinapisés ; par les sinapismes même, ou par les vésicatoires si l'organe est menacé d'une manière spéciale. Dans la seconde variété, on donne d'abord les boissons diffusibles (n.º 25), et on applique un vésicatoire à la gorge ; puis on fait un traitement anti-septique général ; ainsi les décoctions de quinquina (n.º 31), les potions stimulantes (n.º 26), les gargarismes anti-septiques, tels qu'une décoction de quinquina acidulée, doivent être mis en usage.

Dans la troisième variété, les praticiens conseillent le traitement de la fièvre putride ou de la fièvre ataxique, sans faire attention à la scarlatine.

L'anasarque, suite de scarlatine, paraît dépendre de la crispation des vaissaux exhalans par l'impression de l'air atmosphérique, la peau étant plus sensible à cette impression après l'inflammation et après la desquammation de l'épiderme.

Elle survient subitement ou lentement. Dans le premier cas, suppression d'urines, sentiment de suffocation, symptômes d'hydrothorax, et mort au bout de vingt-quatre heures.

Dans le second cas, c'est-à-dire lorsqu'elle survient lentement, elle commence par l'œdématie des paupières, des extrémités, de la poitrine et du bas-ventre.

Lorsque cette hydropisie s'est développée lentement, on la combat par les diurétiques (n.º 63), les purgatifs, les vomitifs et les sudorifiques ; souvent de simples laxatifs, les pilules toniques de Bacher, suffisent. Lorsque l'hydropisie survient brusquement, on emploie les diurétiques les plus actifs, tels que les tisanes de digitale (n.º 62), auxquelles on ajoute une demi-once d'oximel scillitique, et les vésicatoires.

Le traitement préservatif consiste en une entière réclusion jusqu'au parfait rétablissement des fonctions de la peau. Les frictions spiritueuses sont très-utiles pour favoriser la desquammation de l'épiderme, dans le cas de flaccidité de la peau. Si, au contraire, la peau est sèche et chaude, on a recours aux émolliens, aux bains tièdes, aux lotions savonneuses; en un mot, il faut exciter les urines et la sueur.

GENRE VI.e

—

ÉRYSIPÈLE.

Définition. — L'érysipèle est une phlegmasie cutanée non contagieuse, non circonscrite, ordinairement locale, accompagnée et quelquefois précédée de fièvre, offrant une douleur vive ou prurigineuse, une tension considérable, une chaleur âcre et une rougeur intense qui disparaît par la pression du doigt, se terminant ordinairement par résolution et par la desquammation de l'épiderme.

Division. — On reconnaît deux espèces d'érysipèle, l'un est produit par une cause externe, l'autre est l'effet d'une cause interne.

ESPÈCE I.re

—

ÉRYSIPÈLE DE CAUSE EXTERNE

Il attaque particulièrement les parties du corps qui sont habituellement découvertes.

Causes. — Impression vive des rayons solaires ou de ceux qui sortent d'un foyer ardent ; application sur la peau de corps gras et rances ; vêtemens malpropres ; vêtemens de laine immédiatement appliqués sur la peau ; frictions fortes ; action du suc âcre des végétaux ; application des sangsues.

Symptômes. — Il se déclare sans avoir été précédé de fièvre, mais il en est accompagné quand il affecte une partie sensible et très-étendue ; rougeur vive sans nuances jaunes ou livides, non circonscrite ; chaleur forte, quelquefois âcre ; douleur et tension plus ou moins considérables ; rarement le tissu cellulaire sous-cutané participe à l'inflammation. Quand il attaque le cuir chevelu ou la face, il présente quelquefois des symptômes inquiétans, tels que la céphalalgie et le délire ou l'assoupissement, et l'irritation se propage aux yeux. Il se termine par résolution. Son pronostic n'est pas fâcheux.

ESPÈCE IIe

—

ÉRYSIPÈLE DE CAUSE INTERNE.

Celui-ci offre deux variétés : l'une bilieuse, et l'autre catarrhale.

Ire VARIÉTÉ.

—

ÉRYSIPÈLE BILIEUX.

L'érysipèle bilieux règne quelquefois épidémiquement en été
et dans les automnes chaudes, attaque souvent les adultes, et
rarement les enfans et les vieillards.

Causes. — Chaleur atmosphérique, usage d'alimens gras
pris avec dégoût, viandes salées et fumées, poisson salé et
fumé, abus des liqueurs spiritueuses et du café, affections
vives ou tristes de l'âme.

Symptômes. — Anxiétés, lassitudes spontanées, pesanteur
et douleur de tête, perte d'appétit, bouche pâteuse ou amère,
enduit blanchâtre ou jaunâtre de la langue, nausées, vomissemens, pesanteur à l'épigastre, douleurs lombaires, frisson
suivi de chaleur et de fréquence dans le pouls, quelquefois
délire, etc.

Vers le troisième jour, l'érysipèle survient et commence
ordinairement à la face par une tache rouge sur le nez,
accompagné de tuméfaction, de chaleur âcre et sèche, et de
douleur cuisante. La rougeur est moins vive que dans l'érysipèle de cause externe, et on remarque une teinte jaune à sa
circonférence. Cette inflammation s'étend à toutes les parties
de la face : les yeux, les oreilles, le menton, sont vivement
affectés. Il met deux ou trois jours pour parvenir à son plus
haut degré. Souvent ensuite il se forme des vésicules qui
suppurent : quand il est léger, il ne se forme pas de vésicules, et il se termine par délitescence au bout de vingt-quatre
heures.

Dans des cas moins heureux, l'érysipèle continue et parvient à son plus haut degré vers le sixième jour de la maladie ; il diminue ensuite d'intensité, suppure quelquefois, d'autrefois se ternit, se résout et se termine par desquammation et quelquefois par un œdème.

Quelquefois il ne se borne pas au visage, mais il gagne le cuir chevelu et successivement le cou, les épaules, les bras et toutes les parties du corps, parcourant dans chacune ses diverses périodes.

Son pronostic n'est pas aussi favorable que celui de cause externe ; cet érysipèle, rarement simple, est sujet aux récidives si on l'abandonne à la nature, et passe quelquefois à l'état putride ou ataxique.

II.ᵉ VARIÉTÉ.

—

ÉRYSIPÈLE CATARRHAL.

L'érysipèle catarrhal est celui qui survient dans le même temps que les affections catarrhales, et qui est la suite du dérangement de la transpiration par défaut d'action de la peau. Il accompagne la fièvre catarrhale ou muqueuse ; il est chronique, présente peu de symptômes inflammatoires et est plus fâcheux que le précédent, parce qu'il est plus opiniâtre.

TRAITEMENT DES ÉRYSIPÈLES.

1.º L'*érysipèle de cause externe* se traite par les applications d'eau froide au début, et, lorsque l'inflammation est bien développée, par les émolliens et résolutifs comme l'eau de sureau, l'extrait de saturne étendu d'eau, soit en lotions, soit en topiques, au moyen de compresses qu'on renouvelle souvent.

S'il est étendu et accompagné de fièvre, on emploie les anti-phlogistiques à l'intérieur, comme tisannes rafraîchissantes (n.º 3, 4 ou n.º 6), etc.

2.º *L'érysipèle bilieux* se combat par les boissons délayantes et acidulées (n.º 4 et n.º 5), par l'usage des fruits d'été, et, s'il y a un embarras gastrique bien prononcé, on a recours aux évacuans (n.º 48).

3.º Dans l'*érysipèle catarrhal*, on emploie les boissons diaphorétiques (n.º 41), puis les sudorifiques plus actifs, tels que les préparations ammoniacales (n.º 25). L'émétique peut convenir comme évacuant et comme sudorifique.

Quant aux applications locales, elles ne conviennent nullement dans les deux dernières variétés de l'érysipèle : les lotions recommandées dans l'érysipèle de cause externe seraient nuisibles dans les deux variétés produites par une cause interne ; elles pourraient répercuter l'inflammation.

Nota. Dans ces derniers temps, on a beaucoup vanté les onctions avec l'onguent mercuriel et surtout avec la graisse de porc, dans l'érysipèle en général et particulièrement dans l'érysipèle de cause externe. Elles consistent à étendre une couche de graisse de porc, d'une ligne d'épaisseur, non seulement sur toute la surface érysipélateuse, mais encore un demi-pouce au-delà de cette surface. Mais si l'érysipèle a son siège à la face, il faut préalablement faire une saignée de bras, et appliquer 10 ou 12 sangsues derrière les oreilles, sur les apophyses mastoïdes.

GENRE VII.ᵉ

ZONA OU ÉRYSIPÈLE BOUTONNEUX.

Le zona ou érysipèle boutonneux est une éruption cutannée entourant la poitrine ou l'une des trois régions de l'abdomen (régions épigastrique, ombilicale et hypogastrique) en forme de demi-ceinture, consistant en vésicules ou petites pustules très-rapprochées, blanches ou rougeâtres, se desséchant, disparaissant par desquammation pour faire place à d'autres.

Cette éruption est accompagnée d'un sentiment d'ardeur et de démangeaison pendant tout le cours de la maladie dont la durée est d'environ 25 à 30 jours. Il y a un mouvement

fébrile dans sa période aiguë. Quelquefois après la disparition de la maladie, il subsiste long-temps, même pendant des
années entières, dans le tissu cutané, des douleurs vives et
rebelles à toutes sortes de remèdes; heureusement elles ne
sont pas dangereuses.

Traitement. — Infusion diaphorétique (n.º 8) dans les temps
froids et humides; dans les saisons chaudes, au contraire,
on emploie les boissons rafraîchissantes et acidulées (n.º 4);
les sangsues, appliquées en grand nombre autour et entre les
vésicules, en abrégent la durée et calment la douleur; c'est
le moyen qui m'a réussi le mieux. Dans le cas d'embarras
gastrique, on emploie les vomitifs (n.º 49).

GENRE VIII.e

—

MILIAIRE.

Définition. — La miliaire est une fièvre accompagnée d'é-
ruption de petits boutons qui ressemblent à des grains de
mil; cette maladie est sporadique ou épidémique : on ne la
croit pas contagieuse. Elle est quelquefois symptômatique.

Symptômes. — Eruption de petits boutons rouges, isolés ou
rassemblés, peu saillans, surmontés dès le deuxième jour
d'une petite vésicule rouge, qui devient blanche et transparente, contient une petite quantité de sérosité, se rompt
après deux ou trois jours et se termine par desquammation
de l'épiderme.

Elle est quelquefois sujette à récidive. Quelquefois l'éruption disparaît tout-à-coup, et il se manifeste des symptômes
fâcheux, comme les convulsions, le coma, le délire, etc.

Traitement. — Modérer l'éruption et la sueur en évitant
une trop grande chaleur, car le danger et la mortalité sont en
raison directe de la quantité de boutons. Boissons délayantes
et légèrement acidulées (n.º 4).

Dans le cas de rétropulsion de l'éruption, les bains chauds,
les diaphorétiques doivent être mis en usage; les sangsues et
les vésicatoires sont souvent utiles pour détourner l'irritation
d'un organe menacé ou affecté.

GENRE IX.e

URTICAIRE.

Cette maladie consiste dans une éruption de tubercules aplatis, durs, pâles, de forme variée, accompagnée de prurit, durant peu d'heures, disparaissant subitement, sujette à récidive et ressemblant à des piqûres d'ortie. Elle est quelquefois accompagnée d'anxiété à la région de l'estomac. Elle demande à peine un traitement anti-phlogistique (tisane n.° 1). On doit tenir le malade dans une température qui ne soit ni chaude ni froide.

GENRE X.e

PEMPHIGUS.

Le pemphigus est une éruption de vésicules de volume variable depuis la grosseur d'un grain de chenevis jusqu'à celle d'une noisette, contenant une sérosité jaunâtre, s'affaissant dans deux ou trois jours, avec ou sans fièvre. Il attaque non-seulement la peau, mais quelquefois aussi les membranes muqueuses. Il mérite à peine un traitement anti-phlogistique.

GENRE XI.e

DARTRES.

Définition. — Phlegmasies cutanées rarement aiguës, le plus souvent chroniques, s'étendant, comme en rampant, sur diverses parties de la peau.

Causes. — Disposition congénitale, délicatesse et grande sensibilité de la peau; climats chauds, printemps et été; usage de mauvais alimens; affections scrophuleuses, syphilitiques, scorbutiques; suppression du flux hémorroïdal, de quelque évacuation habituelle, de la goutte; habitude de la masturbation.

Symptômes. — Sentiment de tension très-incommode ou d'un prurit plus ou moins violent dans la partie de la peau qui doit être le siége de la dartre; puis éruption de petits boutons rouges abondans, épars ou réunis, et laissant suinter une humeur ichoreuse plus ou moins abondante, se convertissant en légères écailles farineuses ou en larges exfoliations épidermoïques, ou en croûtes épaisses. La matière de la suppuration corrode quelquefois les tégumens. Dans certains cas, ce sont des pustules qui conservent leur forme primitive jusqu'à leur entière dessiccation; dans d'autres, des phlyctènes ou vésicules remplies d'un liquide séreux, qui se développent et s'éteignent avec la rapidité de l'érysipèle.

Les dartres sont rarement accompagnées de fièvre; mais elles occasionnent constamment des cuissons ou des démangeaisons qui reviennent comme par accès. Si le vice herpétique fait des progrès, on voit quelquefois survenir l'engorgement de quelques organes abdominaux, l'amaigrissement, l'œdème des membres inférieurs, etc.

Division. — Alibert divise les dartres en sept espèces, à chacune desquelles se rapportent plusieurs variétés.

ESPÈCE I.re

—

DARTRE FURFURACÉE.

Légères exfoliations écailleuses de l'épiderme, semblables à de la farine ou à du son, occupant une ou plusieurs parties des tégumens.

ESPÈCE II.e

—

DARTRE SQUAMEUSE.

Exfoliation de l'épiderme en écailles plus larges que dans l'espèce précédente.

ESPÈCE III.e

—

DARTRE CRUSTACÉE.

Croûtes jaunes, grises, blanchâtres ou verdâtres, de formes variées.

ESPÈCE IV.e

—

DARTRE RONGEANTE.

Boutons pustuleux ou ulcères rougeâtres qui fournissent un pus ichoreux et fétide, attaquant et corrodant non-seulement les tégumens, mais encore les muscles, les cartillages et même les os.

ESPÈCE V.e

—

DARTRE PUSTULEUSE.

Pustules plus ou moins volumineuses, plus ou moins rapprochées, dont la matière, en se desséchant, forme des croûtes légères qui tombent et sont communément remplacées par des taches rougeâtres.

ESPÈCE VI.e

—

DARTRE PHLYCTÉNOIDE.

Phlyctènes de forme et de grandeur variées, remplies d'une sérosité ichoreuse, et laissant, après leur dessiccation, des écailles rougeâtres analogues à celles qui suivent la terminaison de l'érysipèle.

L'érysipèle, appelé *zona*, appartient à cette espèce de dartre.

ESPÈCE VII.ᵉ

—

DARTRE ÉRYTHÉMOIDE.

Elevures rouges et enflammées, produites par le gonflement du tissu cutané, se terminant à la longue par de légères exfoliations de l'épiderme, analogues à celles de l'érythème.

Traitement. — Les dartres sont souvent rébelles. Les remèdes les plus efficaces sont, à l'intérieur, l'infusion de tige de douce-amère à la dose d'une demi-once, ou la décoction de racines de patience à la dose d'une once par pinte d'eau ; les préparations mercurielles, le soufre, les sulfures antimoniaux ; à l'extérieur, les bains mucilagineux, les bains sulfureux, les lotions sulfureuses, l'application du soufre sous forme de pommade, et le régime végétal.

Voici le traitement qui m'a le mieux réussi : je fais prendre matin, midi et soir, une heure avant le repas, une pilule de la formule suivante, et je fais boire immédiatement après un verre de tisane de douce-amère ou de patience.

> Prenez : Extrait de douce-amère, un gros ;
> Extrait de trèfle-d'eau, un gros ;
> Fleurs de soufre, un gros et demi ;
> Soufre doré d'antimoine, un demi-gros ;
> F. S. A. des pilules du poids de six grains.

Le malade doit prendre un bain tiède tous les deux ou trois jours, pendant la durée du traitement, et faire, de temps en temps, sur la partie malade, des lotions émollientes avec une décoction de son ou de mauves.

On ajoute quelquefois à ce moyen une friction matin et soir sur la dartre avec un peu de cérat soufré.

Il est des dartres qui sont incurables ou qu'il serait dangereux de guérir.

Le traitement doit être continué long-temps.

GENRE XII.ᵉ

—

TEIGNE.

Définition. — Phlegmasie cutanée chronique, attaquant le cuir chevelu, et dont la forme a beaucoup d'analogie avec celle des dartres.

Causes. — Enfance, hérédité, contagion, virus syphilitique, scrophules, habitation dans des lieux humides, impression du froid, vêtemens sales, froids et malpropres, alimens de mauvaise qualité, usage excessif des farineux, affections morales tristes, etc.

Symptômes. — Prurit plus ou moins violent, chaleur, rougeur et gonflement du cuir chevelu, tuméfaction des glandes lymphatiques du cou, céphalalgie, formation, entre les cheveux, de pustules ou de vésicules entourées d'une aréole rouge, d'où s'échappe lentement une humeur visqueuse et rougeâtre; ou bien, tumeurs circonscrites, pisiformes ou coniques, dont le sommet blanchâtre contient une humeur jaunâtre, visqueuse et fétide, qui, s'échappant par la rupture de l'épiderme, agglutine les cheveux les uns aux autres, et forme en se desséchant, une multitude de couches croûteuses sous lesquelles existe une sanie putride qui ronge les cheveux, et peut attaquer le derme chevelu, les os du crâne et occasionner des engorgemens glanduleux à l'occiput, au cou, aux épaules, etc.

Division. — On en reconnaît cinq espèces.

ESPÈCE I.ʳᵉ

—

TEIGNE FAVEUSE.

Attaquant non seulement le cuir chevelu, mais aussi les tempes, le front, les épaules, etc., consistant en pustules prurigineuses, dont la matière purulente forme, en se desséchant, des croûtes jaunâtres, arrondies, déprimées en godet à leur centre.

ESPÈCE II.e

TEIGNE RUGUEUSE.

Tubercules irréguliers, inégaux, bosselés, d'un gris obscur, sans excavation à leur centre, d'une odeur de beurre rance, accompagnés de prurit, occupant ordinairement la partie supérieure et postérieure de la tête.

ESPÈCE III.e

TEIGNE FURFURACÉE.

Desquammation légère de l'épiderme de la tête et quelquefois du front, accompagnée de prurit, de suintement d'une matière ichoreuse qui se desséche sous forme d'écailles furfuracées, dont les couches s'épaississent par superposition.

ESPÈCE IV.e

TEIGNE AMIANTACÉE.

Elle consiste en petites écailles très-fines, argentines et nacrées, entourant les cheveux de la partie supérieure de la tête et ressemblant à l'amiante.

ESPÈCE V.e

TEIGNE MUQUEUSE.

Elle consiste en pustules ou vésicules suivies d'ulcérations superficielles d'où s'écoule une humeur analogue à du miel corrompu, d'une odeur de lait aigre, formant en se desséchant des croûtes de couleur cendrée, jaune pâle ou verdâtre, se développant au cuir chevelu, au front, aux tempes, aux oreilles, quelquefois au tronc, aux bras et aux cuisses des enfans scrophuleux, dans les deux premières années de l'enfance.

Traitement. — Il varie singulièrement et souvent il est inutile.

On a vanté contre la teigne deux espèces de remèdes, les émolliens et les excitans. Les émolliens conviennent dans la teigne pour faire tomber les croûtes. Après avoir coupé les cheveux, on applique un cataplasme de farine de lin qui conserve long-temps son humidité et sa propriété émolliente. Lorsque les croûtes sont tombées, on saupoudre la partie ulcérée de poudre de charbon très-fine, ou bien on l'enduit d'une pommade faite avec le cérat et la poudre de charbon de bois. On répète cette opération deux fois le jour. Au lieu de cérat, on peut employer le beurre frais ou le saindoux.

Dans d'autres circonstances, on prend une pommade faite avec huit parties d'onguent rosat et une partie de muriate de mercure doux; on frotte une fois le jour les parties affectées avec gros comme un poids de ce mélange, pendant une ou deux semaines, et deux fois le jour dans les cas les plus invétérés. On continue pendant deux ou trois semaines après la guérison.

On peut combiner le soufre avec le charbon et les incorporer dans du cérat ou du beurre frais et frotter le cuir chevelu affecté avec suffisante quantité de cette pommade. Voici la formule dont on peut se servir :

> Prenez : Charbon de bois pulvérisé,   1 partie;
> Soufre sublimé. . . . . . .   2 parties;
> Cérat ou beurre frais. . .   5 parties ;
> Mêlez exactement.

On a employé divers autres moyens, tels que les carbonates alcalins, le charbon minéral, la gomme ammoniaque, l'oxide de manganèse, les oxides et les sels mercuriels, etc.

La dépilation, à l'aide de ce qu'on appelle la *calotte*, est le moyen le plus efficace, mais très-douloureux ; on l'a presque abandonné. C'est une pâte rendue agglutinative avec de la poix : elle se compose de farine de seigle, 1 partie, vinaigre concentré, 16 parties, et poix, 3 parties. On fait cuire le vinaigre avec la farine jusqu'à consistance de colle ;

on passe à travers le tamis pour enlever les grumeaux ; on y mêle ensuite, pendant qu'elle est chaude, la poix purifiée et fondue ; on agite jusqu'à ce que le mélange soit parfait.

Pour se servir de cette pâte, on l'étend sur de la toile claire ; on coupe cette toile en bandelettes que l'on applique sur la tête rasée, après avoir fait tomber les croûtes par des émolliens. Au bout de quatre jours, on enlève les bandelettes avec force et avec elles une partie des cheveux. On applique de nouvelles bandelettes qu'on arrache tous les quatre jours. On continue ainsi, en rasant la tête tous les quatre jours, jusqu'à parfaite guérison.

Quant aux moyens internes, il varient suivant les circonstances et les complications. Les vomitifs et les purgatifs doivent être administrés de temps en temps ; un cautère est souvent utile ; les amers et antiscrophuleux sont encore très-convenables.

GENRE XIII.e

GALE.

Définition. — La gale est une phlegmasie cutanée contagieuse qui consiste dans une éruption de petites pustules, principalement aux poignets, sur le dos des mains, dans les intervalles des doigts, aux bras, aux jarrets, aux cuisses, sur le sternum, et aux autres parties du corps, la face exceptée, accompagnée de démangeaison, sans fièvre.

Causes. — Cette maladie est produite par la communication médiate ou immédiate avec un galeux. La malpropreté et la délicatesse de la peau en favorisent le développement. Elle est due à un insecte connu sous le nom d'*Acarus scabiei* ; c'est cet insecte qui, dans les boutons de gale, occasionne la démangeaison.

Symptômes. — Invasion par un prurit considérable, qui augmente le soir et par la chaleur ; éruption de pustules isolées ou réunies en nombre plus ou moins grand, dures à leur base, présentant au sommet une vésicule très-petite, qui contient d'abord une sérosité limpide, puis du véritable pus. C'est dans la sérosité qu'on trouve l'insecte ; il s'éloigne de la vésicule peu de temps après l'avoir produite ; il occasionne un prurit très-vif.

Traitement. — Quand la gale est récente, son traitement est fort simple ; il consiste dans des frictions avec des pommades ou onguens plus ou moins excitans, ayant pour base le soufre ou le mercure. Les plus usités de ces onguens sont la pommade citrine et la pommade soufrée, qui est la meilleure et n'a d'autre inconvénient que d'avoir un peu d'odeur. La pommade soufrée se compose d'une partie de fleurs de soufre et de cinq parties de graisse de porc. Lorsqu'on se sert de la pommade citrine, il faut en prendre tous les soirs, dans le creux de la main, gros comme une noisette, la faire fondre en frottant les mains l'une contre l'autre, et s'en frictionner les poignets. La quantité de cette pommade nécessaire pour guérir une gale chez un adulte est d'une once à une once et demie ; quelquefois on est obligé de répéter cette dose une seconde, rarement une troisième fois.

Quelquefois on met un jour d'intervalle entre ces frictions et on en profite pour faire prendre un bain tiède. Lorsque les pustules disparaissent, il est bon d'employer un ou deux purgatifs (n.º 56). Mais si la gale est ancienne et invétérée, on doit commencer le traitement par la saignée, si le sujet est pléthorique ; par les bains, par le vomitif ou le purgatif, s'il y a embarras gastrique ou intestinal ; par des boissons diaphorétiques ou sudorifiques (n.º 41), ou par la tisane de patience (n.º 30), ou de bardane (n.º 42). On donne encore à l'intérieur la fleur de soufre à la dose de dix à douze grains par jour, pour les adultes ; à celle de trois à quatre grains, pour les enfans, étendue dans un véhicule approprié, tel que le lait. Après l'usage de ces moyens généraux, auxquels on ajoute les bains, on en vient aux frictions.

Si la gale est repercutée, il peut en résulter de grands accidens, tels que céphalalgie, hydrothorax, phthisie, hypochondrie, ascite, etc. ; on a conseillé alors de rappeler cette éruption en l'inoculant une seconde fois.

Il faut en même temps avoir recours aux médicamens qui portent à la peau, aux frictions irritantes, aux vésicatoires aux dos, à la nuque, aux bras, aux jambes ; aux préparations antimoniales ; aux sétons et aux cautères ; mais lorsque le mal est porté à un haut degré, l'inoculation devient inutile ; en détruisant la cause, on ne détruit pas la maladie.

Puisque tous les irritans peuvent guérir la gale, on peut choisir entre les diverses préparations suivantes : la lessive, l'eau de chaux, les décoctions de tabac : les dissolutions alcalines, la pommade Helmérick, la pommade savonneuse hydro-sulfurée de Jadelot, etc.; mais les plus usitées sont la pommade citrine et la pommade soufrée, dont nous venons de parler.

Les charlatans emploient encore l'arsenic, remède dangereux, qui laisse souvent après lui des accidens graves, tels que tremblement habituel, etc.

GENRE XIV.e

PSYDRACIA.

On donne le nom de *psydracia* à une éruption psoriforme qui diffère de la gale en ce qu'elle n'est pas contagieuse et qu'elle ne doit pas son origine à un insecte.

La malpropreté, l'usage d'alimens insalubres, le scorbut, la pléthore, etc., peuvent occasionner ces sortes d'éruptions. Elles sont endémiques dans certains pays ; elles peuvent être périodiques ; quelquefois elles sont symptomatiques ou critiques ; leur traitement est extrêmement variable, suivant leurs causes et les circonstances qui les accompagnent. Elles exigent souvent les bains, les sucs amers, le soufre à l'intérieur, les sudorifiques, les purgatifs, etc.

GENRE XV.e

PUSTULE MALIGNE.

Définition. — La pustule maligne est une phlegmasie cutanée gangréneuse, qui reconnaît pour cause un principe délétère provenant des animaux attaqués de fièvres malignes et charbonneuses, et qui se communique à l'homme par contact immédiat ou médiat.

La pustule maligne est due tantôt à une cause externe ou locale, tantôt à une cause interne ou générale; dans le premier cas, elle retient le nom de *pustule maligne,* dans le second, elle prend le nom de *charbon* ou *anthrax.*

1.º *Pustule maligne.* — Le caractère de la pustule maligne est de tenir à une cause externe et de se communiquer des animaux malades ou de leurs dépouilles, à l'homme.

Causes. — Elle est produite par un principe délétère et putride provenant des animaux attaqués de fièvres malignes et charbonneuses, qui se communiquent à l'homme par un contact immédiat ou médiat, par inoculation, par la respiration ou la déglutition; les bouchers, les tanneurs, les fermiers, les vétérinaires, et généralement tous ceux qui soignent les bêtes et manient leurs dépouilles, y sont sujets.

Symptômes. — Elle offre deux variétés : l'une appelée *proéminente,* l'autre *déprimée.*

1.º *Variété proéminente.* — Démangeaison incommode, mais légère ; manifestation d'une vésicule séreuse qui devient brune, se rompt et laisse échapper une ou deux gouttes d'une sérosité roussâtre ; ensuite, formation d'un petit tubercule dur, rénitent, mobile, de la forme et du volume d'une lentille ; sentiment de chaleur, d'érosion et de cuisson; surface de la peau tendue et luisante. Le tubercule central devient brunâtre et insensible; il est gangréné. Le mal pénètre dans le tissu cellulaire, fait des progrès et devient une affection générale avec symptômes ataxiques.

2.º *Variété déprimée.* — Prurit ou démangeaison pendant plusieurs jours ; dès le second jour, point noir semblable à la morsure d'une puce; phlyctènes circonscrites et régulières qui se rompent et donnent issue à une sérosité rousse, et laissent à sec une surface noire, charbonnée, adhérant peu aux parties sous-jacentes. L'engorgement du tissu cellulaire augmente et se répand sur les parties environnantes ; cet engorgement est plutôt emphysémateux qu'œdémateux ou inflammatoire. La langue devient sèche, brunâtre ; sentiment de chaleur à l'intérieur ; soif inextinguible ; accablement ; cardialgie ; anxiété ; oppression ; peau sèche ; pouls faible, petit, irrégulier ; quelquefois délire et le malade meurt au bout de trois, de quatre ou cinq jours.

Pronostic. — Il est d'autant plus fâcheux que le contact a été **plus** immédiat ; s'il n'a eu lieu que par le moyen de l'épiderme, la maladie est moins dangereuse. Si le virus s'est communiqué par l'absorption, le pronostic est fâcheux, mais il l'est bien davantage s'il s'est introduit par la voie de la déglutition ou de la respiration, parce que la maladie ne doit plus être considérée comme locale.

2.º *Charbon ou anthrax*. — Il n'est pas contagieux ; il s'observe dans la classe indigente, sur les sujets épuisés par suite d'un mauvais régime, d'une nourriture malsaine, de l'habitation des lieux humides ou trop peu aérés.

Symptômes. — Un engorgement se forme dans l'épaisseur du tissu cellulaire sous-cutané, remarquable par sa dureté et le sentiment de tension joint à celui d'une ardeur brûlante ; la peau participe bientôt à l'inflammation et se colore d'un rouge livide et foncé ; des phlyctènes se forment ; la peau sous-jacente devient noire et insensible ; le charbon s'étend et amène promptement la mort. Il n'est pas moins fâcheux que les deux variétés de pustule maligne.

Traitement commun à la pustule maligne et au charbon. — Il consiste à empêcher l'absorption du virus par les scarifications et la cautérisation ; à entretenir une irritation vive dans la partie malade pour attirer au dehors les humeurs déjà infectées de virus ; à employer les stimulans et antiseptiques à l'intérieur.

La cautérisation la plus avantageuse consiste à porter un fer incandescent sur la tumeur et à brûler profondément de manière à désorganiser tout ce qui est frappé de gangrène ; un autre moyen consiste à faire des scarifications plus ou moins profondes avec le bistouri et à introduire dans les plaies un bourdonnet de charpie trempé dans le beurre d'antimoine ou dans l'acide sulfurique. On panse ensuite avec de la charpie couverte de styrax ou impreignée d'eau-de-vie camphrée.

La cautérisation ne convient bien qu'au début de la maladie. Mais toutes les fois que l'absorption s'est faite et que les symptômes généraux sont bien prononcés, on ne peut plus guère compter sur l'efficacité des caustiques et on n'a plus d'espoir que dans l'usage intérieur des stimulans les plus énergiques. C'est alors qu'on emploie le camphre, le quinquina, la thériaque, le vin et le punch.

ORDRE IIe

—

PHLEGMASIES DES MEMBRANES MUQUEUSES.

Les membranes muqueuses ont une analogie bien marquée avec la peau, dont elles ne sont en quelque sorte qu'une continuation ; aussi dans toutes les phlegmasies cutanées, il y a affection des membranes muqueuses ; mais ce n'est pas seulement par sympathie que celles-ci sont affectées, c'est par extension de l'inflammation et par la rétropulsion sur les membranes muqueuses, des humeurs qui devaient se porter vers la peau. Les affections cutanées commencent souvent par l'affection des membranes muqueuses, comme on le voit dans la scarlatine angineuse ; c'est aussi en modifiant le système muqueux qu'on guérit les affections du système cutané.

On divise les membranes muqueuses en deux grandes classes ; la première est connue sous le nom de membranes gastro-pulmonaires, qui tapissent les voies digestives, aériennes, nasales, lacrymales et auditives ; la seconde comprend les membranes muqueuses génito-urinaires, qui tapissent l'intérieur des organes génitaux et des organes urinaires.

Ce qu'il y a de remarquable dans ces membranes, c'est qu'elles sont toutes enduites de mucosité qui leur a donné leur nom.

Les phlegmasies des membranes muqueuses sont produites par des agens extérieurs qui agissent directement sur ces membranes, ou bien elles sont le résultat de l'altération pri mitive de la peau. On donne le nom d'affections catarrhales aux maladies des membranes muqueuses qui sont produites par l'impression du froid humide sur la peau.

GENRE I.er

—

OPHTHALMIE.

Définition. — On entend par ophthalmie l'inflammation de la conjonctive ou membrane muqueuse de l'œil.

Causes. — Toute irritation directe ou indirecte de la conjonctive ; les coups , les piqûres , la présence d'un corps étranger, comme un grain de sable , une parcelle de métal ; le renversement des cils , l'accroissement des poils sur la caroncule lacrymale ; les vapeurs acides et ammoniacales, la fumée , l'exposition continuelle aux rayons solaires , à une flamme vive, au vent du nord ; le séjour prolongé dans les lieux qui réfléchissent une couleur blanche ; lecture trop assidue ; la suppression de quelques évacuations habituelles soit naturelles soit artificielles, comme saignées, hémorrhoïdes, hémorrhagies, etc. ; suppression de quelques virus , ou de la matière de la transpiration par l'impression du froid sur la peau , enfin la contagion. Il y a des ophthalmies catarrhales qui paraissent contagieuses.

Symptômes. — Démangeaison , rougeur de la conjonctive, ses vaisseaux sont fortement injectés , sentiment de chaleur et de douleur dans l'œil, espèce de suppuration ; les yeux ne peuvent supporter la lumière ; l'écoulement des larmes cause un sentiment de chaleur brûlante, les paupières se collent la nuit par la chassie , matière puriforme produite par l'altération des larmes et par l'humeur muqueuse , secrétée par la conjonctive.

Voilà les symptômes de l'ophthalmie légère ; mais dans l'ophthalmie grave, les symptômes sont plus intenses et plus marqués. Il y a tuméfaction des paupières ; les vaisseaux de la conjonctive sont très-dilatés et reçoivent une grande quantité de sang, au point que la conjonctive s'en trouve gonflée et forme un bourrelet fongueux, quelquefois si considérable, que la portion de la cornée qui répond à l'ouverture pupillaire en est recouverte. La maladie n'est plus locale ; il y a douleur de tête, battement dans les yeux ; l'écoulement puriforme des larmes et de la chassie est plus abondant ; les paupières sont plus collées ; souvent il survient de la fièvre.

Cette ophthalmie dure plus long-temps que la légère ; l'irritation dure six ou sept jours. Elle se termine quelquefois par résolution ; mais souvent il reste de l'engorgement dans la conjonctive ; souvent il se forme des pustules sur la cornée, des espèces de taches ou taies qu'on appelle *albugo* et qui produisent quelquefois la cécité. Quelquefois la cornée s'altère et suppure ; quelquefois aussi l'inflammation se commu_nique à l'intérieur de l'œil, et produit des épanchemens de pus dans les chambres antérieure et postérieure de l'œil.

Pronostic. — Il varie suivant l'intensité des symptômes et suivant la cause productrice. L'ophthalmie grave ou forte est plus fâcheuse que l'ophthalmie légère ; l'ophthalmie de cause interne est plus fâcheuse que celle de cause externe. La scrophuleuse dure quelquefois très-long-temps.

Traitement. — Il est relatif aux différentes espèces d'ophthalmie ; si l'ophthalmie est produite par un corps étranger qui s'est introduit dans l'œil, il faut en faire l'extraction ; si l'ophthalmie est légère, le repos, le séjour dans un lieu obscur, l'exposition à l'air frais, les bains de pieds, les lavemens à l'eau tiède pour entretenir la liberté du ventre, les boissons délayantes (n.° 1) suffisent pour la combattre. On peut bassiner l'œil avec une compresse imbibée d'eau de mauve tiède dans la première période, puis d'eau de roses dans la période suivante.

Les topiques ne conviennent point ; s'ils sont chauds, ils attirent les humeurs, augmentent l'inflammation ; s'ils sont froids, ils agissent comme irritans, soit qu'on les applique sur l'œil, ou sur la paupière seulement.

Mais si l'ophthalmie est grave, le traitement doit être plus actif ; on emploie les antiphlogistiques, les évacuations sanguines soit générales soit locales. Lorsque le sujet est sanguin, une saignée de pied ou de bras peut être utile ; lorsqu'il n'existe pas de pléthore générale , on se borne aux applications de sangsues. On n'est point d'accord sur l'endroit où il convient d'appliquer les sangsues ; il est des praticiens qui redoutent leur application aux paupières ou autour de l'œil ; d'autres les conseillent sans crainte et les renouvellent même tous les deux ou trois jours. Je n'ai jamais vu d'autres inconvéniens survenir après ces applications qu'un gonflement ou une ecchymose des paupières. On peut les mettre aux tempes, derrière l'oreille, aux jugulaires. Quelquefois on doit les mettre de préférence à l'anus , à la vulve ou aux narines, quand l'ophthalmie est la suite d'une suppression d'hémorrhoïdes , de règles ou d'hémorrhagie nasale habituelle.

On a recours aux boissons laxatives (n.º 52 ou n.º 53), aux bains de pieds sinapisés composés d'un quartron de farine de moutarde dans un demi-seau d'eau chaude. (On peut remplacer la farine de moutarde par quelques poignées de sel de cuisine). On bassine souvent l'œil avec une petite compresse fine trempée dans le collyre émollient (n.º 23). On enduit le bord des paupières avec un peu de cérat frais pour les empêcher de se coller.

Dans la dernière période, lorsque l'irritation est dissipée, on emploie le collyre (n.º 23 bis), et s'il y a tout-à-fait atonie ou relâchement, on se sert d'un collyre fait avec 12 grains de sulfate de zinc dissous dans quatre onces d'eau de roses ou de plantain.

Les purgatifs sont quelquefois utiles.

Quant aux suites de l'ophthalmie, on doit combattre l'albugo ou taie par un mélange à parties égales de sucre candi et de sulfate de zinc que l'on porte, au moyen d'un petit rouleau de papier, sur cette taie, tenant l'œil ouvert jusqu'à ce que la poudre paraisse fondue. Il est des médecins qui préfèrent insuffler cette poudre dans l'œil au moyen d'un tuyau de plume.

On fait des mouchetures avec une lancette sur la conjonctive engorgée.

Quelquefois les vésicatoires derrière l'oreille et à la nuque, sont nécessaires dans les ophthalmies rebelles.

L'ophthalmie scrophuleuse est en général chronique : elle demande l'usage des toniques à l'intérieur et un séton à la nuque.

L'ophthalmie catarrhale ou produite par la répercussion de la transpiration, se traite comme l'inflammatoire et par l'usage des diaphorétiques.

GENRE IIe

OTITE.

Définition. — On donne le nom d'otite à l'inflammation de l'oreille.

Causes. — Passage du chaud au froid ou de la sécheresse à l'humidité ; fraîcheur des nuits ; crises de quelques maladies aiguës ; métastases ; présence d'un corps irritant dans l'oreille ; endurcissement du cérumen ; dartre, etc.

Symptômes. 1.re *Variété. Otite externe.* — (Catarrhe du conduit auriculaire). Douleur peu vive ; rougeur et gonflement dans le conduit auriculaire ; tintemens et bourdonnemens d'oreille ; ouïe affaiblie ; suppression du mucus auriculaire ; bientôt après, écoulement d'un liquide d'abord limpide, puis opaque, blanc, augmentant de consistance jusqu'à la fin de la maladie. Terminaison par résolution au bout de 15 jours, ou passage de l'état aigu à l'état chronique.

2.e *Variété. Otite interne.* — (Catarrhe de la cavité du tympan). Tintemens d'oreille ; élancemens obscurs ; sentiment de tension ; mais si elle se propage jusqu'à la trompe d'Eustache, elle occasionne des douleurs très-vives, qui se portent de l'intérieur de l'oreille à la gorge et gênent les mouvemens de la déglutition et de la rotation du cou. Les douleurs sont augmentées par la toux, et par les efforts pour se moucher ou pour éternuer ; l'ouïe est dure ; enchifrènement ; toux sèche ; céphalalgie ; fièvre le soir.

Si elle est portée à un très-haut degré, cette maladie occasionne l'insomnie, le délire. Elle se termine par la diminution progressive des symptômes ; mais la dureté de l'ouïe persiste ou augmente ; ou par l'explosion subite d'une matière fétide et abondante qui sort du méat auditif ou de la gorge. Elle passe quelquefois à l'état chronique ; elle détermine quelquefois la carie et la sortie des osselets, ou un tintement d'oreille continuel.

Traitement. — Dans l'otite externe, on dirige des vapeurs tièdes vers le méat auditif externe, on y introduit du coton imbibé d'huile d'amendes douces ou d'olives récente, ou d'une eau mucilagineuse, de mauve ou autre; et si la douleur est insupportable, on y ajoute quelques gouttes de laudanum; les bains de pieds stimulans, les lavemens émolliens (n.º 24), les infusions diaphorétiques (n.º 41), doivent être mis en usage. On doit aussi avoir recours aux saignées générales ou aux applications de sangsues derrière l'oreille, suivant l'indication; et si l'inflammation est rebelle, on emploie les vésicatoires à la nuque ou derrière l'oreille, et les purgatifs.

Le traitement de l'otite interne est le même que celui de l'externe; mais il faut tâcher de diriger des vapeurs émollientes dans la trompe d'Eustache par la bouche.

Les saignées générales ou locales sont quelquefois nécessaires pour faire tomber l'inflammation, et, lorsque celle-ci a de la tendance à devenir chronique, on a recours aux vésicans et aux purgatifs, comme dans l'otite externe.

GENRE III.e

—

CORYZA OU CATARRHE DES NARINES.

Définition. — Le Corysa, vulgairement appelé *rhume de cerveau*, est une phlegmasie catarrhale fixée sur la membrane muqueuse qui tapisse les fosses nasales.

Cette maladie est quelquefois si légère qu'on n'y fait pas d'attention; quelquefois aussi elle est si considérable, qu'elle est accompagnée de fièvre; d'autres fois elle est plus grave encore et n'est que le début d'un autre rhume plus dangereux, du catarrhe pulmonaire.

Causes. — Les causes de cette maladie sont toutes celles des affections catarrhales en général, principalement le refroidissement des extrémités inférieures et de la tête, etc.

Symptômes. — Le coryza débute par un chatouillement dans les fosses nasales, par des éternuemens, suivis d'enchifrènement produit par le gonflement de la membrane pituitaire ; mais souvent sans que cet enchifrènement ait lieu, il survient un sentiment de chaleur dans le nez, suivi de l'excrétion d'une sérosité limpide, âcre et quelquefois si abondante qu'elle tombe goutte à goutte ; elle excorie ou enflamme la peau de la lèvre sur laquelle elle coule ; ensuite cette excrétion diminue de quantité, devient plus épaisse, et se convertit en humeur jaune-verdâtre d'une odeur particulière et difficile à extraire des narines, et dégénère ensuite en mucus ordinaire.

Très-souvent à ces symptômes, il se joint des douleurs de gorge, ou une douleur de tête accompagnée de pesanteur (*gravedo*), qu'on attribue à l'inflammation de la membrane qui tapisse les sinus frontaux ; de la fièvre ; souvent perte d'appétit, amertume de la bouche, etc.

Traitement. — Si le coryza est simple et léger, il suffit de se tenir chaudement, principalement pour la tête et les pieds. Si le coryza est intense, s'il est accompagné de fièvre, il faut employer le traitement du catarrhe pulmonaire, mettre le malade à la diète, entretenir la chaleur du corps par de bons vêtemens et de bonnes chaussures. Le séjour dans le lit est le meilleur moyen ; on ajoute à cela l'usage des boissons diaphorétiques (n.º 41), les bains de jambes bien chauds, etc. On a vanté les fumigations émollientes et aromatiques ; elles sont réellement utiles ; pour faire ces fumigations, on met une décoction de mauves et de sureau, ou d'autres plantes de ce genre, dans un vase étroit sur lequel on renverse un entonnoir, et on expose ses narines à la vapeur qui s'échappe par le tuyau de l'entonnoir, ou bien, si on ne se sert pas d'entonnoir, on s'expose les narines au-dessus du vase et on s'affuble la tête pour concentrer et retenir la vapeur.

Si le catarrhe nasal est chronique, on combat la cause qui

l'entretient, puis on applique un vésicatoire à la nuque. Souvent il est entretenu par un vice dartreux ou vénérien.

GENRE IV.ᵉ

CROUP.

(Laryngite des enfans.)

Définition. — Le croup est une inflammation, le plus souvent de nature catarrhale, qui attaque la membrane muqueuse du larynx, de la trachée-artère et des bronches, chez les enfans, accompagnée de toux rauque et d'inspiration sifflante, se terminant promptement par la mort.

Cette maladie sporadique ou épidémique, attaque particulièrement les enfans lymphatiques depuis la naissance jusqu'à l'âge de douze ans.

Causes. — Ce sont celles des affections catarrhales en général et particulièrement l'impression du froid humide. Peut-être existe-t-il une disposition constitutionnelle. J'ai connu deux familles qui ont perdu plusieurs enfans du croup à diverses époques.

Symptômes. — Le plus souvent cette maladie commence par un léger rhume qui dure deux ou trois jours. Dans quelques cas, elle n'est précédée d'aucun symptôme avant-coureur.

Qu'il y ait eu ou non des signes précurseurs, l'enfant est subitement réveillé au milieu de la nuit par un sentiment de picotement, de serrement, de douleur, dans la partie antérieure du cou et par la gêne de la respiration, qui devient bruyante.

Dans les cas les plus graves, la gêne de la respiration est excessive ; la toux incessamment répétée, sonore, rauque ; l'inspiration sifflante ; et de la réunion de la raucité de la voix et du sifflement de l'inspiration, résulte le *son croupal*, qui, selon que l'un ou l'autre concourt davantage à le produire, offre de la ressemblance avec le cri d'un jeune coq, d'une poule qu'on agace ; de l'aboiement d'un chien, ou du bruit que fait la voix lorsqu'elle traverse un tuyau métallique. Le son croupal, d'abord grave et profond, devient clair, aigu et perçant, de sorte qu'il ressemble à chacun des bruits auxquels on l'a comparé, selon qu'on l'observe au commencement de la maladie ou à son plus haut degré.

La toux est forte, vive et répétée; elle revient par quintes plus ou moins violentes qui se renouvellent par la cause la plus légère, par une simple contrariété, par l'action de boire ou de parler un peu trop vite. L'oppression est excessive; la poitrine, les épaules et le larynx s'élèvent par un mouvement de totalité dans l'inspiration; plus tard, ces parties sont presque immobiles, et la respiration se fait aux dépens du diaphragme et des muscles du bas-ventre; les inspirations sont longues et les expirations brèves. Il y a en même temps un sentiment de serrement à la gorge que certains enfans indiquent en portant la main à leur cou, comme pour ôter quelque chose qui les gênerait.

Quelquefois la situation horizontale soulage, d'autres fois c'est la verticale; le plus souvent l'anxiété est telle qu'elle ne permet pas au malade de rester un seul instant dans la même position.

Le plus ordinairement le malade renverse la tête en arrière. Quand l'enfant est assez avancé en âge pour cracher, il rend par l'expectoration et quelquefois par le vomissement, des mucosités filantes et épaisses et sur la fin de la maladie, quelquefois des lambeaux membraniformes, souvent tubulés; d'autres fois la toux est sèche.

Les autres symptômes qui accompagnent cette maladie, sont : pâleur ou rougeur et gonflement de la face, qui est couverte de sueur, hémorrhagies nasales, vomissement de mucosités, enduit blanchâtre de la langue, rougeur de sa pointe et de ses bords, agitation, cris, pleurs, urines troubles et blanchâtres, quelquefois mouvemens convulsifs ou assoupissement, pouls dur et fréquent.

Plus tard, lèvres violettes, face livide, quelquefois pâle, couverte de sueur froide, yeux fermés et ternes, pouls faible, petit, fréquent, quelquefois intermittent, insensible. Les facultés intellectuelles restent intactes ; alors cessent le son croupal devenu aigu, ainsi que la voix, la parole et la toux ; c'est alors que la respiration est abdominale et la suffocation imminente ; les yeux sont quelquefois saillans, comme prêts à sortir des orbites ; ils se renversent en haut et en arrière ; si l'enfant s'endort, il se réveille tout-à-coup, se lève quelquefois subitement et court dans l'appartement, tombe et meurt.

Voilà la marche de cette cruelle maladie, considérée comme continue et se terminant au bout de huit, trente-six ou quarante-huit heures ; mais elle se manifeste le plus ordinairement par accès qui surviennent pendant la nuit, auxquels l'on ne fait souvent aucune attention dans le commencement ; la toux devient rare dans le jour et l'oppression moindre ; ces accidens se renouvellent avec plus d'intensité la nuit suivante ; vont toujours en augmentant, et bientôt la maladie devient continue ; alors elle peut durer de vingt-quatre heures à douze jours au plus.

Le siège de cette maladie est la membrane muqueuse du larynx et de la trachée-artère. Il se forme à la surface interne de ce conduit aérifère une exudation membraniforme et albumineuse qui se détache et est quelquefois rendue par lambeaux avec la matière de l'expectoration ; quelquefois ces lambeaux sont tubulés et conservent la forme du conduit à la face interne duquel ils se sont développés.

Pronostic. — Il est presque toujours fâcheux. Presque tous les médecins s'accordent à dire que plus l'enfant est jeune, plus aussi la maladie est dangereuse ; plus la maladie est avancée dans sa marche, moins il y a de chances de succès.

Traitement. — Les saignées générales ou locales, les boissons mucilagineuses, les vomitifs répétés, les vésicatoires, les bains de jambes chauds, sont les remèdes les plus efficaces et qui doivent être administrés dès le commencement de la maladie, pour empêcher la formation de la fausse membrane et pour combattre l'inflammation dont la fausse membrane est l'effet.

On ne doit recourir à la saignée générale que lorsque le

sujet est vigoureux, que lorsque la face est très-colorée, le pouls plein. La saignée générale ne convient guère dans les inflammations des membranes muqueuses ; elle affaiblit, parce qu'elle soustrait en peu de temps beaucoup de sang, qui, tiré plus lentement, non loin de la partie enflammée, produit de meilleurs effets.

Jamais les saignées locales ne sont contre-indiquées dans le croup, parce que les contre-indications sont moins redoutables que l'inflammation du larynx.

On doit appliquer depuis deux jusqu'à huit, dix, douze ou quinze sangsues sur les côtés du larynx, selon l'âge du malade, et laisser couler le sang pendant long-temps. S'il s'arrête peu de temps après la chute des sangsues, on en appliquera d'autres en plus petit nombre, à la partie inférieure du cou, au-dessus du sternum. S'il y a chaleur à la peau, on laisse couler le sang d'une ou de deux piqûres, jusqu'à ce que cette chaleur soit tombée à son degré naturel.

Ordinairement on n'obtient le succès désiré qu'au moyen d'une évacuation de sang d'abord abondante, puis moindre, mais long-temps continuée.

Les vomitifs doivent être employés et souvent répétés ; ils favorisent l'expulsion des mucosités et de la fausse membrane qui encombrent les voies de la respiration ; ils agissent aussi comme diaphorétiques et comme moyen perturbateur, quand surtout ils sont donnés au début.

On administre le sirop d'ipécacuanha, l'ipécacuanha en poudre (n.º 50) ou l'émétique (n.º 51).

Quelques médecins craignent que les vomitifs augmentent l'inflammation. S'il y a congestion de la face, si le tempérament est sanguin, le pouls fort, plein et développé, on peut commencer par la saignée ; dans le cas contraire, il faut de suite avoir recours aux vomitifs. Il ne faut pas trop appréhender d'irriter l'estomac ; on doit d'abord s'occuper de faire disparaître le croup ; on pourra ensuite se rendre plus aisément maître de la gastrite, si elle se développe.

Si l'on est appelé vers la fin de la maladie, si l'affaissement annonce une mort presque certaine, on ne doit plus songer aux sangsues ni aux vomitifs qui feraient affluer le sang vers l'encéphale.

Les autres moyens indiqués dans le croup et qu'il faut mettre en usage, sont les boissons mucilagineuses édulcorées et chaudes (n.º 7 et n.º 8), l'inspiration de la vapeur de l'eau chaude, si le malade se prête à ce moyen ; les bains de pieds bien chauds rendus rubéfians par l'addition de farine de moutarde ou de sel marin, les cataplasmes de moutarde aux jambes, ou au moins l'application de compresses trempées dans de l'eau de moutarde très-chargée, les vésicatoires volans à la partie supérieure du sternum et inférieure du cou, et aux bras. Ils ne peuvent guère être appliqués à la nuque ou au cou, parce que la compression nécessaire pour les maintenir en contact avec la peau gênerait par trop la respiration ; cependant on pourrait, comme je l'ai fait, les rendre agglutinatifs, ce qui dispenserait de serrer l'appareil.

Lorsque les piqûres de sangsues donnent du sang trop abondamment, et qu'on ne peut l'arrêter par les moyens ordinaires, tels que l'application de charbon de linge ou de papier brûlé, ou d'un morceau d'amadou, qu'on tient sur la piqûre au moyen d'un doigt, il faut cautériser avec un stilet ou autre instrument de forme analogue, rougi à blanc. On ne peut, par la raison que nous avons donnée plus haut, avoir recours à la compression.

Si le croup avait une marche intermittente, je proposerais de donner le sulfate de quinine en demi-lavemens émolliens, à dose fébrifuge, pendant l'intermission.

OBSERVATION.

Le 15 janvier 1820, Anaïs R....., âgée de 4 mois, fut atteinte sur les onze heures du soir, sans aucun signe précurseur, d'un accès de croup des plus effrayans. L'oppression et l'anxiété étaient extrêmes, la toux offrait le *son croupal*. Appelé sur le champ auprès de cet enfant, je lui administrai le sirop d'ipécacuanha qui produisit trois ou quatre vomissemens de matière muqueuse. Bientôt après, les accidens continuant toujours avec la même intensité, deux sangsues furent appliquées sur les parties latérales du larynx.

Le 16, la malade éprouva un peu de calme dans la matinée; on lui administra quelques cuillerées d'une infusion de fleurs pectorales gommée, des bains de pieds bien chauds, et un lavement émollient. Le soir, les accidens se réveillèrent avec une nouvelle intensité, et l'on revint successivement aux sangsues et au vomitif.

Le 17, le mal augmenta dans l'après-midi, et un vésicatoire rendu agglutinatif, au moyen du diachylum, fut appliqué vers le soir sur le larynx.

Au milieu de la nuit, un violent accès de toux déterminé par une cuillerée de boisson, manqua d'amener la suffocation; la face devint bleue et la mort imminente. Mais tout-à-coup la malade rendit par le vomissement et l'expectoration des mucosités épaisses et membraniformes. Dès-lors, la respiration fut plus libre, la toux devint plus rare et perdit son caractère croupal. La malade entra en convalescence; mais elle conserva la toux pendant plus de 15 jours.

GENRE V.ᵉ

—

ANGINE TRACHÉALE, OU LARYNGITE DES ADULTES.

Définition. — L'angine trachéale ou angine aiguë des adultes est une inflammation du larynx, qu'on désigne sous le nom de laryngite.

Elle diffère du croup en ce qu'il ne se forme point de fausse membrane à la face interne du larynx et de la trachée-artère.

Causes. — Les causes de cette maladie sont toutes celles qui sont capables d'irriter fortement le larynx, par exemple, la déclamation, les instrumens à vent, l'impression du froid sur la gorge, la respiration d'un acide très-concentré, etc.

Symptômes. — Vive douleur dans le larynx, gêne de la respiration, altération de la voix, toux fréquente, déglutition tantôt facile, tantôt difficile, fièvre, etc.

Cette maladie est inflammatoire et ne paraît pas aussi catarrhale que le croup. Elle se termine ordinairement par la mort qui arrive par suffocation.

Le *pronostic* est des plus fâcheux.

Traitement. — Saignée de pied, ou de bras, ou à la jugulaire, si le sujet est fort et d'un tempérament sanguin ; l'application de douze sangsues sur les parties latérales du larynx est regardée comme un moyen des plus efficaces. Inspiration de vapeurs émollientes tièdes ; tisanes émollientes (n.º 7) ; potion pectorale gommée (n.º 11) ; lavement émollient (n.º 24) ; pédiluves sinapisés, et enfin les vésicatoires à la partie antérieure et supérieure de la poitrine, à la partie antérieure du cou ou aux jambes.

Quelquefois la laryngite passe à l'état chronique et constitue ce qu'on appelle *phthysie laryngée ;* dans ce cas, la voix demeure voilée, il y a petite toux, sécheresse de l'arrière-bouche, douleur fréquente à la gorge, sentiment de gêne dans la région du larynx. La voix s'altère davantage par les cris ou le chant, par l'humidité ; fièvre continue avec frisson, chaleur et sueur. Tel est le premier degré de la phthysie laryngée.

Le second degré de la laryngite chronique ou phthysie laryngée est caractérisé par l'accroissement des symptômes, surtout de la douleur sternale, par la diminution progressive du volume de la voix, par l'augmentation de la toux et de l'expectoration, par l'aspect purulent des crachats, par la gêne de la déglutition et par l'amaigrissement progressif.

Dans le troisième degré, on voit survenir le marasme, des sueurs habituelles, l'œdème des pieds et de la face, et la diarrhée.

Traitement de la laryngite chronique. — Six à quinze sangsues à la région laryngienne, trachéale ou susternale, si le pouls devient plus fébrile ; à l'épigastre, quand il survient des symptômes de gastrite ; boissons mucilagineuses (n.º 7 ou 8) ; potions de même nature (n.º 11) ; usage de gilets et de caleçons de flanelle ; vésicatoire au bras ; régime sévère ; diète lactée, etc.

GENRE VI.ᵉ

—

BRONCHITE OU CATARRHE PULMONAIRE.

Définition. — Inflammation de la membrane muqueuse de la trachée-artère et des bronches, caractérisée par un sentiment de chaleur dans la gorge, avec toux, oppression, et changement de la quantité et de la qualité du mucus, et fièvre.

Division. — On en distingue deux espèces ou variétés : l'une légère et l'autre intense.

Le *catarrhe léger* ou *simple* prend le nom de *rhume*.

Le *catharre intense* s'appelle *fièvre catarrhale*, quand il est accompagné de symptômes pyrexiques ; *péripneumonie catarrhale* ou *fausse-péripneumonie*, quand il présente beaucoup de symptômes de péripneumonie.

Il est *aigu* ou *chronique*, *simple* ou *compliqué*, *épidémique* ou *sporadique*.

Causes. — Ce sont toutes celles qui produisent les affections catarrhales en général et particulièrement le passage subit du chaud au froid ou du froid au chaud, l'impression du froid humide, etc.

Symptômes. Période d'irritation. — Quelquefois le catarrhe pulmonaire est précédé par un coryza, d'autrefois il débute subitement par une douleur et une chaleur à la gorge et dans la poitrine ; puis enrouement, extinction de voix, oppression, toux sèche et douleureuse, exacerbation le soir. Cette période dure deux ou trois jours, quelquefois sept ou huit jours.

Période de coction. — Diminution des symptômes, expectoration plus facile et abondante, crachats muqueux, limpides ou visqueux, blancs ou jaunes, ou verdâtres et fort épais. Peu à peu l'expectoration devient moins abondante, les crachats sont moins ténaces, moins épais et se rapprochent du mucus ordinaire. Cette période dure plus ou moins long-temps. Telle est la marche du catarrhe simple et léger.

Le *catarrhe grave* ou *intense* offre deux variétés : l'une ne diffère en rien, sous le rapport des symptômes, de la péripneumonie ; il n'y a que la constitution du sujet, l'épidémie régnante et son début par un rhume, qui puissent distinguer la *péripneumonie catarrhale* de la péripneumonie inflammatoire.

L'autre variété du catarrhe grave est moins intense que la première; il n'y a point de crachement de sang; les crachats sont plus abondans; en un mot, il y a moins de symptômes inflammatoires.

La première, attaque spécialement les jeunes gens pléthoriques; la seconde, survient chez les vieillards et les femmes, et peut dégénérer en ataxie ou adynamie.

Dans l'une et l'autre, il y a fièvre avec exacerbation le soir; douleur au côté; mais dans la dernière variété, les symptômes locaux cessent bientôt.

Pronostic. — Le catarrhe simple et léger se termine toujours d'une manière favorable; mais le catarrhe intense est très-dangereux, surtout quand il attaque les vieillards et toute personne dont la poitrine est irritable.

Traitement. — 1.º *Du catarrhe léger.* Dans la première période, il faut écarter toutes les causes irritantes, calmer l'irritation par les boissons délayantes et mucilagineuses prises chaudes, telles que les décoctions d'orge, de guimauve ou de mauve (n.º 9), une solution de gomme arabique (n.º 7), ou une infusion de bourrache ou de fleurs pectorales (n.º 8), ou enfin l'eau de veau ou de poulet (n.º 10).

Dans la seconde période, on facilite l'expectoration par les boissons aromatiques et légèrement toniques, telles que les infusions d'hysope ou de lierre terrestre (n.º 44). Elles redonnent du ton à l'estomac et secondairement aux poumons, et produisent une détermination vers la peau.

2.º *Du catarrhe intense.* — Le traitement de la péripneumonie catarrhale ne diffère guère de celui de la péripneumonie inflammatoire; ainsi, aux infusions pectorales (n.º 8), aux boissons mucilagineuses (n.º 9), on unit la potion pectorale (n.º 11) ou le looch amygdalin (n.º 12). Si le sujet est fort et pléthorique, on fait une saignée de bras, et, dans le cas où l'on n'a pas recours à la saignée, on applique 15 ou 20 sangsues sur le point douloureux.

Dans la seconde variété du catarrhe intense qui a beaucoup d'analogie avec le catarrhe suffoquant des vieillards, on
donne des tisannes aromatiques excitantes (n.º 44), les potions expectorantes kermétisées ou oxymêlées (n.º 45 ou
n.º 46), et on applique des vésicatoires soit au bras, soit
sur la *poitrine*.

3.º *Traitement du catarrhe chronique.* — Ou le catarrhe est
accompagné de fièvre ou il ne l'est pas.

Si le catarrhe est sans fièvre, il faut tâcher de détourner
l'habitude de fluxion qui se fait sur les poumons, en rétablissant les fonctions cutanées, ce qu'on n'obtient qu'en fortifiant toute l'économie. On emploie les tisanes aromatiques
et astringentes (n.º 34 et n.º 29). On a recours aux potions
kermétisées (n.º 46), aux pilules balsamiques de Morthon,
aux préparations d'opium, aux exercices à cheval, en voiture, et aux sucs d'herbes.

Si le catarrhe chronique est accompagné de fièvre, il présente tous les symptômes de la phthisie ; la fièvre est continue
avec des frissons fréquens, etc. Tant qu'il y a de la fièvre,
on emploie des moyens peu excitans à l'intérieur, tels que
les infusions de bourrache ou de sureau légères, les potions
pectorales peu stimulantes dans lesquelles on fait entrer le
kermès et l'opium ; les sucs d'herbes dans lesquels dominent
la laitue et la bourrache. On applique des rubéfians, tels
que l'emplâtre de poix de Bourgogne sur la poitrine et enfin
les vésicatoires.

Quand il n'y a plus de fièvre, on joint aux moyens ci-dessus
indiqués l'extrait de ciguë, l'extrait de belladone et les
vomitifs.

GENRE VII.ᵉ

—

COQUELUCHE.

Définition. — La coqueluche est une affection catarrhale
épidémique et contagieuse, caractérisée par une toux involontaire, entrecoupée de longues inspirations sonores dont

chacune est suivie de plusieurs expirations avec secousses qui déterminent le vomissement.

Elle règne ordinairement dans le printemps et l'été ; elle n'attaque qu'une seule fois, particulièrement les enfans. Les adultes n'en sont pas exempts, quand ils n'en ont pas été atteints dans leur jeunesse.

Causes. — Elle est le résultat d'un principe contagieux, dépendant d'un état inconnu de l'atmosphère.

Symptômes. — Elle débute par tous les symptômes d'un catarrhe pulmonaire, accompagnés d'une toux qui dure huit ou dix jours. Au bout de ce temps, la toux devient plus intense et commence par des efforts extrêmes, accompagnés de plusieurs expirations successives , suivies d'une longue inspiration sonore.

La toux revient par accès que l'on appelle *quintes.* Ces accès sont plus ou moins longs et se répètent plus ou moins souvent, quelquefois de quart-d'heure en quart-d'heure.

Ces quintes sont plus fréquentes la nuit que le jour; il y a quelquefois de la fièvre.

La toux est absolument involontaire et accompagnée d'une secousse générale si violente, qu'il survient quelquefois, outre le gonflement des vaisseaux de la tête et de la face, des échymoses à la conjonctive, quelquefois aussi des hémorrhagies nasales graves.

L'accès de toux se termine par le vomissement et par l'expectoration de mucosités ou d'un liquide séreux contenu dans la trachée-artère et les bronches, et dans l'estomac. A la fin de l'accès, la respiration est quelquefois précipitée, et l'on éprouve pendant quelque temps un malaise général ; néanmoins, les enfans se trouvent ordinairement si bien après l'accès, qu'ils retournent aussitôt à leurs jeux ou à leurs occupations antérieures.

La durée de la coqueluche est en général longue et nullement fixe ; elle est ordinairement de trois à quatre mois, quelquefois même davantage.

Elle peut se terminer de deux manières différentes : par la santé ou par la mort. Dans le premier cas, c'est par diminution successive des symptômes; dans le second cas, la mort arrive par suffocation, par engorgement pulmonaire, ou par étisie catarrhale. La suffocation a lieu comme dans le croup. Il n'est pas rare de voir la coqueluche se terminer par le croup.

Pronostic. — Il est d'autant plus fâcheux que les enfans sont plus jeunes et que la fièvre est plus intense.

Traitement. — Les vomitifs répétés, les rubéfians à la partie antérieure de la poitrine, les boissons pectorales et diaphorétiques, sont les remèdes les plus efficaces. Voici la méthode que je suis avec succès :

Je fais prendre chaque jour trois ou quatre tasses d'infusion des quatre fleurs pectorales, édulcorées avec le sirop de gomme ou de capillaire; souvent au lieu de ces sirops, je fais mettre dans chaque tasse de cette boisson une cuillerée à café de sirop anti-coqueluche de Desessarts; on répète cette dose trois ou quatre fois le jour. Tous les trois ou quatre jours, je fais vomir, soit avec le sirop ou la poudre d'ipécacuanha (n.º 50 ou 51); je fais frictionner la partie antérieure de la poitrine et le creux de l'estomac avec gros comme un pois de la pommade stibiée d'Authenrieth ; on répète ces frictions chaque jour, jusqu'à ce qu'il se développe des boutons analogues à ceux de petite-vérole.

Lorsque la période aiguë est passée, on peut employer les boissons aromatiques et astringentes (n.º 34). Ce traitement m'a constamment réussi.

Lorsque le sujet est sanguin, on peut faire une saignée au bras, ou appliquer quelques sangsues sur la poitrine.

Dans le cas où la coqueluche menace de se terminer par la phthisie, on applique un large vésicatoire sur la poitrine; il faut en entretenir long-temps la suppuration et recourir aux moyens qui conviennent dans le catarrhe chronique.

On a vanté une foule de moyens contre cette maladie, mais qui ne paraissent pas plus efficaces que ceux qui viennent d'être indiqués.

GENRE VIII.ᵉ

ANGINE GUTTURALE OU ESQUINANCIE.

Définition. — Nous donnons le nom d'angine gutturale ou d'esquinancie à l'inflammation de la membrane muqueuse qui tapisse l'arrière-bouche, les amygdales ou tonsilles et le pharynx.

Cette maladie est sporadique ou épidémique, et peut-être dans certains cas contagieuse. Elle est tantôt inflammatoire, tantôt catarrhale, quelquefois bilieuse ou maligne.

Causes. — Toutes celles qui peuvent irriter directement ou indirectement la membrane muqueuse de l'arrière-bouche ou du pharynx. Ce sont l'impression du froid humide, ou du froid sec, l'équitation ou la marche précipitée *vento adverso*, la déglutition des boissons spiritueuses, d'alimens épicés, l'action des vapeurs ou des gaz irritans, la suppression d'une évacuation sanguine naturelle ou artificielle, etc.

I.ʳᵉ VARIÉTÉ.

ANGINE TONSILLAIRE. (AMYGDALITE).

Symptômes. — Sentiment de douleur et de chaleur dans l'arrière-bouche; déglutition gênée et douloureuse; une des amygdales ou tonsilles, ou les deux à la fois, ainsi que le voile du palais, rouges, tuméfiés, parsemés de points blancs; suppression de la secrétion muqueuse de la gorge, puis secrétion et expuition de mucosités filantes et visqueuses, souvent douleurs d'oreilles, par propagation de l'inflammation dans la trompe d'Eustache, respiration difficile, altération de la voix. Terminaison au bout de quatre, sept ou quatorze jours, par la résolution, la suppuration, la métastase ou l'induration des tonsilles.

II.ᵉ VARIÉTÉ.

—

ANGINE PHARYNGÉE (PHARYNGITE).

Symptômes. — Déglutition difficile et douloureuse, quelquefois impossible, sans qu'il y ait gêne de la respiration; les boissons sont souvent rejetées par les narines et déterminent une toux convulsive. Si on examine le pharynx, on voit que sa rougeur est augmentée, et qu'il est parsemé de taches blanchâtres.

Traitement. — Que l'angine soit tonsillaire ou pharyngée, si elle est légère, on se borne aux boissons mucilagineuses (n.º 7) et diaphorétiques (n.º 8), aux gargarismes émolliens (n.º 21), aux pédiluves chauds rendus irritans avec la moutarde ou le sel marin, aux lavemens émolliens (n.º 24), à la diète et à tous les moyens propres à entretenir une douce chaleur et à empêcher l'action du froid et de l'humidité. Mais si l'angine est intense, on doit recourir aux saignées locales ou générales, suivant l'indication. Lorsque le sujet est fort et pléthorique, une saignée doit être pratiquée au bras ou au pied ; celle-ci convient mieux lorsqu'il y a suppression de règles. Les sangsues doivent être appliquées au nombre de quatre à douze, suivant la grandeur de l'inflammation et la force du sujet. On devrait les appliquer à la partie interne et supérieure des cuisses ou à l'anus, dans le cas de suppression de règles ou d'hémorrhoïdes. L'inspiration de vapeurs émollientes et les cataplasmes émolliens sont souvent utiles.

Lorsque l'inflammation est diminuée, lorsqu'elle est de nature catarrhale ou compliquée d'embarras gastrique, un vomitif suffit souvent pour en amener la solution.

S'il se forme un abcès dans le fond de la bouche, on l'ouvre avec la pointe du bistouri. Enfin dans la terminaison par induration, si les gargarismes astringens n'ont pu résoudre la tuméfaction des amygdales, leur résection au moyen du bistouri est souvent indispensable. Quelquefois elle se termine par gangrène.

III.e VARIÉTÉ.

ANGINE GANGRENEUSE.

L'angine gangréneuse ou maligne est épidémique et paraît contagieuse ; elle règne en automne dans les pays froids et humides ; elle attaque les enfans et les femmes qui se rapprochent des enfans par leur tempérament ; les hommes n'en sont pas exempts.

Causes. — Les causes qui la produisent sont l'impression du froid et de l'humidité et les miasmes contagieux. Les émanations de matières animales putrifiées y donnent lieu.

Symptômes. — L'angine gangréneuse débute par des vertiges , par des frissons ou un sentiment de froid suivi de chaleur vive ; céphalalgie, douleur de gorge, raideur du cou, nausées, vomissemens ou diarrhée , pouls faible, peu fréquent. Bientôt difficulté de la déglutition ; la muqueuse buccale prend une couleur rouge , ainsi que celle de la gorge ; au milieu de cette rougeur, on aperçoit des taches d'un blanc pâle, étendues et irrégulières.

Vers le deuxième jour, gonflement érysipélateux du visage, du cou, de la poitrine, des mains et des doigts ; quelquefois cette éruption s'étend à d'autres parties du corps, et a beaucoup d'analogie avec celle de la scarlatine ; il semble que le malade ait été barbouillé avec du jus de framboises. Dès-lors, cessation des envies de vomir et des déjections ; les taches blanches prennent une couleur cendrée ; ce sont de véritables escarres gangréneuses ; l'haleine devient fétide ; les parotides se gonflent, deviennent dures et douloureuses ; ce gonflement du cou s'étend quelquefois jusqu'à la poitrine et est œdémateux. Vers le soir, exacerbation souvent accompagnée de délire, de propos incohérens, ou de stupeur et d'assoupissement ; pouls faible, petit, fréquent et quelquefois intermittent ; vers le matin, rémission et sueurs. Cet état dure deux ou trois jours et plus. Il découle du nez une humeur âcre et corrosive qui ulcère la lèvre, et qui a quelquefois produit le sphacèle du doigt de ceux qui en ont touché. Les escarres gangréneuses tombent par lambeaux et laissent à leur place des ulcères. Quelquefois l'inflammation se propage le long du canal intestinal; de là dés symptômes de gastrite et d'entérite.

L'angine gangréneuse se termine ordinairement par la mort, quelquefois par la santé. Dans ce dernier cas, l'éruption est ordinairement critique, les escarres se détachent, les chairs sont belles et les plaies tendent à la cicatrice, la peau est moite et les forces se rétablissent; les malades sont sujets à la desquamation de l'épiderme et à l'hydropisie cellulaire comme à la suite de la scarlatine.

Le *pronostic* est d'autant plus fâcheux que le sujet est plus faible et les symptômes de putridité et d'ataxie plus prononcés. Le malade meurt au bout de trois ou quatre jours, quelquefois au bout de cinq à six jours. Dans d'autres circonstances, l'adynamie se prolonge et les malades périssent avec les symptômes de fièvre hectique.

Traitement. — Il ne faut pas perdre de vue que l'on a toujours affaire à une inflammation; que la maladie n'est point asthénique au début et tant que les signes d'inflammation persistent. On doit donc employer les anti-phlogistiques, mais être plus circonspect sur l'usage des saignées locales ou générales : lorsque l'asthénie se développe ou devient intense, on a recours à des toniques sagement administrés, tels que le quinquina en décoction, et il sera toujours préférable de le donner en lavement; mais s'il existe des signes d'irritation d'estomac ou des intestins, on s'abstiendra d'employer les toniques; on aura plutôt recours aux boissons gommées ou mucilagineuses et aux applications de sangsues sur l'épigastre ou sur l'abdomen, qui, dans les gastrites et entérites, ont la propriété de redonner de l'énergie; l'adynamie n'est, dans ce cas, que l'effet de l'inflammation de la muqueuse gastro-intestinale.

On a employé avec succès dans cette fâcheuse maladie la cautérisation des tonsilles gangrénées, au moyen d'un cautère actuel ou bouton de feu, ou par les acides concentrés.

Les vésicatoires volans et les sinapismes placés aux membres inférieurs, les bains de pieds, les émissions sanguines opérées aux tempes par des sangsues et par des ventouses scarifiées, les toniques modérés appliqués à des organes digestifs *sains*, préviendront les affections cérébrales, telles que le délire, l'assoupissement, les convulsions, qui, dans certaines épidémies, compliquent quelquefois l'angine chez les femmes et les enfans faibles et irritables.

Lorsque l'inflammation est tombée, et que les escarres ne sont point entourées de cercle inflammatoire, on favorise la chûte des parties mortifiées au moyen de lotions ou de gargarismes faits avec la décoction de quinquina aiguisée avec l'alcool camphré.

GENRE IX.e

—

OESOPHAGITE.

Définition. — Inflammation de l'œsophage.

Causes. — Tout ce qui peut irriter directement ou indirectement la membrane muqueuse de l'œsophage.

Symptômes. — Chaleur et douleur dans un des points du trajet que parcourt l'œsophage, depuis le milieu du cou jusque vers la neuvième vertèbre dorsale; les alimens solides passent avec difficulté, puis ils ne peuvent plus franchir le siége du mal, et sont rejetés par la bouche peu de temps après avoir séjourné dans l'œsophage. Lorsque le point enflammé est voisin de l'orifice cardiaque, la déglutition se fait bien jusqu'à cet endroit, mais alors les alimens s'y arrêtent et font naître une douleur aiguë qui correspond souvent à l'intervalle des omoplates; puis vomissemens des alimens et de mucosités visqueuses; dans la déglutition, le malade éprouve une sensation particulière, comme si le bol alimentaire voulait prendre une autre direction que celle du conduit œsophagien; il se frotte, allonge le cou, et exerce toutes sortes de mouvemens pour pouvoir avaler; quelquefois le bol alimentaire franchit l'obstacle avec bruit, et le malade éprouve du soulagement; mais dans la suite le malade rend chaque morceau avec une toux violente. Tourmenté par la soif, il évite de boire; éructations fréquentes, qui soulagent, quand elles sortent facilement, ou qui occasionnent de l'anxiété, quand elles ont une issue difficile; amaigrissement et affaiblissement.

L'œsophagite est rarement aiguë, plus souvent chronique, dure une ou plusieurs années, détermine l'épaississement de la membrane muqueuse, l'induration, la dégénéressence squirrheuse, le rétrécissement du canal, l'inanition et la mort.

Traitement. — Abstinence de toute nourriture solide, boissons mucilagineuses (n.º 7), potion gommeuse calmante (n.º 16), saignées, application de sangsues sur les parties latérales du cou, bains de pieds.

S'il y a un corps étranger dans le conduit œsophagien, il faut en faire l'extraction par la bouche, le pousser dans l'estomac, ou pratiquer l'*œsophagotomie.*

Dans l'œsophagite chronique, il faut réduire le malade à l'usage des alimens liquides, tels que le bouillon et le lait; aux alimens féculens liquides, tels que la semoule, que l'on introduit dans l'estomac avec la sonde œsophagienne, quand le rétrécissement est extrême. Enfin on donne des lavemens nutritifs pour dernière ressource.

Les médicamens qui conviennent dans cette variété sont encore les mucilagineux employés avec persévérance et les saignées locales.

GENRE X.ᵉ

—

GASTRITE.

Définition. — Inflammation de la membrane muqueuse de l'estomac.

La gastrite est peut-être la maladie la plus fréquente et celle qui se présente sous des formes les plus variées. C'est aussi à l'étude de ce genre d'affection qu'on doit donner tous ses soins, si l'on ne veut pas s'exposer à tomber dans des erreurs très-préjuciables à la santé et à la vie. Nous empruntons la plupart des détails suivans au Dictionnaire abrégé des sciences médicales, qui donne une si belle analyse des leçons de Broussais.

Causes. — Elles se divisent en prédisposantes et en déterminantes.

Les *causes prédisposantes* de la gastrite sont : la chaleur atmosphérique et l'électricité, qui accélère la circulation ; l'humidité ; les viandes noires, le gibier, certains poissons chargés d'ammoniaque, les ragoûts assaisonnés d'épices, d'huile, de graisse, qui ont subi l'action du feu, les champignons, les alliacés, les crucifères, la moutarde, les boissons irritantes, comme l'alcool, le punch, les vins spiritueux ou chargés de matière colorante ; les acides végétaux ; les médicamens réputés stomachiques, tels que élixirs, teintures toniques, apéritifs, désobstruans, fondans, incisifs, anti-glaireux, vomitifs et quinquina administrés en temps inopportun ; les affections morales, tristes, etc.

L'influence prolongée des causes que nous venons d'énumérer suffit souvent pour produire la gastrite, mais ordinairement elles ne font que prédisposer à cette affection.

Les *causes déterminantes* sont les excès dans les alimens ou dans les boissons, l'eau froide bue lorsque le corps est en sueur, un médicament pris sans indication positive, tel qu'un vomitif ou un purgatif ; un poison ; le refroidissement subit de la peau ; un emportement de colère ; une mauvaise nouvelle reçue inopinément ; une violence quelconque exercée sur l'épigastre ; une vive sensation d'une partie quelconque du corps, notamment du cerveau ou de ses membranes, des articulations, etc. Les émanations qui se dégagent des matières végétales ou animales en putréfaction, du corps des malades et même du corps d'hommes bien portans, rassemblés dans un lieu trop étroit, soit que ces émanations s'introduisent dans la cavité des organes digestifs à la faveur des alimens ou de la salive, soit qu'elles s'introduisent dans l'économie par la voie des poumons ou de la peau.

Symptômes. — Ils sont très-multipliés et varient suivant que la maladie est aiguë ou chronique.

1.º GASTRITE AIGUE.

Les symptômes caractéristiques de la gastrite aiguë sont la douleur, la chaleur et la tension à l'épigastre, le vomissement, la soif, le défaut d'appétit, l'agitation et l'abattement, la rougeur de la langue et l'état fébrile du pouls.

Mais la gastrite ne présente pas toujours des symptômes aussi tranchés. Parvenu au plus haut degré, la douleur cesse; elle ne se fait même pas sentir à la pression; il n'y a plus alors ni tension, ni chaleur, ni soif; le vomissement s'arrête; les symptômes sympatiques augmentent; l'agitation est excessive; le délire est furieux ou taciturne; ou bien il y a abattement et insensibilité. Alors se développent les symptômes de typhus, de fièvre ataxique, de fièvre adynamique, de fièvre nerveuse ou de fièvre jaune, suivant les circonstances, le temps et les lieux.

La gastrite aiguë n'est pas toujours aussi intense; elle présente beaucoup de nuances dont voici les principales :

1.ʳᵉ *nuance* (embarras gastrique). Défaut ou surcroît momentané d'appétit, gêne ou pesanteur à l'épigastre, surtout après le repas, dégoût pour les alimens et principalement pour la viande, nausées, malaise, faiblesse, sentiment de contusion dans les membres et les articulations.

2.ᵉ *nuance* (fièvre gastrique). Accroissement des accidens ci-dessus; la gêne épigastrique devient douleur, et l'on voit survenir alors chaleur et tension à la même région; anorexie complète, vomissemens et soif; chaleur, sécheresse et âcreté de la peau; fréquence, vitesse et dureté du pouls; rareté et rougeur de l'urine qui est trouble sans sédiment; constipation; pesanteur et douleur susorbitaire.

3.ᵉ *nuance* (fièvre muqueuse). Dans cette variété, la sécrétion muqueuse gastrique est plus abondante; la peau est pâle, tantôt chaude, tantôt froide; les sueurs ont une odeur aigre·

4.ᵉ *nuance* (fièvre gastro ou mucoso-adynamique ou ataxique). Les symptômes locaux disparaissent par l'intensité de la maladie sous l'inflence d'un mauvais traitement; l'agitation et l'abattement augmentent.

Examinons maintenant ces symptômes en détail.

La langue, ce miroir de l'estomac, est presque constamment rouge sur ses bords et à sa pointe dans la gastrite aiguë. Quelquefois sa surface, blanche ou jaune, est parsemée de petits points rouges et saillans. Cependant quelquefois ce signe, la rougeur de la langue, manque entièrement. Le centre de la langue est tantôt blanc, tantôt jaune et souvent couvert d'un enduit plus ou moins épais qui, de blanc ou jaune, devient brun, noir et écailleux. Au plus haut degré de la gastrite, la langue se sèche, brunit dans sa totalité, se fendille, et dans quelques cas, avant de devenir sèche, sa surface offre l'aspect de velours par le hérissement de ses papilles. Les gencives, les dents et les lèvres se couvrent d'un enduit sec et brun qu'on appelle *fuligineux*.

Si l'enduit et la rougeur de la langue disparaissent, sans que les autres symptômes se dissipent, c'est qu'alors les symptômes convulsifs surviennent, tels que les soubresauts des tendons.

La bouche et l'arrière-bouche participent à la rougeur de la langue; il en est de même de la conjonctive et de la pituitaire (membranes qui tapissent les paupières, les yeux et les narines).

L'appétence pour les acides est un signe d'irritation gastrique.

La chaleur âcre de la peau et la dureté du pouls sont des signes certains de la gastrite, quand un autre organe n'est pas enflammé.

La douleur ne se fait pas toujours sentir à l'épigastre; souvent c'est dans les hypochondres ou derrière la mamelle gauche; tantôt c'est un sentiment de constriction, tantôt des élancemens, quelquefois un simple malaise.

Les nausées et le vomissement sont des signes de gastrite; il ne serait donc pas plus rationnel de les favoriser par l'action des vomitifs qu'il ne le serait d'exciter la toux dans la péripneumonie.

La difficulté et l'impossibilité de la déglutition sont encore des symptômes de la gastrite; elles dépendent de la constriction de l'estomac et de l'œsophage.

Mais quand l'inflammation est à son comble, quand le cerveau ne répond plus à la stimulation exercée sur lui par l'estomac, celui-ci ne refuse plus rien : la déglutition est alors facile et il n'y a plus de vomissemens.

Les autres signes de la gastrite aiguë sont : céphalalgie, aberrations du jugement passagères ou continuelles, délire, yeux rouges et brillans, décomposition des traits de la face, élans de la gaîté ou tristesse et abattement, assoupissement, contractions irrégulières des muscles de la face, grincemens de dents, soubresauts des tendons, convulsions; les malades se découvrent tant qu'ils ont de la connaissance; ils se plaignent d'une chaleur insupportable quand leur poitrine est couverte; ils arrachent les bandages et les topiques qui recouvrent ou entourent cette partie de leur corps; ils tiennent leurs bras élevés au-dessus de leur tête; ils se lèvent, se recouchent, soupirent, indiquent de la main le siége de la douleur, en la portant souvent à la région épigastrique, et se mettent en travers de leur lit sur le ventre. Une toux quinteuse et douloureuse les tourmente fréquemment; elle est sèche ou accompagnée d'expectoration muqueuse claire, ou opaque et quelquefois mêlée de stries de sang; dans le premier cas, elle est stomacale; dans le second, elle dépend d'un catarrhe bronchique ou d'une pneumonie qui complique la gastrite; la respiration est difficile, la voix éteinte; le pouls est plein et dur et souvent aussi large que dans la péripneumonie, quand surtout il y a des symptômes de cette dernière maladie; il devient faible, serré, petit, puis enfoncé, irrégulier et intermittent; la peau perd alors de sa chaleur sans cesser d'être aride; plus tard, elle se couvre de sueurs froides, signe avant-coureur de la mort.

Tels sont les phénomènes qui accompagnent la gastrite aiguë. Les uns sont l'effet direct de l'irritation de la muqueuse gastrique, les autres sont le produit de l'irritation secondaire du cerveau ou de ses membranes. L'encéphalite qui est ordinairement secondaire, est quelquefois primitive.

Durée et *terminaison*. La durée de la gastrite aiguë est indéterminée : cette affection dure depuis quelques jours, à un mois ou six semaines ; si elle se prolonge au-delà, elle est réputée chronique.

Elle se termine par la santé, par le passage à l'état chronique ou par la mort. Dans le premier cas, c'est par diminution successive des symptômes ; dans le second, les symptômes diminués d'intensité se prolongent indéfiniment ; dans le troisième enfin, la mort arrive quelquefois avant le septième jour et souvent après une ou plusieurs semaines.

2.° GASTRITE CHRONIQUE.

La gastrite chronique est la suite de l'aiguë, ou elle s'établit insensiblement sans avoir passé par l'état aigu.

Symptômes. — Douleur lancinante, pongitive, souvent brûlante à l'épigastre ou à la base de la poitrine, accompagnée d'un sentiment de constriction le long de l'œsophage. Cette douleur plus intense à droite ou à gauche, est ordinairement continue, quelquefois irrégulièrement intermittente, offrant des redoublemens, augmentant après le repas ou après l'usage d'alimens irritans ; souvent sentiment d'une barre transversale qui s'oppose au passage des alimens ; quelquefois la douleur est nulle ou peu sensible ; elle augmente ou se réveille par la pression ; défaut d'appétit, ou répugnance pour les alimens ; sentiment de gêne et de plénitude après le repas ; éructations multipliées, acides, âcres et fétides ou inodores ; sortes de rumination qui ramène dans la bouche une eau claire, salée, douceâtre ou aigre, ou des alimens à demi-digérés ; quelquefois vomissement des alimens ou seulement de matières glaireuses ; tristesse, pesanteurs, abattement, irascibilité, quelquefois exaltation dans les idées, ou stupeur et insensibilité pendant le travail de la digestion ; souvent rougeur de la langue surtout à sa pointe et à ses bords ; souvent encore enduit blanchâtre, épais et sec, se détachant par lambeaux, ou enduit jaunâtre ; et, quand la bouche est amère, haleine fétide, rapports nidoreux.

Dans la dernière période, langue sèche, rapeuse ; sécheresse et âcreté de la gorge ; goût aigre ou salé ; traits altérés, rides allongées et précoces, rougeur de la conjonctive, pâleur extrême ou couleur jaune paille ou d'un rouge vineux du visage; diminution de l'embonpoint ou maigreur croissante; adhérence de la peau aux muscles; toux à petites secousses. Quand la peau devient sèche et brûlante, le pouls est petit et fréquent; il y a exacerbation le soir; vers la fin de la maladie, la constipation opiniâtre fait place à une diarrhée fétide.

Quelquefois l'appétit se conserve; les malades mangent beaucoup et éprouvent du malaise ou de la douleur pendant la digestion; quelquefois pourtant leur malaise diminue momentanément; plus tard l'estomac refuse les alimens, les rejette même par le vomissement.

Tous ces symptômes ne se trouvent pas toujours réunis chez le même sujet; souvent on n'en observe qu'un ou deux non seulement pendant plusieurs jours, ou plusieurs semaines, mais encore pendant des mois ou des années.

Durée et terminaison. — La durée de la gastrite chronique est indéterminée; elle se termine par la santé, quand elle est prise à temps et traitée convenablement; c'est peu de temps après son début qu'il faut l'attaquer pour avoir plus de chances de succès; quelques semaines suffisent souvent pour l'amener à une issue heureuse; mais attaquée trop tard, ou exaspérée par des moyens irritans, elle ne cesse qu'à la mort du sujet. Il s'opère quelquefois des guérisons si peu attendues, quelquefois aussi le malade succombe si tard, qu'on ne saurait mettre trop de réserve, lorsqu'on est consulté sur la durée présumable et sur l'issue d'une gastrite chronique.

La gastrite peut affecter le type *intermittent*, et les fièvres intermittentes avec vomissemens, douleur atroce à l'épigastre, rougeur de la langue, etc., ne sont que des gastrites intermittentes; aussi les sangsues à l'épigastre, les saignées générales et tous les antiphlogistiques administrés au début, suffisent le plus souvent pour dissiper les fièvres intermittentes. Mais toutes les fièves intermittentes ne sont pas des gastrites; il en est qui sont produites par une inflammation périodique d'un autre organe. J'en ai vu qui n'étaient dues qu'à une ophthalmie périodique, ou une inflammation périodique du rein, telle est celle dont j'ai donné l'observation à l'article *fièvres intermittentes*.

La gastrite peut se compliquer avec d'autres maladies. La complication la plus grave et peut-être la plus fréquente, est la phlegmasie du cerveau ou de ses membranes; la double affection prend alors le nom de *gastro-céphalite* ou *gastro-méningite*. Le duodénum, les intestins grêles, le gros intestin ou colon, le foie, l'utérus, les reins, la vessie, la muqueuse bronchique, peuvent aussi participer à l'inflammation de l'estomac; de là les noms de *gastro-duodénite*, *gastro-entérite*, *gastro-colite*, *gastro-hépatite*, *gastro-métrite*, *gastro-néphrite*, *gastro-cystite*, *gastro-bronchite*.

Pronostic de la gastrite. — Il varie suivant qu'elle est aiguë ou suivant qu'elle est chronique, suivant son état de simplicité ou de complication, suivant le degré et la nuance de l'inflammation. La gastrite légère (*embarras gastrique*) n'est pas fâcheuse, pourvu qu'elle soit traitée convenablement et qu'elle ne se prolonge pas trop. La gastrite plus intense qui constitue la *fièvre gastrique*, est plus grave. La gastrite qui a lieu dans le *choléra* est une des plus dangereuses. La gastrite qui constitue les *fièvres adynamiques* ou *ataxiques* (typhus, fièvre jaune, peste, etc.), est la plus redoutable de toutes, en raison de son intensité et de l'irritation concomitante du cerveau. La gastrite chronique est moins prochainement fâcheuse que celle qui est aiguë; mais elle l'est d'autant plus qu'elle existe depuis plus de temps, qu'elle a été traitée moins méthodiquement et que le malade a suivi un régime plus contraire; la gastrite chronique accompagnée de squirre ou cancer est incurable, etc.

Traitement de la gastrite. — Il varie selon que la maladie est aiguë ou chronique, peu ou très-intense, simple ou compliquée.

Avant d'entrer dans le détail des moyens qu'il convient d'administrer dans la gastrite développée, nous croyons devoir indiquer la marche à suivre pour prévenir cette fâcheuse maladie.

Aussitôt qu'une personne bien portante éprouve un excès d'appétit, il faut qu'elle ne s'y livre qu'avec modération, et qu'elle se mette à l'usage de boissons acidulées agréables (n.º 4), qu'elle ne boive point de vin et qu'elle ne mange point de viande.

Si, au contraire, l'appétit diminue, ou s'il y a du dégoût pour les alimens, on doit se mettre à une diète sévère ; prendre des boissons acidulées (n.º 3 ou n.º 4), s'il y a de la soif ; des boissons gommées et édulcorées (n.º 7), s'il n'y a pas de soif ; faire de l'exercice en plein air et joindre à ces moyens le repos de l'esprit. C'est ainsi qu'on évite des maladies graves.

En suivant une marche contraire, l'embarras gastrique se développe, et la gastrite ne tarde pas de parvenir à un haut degré, si surtout on a eu recours à un vomitif.

Que faut-il faire, quand la gastrite ne diminue pas sous l'empire de la diète et des boissons acidulées ou gommées, ou lorsqu'elle a été exaspérée par l'usage des vomitifs, en un mot, lorsqu'elle est arrivée à un haut degré d'intensité ? il faut, sans balancer, ordonner une diète absolue, continuer les boissons gommées (n.º 7) et faire appliquer quinze à vingt sangsues sur l'épigastre, recommandant de laisser couler le sang jusqu'à ce qu'il s'arrête de lui-même, pourvu qu'il ne survienne pas de syncope ; à la suite de cette application, couvrir l'épigastre de flanelles trempées dans une décoction émolliente (n.º 20), ou autre analogue ; prescrire des lavemens émolliens (n.º 24) pour évacuer les matières fécales et calmer l'irritation de la muqueuse intestinale qui participe souvent à celle de la muqueuse gastrique.

Lorsque ces moyens ne produisent pas de soulagement, on doit, dans les vingt-quatre heures, revenir à une seconde application de sangsues. On peut encore y recourir plus tard, s'il en est besoin ; il n'y a presque jamais de danger à multiplier ces applications qui, en général, affaiblissent fort peu : tandis qu'il y a le plus grand inconvénient à se montrer trop timide en pareil cas.

Il est des praticiens qui font appliquer plus de 20 sangsues à la fois ; le nombre de 15 ou 20 m'a presque toujours paru suffisant ; rarement j'en ai fait poser 25 ou 30 ; cependant, quand on a affaire à un sujet fort et pléthorique, on peut agir plus hardiment.

La faiblesse du sujet, son âge tendre ou avancé, ne contre-indiquent pas l'emploi des sangsues dans le traitement de la gastrite ; seulement on proportionne le nombre des sangsues aux forces du malade.

La saignée ne peut remplacer les sangsues ; mais on peut l'associer aux sangsues quand la gastrite se complique d'une inflammation du cerveau, du poumon, du foie ou de l'utérus.

L'expérience a démontré que l'application des sangsues à l'épigastre était préférable à celle que l'on ferait à l'anus.

Après l'emploi des sangsues, on doit persévérer dans l'usage des boissons mucilagineuses (n.º 7), des fomentations (n.º 20), des lavemens (n.º 24), et dans le régime.

Lorsque le malade vomit les boissoins à mesure qu'il les prend, il faut les donner en très-petite quantité à la fois : par exemple, une cuillerée à bouche ou à café ; l'eau pure et fraîche est souvent la boisson la plus convenable ; de nombreuses sangsues doivent être promptement appliquées et on doit laisser couler le sang pendant long-temps, dans la crainte que la gastrite ne parvienne à ce degré où l'es-tomac se laisse distendre par les liquides qu'on y introduit et où une encéphalite funeste se développe.

Lorsqu'on a débuté par un traitement rationnel, on ne tarde pas à voir une amélioration dans les symptômes, quand la maladie n'est pas au-dessus des ressources de l'art. Les vomissemens cessent, l'épigastre est moins douloureux à la pression, la peau est moins brûlante, moins âcre et moins sèche, le pouls moins dur et moins fréquent, et il y a moins d'altération ; l'appétit renaît ; mais il ne faut pas prendre pour tel un vain désir de manger, inspiré par la crainte de mourir de faim ou de faiblesse. Dès que la langue n'est plus rouge sur ses bords, que la peau a perdu sa chaleur et le pouls sa fréquence, on commence à nourrir le malade en lui donnant d'abord une décoction de pain sucrée, puis du bouillon de veau ou de poulet, des crèmes de riz, des bouillies à la fécule de pomme de terre, et revenir ainsi au bouillon léger de bœuf, aux potages, aux fruits cuits, aux légumes doux ; pour boisson pendant le repas, on donne de l'eau gommée ou sucrée ou de l'eau pure, etc. Pendant ce temps, il faut observer soigneusement l'état de la langue, de la peau et du pouls, et retrancher promptement ce qu'on avait permis, si l'on voit la langue rougir, la peau devenir brûlante et sèche et le pouls fébrile.

L'appétit devient bientôt excessif ; il ne doit pas être entièrement satisfait, si l'on ne veut voir le malade retomber presque infailliblement. Les rechutes sont souvent plus dangereuses que la première atteinte de la maladie, et elles sont presque toujours le produit d'un écart de régime. Tel est le traitement de la gastrite aiguë simple.

Lorsqu'elle est compliquée de duodénite, d'entérite, de colite, avec constipation ou diarrhée, elle ne demande pas un autre traitement ; les émissions sanguines locales, les fomentations et les lavemens émolliens, les boissons mucilagineuses, sont les remèdes les plus efficaces.

Si la gastrite est compliquée de prostration, d'adynamie, accompagnée de sueurs et de diarrhée fétides, s'il y a ce qu'on appelle fièvre putride, doit-on renoncer au traitement antiphlogistique pour employer les toniques, les excitans ? L'expérience démontre que la mort est presque toujours le résultat d'une médication excitante : et si l'on a quelquefois vu le quinquina uni aux excitans diffusibles améliorer l'état de certaines fièvres adynamiques, c'était dans des cas où la peau était froide, les traits affaissés, les bords de la langue pâles, le pouls faible, la conjonctive injectée d'un sang qui lui donnait une teinte bleuâtre, et dans des cas où le cerveau avait plus souffert que les organes gastriques.

On doit donc avoir recours, dans ces gastrites adynamiques, aux émissions sanguines à l'épigastre, aux émolliens, aux boissons mucilagineuses, et l'on ne tarde pas à voir les forces renaître, le malade se ranimer, etc., on joint à ces moyens les fomentations émollientes à l'épigastre, les lotions sur les membres avec de l'eau très-chaude chargée d'une certaine quantité de vinaigre, les sinapismes promenés sur les membres inférieurs, mais laissés peu de temps en place.

Quand le malade commence à sortir de la prostration où l'avait jeté la gastrite, on cesse l'usage des rubéfians qui ajouteraient une irritation cutanée à une irritation gastrique.

Quand la gastrite offre des symptômes d'irritation cérébrale, on ne doit point employer les rubéfians, ni les vésicans qui occasionneraient une vive douleur; car la douleur est le plus énergique stimulant du cerveau. Les toniques à l'intérieur auraient aussi le même inconvénient. Les bains de pieds chauds, les lotions et cataplasmes émolliens aux membres inférieurs, propres à appeler le sang vers la peau de ces mêmes parties, sont préférables.

Lorsque les symptômes de fièvre muqueuse compliquent ceux de la gastrite, lorsque ces derniers sont peu intenses, les rubéfians et même les vésicans peuvent et doivent être mis en usage à l'extérieur, tandis qu'à l'intérieur on donne des boissons adoucissantes diaphorétiques (n.º 41); les émissions sanguines doivent être moins abondantes dans cette variété de la gastrite.

Tel est le traitement à suivre dans les diverses variétés de la gastrite aiguë. Nous devons ajouter qu'on doit être réservé dans l'emploi des saignées locales chez les sujets nerveux ou affaiblis par des privations, ou qui ont été soumis à l'influence de miasmes délétères, et qu'on doit aussi attaquer en même temps l'affection concomitante, quand elle a son siége dans un organe essentiel à la vie, tel que le cerveau, le poumon, le foie ou l'utérus.

Pendant la convalescence, on surveille soigneusement le malade dans la crainte qu'il ne commette des écarts de régime, en mangeant trop, ou en prenant des toniques dans l'intention de recouvrer les forces qu'il a perdues; s'il suivait cette marche, on verrait bientôt la gastrite aiguë renaître ou passer à l'état chronique.

Traitement de la gastrite chronique. — Lorsque la gastrite est passée de l'état aigu à l'état chronique, ou lorsqu'elle s'est développée peu à peu sans avoir été aiguë, on a recours aux boissons adoucissantes (n.º 7) et aux sangsues à l'épigastre, dont l'application doit être réitérée de temps en temps et chaque fois surtout que la douleur se réveille, qu'il y a pesanteur ou chaleur à l'estomac, ou des éructations. Les bains tièdes sont souvent le moyen le plus efficace, et on doit y plonger le malade aussitôt après la chute des sangsues, pour favoriser l'écoulement du sang. Les cataplasmes émolliens bien chauds souvent renouvelés, appliqués sur l'estomac, sont aussi très-avantageux, pourvu qu'ils ne fatiguent pas par leur poids. La diète doit être sévère, tant que l'irritation est grande; puis on permet des alimens légers, les moins volumineux et les plus doux, pris dans la classe des végétaux, tels que les crêmes d'orge, de riz, de pain; les bouillies aux fécules de pomme de terre, de semoule, de farine d'orge ou de gruau, etc. Souvent le lait sucré ou non sucré est le seul aliment que le malade puisse supporter, et il agit comme aliment et comme médicament; mais quelquefois il ne se digère pas complettement et donne la diarrhée. Quelquefois l'estomac ne supporte pas une fécule et pourra en supporter une autre. Il faut donc les varier et quelquefois les aromatiser avec l'eau de fleurs d'oranger.

Quand la digestion devient plus facile, on passe au bouillon gras, d'abord coupé, puis pur; puis aux soupes grasses, aux œufs frais, aux viandes blanches; mais souvent on se trouve mieux de l'usage des légumes doux. Souvent aussi l'estomac digère mieux les alimens froids que ceux qui sont chauds. On ne donne pour boisson pendant les repas que de l'eau pure ou sucrée, et ce n'est que bien tard qu'on y mêle une ou deux cuillerées de vin ou de cidre fermenté.

A tous ces moyens, il faut ajouter l'exercice, les distractions, les voyages et quelquefois un travail manuel, afin de reporter sur l'appareil locomoteur une partie de l'activité vitale,

GENRE XI.e

—

ENTÉRITE.

Définition. — On donne le nom d'entérite à l'inflammation des intestins.

Cette inflammation attaque tantôt la muqueuse du duodénum, et porte le nom de *duodénite*, tantôt celle des intestins grêles (*jéjunum et iléum*), et elle retient le nom d'*entérite* ; quelquefois enfin c'est le gros intestin ou le colon qui est le siége de la phlegmasie, et on l'appelle *colite*. Quelquefois aussi cette phlegmasie intestinale se complique avec la gastrite, et alors cette maladie composée porte, suivant son siége, les noms de *gastro-duodénite*, *gastro-entérite* ou *gastro-colite*.

L'entérite présente quatre variétés, savoir : *l'entérite légère sans évacuation* ou *avec constipation*, *l'entérite diarrhéique* ou *la diarrhée*, *l'entérite dyssentérique* ou *la dyssenterie*, et enfin *l'entérite phlegmoneuse*.

Toutes ces affections ne sont en effet que la même maladie à des degrés différens.

Nous allons traiter successivement de ces quatre variétés de l'entérite.

Causes de l'entérite en général. — Elles diffèrent peu des causes de la gastrite : les unes agissent directement sur la muqueuse intestinale, les autres portent primitivement leur action sur la peau ou sur la muqueuse bronchique, et n'agissent que secondairement sur la muqueuse intestinale.

Parmi les premières sont les boissons fortes, les alimens indigestes ou trop succulens, ou les boissons et les alimens trop aqueux, trop acides et putréfiés ; l'ingestion des miasmes putrides exhalés par les malades ou les cadavres ; les médicamens stimulans ou toniques ; les purgatifs, les éméto-cathartiques ; les poisons et les corps étrangers ; les vers intestinaux.

Les causes indirectes de l'entérite sont le refroidissement subit de la peau, particulièrement de celle des membres inférieurs, et surtout de la plante des pieds ; l'action du froid humide ou de la chaleur humide ; la malpropreté qui empêche la perspiration cutanée ; la disparition brusque des inflammations aiguës ou chroniques de la peau, telles que l'érysipèle, les dartres ; la suppression d'une évacuation habituelle, soit naturelle, soit artificielle, etc.

Ire VARIÉTÉ.

—

ENÉTÉRIE LÉGÈRE.

Définition. — On donne le nom d'entérite légère à la phlegmasie intestinale qui n'est pas accompagnée d'évacuations alvines.

Symptômes. — Malaise, sentiment de plénitude et de pesanteur dans l'abdomen, constipation opiniâtre, soif, dureté du pouls, défaut d'appétit, bientôt irritation de l'estomac, malaise indéfinissable à l'épigastre ; à ces premiers symptômes, se joignent souvent des frissons, la chaleur et la sécheresse de la peau et l'accélération du pouls.

Pronostic. — L'entérite légère n'offre aucun danger, tant qu'elle n'est point accompagnée de gastrite ni de fièvre et qu'elle se borne à une petite partie des intestins. Elle devient plus grave, quand elle se complique de gastrite, ou quand elle se convertit en diarrhée ou dyssenterie.

Traitement. — Le repos, la diète, les boissons mucilagineuses (n.º 7), les bouillons de veau ou de poulet (n.º 10), les décoctions de pruneaux (n.º 52), une légère solution de manne, une cuillerée d'huile de ricin mêlée avec pareille quantité de sirop d'orgeat, ou autre (n.º 55), les lavemens simples ou mucilagineux (n.º 24), les bains, les frictions légères avec la flanelle sur l'abdomen suffisent pour guérir cette variété de l'entérite.

IIe VARIÉTÉ.

—

ENTÉRITE DIARRHÉIQUE OU DIARRHÉE.

Définition. — Phlegmasie intestinale caractérisée par des évacuations alvines liquides et fréquentes sans ténesme.

Causes. — Celles de l'entérite.

Symptômes. — Début souvent subit ou précédé de douleurs vagues dans l'abdomen, surtout autour du nombril ou sur les côtés de la région épigastrique, et de borborygmes; évacuations alvines fréquentes, liquides, sans ténesme; les douleurs ne sont vives que par intervalles, diminuent par les frictions légères sur l'abdomen, par la pression, par l'application de linges chauds; en sortant, les matières fécales occasionnent de la chaleur à l'anus; elles sont liquides, séreuses ou muqueuses, jaunes ou verdâtres, fétides ou non fétides; à cet état se joignent souvent la soif, le dégoût pour les alimens, ou un appétit excessif et un affaiblissement rapide.

Pronostic. — La diarrhée n'est pas dangereuse, quand les causes sont passagères ou peu intenses; mais quand les causes sont intenses et persistantes, ou quand la diarrhée paraît au début des maladies, elle est plus grave, et elle dégénère quelquefois en dyssenterie dont elle n'est que le premier degré. Si elle se prolonge de quelques semaines, elle amène l'amaigrissement, le marasme et la mort.

Traitement. — La diète et l'usage des anti-phlogistiques sont les moyens les plus convenables dans la diarrhée. Ainsi, abstinence complète des alimens aussi long-temps que le malade pourra la supporter, puis l'usage de quelques alimens légers tels que crême de pain, d'orge, de riz, ou bouillies à la fécule de pomme de terre, etc.

Les boissons mucilagineuses ou gommées (n.º 7), la décoction de riz à laquelle on peut ajouter deux gros de gomme par pinte, les fomentations émollientes, les cataplasmes de même nature, les demi-lavemens émolliens que le malade garde le plus long-temps possible; enfin les bains tièdes sont les moyens qui réussissent presque constamment dans la diarrhée.

Mais si cette maladie est plus intense, accompagnée de fièvre et de douleurs aiguës, il devient nécessaire d'appliquer des sangsues à l'abdomen ou à l'anus. Quelquefois on unit les narcotiques aux mucilagineux; et, dans ce cas, à la décoction de mauves ou de graine de lin, on ajoute deux ou trois têtes de pavot.

Lorsque la diarrhée passe à l'état chronique, les anti-phlogistiques sont encore utiles ; ce sont encore les lotions émollientes, les demi-lavemens émolliens, les bains, qui réussissent le mieux. On doit ajouter à ces moyens les frictions sèches, l'usage de vêtemens chauds et secs, de gilets et de chemise de laine ; enfin l'exercice est utile.

On a vanté dans la diarrhée les vomitifs, les narcotiques et les astringens. Les vomitifs ont quelquefois réussi à l'arrêter, en déterminant un mouvement anti-péristaltique, opposé à celui qui a lieu dans cette maladie ; mais souvent ils irritent l'estomac au point de déterminer une gastrite ; quelquefois aussi ils agissent comme purgatifs et augmentent la diarrhée.

Les narcotiques augmentent souvent l'état fébrile qui accompagne la diarrhée, et celle-ci devient souvent plus forte, par l'usage de ce moyen, qui ne convient point tant qu'il y a chaleur et sécheresse de la peau.

Quant aux astringens, ils doivent être proscrits comme étant presque toujours nuisibles. L'utilité bien reconnue de la décoction de riz ne doit point autoriser à donner des astringens, car elle n'est point astringente, elle n'agit que comme adoucissante, à raison de la fécule qu'elle contient.

IIIe VARIÉTÉ.

ENTÉRITE DYSSENTÉRIQUE OU DYSSENTÉRIE.

Définition. — Phlegmasie intestinale qui a pour caractère des coliques accompagnées de ténesme, suivi d'évacuations de matières liquides, muqueuses, quelquefois sanguines ; avec pyrexie (fièvre).

Causes. — Mêmes que celles de l'entérite en général, et surtout le passage subit du chaud au froid, l'usage d'alimens insalubres, tels que fruids acides ou acerbes pris avec excès, chaleur humide, émanations putrides, etc.

Symptômes. 1.re *Période.* — Le malade éprouve une sorte de commotion dans l'arc du colon, c'est-à-dire à la partie inférieure de l'épigastre, comme s'il s'en était détaché une matière qui se serait ensuite portée dans le conduit intestinal; constipation ou diarrhée pendant un ou deux jours; ensuite ténesme ou envies fréquentes d'aller à la selle sans pouvoir y satisfaire; tranchées; resserrement extrême du rectum; prurit, chaleur âcre et mordicante à l'anus; le pouls serré; langue souvent saburrhale.

2.ᵉ *Période.* — Le malade ne rend qu'avec de grands efforts des mucosités filantes avec des stries de sang, des matières séreuses abondantes et très-chaudes, qui parfois ressemblent à la lavure de viande; le ventre est peu ou point douloureux au toucher, et cependant le ma'ade éprouve un sentiment douloureux de constriction dans la direction de l'arc du colon, une sorte de *barre* qui lui traverse l'abdomen; les matières deviennent plus abondantes, plus glaireuses, et mêlées de sang.

Si la maladie doit se terminer avantageusement, les douleurs diminuent, le ténesme disparaît ainsi que la barre; les déjections sont rendues avec moins de violence et moins d'effort; il ne reste plus que de la diarrhée, et insensiblement les matières prennent plus de consistance.

3.ᵉ *Période.* — Si la dyssenterie ne s'est point appaisée, le ténesme et le sentiment de *barre* augmentent, les déjections sont plus abondantes, les douleurs atroces, l'agitation extrême, et quelquefois il survient des mouvemens convulsifs; à ces symptômes se joignent ceux de la gastrite et ceux qui caractérisent la souffrance du cerveau, jusqu'à ce que le malade tombe dans l'abattement et succombe, épuisé par les évacuations excessives et par la douleur. Broussais a remarqué que la dyssenterie peut être tellement aiguë qu'elle entraîne la gangrène de l'intestin, sans autres symptômes fébriles que l'accélération du pouls, et même sans chaleur à la peau. Mais le plus ordinairement le pouls étant serré, petit et fréquent, la peau est sèche et chaude.

Pronostic. — Il est en général fâcheux et d'autant plus que le sujet est affaibli par des privations ou par d'autres causes débilitantes.

Il est surtout très-fâcheux quand la dyssenterie est épidémique. Desgenettes dit que la dyssenterie épidémique est plus meurtrière que la peste.

Traitement. — La diète absolue et les antiphlogistiques sont les moyens qu'il convient d'employer.

Les boissons qui sont le plus utiles sont les tisanes mucilagineuses (n.º 7) prises chaudes pour exciter la transpiration ; on peut les édulcorer. Cependant il convient quelquefois de ne pas les sucrer. On ne les donne qu'à doses très-petites et éloignées les unes des autres, autant que la soif du malade le permettra.

L'on peut remplacer la gomme et la mauve ou guimauve par l'eau de riz, ou associer ces diverses boissons.

Les boissons acidules ne conviennent que dans le cas où la dyssenterie est accompagnée de symptômes d'irritation légère de l'estomac avec un surcroît de sécrétion bilieuse.

On ne permet même pas de bouillon, tant qu'il y a beaucoup d'inflammation et de ténesme.

On applique sur le bas-ventre des flanelles trempées dans une décoction émolliente (n.º 20), ou l'on couvre cette région d'un large cataplasme de même nature, ou bien l'on plonge tout le corps dans un bain chaud.

On donne des demi-lavemens émolliens (n.º 24), que l'on introduit avec lenteur toutes les fois que leur introduction se fait sans douleur. Une solution d'amidon dans de l'eau est très-convenable pour ces demi-lavemens.

Toutes les fois que la douleur est vive et que la dyssenterie se prolonge au-delà de vingt-quatre heures, sans diminuer d'intensité, on applique de 15 à 20 sangsues à l'anus, ou bien sur le point le plus douloureux de l'abdomen ; on réitère cette application suivant les indications, et partout où la douleur se fait sentir fortement.

Lorsque la maladie est moins intense, lorsque la barre et le ténesme diminuent, lorsque les selles sont moins douloureuses, si la peau est sèche et le pouls peu fréquent, on retire un grand aventage des infusions aromatiques très-légères et chaudes (n.º 41). On a remarqué qu'une boisson quelconque très-chaude suffit souvent pour arrêter la diarrhée ou la dyssenterie, en excitant la transpiration; et c'est sans doute ainsi qu'agissent le vin chaud, le punch, etc., pris toujours brûlans et souvent avec succès par les ouvriers et les militaires.

On doit bannir du traitement de la dyssenterie les vomitifs, l'opium et les astringens. Quelquefois cependant l'opium est avantageux, quand il n'y a plus que la diarrhée, mais on ne l'administre qu'en tâtonnant; ce n'est qu'après vingt à trente jours de durée de la dyssenterie qu'on y a recours, et on l'incorpore à des potions gommeuses.

Quand on croit pouvoir permettre quelques alimens au malade, on commence par quelques cuillerées de crême de pain, de crême d'orge ou de riz; quelques cuillerées de coulis de gruau ou de bouillie à la fécule de pomme de terre, et, plus tard, on en vient à l'usage des bouillons et des potages gras.

Si la dyssenterie se complique de gastrite, on applique des sangsues à l'épigastre, et l'on fait des fomentations émollientes sur la même région.

S'il survient des symptômes de méningite, tels que confusion des idées, délire, exaltation des facultés intellectuelles, mouvemens convulsifs des muscles, soubresauts des tendons, etc., sans interrompre l'usage des moyens réclamés par la dyssenterie, on applique des sangsues aux membres inférieurs, au cou, au tempes, derrière les oreilles; on prescrit des bains de pieds très-chauds, et l'on fait des applications réfrigérantes sur la tête.

Lorsqu'à la suite d'évacuations abondantes, les extrémités deviennent froides, la face pâle et grippée, le pouls faible, petit et rare, on ne doit prescrire les sangsues qu'en plus petit nombre; on fait des lotions sur le corps et particulièrement sur les membres avec un mélange très-chaud de vinaigre et d'eau, et l'on ajoute aux lavemens émolliens une ou deux têtes de pavot pour les rendre calmans.

Quand la dyssenterie est chronique, on réitère les applications de sangsues sur le trajet du colon ou à l'anus; on continue les émolliens et les mucilagineux tant en boissons qu'en lavemens, et l'on tient le malade à une diète absolue pendant le plus de temps possible. C'est alors qu'on peut se permettre avec ménagement l'usage de l'opium qu'on incorpore dans des potions gommeuses.

Le marasme est souvent la suite de la dyssenterie chronique ; et les toniques donnés dans ce cas n'arrêtent point les progrès du mal.

L'hydropisie est souvent aussi l'effet de la dyssenterie chronique et les diurétiques et apéritifs, en augmentant les selles, affaiblissent de plus en plus le malade et le font succomber.

L'opium est alors préférable, car s'il ne guérit pas, il adoucit les souffrances et ralentit les progrès de la maladie.

Dans des cas désespérés, Desgenettes a employé avec succès des vésicatoires sur l'abdomen. Ce moyen peut convenir quand l'estomac n'est point irrité, quand le ventre n'est ni chaud ni douloureux.

Souvent le retour dans le pays natal a suffi pour guérir des dyssenteries chroniques rebelles.

A tous ces moyens, on doit ajouter des soins de propreté, le renouvellement fréquent du linge, l'éloignement des matières fécales, l'établissement souvent répété d'un courant d'air, la désinfection de l'appartement par le dégagement du chlore, et, à défaut de chlore, par les vapeurs de vinaigre, ou les fumigations aromatiques. Les alimens doivent être salubres, et les vêtemens chauds. On doit proscrire l'usage des fruits acides et non murs.

IVe VARIÉTÉ.

—

ENTÉRITE PHLEGMONEUSE.

Définition. — Pinel a donné le nom d'entérite phlegmoneuse à l'inflammation grave qui affecte les trois tuniques de l'intestin.

Causes. — L'abus des purgatifs, l'empoisonnement, l'engouement des intestins ou leur étranglement.

Symptômes. — Douleurs fixes dans une partie de l'abdomen, avec un sentiment de chaleur brûlante; tumeur oblongue et rénitente, formée par l'intestin dans l'endroit où l'on éprouve la douleur; rétraction, puis intumescence de l'abdomen, soif, vomissemens, constipation ; dureté et dépression du pouls ; fréquence de la respiration ; coloration de l'urine; hoquet, anxiété, prostration des forces ; de temps en temps, mouvemens convulsifs, stupeur, froid des extrémités. Il se forme, selon Broussais, un rétrécissement dans l'intestin enflammé ; les matières fécales sont arrêtées ; elles distendent l'intestin au-dessus de ce rétrécissement ; en vain les intestins se contractent avec violence pour s'en débarrasser ; la constipation est complète ; les efforts ajoutent à l'inflammation; la douleur est atroce; les malades sont quelquefois quinze jours sans aller à la selle; une abondante sécrétion muqueuse s'établit, délaie les matières fécales, et alors celles-ci peuvent se frayer un passage à travers l'étroite issue qui leur reste.

Cette maladie dure quelques heures, quelques jours, quelques semaines ou même des années, suivant son intensité et sa terminaison.

Elle se termine par la gangrène, par la suppuration ou par l'induration.

1.º La gangrène est annoncée par un frisson suivi d'une chaleur intense, par la cessation complète de la douleur, la petitesse, la faiblesse et l'intermittence du pouls, et par la décomposition des traits.

2.º La suppuration n'offre pas de signes caractéristiques ; elle ne peut qu'être soupçonnée par l'aspect de la matière puriforme mêlée aux déjections alvines.

3.º L'induration, qui consiste dans l'épaississement des membranes de l'intestin, se reconnaît à l'augmentation de son volume qui devient quelquefois énorme, quoique sa cavité soit presque effacée.

Traitement. — On doit recourir de suite aux antiphlogistiques les plus puissans : ainsi les saignées de bras, les applications de sangsues sur l'abdomen au nombre de vingt ou trente, les fomentations émollientes (n.º 20), les cataplasmes de même nature, les bains, les lavemens émolliens (n.º 24) et les boissons mucilagineuses (n.º 7) doivent être employés promptement.

Quant à l'entérite chronique , le traitement qui lui convient est celui de la gastrite chronique , auquel nous renvoyons.

GENRE XII.ᵉ

—

APHTHES.

Définition. — Phlegmasie muqueuse consistant dans de petits ulcères superficiels ayant leur siége dans les voies alimentaires, notamment dans la bouche, et quelquefois dans les voies aériennes.

Causes. — Air froid et humide, air malsain des hôpitaux, boissons et alimens irritans ; usage d'eau bourbeuse et saumâtre des marais ; alimens salés, épicés et fumés, pris en même temps que des boissons relâchantes ; privation de l'allaitement chez les enfans ; usage du lait d'une mauvaise nourrice, mal nourrie ou en proie à de vifs chagrins, ou malade.

Les aphthes sont plus communs chez les enfans et surtout chez les nouveau-nés, que chez les adultes. Ils sont endémiques dans les pays bas et humides, quelquefois épidémiques en automne, dans les temps de pluies abondantes et prolongées.

Symptômes. — Cette maladie, qui a reçu le nom de *muguet* chez les nouveau-nés, offre les symptômes suivans :

On éprouve une grande chaleur aux gencives, au palais et à la partie interne des joues et des lèvres, puis un sentiment de cuisson ; la membrane buccale rougit légèrement et par plaques plus ou moins étendues ; de petits points blancs se manifestent, s'accroissent et forment de petites pustules miliaires, blanches, peu saillantes, vésiculaires à leur sommet, qui s'ouvrent et donnent lieu à des ulcères peu profonds d'un blanc grisâtre, entourés d'une aréole plus ou moins large ; sécheresse de la bouche, soif intense, douleur augmentée par le passage des alimens solides et liquides non seulement dans la bouche, mais même dans le pharynx et l'œsophage, quand ceux-ci sont le siége d'ulcères semblables. Quelquefois la muqueuse du larynx et de la trachée-artère participe à cette inflammation, et alors la voix et la parole en sont altérées.

Dans quelques cas tout le conduit alimentaire paraît affecté, il y a vomissement et diarrhée ; le pouls est fréquent, la peau chaude, et il y a souvent de l'insomnie. Tel est le muguet bénin.

Mais quelquefois la maladie est bien plus grave ; les boutons sont plus multipliés, non seulement dans la bouche, mais encore dans tout le conduit intestinal, et, par leur rapprochement, l'aréole inflammatoire de l'un se confond avec celle des autres, c'est ce qui constitue le *muguet confluent* ou *gangreneux*. On voit, en effet, des escarres grisâtres ou noirâtres qui se détachent par lambeaux ; l'anus est rouge et la matière du devoiement est verdâtre ; le pouls devient petit, faible et la prostration est extrême. C'est surtout dans celui-ci que le larynx et la trachée-artère sont affectés ; l'insomnie, le délire et les convulsions se remarquent fréquemment, et la mort est presque inévitable.

Ire VARIÉTÉ.

APHTHES SIMPLES OU MUGUET BÉNIN.

Traitement. — Pour faire disparaître les aphthes de cette variété, il suffit de faire cesser les causes qui les ont produits, de prescrire des alimens de bonne qualité, le séjour dans un lieu sec, dans un appartement chaud dont on renouvelle souvent l'air. Si le malade est un enfant nouveau-né, il faut lui donner une nourrice, s'il n'en a pas ; changer celle qu'il a, ou la soumettre à un régime raffraîchissant, si l'on soupçonne que les mauvaises qualités de son lait soient causes des aphthes, et si l'on ne peut lui donner de nourrice, remplacer l'allaitement maternel ou mercénaire par l'allaitement par une chèvre.

II.e VARIÉTÉ.

—

APHTHES CONFLUENS, GANGRÉNEUX, MUGUET MALIN.

Lorsque la chaleur et l'irritation buccale qui précède l'éruption est très-grande, quelques sangsues aux gencives produisent un écoulement salutaire; gargarismes mucilagineux sucrés (n.º 21 ou 22); le suc d'oranges ou de citrons, très-édulcoré et très-étendu d'eau, calme l'irritation, ralentit le développement des aphthes et en favorise la cicatrisation. S'il se forme des escarres gangréneuses, on continue les adoucissans locaux jusqu'à la cessation de l'irritation; puis on touche les aphthes avec un pinceau trempé dans un gargarisme stimulant fait avec une légère décoction de quinquina acidulée avec quelques gouttes d'acide sulfurique et édulcorée avec le sirop d'écorces d'oranges. On cherchera dans cette variété à exciter une dérivation en stimulant la peau du cou, et de la partie antérieure de la poitrine par l'application de cataplasmes de moutarde, les linimens volatils ou les frictions avec la pommade stibiée.

Enfin les aphthes qui sont symptomatiques d'une gastro-entérite, ne demandent pas d'autre traitement que cette maladie elle-même.

GENRE XIII.e

—

CYSTITE OU CATARRHE VÉSICAL.

Définition. — La cystite ou le catarrhe vésical est l'inflammation de la vessie.

Causes. — Elles sont directes ou indirectes. Les causes qui agissent directement sur la membrane muqueuse de la vessie sont les suivantes : séjour d'un calcul hérissé d'aspérités, d'un gravier, d'une sonde, d'une bougie ou de toute autre corps étranger, dans la vessie; plaie de cet organe; injections irritantes; séjour trop long-temps prolongé de l'urine dans la vessie, comme il arrive souvent chez les hommes de cabinet, dont les travaux sérieux font négliger ou oublier de satisfaire au besoin d'uriner; rétentions d'urine en général; secousses produites par l'équitation.

Les causes qui agissent d'une manière indirecte sur la vessie et qui peuvent produire la cystite, sont : l'abus des liqueurs spiritueuses, de la bière; les alimens stimulans tels que viandes noires, viandes salées et fumées; l'usage inté-rieur ou extérieur des cantharides; l'usage des diurétiques irritans et des aphrodisiaques; l'inflammation de l'urètre, les abcès à l'anus, les hémorrhoïdes, l'impression du froid et de l'humidité, la suppression de la transpiration, du flux hémor-rhoïdal, du flux menstruel, des phlegmasies cutanées ou d'un exutoire; la métastase du rhumatisme, de la goutte ou d'une dartre.

Cette maladie est rare chez la femme, plus rare chez l'en-fant, plus fréquente chez l'homme et surtout chez le vieillard. Elle est aiguë ou chronique.

Symptômes. — La cystite, souvent précédée de lassitudes spontanées, de malaise et de frisson, débute subitement par une douleur à la région hypogastrique avec tension de cette région et chaleur intérieure; cette douleur et cette chaleur se propagent le long du canal de l'urètre jusqu'au bout du gland; ténesme, c'est-à-dire envies fréquentes d'uriner sans pouvoir y satisfaire; ou bien émission d'urine goutte à goutte, accompagnée d'ardeur et de douleur excessive; urine d'abord aqueuse et limpide, puis blanchâtre ou opaque, quelquefois rougeâtre ou sanguinolente, exhalant une odeur forte et am-moniacale surtout par le refroidissement; chaleur et séche-resse de la peau; fréquence et dureté du pouls; langue blanche ou jaune, humide ou sèche; appétit nul et soif excessive.

Plus tard, excrétion de l'urine nulle; agitation et douleur excessive; tension de la région hypogastrique par le déve-loppement de la vessie qui y forme une tumeur ovalaire dou-loureuse au toucher; augmentation des symptômes précités; sueur répandant une odeur urineuse; développement de symptômes de gastrite et de symptômes cérébraux, tels que douleur à la région épigastrique augmentée par la pression, hoquet, nausées, langue rouge, quelquefois sèche, soubresauts des tendons, œil brillant, délire, etc.; et lorsque le mal est arrivé à ce degré, il se termine le plus souvent par la mort.

Mais ordinairement les symptômes de la cystite diminuent d'intensité vers le troisième ou le quatrième jour; la douleur et la chaleur deviennent moins vives, l'hypogastre plus souple, moins douloureux; l'urine recommence à couler d'abord avec difficulté, puis plus facilement, et à chaque émission les douleurs se renouvellent ou augmentent. L'urine laisse déposer des matières visqueuses blanchâtres ou grisâtres, quelquefois sanguinolentes, inodores, analogue au blanc d'œuf, qui adhèrent au fond du vase.

Telle est la marche du catarrhe vésical aigu, qui se termine quelquefois par la mort, et le plus souvent par la santé, après 3, 4 ou 5 semaines.

Le catarrhe chronique est quelquefois la suite du catarrhe aigu; quelquefois aussi son invasion est obscure; dans l'origine, l'émission de l'urine n'est pas très-douloureuse; peu à peu elle devient plus douloureuse et plus difficile, et le liquide évacué laisse au fond du vase une abondante quantité de mucosités filantes qui sur la fin forment le quart ou le tiers du fluide rendu. Le mal se prolonge ainsi plusieurs années, sans fièvre; semble disparaître quelquefois pour revenir ensuite avec plus d'intensité; les douleurs sont quelquefois intolérables, la fièvre se développe et devient continue; le malade maigrit, tombe dans le marasme et meurt.

Pronostic. — La cystite aiguë entraîne rarement la mort; mais elle laisse après elle une grande disposition à contracter la même affection. La cystite chronique est une maladie fâcheuse, bien souvent incurable, mais ne fait périr que lentement.

Traitement. — Dans la cystite aiguë, il faut appliquer, sans balancer, douze ou quinze sangsues au périnée, et laisser couler le sang long-temps; réitérer cette application une ou plusieurs fois, suivant le besoin; faire prendre des demi-

bains ou des bains entiers, des lavemens émolliens (n.º 24);
appliquer sur l'hypogastre des fomentations (n.º 20) et des
cataplasmes émolliens; donner des boissons mucilagineuses
(n.º 6) ou de l'eau de poulet (n.º 10) ou du petit-lait (n.º 7).
L'orgeat est encore très-convenable, ainsi que le looch amygdalin (n.º 12).

Mais si l'on a affaire à un sujet pléthorique d'une constitution forte, on doit commencer par une ou deux saignées du
bras pratiquées dans les vingt-quatre premières heures; puis
en venir aux sangsues au périnée.

Lorsque la douleur est diminuée, et que le cours des urines
ne se rétablit pas, on procure leur sortie par l'introduction de
la sonde. On est quelquefois dans la nécessité de débuter par
cette opération, si l'on a à craindre la rupture de la vessie.

Enfin si quelques corps étrangers ont donné lieu à cette
maladie, il faut s'occuper de leur extraction, après avoir
calmé l'inflammation.

La diète doit être absolue, tant que la maladie est dans sa
période aiguë.

Lorsque le catarrhe est chronique, on doit moins insister
sur les évacuations sanguines; cependant on doit de temps
en temps appliquer des sangsues au périnée, ou à l'anus, s'il
y a suppression d'hémorrhoïdes. Les boissons mucilagineuses,
les demi-bains, les fomentations émollientes, les lavemens
de même nature, ne doivent point être négligés. La diète ne
doit pas être si sévère; mais le régime doit être doux et
nourrissant. On doit éviter les boissons spiritueuses et les
alimens échauffans. Le malade doit se couvrir de laine et
rendre ses urines aussitôt que le besoin s'en fait sentir. Il
doit aussi avoir recours à la sonde aussi souvent qu'il en
sent la nécessité.

GENRE XIV.e

—

URÉTRITE.

Définition. —Inflammation de la membrane muqueuse de
l'urètre.

Cette maladie a encore été désignée sous les noms de *catarrhe urétral*, de *blennorrhagie*, etc. Nous pourrions nous abstenir de parler de ce genre de phlegmasie qui n'est point du ressort des personnes pour lesquelles cet ouvrage est particulièrement destiné ; cependant comme les causes de cette affection sont très-multipliées et très-différentes les unes des autres, il ne sera peut-être pas déplacé ici d'en donner une courte description et de tracer les divers traitemens qui sont mis en usage, en indiquant ceux qui paraissent mériter la préférence.

Causes. — Outre l'infection syphilitique, l'urétrite peut avoir pour causes l'impression du froid humide, l'immersion de tout le corps, ou d'une partie du corps et particulièrement des membres inférieurs dans l'eau froide, l'irritation des organes de la digestion occasionnée soit par des vers, soit par l'usage d'alimens irritans, de boissons fortes, de médicamens âcres et stimulans, tels qu'asperges, bière nouvelle, thé, térébentine, cantharides, etc. ; la constipation, les hémorrhoïdes, le travail de la dentition peuvent aussi produire l'urétrite ; il en est de même de la métastase de la goutte, du rhumatisme ou d'une affection dartreuse sur l'urètre, etc. Rien ne peut faire distinguer l'urétrite syphilitique de celle qui doit naissance à toute autre cause irritante. Quelle que soit son origine, elle peut se communiquer par contact à son début et tant qu'elle conserve de l'intensité.

Symptômes. — Quelques jours après l'action de la cause, léger prurit à l'orifice du canal urétral, accompagné de chaleur ; sentiment de gêne, de pesanteur dans l'organe malade et dans les parties voisines ; bientôt après douleur cuisante, surtout pendant l'émission de l'urine ; inflammation plus ou moins forte ; écoulement d'une matière limpide ou claire jaunâtre ; envies fréquentes et difficulté d'uriner ; l'écoulement augmente de quantité ; la matière épaisse, d'abord blanchâtre, devient jaunâtre, brunâtre ou verdâtre, quelquefois sanguinolente ; après deux ou trois semaines de durée, plus ou moins, les symptômes diminuent d'intensité ; la matière de l'écoulement prend plus de consistance, s'affaiblit peu à peu

et s'éteint; l'émission des urines devient libre et non douloureuse; et la membrane muqueuse reprend son état normal.
La maladie a employé quatre ou cinq semaines à parcourir
ses différentes phases; mais elle n'est pas toujours aussi bénigne, et elle donne quelquefois lieu à des accidens dont plusieurs doivent être considérés comme des maladies à part.

Traitement. — De même que le coryza, l'urétrite simple
peut se terminer par les seules forces de la nature, pourvu
que le malade ne fasse pas d'écarts de régime.

On a proposé trois méthodes de traitement dans le cas
d'urétrite aiguë : l'anti-phlogistique, la révulsive et la perturbatrice. Chacune d'elles compte des succès; mais la plus
infaillible est la méthode anti-phlogistique.

1.º *Méthode anti-phlogistique.* Elle consiste dans l'emploi
des saignées générales et locales, des bains locaux et généraux, des cataplasmes, des lavemens émolliens et des boissons
mucilagineuses auxquels il faut joindre le repos et la diète.

La saignée générale ne s'emploie que chez les sujets forts
et pléthoriques, lorsque la phlegmasie est violente, la fièvre
aiguë, et dans le cas de suppression totale des urines.

Les saignées locales, par le moyen de sangsues, doivent
seconder ou remplacer les saignées générales; aussi on applique des sangsues à l'anus, au périnée ou sur le trajet de
l'urètre. On réitère leur application suivant l'indication.

Les bains entiers et les bains de siége sont avantageux;
mais les bains locaux, c'est-à-dire ceux de l'organe malade,
ont l'inconvénient d'attirer le sang en plus grande quantité
dans cette partie.

Les applications émollientes, soit en fomentations (n.º 20),
soit en cataplasmes, doivent être faites sur toutes les parties
génitales.

On emploie les boissons délayantes (n.º 1) ou mucilagineuses (n.º 7), ou l'eau pure édulcorée avec le sirop d'orgeat,
de capillaire ou de guimauve, etc.

Les lavemens émolliens (n.º 24) doivent être employés pour
combattre la constipation, et procurer une selle par jour. La
diète suffit presque toujours pour entretenir la liberté du ventre.

On réussit presque toujours par cette méthode à abréger
de beaucoup la durée de cette phlegmasie.

2.° *Méthode révulsive.* Elle consiste dans l'application des
excitans sur un point éloigné du siége de la maladie. On a
successivement conseillé les diurétiques, notamment le nitrate
de potasse, les purgatifs, les narcotiques, le camphre, le
mercure, les résines, le cubèbe, l'iode, le quinquina, les
cantharides, l'acétate de plomb, etc.

Tous ces médicamens ont opéré des guérisons, mais aussi
ils ont souvent échoué et même produit des accidens, soit en
irritant les organes avec lesquels on les met en contact, soit
en donnant ou augmentant la fièvre, soit enfin en exaspérant
l'urétrite. Tout dépend donc des circonstances individuelles.

Les diurétiques n'augmentent pas toujours la secrétion
urinaire, et le nitre à haute dose augmente quelquefois la
strangurie, ou donne lieu au pissement de sang.

Les purgatifs augmentent souvent la phlegmasie urétrale,
ou la rappellent lorsqu'elle était guérie.

Les narcotiques ne calment pas toujours les douleurs concomitantes de l'urétrite ; ils produisent quelquefois un effet
tout contraire, et déterminent souvent la fièvre.

Le mercure ne produit aucun avantage, et fait souvent
passer l'urétrite à l'état chronique.

Les substances résineuses ont souvent été utiles au début
et même dans l'acuité de l'urétrite, et ont fait avorter en
quelque sorte ce genre d'inflammation ; mais souvent aussi
elles n'ont aucune influence sur elle, ou l'exaspèrent, ou déterminent des irritations dans les organes gastriques, ou des
éruptions cutanées.

Les plus vantées, parmi ces substances, sont le baume de
copahu, la térébentine et son huile essentielle. Le premier
s'administre à la dose d'un gros par prise dans deux onces
d'eau, ou incorporé dans du sucre, et réduit sous forme
de bols.

Le poivre cubèbe si vanté offre les mêmes inconvéniens
que les résineux.

3.° *Méthode perturbatrice.* Elle consiste à appliquer sur le

siége du mal des substances irritantes, soit en injections,
soit en bougies dissolubles. Cette méthode ne réussit pas toujours; elle augmente souvent les accidens et demande beaucoup de précaution dans son application. Les injections avec
une dissolution de sulfate de zinc ou de cuivre sont les plus
employés; mais il faut prendre garde que le liquide ne pénètre
jusque dans la vessie.

GENRE XV.e

—

LEUCORRHÉE OU FLUEURS BLANCHES.

Définition. — Cette maladie, que l'on désigne aussi sous le
nom de *blennorrhagie vaginale*, est une phlegmasie de la
muqueuse du vagin accompagnée d'écoulement.

Causes. — Irritations fréquentes des organes génitaux, abus
des bains, dérangement des menstrues, suppression de quelque exanthême ou d'une évacuation habituelle, vie sédentaire, écarts de régime, irritation gastrique ou intestinale,
usage des chaufferettes, etc. Cette maladie est aiguë ou
chronique.

I.re VARIÉTÉ.

—

LEUCORRHÉE AIGUE.

Symptômes. — Démangeaison plus ou moins incommode à
la vulve et au vagin; envie fréquente d'uriner.

Vers le troisième ou quatrième jour, écoulement d'un
liquide d'abord clair, qui augmente ensuite en quantité, devient jaunâtre ou verdâtre; ardeur d'uriner insupportable;
douleur gravative à l'hypogastre, aux aînes et à la partie
supérieure et interne des cuisses.

Au neuvième ou dixième jour, diminution des symptômes
inflammatoires et de l'écoulement qui devient graduellement
plus épais, blanchit et finit par s'arrêter au trente-sixième ou
quarantième jour.

II.ᵉ VARIÉTÉ.

—

LEUCORRHÉE CHRONIQUE OU CONSTITUTIONNELLE.

Absence totale ou retour irrégulier de l'inflammation; écoulement habituel plus ou moins abondant, augmentant dans les temps froids et humides; langueur et pâleur générales; sentiment de tiraillement à l'estomac, perte d'appétit, etc.

Traitement. — Dans la première variété, il faut calmer l'inflammation par les bains, les demi-bains, les fomentations émollientes, les injections et les lavemens émolliens; on donne des boissons anti–phlogistiques mucilagineuses (n.º 7), surtout s'il y a irritation des organes gastriques.

Lorsque la leucorrhée est chronique ou constitutionnelle, on a recours aux toniques et aux ferrugineux.

J'emploie avec succès les pilules de la formule suivante :

> Prenez : Quinquina en poudre. . . . . . 1 gros.
> Cachou préparé.. . . . . 1 gros.
> Oxyde de fer noir. . . . . . . 1 gros.
> Cannelle en poudre. . . . . . 1 gros.
> Sirop d'absynthe, quantité suffisante.
> Faites, selon l'art, une masse que vous diviserez en pilules de 6 grains.

On donne matin, midi et soir, une pilule, et l'on fait prendre immédiatement après un verre d'une tisane amère et aromatique (n.º 9), ou astringente (n.º 34).

Il faut ajouter à ces moyens, l'exercice en plein air, les frictions sèches, les caleçons de flanelle, etc.

ORDRE III.ᶜ

—

PHLEGMASIES DES MEMBRANES SÉREUSES.

Nous réunirons dans cet ordre les phlegmasies des membranes séreuses et celles des organes que ces membranes recouvrent, parce qu'il est souvent difficile de les distinguer

les unes des autres, au moins au premier abord, et parce
que leur traitement diffère peu.

GENRE I.er

—

ARACHNOÏDITE.

Définition. — Inflammation de l'arachnoïde, membrane séreuse qui enveloppe le cerveau.

Ce n'est qu'avec difficulté qu'on peut distinguer *à priori*
l'arachnoïdite de l'encéphalite, avec laquelle elle se trouve
souvent compliquée.

Causes. — Insolation, veilles prolongées, tout ce qui détermine un afflux permanent du sang vers la tête, plaies de
tête, contusions du cuir chevelu, suppression des croûtes
laiteuses chez les enfans, suppression de la transpiration,
d'un exanthême, d'un exutoire, des règles, des hémorrhoïdes
ou d'une hémorrhagie nasale; omission d'une saignée habituelle; métastase de la goutte ou du rhumatisme, irritation
sympathique ou métastatique de la pleurésie, de la gastrite,
de l'angine ou d'une autre phlegmasie, etc.

Symptômes. — L'arachnoïdite est souvent précédée d'une
congestion cérébrale qui s'annonce par les phénomènes suivans : pesanteur de tête inaccoutumée ; les yeux se ferment
involontairement; il semble qu'un voile est étendu devant ces
organes; engourdissement général; faiblesse et vacillation des
membres inférieurs; picotement à la peau; tintemens d'o-
reilles; démangeaison dans les fosses nasales; oppression;
pouls p'ein, sans fréquence, quelquefois rare et vif; diminution de l'intelligence; ennui; malaise; tendance au sommeil.

Si la congestion s'établit tout-à-coup, le malade éprouve
dans l'intérieur de la tête une sensation caractéristique, à
laquelle il donne quelquefois le nom de *coup de piston*.

Quelquefois la congestion cérébrale n'est annoncée que par
un des signes que nous venons d'énumérer, et s'accompagne
quelquefois de vomissemens et de convulsions, surtout chez
les enfans et les femmes douées d'un tempérament nerveux.

L'assoupissement est la suite la plus ordinaire de la congestion cérébrale chez les adultes et les vieillards.

A ces symptômes précurseurs succèdent les suivans :

Douleur sourde dans la tête, frisson général, développement et augmentation de la chaleur, exaltation de la douleur avec sentiment de pression sur les yeux, gonflement et douleur des tégumens du crâne, quelquefois développement d'un érysipèle facial, yeux brillans, rouges et larmoyans, regards fixes, sensibilité de la rétine, contraction de la pupille, exaltation des facultés intellectuelles, douleurs des muscles, contraction continue ou intermittente des membres, convulsions des deux côtés du corps, délire, cris, gémissemens, menaces, emportemens de colère, ou bien gaîté sans motif, propos incohérens, ou éclats de rire, insomnie ou sommeil interrompu par des rêves effrayans, réveils en sursaut, agitation extrême, pouls dur, vibrant, respiration haute et rare, peau sèche, chaude et âcre, urine claire, incolore, nausées, vomissemens, constipation rebelle.

Vers le cinquième ou sixième jour, si la maladie se termine par résolution, on remarque une diminution progressive des symptômes, et souvent une hémorrhagie nasale critique.

Si, au contraire, la maladie marche vers une terminaison funeste, on voit survenir les phénomènes suivans : frissons, syncopes, regard morne, affaiblissement et extinction des sens, sueur froide et gluante, langue tremblante, pouls inégal, soubresauts des tendons, convulsions et la mort.

Ainsi les signes caractéristiques de l'arachnoïdite sont : une vive douleur de tête, le délire, l'injection de la conjonctive, la vivacité de l'œil, la fixité du regard, le pouls dur et vibrant, et enfin les convulsions des deux côtés.

Les autres symptômes peuvent appartenir à l'apoplexie ou à l'encéphalite comme à l'arachnoïdite.

Mais les symptômes caractéristiques de l'arachnoïdite ne sont pas toujours réunis ; le délire n'a pas toujours lieu ; il ne se développe que lorsque l'inflammation est assez intense pour communiquer de l'irritation au cerveau, et troubler les fonctions de cet organe.

L'arachnoïdite est plus fréquente qu'on ne le pense; elle est quelquefois si légère qu'on la méconnaît; on la désigne alors sous le nom vague de *congestion cérébrale*, dont nous venons de donner les symptômes et qui précède souvent l'arachnoïdite, comme l'encéphalite et l'apoplexie.

Pronostic. — Il est d'autant plus fâcheux que les symptômes sont portés à un plus haut degré.

Traitement. — Il doit être employé avec la plus grande promptitude, et consister dans l'administration de tous les anti-phlogistiques.

Il faut raser la tête et la couvrir ensuite de compresses trempées dans un mélange d'eau et de vinaigre, que l'on renouvelle aussitôt qu'elles s'échauffent, et, si la saison le permet, remplacer ces compresses par une vessie remplie de glace pilée; faire une large saignée à la jugulaire, bien préférable à celle du pied ou du bras; l'application des sangsues au cou, à l'anus et à la vulve, est aussi très-avantageuse; elle l'est dans ces deux derniers endroits surtout, s'il y a suppression d'hémorrhoïdes ou de règles.

On peut aussi, après la saignée, appliquer les sangsues aux malléoles, et faire prendre un bain de pieds chaud après la chûte des sangsues pour favoriser l'écoulement du sang. Les bains de pieds chauds sont encore utiles pendant la saignée, afin d'opérer une révulsion. On peut appliquer aux jambes et aux pieds des compresses trempées dans de l'eau bouillante ou dans de l'eau de moutarde. On a aussi vanté les sinapismes et les vésicatoires aux jambes, aux cuisses et au dos; il est à craindre qu'ils n'ajoutent encore à l'irritation cérébrale déterminée par l'arachnoïdite.

Si l'on a lieu de soupçonner une complication de gastrite ou d'entérite, il serait peut-être préférable dans ce cas, après la saignée générale, d'appliquer de 15 à 25 sangsues sur l'épigastre ou sur l'abdomen. Ce moyen m'a paru bien avantageux, quand la gastrite ou l'entérite a précédé l'arachnoïdite.

Les lavemens émolliens doivent être mis en usage; mais les lavemens purgatifs et l'émétique en lavage que l'on a beaucoup vantés, pourraient avoir de grands inconvéniens, surtout s'il y avait de l'inflammation dans les premières voies, ce qu'il n'est pas toujours facile de reconnaître.

On doit autant que possib'e tenir le malade sur son séant, ou au moins dans une position telle que la tête soit élevée.

On a donné aussi avec succès des bains par affusion. Pour les administrer, on met le malade dans un bain à 22 degrés, et on lui verse continuellement sur la tête de l'eau à 17 degrés, soit avec un arrosoir, soit avec un autre vase; mais on a soin qu'il n'y ait pas d'intervalle dans les affusions pendant toute la durée du bain que l'on prolonge autant que possible, et que l'on renouvelle plusieurs fois le jour.

Les boissons qui conviennent au malade, sont les tisanes raffraîchissantes et mucilagineuses (de n.º 2 à n.º 7 inclusivement).

Lallemand a remarqué que la première saignée est souvent sans résultat avantageux ; mais il ne faut pas pour cela, dit-il, se décourager ; il faut, au contraire, réitérer l'emploi de ce moyen, et lors même que la face serait pâle et la mort imminente, l'application de sangsues serait encore indiquée.

GENRE II.ᵉ

ENCÉPHALITE.

Définition. — Inflammation du cerveau.

Causes. — L'encéphalite peut être déterminée par les mêmes causes que celles qui donnent lieu à la congestion cérébrale, à l'apoplexie et à l'arachnoïdite. Parmi ces causes, on doit noter les suivantes : vieillesse, habitude apoplectique, affections morales tristes, usage immodéré de boissons fermentées, anévrismes hyperthrophiques du cœur, action des corps contondans sur les parois du crâne et celle des corps vulnérans qui pénètrent jusqu'à la substance cérébrale, afflux que le vomissement détermine vers la tête, etc.

Symptômes. — L'encéphalite est souvent précédée de signes précurseurs qui diffèrent peu de ceux de la *congestion cérébrale*, de l'apoplexie et de l'arachnoïdite. Ce sont l'afflux subit et fréquemment répété du sang vers la tête, des étourdissemens, l'obscurcissement de la vue, la faiblesse et l'engourdissement d'un côté du corps, des tintemens d'oreilles, des pesanteurs de tête, des fourmillemens dans les membres, des illusions d'optique dans lesquelles les objets environnans paraissent colorés en rouge, une altération remarquable des fonctions cérébrales, telle que impatience, irascibilité, inquiétude, morosité, mélancolie, terreur.

Peu de temps avant l'invasion de la maladie, il y a souvent des douleurs de tête, vagues ou fixes, gravatives avec vertiges, ou bien violentes, accompagnées de sensibilité de la rétine et de convulsions, ou de faiblesse et de douleurs dans les membres. La céphalalgie qui précède l'encéphalite n'est pas toujours un symptôme précurseur de cette phlegmasie ; elle en dépend quand elle est subite et s'accompagne, dès son début, de quelques-uns des symptômes propres à l'encéphalite, comme l'engourdissement ou la douleur des membres.

Les symptômes de l'encéphalite sont de deux sortes : les uns appartiennent à la période d'irritation, et les autres à la période d'affaissement.

Les premiers sont la céphalalgie, l'exaltation des facultés intellectuelles, la sensibilité de la rétine, la contraction de la pupile, les douleurs des membres, la contraction continue ou intermittente des muscles, les soubresauts des tendons.

Les seconds sont la diminution de l'intelligence, la somnolence, la stupeur, la dureté de l'ouïe, perte de la vue et de la parole, la paralysie des musc'es et l'insensibilité de la peau. Ceux-ci s'observent dans l'apoplexie comme dans l'encéphalite ; ceux-là se remarquent dans l'arachnoïdite comme dans l'encéphalite ; mais ces deux ordres de symptômes se trouvent réunis dans l'encéphalite qu'ils caractérisent.

Examinons ces symptômes.

La céphalalgie persiste dans toute la durée de la période d'irritation et diminue à mesure que la sensibilité s'éteint ; ma's tant que le malade n'a point perdu la conscience de ce qu'il éprouve, il indique au moins du geste le côté douloureux de la tête.

L'exaltation des fonctions intellectuelles disparaît dès que les convulsions et la paralysie se manifestent.

Le délire est nul , parce que le cerveau profondément affecté ne peut plus vaquer à l'exercice de la pensée. Il n'en est pas de même dans l'arachnoïdite dans laquelle le délire est intense , parce que le cerveau irrité par l'inflammation de son enveloppe .membraneuse , ne l'est point assez pour l'empêcher de se livrer à l'exercice de la pensée.

Les soubresauts des tendons , les contractions des membres , les convulsions , se manifestent dans la première période de l'encéphalite comme dans l'arachnoïdite , et , dans l'un et l'autre cas , ces symptômes sont l'indice de l'irritation du cerveau , primitive dans la première phlegmasie , secondaire dans la seconde ; mais , quand ils sont produits par l'arachnoïdite , ils se manifestent ordinairement des deux côtés du corps , tandis que , lorsqu'ils proviennent de l'encéphalite , ils ne se montrent le plus souvent que d'un seul côté , du côté opposé à l'hémisphère cérébral qui est le siége de l'inflammation. Mais , dans l'encéphalite , les convulsions ne tardent pas à s'accompagner de paralysie du côté opposé à l'inflammation. Le plus souvent même on observe dès le début le plus singulier mélange de convulsions et de paralysie.

Le symptôme le plus constant et le plus remarquable , dit Lallemand , est une contraction permanente des muscles des membres , et , par suite de la prépondérance des fléchisseurs , une fluxion plus ou moins considérable de toutes les articulations. Lorsqu'on cherche à étendre les membres du malade , ils résistent à la traction qu'on exerce sur eux , et le malade éprouve souvent , à cette occasion , des douleurs qui paraissent dépendre de l'extension forcée que l'on fait subir aux muscles contractés. Les tendons sont tendus sous la peau comme des cordes. Cette rigidité est quelquefois portée si loin , que les poignets demeurent appliqués au-devant des épaules , et les talons contre les fesses. Cette contraction permanente commence toujours par les bras auxquels elle se borne quelquefois. Les paupières sont quelquefois fermées , non comme dans l'apoplexie , par la paralysie du muscle releveur de la paupière supérieure , mais comme dans l'épilepsie par la contraction des muscles orbiculaires , et l'on ne parvient à les écarter qu'avec beaucoup de peine. Comme dans l'épilepsie , il y a quelquefois strabisme.

Tout membre contracté, par suite de l'inflammation du lobe opposé du cerveau, a perdu de sa sensibilité et reste immobile , tandis qu'un membre contracté ou convulsé par suite de l'inflammation de l'arachnoïde conserve encore de sa sensibilité , et exécute des mouvemens volontaires. Cette coïncidence de contraction convulsive et de paralysie est le signe pathognomonique de l'encéphalite.

La contraction permanente des muscles alterne quelquefois avec des mouvemens convulsifs d'extension et de flexion momentanés , et qui reviennent par accès à des intervalles plus ou moins longs. Entre les accès convulsifs , les membres contractés sont insensibles et immobiles. Ce mélange de contractions permanentes , de convulsions et de paralysie annoncent un *ramollissement* du cerveau par suite de l'inflammation.

Dans ces accès qui ne durent guère que cinq minutes , l'œil devient brillant et vif , la face animée; la bouche , tirée , avant l'accès , du côté opposé à la paralysie , se devie du côté de la face affectée de convulsions ; les yeux sont renversés , divergens et mobiles. A mesure que le mal fait des progrès , on voit survenir , comme nous l'avons dit , la diminution de l'intelligence , la somnolence , la stupeur , la dureté de l'ouïe , la perte de la parole et de la vue, la contraction de la pupille ; son immobilité et puis sa dilatation , la paralysie des muscles et l'insensibilité de la peau ; la respiration calme , souvent lente et régulière , devient la veille ou le jour de la mort , pénible , précipitée et stertoreuse.

L'encéphalite n'est pas toujours régulière et continue ; elle affecte quelquefois une marche intermittente. Les malades sont tantôt assoupis , tantôt agités ; ils perdent et recouvrent la connaisance ; la paralysie diminue pendant quelques instans pour augmenter ensuite , et la mort survient au moment où l'on croyait à une guérison prochaine.

Quelquefois il y a contraction permanente et paralysie d'un côté, et convulsions des deux côtés ; dans ce cas, il y a complication d'encéphalite et d'arachnoïdite. Quelquefois aussi le mal débute par une apoplexie. Il y a alors paralysie sans contraction permanente des muscles ; mais autour du sang épanché ou infiltré dans la substance cérébrale, il se développe une inflammation , et c'est alors que la contraction permanente et les convulsions s'établissent ; et il n'est plus possible de méconnaître une encéphalite secondaire qui vient compliquer l'apoplexie.

La marche de l'encéphalite est en général très-rapide.

Pronostic. — L'encéphalite simple est une maladie grave ; elle l'est d'autant plus que les symptômes de spasme et de paralysie sont plus développés. L'encéphalite compliquée d'arachnoïdite est plus grave ; elle l'est encore davantage, si elle est compliquée d'apoplexie. La complication de l'encéphalite avec la gastro-entérite serait moins fâcheuse, si on ne traitait pas trop souvent cette dernière maladie de la manière la plus propre à enflammer l'appareil digestif et le cerveau lui-même, sous le vain prétexte d'une faiblesse qui n'est qu'apparente.

Traitement. — Il doit être très-actif et se composer, suivant Lallemand, de la saignée , de l'apposition des sangsues au cou , de l'application sur la tête et le front d'une vessie remplie de glace pilée , des sinapismes et même de l'eau bouillante aux jambes. Il désapprouve l'application des sangsues aux tempes , parce qu'il la croit capable d'accroître l'afflux du sang vers le cerveau ; mais on ne doit jamais redouter cet inconvénient, quand on applique en même temps de la glace sur la tête , et qu'on donne des bains de pieds pendant que le sang coule. On obvierait encore à cet inconvénient en laissant couler le sang après la chûte des sangsues. Après la première saignée , on pourrait appliquer un grand nombre de sangsues aux malléoles , et donner un bain de jambes immédiatement après la chûte de ces animaux, afin de produire une déplétion et une révulsion.

Lallemand a remarqué que la première saignée est souvent

sans résultat avantageux ; aussi veut-il qu'on la réitère , et lors même que le malade est pâle et semble près de succomber , il faut encore tirer du sang , mais par les sangsues.

Les lavemens laxatifs ou purgatifs peuvent être avantageux. Il n'en est pas de même des vomitifs qui peuvent déterminer l'encéphalite , et à plus forte raison l'accroître lorsqu'elle existe.

Les dérivatifs douloureux appliqués à la peau ne sont peut-être pas sans danger , puisque pour exciter la douleur dans le lieu de leur application , il faut qu'ils stimulent le cerveau qui est déjà enflammé.

GENRE III.e

SPINITE.

Définition. — Inflammation de la moële épinière ou de son enveloppe membraneuse.

La spinite offre deux variétés : l'une consiste dans l'inflammation de l'arachnoïde rachidienne et porte le nom d'*arachnoïdite spinale* ou *rachidienne* ; l'autre a son siége dans la moële vertébrale et s'appelle *myélite.* La première est souvent compliquée de l'arachnoïdite encéphalique dont elle n'est que l'extension , et leurs symptômes sont réunis.

La myélite , au contraire , est plus souvent indépendante de l'encéphalite.

Causes. —On assigne pour causes à cette maladie les coups et les chûtes sur la colonne vertébrale , les efforts violens , les maladies des vertèbres , l'insolation , la disparition subite d'un érysipèle , d'un exanthème , la métastase d'un rhumatisme , etc.

Symptômes. — 1.º De *l'arachnoïdite spinale.* Outre les symptômes généraux de l'arachnoïdite encéphalique, l'arachnoïdite spinale offre deux symptômes spéciaux qui sont constans. Le premier consiste dans une contraction générale des muscles de la partie postérieure du tronc , contraction qui varie depuis la simple rigidité jusqu'à la contraction la plus violente , avec renversement de la tête et du tronc en arrière. Le second, symptôme caractéristique est une douleur plus ou moins vive dans la région dorsale , le long de la colonne vertébrale , augmentant par le mouvement ; cette douleur est quelquefois rémittente ou intermittente.

A ces deux symptômes se joignent quelquefois des douleurs dans les membres inférieurs , une raideur dans les membres supérieurs , un serrement spasmodique des mâchoires (*trismus*) , des convulsions ou la paralysie , une difficulté de respirer , la rougeur de la face et la fièvre.

2.° *De la myélite.* Les symptômes de cette seconde variété sont une douleur profonde le long de la colonne vertébrale très-aiguë et accompagnée de chaleur âcre. Cette douleur est exaspérée par le mouvement et par le coucher sur le dos, surtout sur un lit de plume ; un fourmillement désagréable dans les muscles abdominaux ; la paralysie des membres inférieurs s'étendant successivement au tronc et aux membres supérieurs, par lesquels elle commence quelquefois ; il y a quelquefois aussi des convulsions et une contraction douloureuse des membres ; c'est lorsqu'il y a complication d'arachnoïdite spinale. On remarque aussi une difficulté de respirer et une excrétion involontaire ou rétention plus ou moins complète des matières fécales et de l'urine. — Outre ces phénomènes, en observe de la fréquence et de l'irrégularité dans le pouls, un spasme tétanique, le trismus, l'aphonie, la dysphagie ; les yeux sont sensibles à la lumière, et l'oreille, aux sons ; il n'y a ni raideur ni courbure du rachis , à moins qu'il n'y ait en même temps inflammation de l'arachnoïde rachidienne.

La spinite de l'une et l'autre variétés peut durer trente jours, et quand elle est portée à un haut degré d'intensité, elle fait périr du troisième au dix-huitième jour.

Elle peut se terminer encore par résolution et par épanchement séreux ou hydrorachis.

Traitement. — Saignées générales copieuses, saignées locales au moyen des sangsues appliquées au nombre de 30 à 40 sur le trajet de la colonne vertébrale, les bains entiers pendant plusieurs heures chaque fois, les vésicatoires, les ventouses scarifiées et réitérées ; tels sont les moyens proposés. A ces moyens, il faut unir la diète sévère et les boissons délayantes (n.º 1 et n.º 7). Il faut dans la myélite surtout, imprimer le moins de mouvement possible à la colonne vertébrale.

Lorsque la maladie passe à l'état chronique, c'est alors que les ventouses, les vésicatoires, les cautères et le moxa, sont recommandés.

<h2 style="text-align:center">GENRE IVe</h2>

—

<h3 style="text-align:center">PLEURÉSIE.</h3>

Définition. — Inflammation de la plèvre.

La pleurésie est une des deux phlegmasies de la poitrine désignées sous le nom générique de *fluxion de poitrine*. Quand la phlegmasie a son siége dans la plèvre, qui, après avoir tapissé la poitrine, se réfléchit sur le poumon et lui sert d'enveloppe, elle porte le nom de pleurésie ; quand elle occupe la substance du poumon, elle prend ceux de *pneumonie* ou *péripneumonie ;* enfin on lui donne le nom composé de *pleuropneumonie* , lorsque l'inflammation attaque en même temps le poumon et son enveloppe membraneuse.

Il est souvent difficile de distinguer la pleurésie de la pneumonie , dont l'une complique souvent l'autre ; mais il ne peut en résulter d'inconvéniens, puisque ces deux maladies demandent le même traitement.

On les voit régner quelquefois épidémiquement au printemps ou aux approches de l'hiver. Elles sévissent particulièrement sur les paysans et sur les ouvriers, qui, adonnés à de durs travaux, accablés de fatigues et dévorés de soif, se couchent sur la terre, à l'ombre, et boivent de l'eau froide pendant que la sueur ruisselle sur leur corps.

Causes. — Les unes sont prédisposantes et les autres déterminantes.

Parmi les premières, on doit noter l'âge adulte, le sexe masculin, le tempéramment sanguin, la conformation vicieuse de la poitrine, son étroitesse congéniale ou acquise.

Les causes déterminantes sont le refroidissement subit de la peau par un courant d'air froid, l'abaissement subit de la température, principalement lorsque la peau est dans un état de moiteur ou de sueur, l'ingestion dans l'estomac de boissons froides pendant la transpiration, les contusions de la poitrine, les efforts violens, la toux, les cris, etc.

Symptômes. — Début subit par un frisson suivi de chaleur, céphalalgie, coloration de la face, surtout d'une des joues, langue sèche et rouge, altération excessive, douleur aiguë, laucinante dans un des côtés du thorax, augmentant à chaque dilatation, au point que chaque inspiration est arrêtée subitement; respiration entrecoupée; toux rendant la douleur déchirante; expectoration nulle ou peu abondante, glaireuse, presque incolore et rendue avec beaucoup d'efforts, la douleur est augmentée par la pression entre deux côtes; la percussion du côté douloureux ne produit qu'un son mat ou sourd, quelquefois aucun son; le pouls est dur, fort, raide et fréquent; il y a exacerbation le soir.

Quelquefois la douleur, moins vive, s'étend à toute la poitrine; alors les deux côtés sont immobiles et la respiration ne se fait plus que par l'abaissement du diaphragme; elle est toute abdominale; la percussion ne fournit qu'un son mat des deux côtés; l'inflammation alors s'étend à la totalité des plèvres.

Ainsi la difficulté de respirer, la toux sèche ou accompagnée seulement de crachats glaireux presque incolores, le point de côté et la fièvre, suffisent ordinairement pour donner une certitude morale de l'existence de la pleurésie. Mais outre que ces symptômes peuvent se rencontrer sans qu'il y ait pleurésie, il n'est pas rare de voir des pleurésies dans lesquelles plusieurs de ces symptômes manquent.

Le son mat de la poitrine obtenu par la percussion, est un signe plus certain de la pleurésie. Dès que l'épanchement pleurétique est formé, la partie qui en est le siége ne rend plus de son ou ne donne plus qu'un son mat ou sourd. Ce signe n'est point encore caractérisque de la pleurésie, puisqu'il se rencontre également dans la pneumonie; mais, joint aux symptômes précités, il indique d'une manière sûre l'existence d'une pneumonie ou d'une pleurésie, et c'est ce qu'il y a de plus essentiel à connaître pour le traitement.

Laënnec donne des moyens de distinguer beaucoup plus sû-rement ces deux maladies. Les signes caractéristiques qu'il indique sont l'absence du bruit de la respiration, l'égophonie et la dilatation du côté qui est le siége de l'épanchement. Les deux premiers s'obtiennent par l'auscultation médiate au moyen du cylindre ou stéthoscope.

Pour se servir de cet instrument, on fixe l'une de ses extré-mités sur les divers points de la poitrine, et l'on applique légè-rement l'oreille à l'autre extrémité pour écouter le bruit de la respiration et de la voix du malade.

L'absence totale du bruit de la respiration dans le côté af-fecté, annonce que l'épanchement pleurétique est formé, ce qui arrive quelquefois dès les premiers instans de la pleurésie. Néanmoins, dans ce cas même, on entend encore la respira-tion le long de la colonne vertébrale dans une largeur d'environ trois doigts. Cette absence totale de la respiration, après quel-ques heures de maladie, est le signe pathognomonique de la pleurésie, et se remarque lors même que le point pleurétique n'existe pas. Dans la pneumonie, au contraire, la diminution de la respiration est graduelle, et son absence totale est tou-jours précédée, pendant vingt-quatre ou trente-six heures, par l'apparition d'un râle *crépitant*.

A mesure que l'épanchement diminue par l'absorption, le bruit de la respiration se rétablit.

L'*égophonie* est un signe tout-à-fait caractéristique de la pleurésie. Ce signe consiste en une forte résonnance de la voix, plus aiguë, plus aigre que celle du malade. Elle est argentine, tremblottante, saccadée comme celle d'une chèvre, produisant une illusion telle qu'il semble que quelqu'un parle dans la poi-trine du malade.

L'égophonie se manifeste au moment où commence l'épan-chement, disparaît quand il est très-abondant, et revient quand l'épanchement commence à diminuer; et lorsqu'il est réduit à très-peu de chose, elle disparaît de nouveau et pour toujours.

L'égophonie ou *pectoriloquie chévrotante* paraît indiquer un épanchement d'une médiocre abondance.

Enfin, un dernier signe caractéristique de la pleurésie est une dilatation du coté du thorax, qui est le siége de l'épanchement. Cette augmentation de volume dans le côté affecté est plus sensible à l'œil que par la *mensuration*. Elle est souvent considérable dès le second jour de la maladie. La dilatation diminue insensiblement à mesure que l'épanchement se résorbe et après la guérison, le côté affecté devient plus étroit qu'il ne l'était avant la maladie.

La durée de la pleurésie aiguë est de quatre à quatorze jours environ.

La pleurésie se termine par la santé, par la mort ou passe à l'état chronique. Dans le premier cas, la terminaison s'opère par diminution progressive des symptômes ou par une évacuation critique, telle que crachats abondans, sueurs copieuses, urines sédimenteuses, ou selles jaunâtres, ou enfin par la métastase de la douleur qui se transporte au dos, à l'épaule ou aux mains.

La terminaison par la mort n'arrive que dans le cas où la pleurésie est compliquée, dans le cas où l'inflammation s'étend à la totalité des plèvres ou à la substance du poumon.

Pronostic. — La pleurésie est une des maladies les plus dangereuses dont l'homme puisse être affecté. Elle est d'autant plus grave que l'inflammation est plus étendue, l'épanchement plus abondant et les symptômes plus obscurs.

Traitement. — Il doit être éminemment anti-phlogistique et consister dans l'emploi des saignées générales et locales, des cataplasmes émolliens, des boissons mucilagineuses, des lavemens émolliens et de la diète la plus sévère.

Quoique la saignée par la lancette soit moins indiquée dans la pleurésie que dans la pneumonie, elle est néanmoins nécessaire chez les sujets sanguins, et on doit même la réitérer quand la douleur ne diminue pas, quand l'oppression persiste, quand, à raison de l'intensité de la maladie, on a à craindre de voir l'inflammation se propager de la plèvre au poumon, quand enfin le pouls se développe malgré les émissions sanguines.

Les sangsues appliquées au nombre de 15 à 25 sur le point douloureux, doivent succéder à la saignée et la remplacer même chez les sujets faibles et non sanguins. Il est rare qu'une seconde application en nombre à peu près égal ne suffise pas.

Après la chûte des sangsues, on couvre leurs piqûres d'un large cataplasme émollient de farine de lin, ou de feuilles de mauves, ou de son, ou enfin de mie de pain. Il doit être mis à nu et souvent renouvelé pour favoriser l'écoulement du sang; et dans la crainte que le malade ne se refroidisse, on essuie promptement les piqûres avec du linge chaud et on applique aussitôt le nouveau cataplasme qui doit lui-même être bien chaud.

On donne pour boisson une tisane mucilagineuse (n.° 7 ou n.° 8), que l'on administre par demi-verres de temps en temps. Toutes les heures ou peut faire prendre une cuilerée de la potion gommeuse (n.° 11), ou du looch amygdalin (n.° 12).

On ne doit accorder au malade aucun aliment ; quelques tasses de bouillon de veau ou de poulet suffisent pour le soutenir.

Les lavemens émolliens (n.° 24) ne doivent point être négligés.

Quand les évacuations sanguines ont diminué le point de côté, la gêne de la respiration et la fièvre, les sinapismes et les vésicatoires sur la poitrine peuvent être mis en usage. Appliqués plus tôt, ils enlèvent bien la douleur, mais ils ont alors l'inconvénient d'augmenter la fièvre et l'épanchement pleurétique.

Lorsque la pleurésie est avancée dans sa marche et parvenue à un haut degré d'intensité, est-il encore temps d'avoir recours à la saignée? Il faut au moins appliquer des sangsues, ne fût-ce que comme moyen explorateur. Le plus léger amendement subséquent doit engager à revenir à ce moyen, mais avec réserve.

Quand le malade est dans un profond abattement, dans la stupeur et l'insensibilité, que faut-il faire! Ce cas est fort embarrassant ; mais il ne faut pas perdre de vue que jamais alors tonique n'a guéri. Il faut explorer attentivement la poitrine, et pour peu que l'on trouve quelque point du thorax où la respiration paraisse évidente et libre, on ne doit pas hésiter à tirer du sang au moins par les sangsues.

Dans les campagnes, on fait abus des stimulans, notamment du vin, dans le traitement des pleurésies et des pneumonies ; aussi ces inflammations enlèvent-elles un grand nombre de ceux qui en sont atteints, et quand quelques-uns d'entre eux seraient assez heureux pour échapper à la mort sous l'empire d'un traitement et d'un régime incendiaires, on ne devrait pas moins en proscrire l'usage.

Quelquefois la pleurésie passe à l'état chronique et dure plusieurs semaines, plusieurs mois et même plusieurs années. Son diagnostic est souvent difficile à établir, et il est encore plus difficile d'en obtenir la guérison. On doit recommander une persévérance imperturbable dans l'emploi des adoucissans à l'intérieur et dans l'application répétée de petits vésicatoires volans sur la poitrine.

GENRE V.ᵉ

—

PNEUMONIE OU PÉRIPNEUMONIE.

Définition. — Inflammation du parenchime pulmonaire.

Causes. — Les mêmes que celles de la pleurésie. *Voyez* ci-dessus.

Symptômes. — Début subit par un long frisson suivi de chaleur, céphalalgie intense, face vultueuse et rouge, langue sèche et rouge, quelquefois blanche, sentiment d'ardeur et de sécheresse dans la gorge, soif, oppression, toux, crachats muqueux, puis sanguinolens, douleur pongitive, large et profonde à la partie antérieure, ou dans l'un des côtés, ou dans les deux côtés de la poitrine. Cette douleur est augmentée par les mouvemens de la respiration, mais la respiration n'est point entrecoupée par la douleur comme dans la pleurésie. Si le malade se couche sur le côté douloureux, la respiration est très-grande du côté sain ; s'il se couche sur celui-ci, il suffoque en général, il préfère se coucher sur le dos. La douleur n'est point augmentée par la pression entre deux côtes. La percussion du côté douloureux ne produit qu'un son mat ou sourd ; l'urine d'abord rouge et rare devient ensuite plus abondante et offre un sédiment blanc ; la peau est chaude et halitueuse ; souvent celle du visage, du cou et de la poitrine, est couverte d'une sueur abondante et visqueuse ; le pouls est fréquent et plein ; tantôt fort, tantôt mou, quelquefois petit et serré.

Les symptômes que nous venons de détailler, s'exaspèrent le soir et la nuit.

Quand la pneumonie est aussi bien caractérisée, il n'est pas difficile de la reconnaître. Mais il est des nuances de pneumonie tellement obscures, que le diagnostic est fort difficile à établir ; et que, si l'on n'est pas en garde, on méconnaît fréquemment la maladie. Ce sont ordinairement les pneumonies compliquées, les pneumonies les plus graves qui échappent à l'œil de l'observateur peu attentif. Souvent dans ces diverses nuances de l'inflammation aiguë du poumon, les symptômes les plus caractéristiques manquent. La douleur locale est souvent nulle ou ne se présente que sous la forme d'un sentiment de gêne, de malaise intérieur, d'anxiété extrême dans un ou dans les deux côtés du thorax. La toux est souvent peu intense et manque quelquefois tout-à-fait, surtout quand il y a complication d'encéphalite ou d'arachnoïdite. Les crachats ne sont pas toujours visqueux, rouillés et sanguinolens ; quelquefois même il n'y a aucune expectoration. La gêne de la respiration, quoique constante, n'est pas toujours manifeste, et, lors même qu'on la reconnaît aux grands mouvemens de la poitrine, elle n'est pas sensible pour le malade.

La percussion de la poitrine, suivant la méthode d'Avenbrugger, et l'auscultation médiate, suivant la méthode de Laënnec, sont des moyens beaucoup plus sûrs pour reconnaître la pneumonie, que ne l'est l'examen des symptômes extérieurs.

La première de ces méthodes consiste à exercer, sur les

divers points de la poitrine, une percussion légère au moyen des doigts de la main droite réunis en faisceau; le bruit qui en résulte est plus ou moins sonore, quand la poitrine est dans l'état sain; mais dans la pneumonie, ce son est mat ou sourd, et souvent nul ou semblable à celui qui résulte de la percussion de la cuisse; mais outre que cette méthode n'est pas applicable dans toutes les circonstances, elle ne donne aucun signe propre à faire distinguer la pneumonie de la pleurésie, de l'hydrothorax, ou de tout autre épanchement dans la plèvre.

L'auscultation médiate au moyen du stéthoscope ou cylindre de Laënnec, indique l'engorgement pulmonaire dans tous les cas possibles, et même le degré auquel cet engorgement est parvenu.

Dans le premier degré de la péripneumonie, la respiration quoique moins sonore dans le lieu affecté que dans les autres parties de la poitrine, se fait pourtant entendre, et est accompagnée d'un *râle crépitant* qui en est le signe pathognomonique. Ce léger bruit est analogue à celui du sel que l'on fait décrépiter en le chauffant dans une bassine.

Dans le second et le troisième degré de la pneumonie, on n'entend plus le murmure de la respiration; quelquefois cependant on entend, non pas le bruit respiratoire, mais un râle muqueux; ce qui a lieu lorsque les crachats, de visqueux qu'ils étaient, sont devenus épais, ou lorsqu'il y a complication de catarrhe pulmonaire. Dans ces deux degrés de la pneumonie, la partie enflammée est devenue imperméable à l'air et est passée à l'état d'engorgement connu sous le nom d'*hépatisation*.

Dans ces trois degrés de la pneumonie, la respiration redevient *puérile* dans les parties du poumon restées saines, c'est-à-dire qu'elle devient plus sonore et tout-à-fait semblable à celle des enfans.

On peut confondre la pneumonie avec la pleurésie, la bronchite, la péricardite, la cardite et l'hépatite, dont il importe de la distinguer.

Nous avons dit à l'article pleurésie quels sont les signes qui la distinguent de la pneumonie, signes que nous relaterons ici succinctement. Dans la pleurésie, il y a absence totale et subite du bruit de la respiration dans tout le côté affecté, excepté dans une étendue de trois travers de doigt le long de la colonne vertébra'e ; à ce signe caractéristique se joignent l'égophonie, la di'atation du côté affecté, et la respiration puérile dans le côté sain ; enfin les crachats sont glaireux et presque incolores. Dans la pneumonie, au contraire, la diminution de la respiration est graduelle et son absence totale est toujours précédée, pendant 24 ou 36 heures, par l'apparition d'un *râle crépitant*. Il n'y a point d'égophonie ni de dilatation du côté malade, et la respiration devient puérile même dans le côté affecté, mais seulement dans les points exempts d'inflammation ; enfin les crachats sont visqueux, rouillés et sanguinolens.

La *bronchite* ou catarrhe pulmonaire pourrait être confondue avec la pneumonie, mais on l'en distingue aux signes suivans :

Dans la première de ces maladies, les crachats sont aqueux, transparens, légèrement spumeux et presque incolores pendant la première période, blancs, jaunâtres ou verdâtres et opaques pendant la seconde période.

Dans la pneumonie, les crachats sont visqueux, tenaces, pris en une seule masse et rouillés ou sanguinolens.

Dans la bronchite, le râle est sonore, grave, quelquefois sibilant, avec frémissement vis-à-vis du point affecté ; dans la pneumonie, le râle est crépitant dans la première période et nul dans les autres.

Dans la bronchite, il y a diminution ou suspension de la respiration dans le lieu affecté, arrivant souvent tout-à-coup et disparaissant de même après l'expectoration d'un crachat.

Dans la pneumonie, la diminution de la respiration est graduelle dans la première période, et devient nulle dans les deux suivantes et d'une manière permanente.

Enfin, dans la bronchite, la percussion est sonore vis-à-vis de l'endroit où la respiration est suspendue, tandis que dans la pneumonie, même au premier degré, la percussion ne fournit qu'un son mat ou aucun son.

La cardite et la péricardite peuvent être prises pour une pneumonie ; la gêne de la respiration existe en effet dans ces trois maladies ; mais dans les deux premières, elle a été précédée de la gêne de la circulation, tandis que cela n'a pas lieu dans la dernière. Du reste, le siége de la douleur ne permet pas de s'y tromper.

Enfin, l'hépatite a beaucoup d'analogie avec la pneumonie du côté droit, à cause de la douleur qui se fait sentir dans tout le côté droit de la poitrine ; mais outre que cette douleur se propage à l'épaule et à la partie latérale droite du cou et dans l'hypochondre droit, le bruit de la respiration se fait entendre dans tout le côté de la poitrine.

Durée. — La pneumonie se termine ordinairement du cinquième au quinzième jour ; quelquefois elle se prolonge jusqu'au vingtième ou trentième jour, et enfin on voit des pneumonies qui, devenant chroniques, durent plusieurs mois.

Terminaison. — La pneumonie se termine par résolution, par une crise, par suppuration ; par gangrène, ou par son passage à l'état chronique.

1.º Par résolution, qui arrive du quatrième au vingtième jour et est annoncée par la diminution successive des symptômes, c'est-à-dire de la toux, de la douleur, de l'oppression et de la fièvre, et par l'expuition abondante de crachats épais, opaques, blancs, jaunes ou mêlés de sang. Alors un léger murmure de la respiration se fait entendre par le moyen du stéthoscope dans la partie malade, et s'étend de plus en plus. Quelques jours plus tard, la percussion fournit un son moins mat et qui devient bientôt éclatant.

2.º Par une crise. Les évacuations critiques ont lieu par des urines copieuses avec sédiment d'abord rougeâtre, puis blanc, ou par une sueur abondante générale et chaude, ou par une diarrhée bilieuse, ou enfin par une hémorrhagie nasale ou utérine. Ces évacuations précèdent, accompagnent ou suivent la diminution des symptômes, et ne sont peut-être que l'effet de la résolution.

3.º Par suppuration, qu'annoncent une toux sèche, opiniâtre, une respiration gênée, bruyante, l'accélération du pouls et la chaleur cutanée continues, le redoublement périodique, les sueurs nocturnes au cou et au front, la rougeur des joues et des lèvres. L'urine devient écumeuse, la face pâlit, l'amaigrissement et la faiblesse sont extrêmes. Alors le malade meurt suffoqué par l'engouement purulent du poumon, ou bien le pus se fait jour dans la cavité de la plèvre et quelquefois de là à l'extérieur, à travers les parois du thorax; quelquefois aussi la matière de la suppuration reste disséminée dans la substance du poumon, d'où elle peut être résorbée, ou se rassemble en un seul foyer dans le poumon et y forme ce qu'on appelle une vomique (phthisie). Dans quelques-uns de ces cas, rares à la vérité, le retour à la santé peut encore avoir lieu soit par la résorbtion du pus, soit par l'évacuation de cette matière et la cicatrisation ou l'état fistuleux du poumon et des parois du thorax.

4.º Par gangrène annoncée par une faiblesse extrême, par le froid des extrémités, par des crachats diffluens, cendrés, verts, livides, noirs et fétides.

5.º Par le passage à l'état chronique, avec la persistance d'un ou de plusieurs symptômes, accompagnés du son mat dans un point, vis-à-vis duquel on ne peut entendre le murmure de la respiration, quelque soit le bon état apparent de la santé. Il est des pneumonies chroniques qui ne donnent d'autres signes de leur existence que des accès de fièvre intermittente irrégulière.

Pronostic. — La pneumonie est une maladie extrêmement grave, lors même qu'elle paraît fort légère. Elle est plus redoutable encore quand elle est chronique que lorsqu'elle est aiguë. Cette cruelle affection enlève un grand nombre d'adultes dans les campagnes surtout.

Traitement. — Il ne doit pas être moins anti-phlogistique que celui de la pleurésie avec lequel il a beaucoup de rapports.

La saignée est plus utile dans la péripneumonie aiguë que dans toute autre inflammation : c'est le moyen le plus efficace qu'on puisse lui opposer. Ainsi, dès le début, on fait une large saignée de bras de dix à douces onces, que l'on repète, qu'il y ait soulagement ou augmentation dans les symptômes. Si l'on est appelé tard, on doit encore recourir à ce moyen, pour peu qu'on ait l'espoir de sauver le malade.

Les sangsues ne sont efficaces que quand il y a complication de pleurésie : elles ne peuvent rien contre la pneumonie à moins qu'on ne les mette en grand nombre, et alors la saignée est préférable; car une évacuation subite de sang a un grand avantage sur un lent écoulement de ce liquide.

Les boissons qui conviennent dans la pneumonie aiguë sont les tisanes mucilagineuses sucrées et tièdes (n.º 7 et 8), les potions gommeuses (n.º 11), ou le looch (n.º 12).

Le malade doit rester dans une immobilité complète et garder un silence parfait. On évitera par conséquent de le faire parler dans la crainte d'exciter la toux.

La diète doit être des plus sévères ; quelques petits bouillons de veau ou de poulet seront seulement permis à de longs intervalles.

On pourra placer près du lit du malade de larges vases contenant des décoctions chaudes de mauves, de son ou autres substances émollientes, afin que les vapeurs puissent pénétrer dans les voies aériennes.

On administrera quelques lavemens émolliens.

Les ventouses scarifiées sur la poitrine sont utiles plutôt par leur action révulsive que par le sang qu'elles fournissent.

Les révulsifs tels que les vésicatoires, sont quelquefois utiles ; mais ils ne doivent être appliqués ni trop tôt ni trop tard ; souvent ils sont inutiles et quelquefois nuisibles. Ils ne doivent être mis en usage qu'après les saignées ou dans la seconde période de la maladie.

Les stimulans donnés comme expectorans ou comme fortifians, tels que polygala de Virginie, scille, camphre, kermès, vin, etc., ne diminuent point l'irritation des bronches, ni l'inflammation du poumon, et ne rétablissent point l'expectoration. Donnés à petite dose, ils ne font ni bien ni mal; à haute dose, ils produisent la rougeur de la langue, la sécheresse et la chaleur de la peau; ils rappellent ou augmentent la toux, et la mort n'en vient pas moins ; aussi sont-ils rejetés de la pratique par la théorie du jour.

La péripneumonie chronique peut se présenter sous trois formes différentes, savoir : 1.º la péripneumonie aiguë, ayant parcouru ses périodes, le malade se rétablit en partie; mais la toux continue, et l'expectoration opaque, abondante et puriforme persiste; 2.º la péripneumonie aiguë paraît entièrement guérie, mais il reste une toux sèche, accompagnée de crachats transparens et filans; 3.º la péripneumonie aiguë cesse, et le malade paraît entièrement guéri; mais après un laps de temps plus ou moins long, il survient de l'oppression, de la toux avec expectoration, de l'amaigrissement et de la fièvre.

Pour combattre la pneumonie chronique et par conséquent la phthisie, il faut employer avec prudence les moyens anti-phlogistiques indiqués dans la pneumonie aiguë, ayant égard aux forces du sujet et à l'état du pouls; en conséquence, saignée de bras, quand il y a oppression et douleur du thorax et assez de force dans le pouls; application de sangsues, si la douleur locale est vive; quand le sujet et le pouls sont faibles, il ne faut jamais tirer de sang; les vésicatoires doivent ensuite être appliquées sur le lieu douloureux.

Il faut insister sur l'emploi des boissons mucilagineuses et gommeuses (n.º 7 et n.º 11).

L'opium et les stimulans ne doivent être administrés que momentanément et pour remédier à quelques symptômes, comme toux opiniâtre sans excitation du système sanguin.

Le régime doit se composer d'alimens féculens et gélatineux, de bouillons, de soupes, de viandes blanches, d'alimens préparés au lait, etc. Les vêtemens doivent être chauds; on doit éviter soigneusement tout ce qui pourrait activer la circulation et irriter l'estomac, etc.

GENRE VI.ᵉ

—

PÉRICARDITE.

Définition. — Inflammation du péricarde.

Causes. — Pléthore sanguine, suppression d'une hémorrhagie, d'un écoulement habituel, de la transpiration, exercice immodéré, usage de boissons à la glace en été, des liqueurs fortes en tout temps, écarts de régime, cessation brusque de douleurs rhumatismales ou goutteuses, disparition de la gale, travaux excessifs de l'esprit, veilles prolongées, chagrins concentrés, contusions à la région du cœur.

La péricardite est aiguë ou chronique. La première offre plusieurs variétés : l'une *très-aiguë*, l'autre *subaiguë*, enfin une *latente*. C'est surtout la péricardite chronique dont la marche est souvent cachée.

Symptômes. — Les symptômes de la péricardite aiguë sont les suivans : chaleur dans tout le côté gauche de la poitrine , se concentrant ensuite dans la région du cœur, douleur vive et brûlante dans la même région, respiration haute et gênée , pouls fréquent, dur, rarement irrégulier, rougeur des joues, surtout de la gauche.

3.ᵉ jour, figure grippée, portant l'empreinte de la douleur et de l'abattement, anxiété , agitation , respiration entrecoupée, palpitations, défaillances incomplètes, pouls petit, fréquent, serré , dur et irrégulier, devenant plus tard mou, intermittent, insensible, irrégulier, abattement complet, cessation de la douleur, suffocation et mort.

Le diagnostic de la péricardite est très-difficile. Laënnec dit que tous les symptômes de cette maladie peuvent manquer à la fois, mais qu'il a toujours trouvé le pouls irrégulièrement intermittent, filiforme et presque insensible dès le début de la maladie.

A l'aide du stéthoscope, on trouve que, dans la péricardite, les contractions des ventricules du cœur donnent une impulsion forte, et quelquefois un bruit plus marqué que dans l'état de santé ; des pulsations plus faibles et plus courtes reviennent à des intervalles plus ou moins longs, et correspondent à des intermittences du pouls, dont la petitesse contraste extraordinairement avec la force des battemens du cœur. Il est donc difficile de reconnaître la péricardite aiguë qui est souvent compliquée avec la pleurésie, la péripneumonie , etc.

Durée. — Sa durée varie de quelques jours à deux ou trois septénaires.

Pronostic. — Il est extrêmement fâcheux.

Traitement. — Saignées copieuses, applications de nombreuses sangsues sur la région du cœur, ventouses scarifiées sur la même partie. Du reste les autres moyens à administrer sont ceux qui conviennent dans la pleurésie.

GENRE VII.e

—

CARDITE.

Définition. — Inflammation du cœur.

Dans l'état actuel de la science, il est impossible de reconnaître *à priori*, et de distinguer la cardite de la péricardite ; nous renvoyons pour son histoire et son traitement, à ce que nous avons dit de la péricardite.

GENRE VIII.e

—

PÉRITONITE.

Définition. — Inflammation du péritoine.

Causes. — Pléthore, disposition aux congestions , excès de sensibilité , intempérance, habitation dans des lieux humides, saisons froides et humides, passage subit du chaud au froid, refroidissement de la peau, suppression de toute espèce de sécrétion, d'écoulement, d'hémorrhagie, d'irritation, et particulièrement la suppression des menstrues et des lochies, tout ce qui peut débiliter ou irriter le moral et le physique chez la femme avant, pendant et après l'accouchement. La péritonite est très-commune chez les femmes enceintes, chez les femmes en couches ou qui allaitent; on la désigne alors sous le nom de *péritonite puerpérale* ou *fièvre puerpérale :* un accouchement laborieux y donne souvent lieu. Enfin , les contusions et les plaies pénétrantes de l'abdomen, l'épanchement des alimens, de la bile, du sang, des excrémens ou de l'urine dans la cavité péritonéale, peuvent occasionner cette maladie.

Symptômes. — Début par un frisson plus ou moins long, suivi de chaleur, douleur lancinante plus ou moins étendue dans le ventre, augmentant par les mouvemens, par la pression la plus légère, quelquefois par le poids de la couverture et même du drap seul, décubitus sur les côtés impossible, surtout sur le côté qui est le plus ou qui est le seul enflammé, quelquefois tumeur oblongue dans la partie qui est le siège du mal, distension de l'abdomen qui quelquefois se ballonne, se météorise et devient jusqu'à un certain point sonore, face grippée, sécheresse et rougeur de la langue, nausées, vomissemens, hoquet, constipation ou diarrhée, urine rare, pouls petit, faible, concentré et irrégulier, quelquefois dur et irrégulier.

Dans la péritonite puerpérale, les lochies se suppriment, ainsi que la sécrétion laiteuse, et les seins s'affaissent, le délire survient et la mort est prompte.

Marche et durée. — Cette maladie dure de trois à quatre jours, jusqu'à plusieurs septénaires. Il en est une espèce chronique dont la durée est indéterminée. Une autre espèce de péritonite, appelée *insidieuse*, dure quelquefois pendant huit ou dix jours sans présenter aucuns des symptômes décrits, et alors ces symptômes se déclarent avec une intensité remarquable et marchent avec une rapidité étonnante. Cette dernière espèce offre des symptômes d'adynamie et de putridité réunis avec ceux d'irritation.

Terminaison. — La péritonite se termine par résolution, par épanchement séropurulent, ou par gangrène. Cette dernière terminaison est mortelle ; la terminaison par épanchement l'est souvent aussi.

Pronostic. — De toutes les phlegmasies, la péritonite, soit aiguë, soit chronique, est peut-être la plus meurtrière; et ce qui la rend le plus souvent mortelle, c'est sa complication avec l'encéphalite ou l'arachnoïdite, avec la pleurésie, la péricardite ou la gastrite.

Traitement. — La saignée et les sangsues tiennent le premier rang parmi les moyens à employer dans la péritonite. La saignée doit être d'autant plus copieuse que l'inflammation est plus aiguë et le sujet plus fort; après la saignée, on applique une grande quantité de sangsues sur le point douloureux. Leur nombre varie depuis vingt jusqu'à quarante suivant la force du sujet et l'étendue du mal. S'il y avait suppression d'hémor-rhoïdes, de règles ou de lochies, on pourrait commencer par une application de quinze à vingt sangsues soit à l'anus, soit à la vulve ; et si cette application ne rappelle pas immédiatement l'écoulement supprimé, et lors même qu'elle le rappelle, si la douleur et la sensibilité de l'abdomen ne cèdent pas, il faut recourir de suite à l'application des sangsues sur le point douloureux. Il est souvent nécessaire de revenir à une seconde et même à une troisième application de sangsues, et ne pas mettre un long intervalle entre elles. Les saignées locales et générales ne sont utiles dans la péritonite aiguë, qu'autant qu'elles sont abondantes et administrées promptement.

Des fomentations émollientes (n.º 20) devront couvrir le ventre et être souvent renouvelées. Elles sont préférables aux cataplasmes de même nature qui fatiguent par leur poids.

Les bains tièdes émolliens (n.º 19) seraient encore très-utiles après la chute des sangsues, si la douleur permettait d'y transporter le malade.

On administre des boissons mucilagineuses (n.º 7) en pe-tite quantité à la fois pour ne pas distendre l'estomac, et leur température doit être conforme à celle de l'appartement.

Les lavemens émolliens (n.º 24) conviendraient beaucoup, s'ils n'avaient pas l'inconvénient de dilater l'intestin et par conséquent d'augmenter la douleur.

La diète doit être absolue; on pourrait tout au plus per-mettre quelques petits bouillons de veau ou de poulet, encore vaut-il mieux s'en abstenir pendant toute la période aiguë.

Les vomitifs et les purgatifs ne conviennent point; ils ne pourraient qu'augmenter la douleur et favoriser sa propaga-tion à la membrane muqueuse. L'huile de ricin seule pour-rait avoir quelque avantage dans la constipation, mais celle-ci cessera d'elle-même, quand l'inflammation sera tombée.

Les préparations d'opium soit intérieurement soit extérieurement ne sont d'aucune utilité. En empêchant le malade de percevoir la douleur, elles ne font pas cesser le désordre qui la détermine.

Les vésicatoires et les ventouses ne doivent point être appliquées dans la péritonite aiguë, surtout sur l'abdomen. J'ai vu une fois l'application des vésicatoires camphrés à la partie interne des cuisses arrêter la marche effrayante d'une péritonite puerpérale aiguë, après l'emploi des émissions sanguines. C'est aussi le seul exemple que je puisse citer et je n'ose plus y avoir recours.

Quant à la péritonite chronique, il faut encore recourir aux antiphlogistiques, mais la saignée générale n'est pas indiquée et les sangsues doivent être appliquées en petit nombre et seulement tous les six ou huit jours.

Les bains émolliens et tièdes peuvent être très-avantageux dans beaucoup de cas ; le régime doit être doux, et les alimens lactés et féculens.

GENRE IXe

HÉPATITE.

Définition. — Inflammation du foie.

Causes. — Coup violent sur la région du foie, chute sur cette partie ou sur les pieds, les genoux ou les fesses, action secondaire sur le foie d'alimens ou de médicamens stimulans qui agissent primitivement sur l'estomac et le duodénum, tels que viandes noires, ragoûts, épices, boissons alcooliques, émétiques, purgatifs âcres, etc., contusions et plaies du crâne, excès d'études, passions violentes, colère, chagrins profonds, insolation, refroidissement subit de la peau qui supprime la transpiration, repercussion d'un exanthême, de la goutte ou du rhumatisme, suppression des hémorrhoïdes ou des menstrues, etc.

Symptômes. — Frisson suivi d'ardeur dans le bas-ventre, soif vive, chaleur générale, sentiment de pesanteur, de douleur obtuse, gravative ou aiguë sous les côtes asternales droites, s'étendant ordinairement le long du côté droit de la poitrine jusqu'à la partie latérale inférieure du cou et dans tout le bras droit, augmentant dans la toux, dans l'inspiration par la pression exercée au-dessous des fausses-côtes et lorsque le malade se couche sur le côté gauche, toux ordinairement sèche, perte d'appétit, soif intense, amertume de la bouche, rougeur de la langue, qui se couvre ensuite d'un enduit plus ou moins épais jaune, verdâtre ou noirâtre, hoquet, nausées, vomissemens de bile jaune, verte ou brune, constipation ou déjections de matières fécales blanches ou grisâtres, urines peu abondantes, safranées, huileuses avec dépôt briqueté, chaleur brûlante et sécheresse de la peau, souvent jaunisse, pouls fréquent, souvent dur, quelquefois inégal ou intermittent.

On a divisé l'hépatite en deux espèces, l'une qui attaque l'enveloppe séreuse du foie et l'autre qui a son siège dans le parenchyme de cet organe. La première, aiguë, occupe tantôt la face convexe du foie et a beaucoup d'analogie par ses symptômes avec la pleurésie du côté droit, tantôt la face concave du même organe et offre des symptômes qui lui sont communs avec la gastrite et la duodénite. Cette distinction n'est pas toujours facile à faire sur le vivant. La seconde espèce, c'est-à-dire, celle qui a son siège dans la substance même du foie, est tantôt aiguë et tantôt chronique.

Terminaison. — L'hépatite se termine par résolution, par suppuration ou par son passage à l'état chronique.

La résolution est la terminaison la plus ordinaire et est annoncée par une hémorrhagie nasale, par des vomissemens, par un flux bilieux, par des sueurs abondantes, ou par des urines copieuses et sédimenteuses. La suppuration est la plus rare des terminaisons de l'hépatite; elle est souvent funeste. Le pus peut se faire jour à travers les parois du bas-ventre, ou passer dans la cavité de la plèvre ou du péritoine, ou pénétrer dans la substance du poumon, dans la cavité du duodénum ou de l'estomac.

Pronostic. — L'hépatite légère de l'enveloppe séreuse du foie, n'est pas très-fâcheuse; celle qui attaque le paren-

chyme , est plus grave ; il en est de même de celle qui se
complique d'une encéphalite, d'une arachnoïdite ou 'd'une
gastro-entérite.

Traitement. — Diète sévère , saignées générales et locales ,
cataplasmes émolliens sur l'hypochondre , ou si leur poids
gêne , fomentations émollientes (n.º 20) , boissons acidules
(n.º 4) ou mucilagineuses (n.º 7) , selon le goût du malade,
lavemens émolliens (n.º 24) d'abord , et , lorsque la douleur
et l'inflammation sont diminuées , on rend les lavemens laxatifs par l'addition de deux cuillerées de miel ou d'un peu de
crême de tartre.

Les saignées doivent être copieuses : surtout au début du
mal ; presque toujours on est trop réservé dans leur emploi.
On commence par une large saignée de bras que l'on réitère
suivant la force du sujet et la grandeur de l'inflammation.

Après la saignée, on applique de vingt à vingt-cinq sangsues à l'hypochondre , immédiatement au-dessous des côtes ;
on réitère cette application une ou deux fois, si l'inflammation résiste.

Si l'inflammation paraît occuper la face concave du foie ,
ou s'il y a suppression d'hémorrhoïdes , les sangsues doivent
être appliquées à l'épigastre ou à l'anus.

Lorsque la fièvre est calmée , les bains de siége et les bains
entiers sont très-avantageux.

Les ventouses et les vésicatoires sont plus nuisibles qu'utiles,
il en est de même des vomitifs et des purgatifs.

GENRE X.ᵉ

—

SPLÉNITE.

Définition. — Inflammation de la rate.

Cette phlegmasie est peu connue, et il est impossible d'indiquer ses signes caractéristiques.

On donne comme tels une douleur plus ou moins aiguë ,
fixe et profonde dans l'hypochondre gauche , augmentant par
la pression ; une tumeur de la forme de la rate , dans le lieu

où réside cet organe ; chaleur et sécheresse de la peau, pouls fréquent et plein , altération des fonctions digestives , etc.

On voit souvent des engorgemens de la rate chroniques à la suite des fièvres intermittentes.

Traitement. — Les saignées générales et locales , les fomentations émollientes , les cataplasmes de même nature , les boissons antiphlogistiques sont les moyens qu'on devrait employer dans cette maladie.

GENRE XI.ᵉ

—

NÉPHRITE.

Définition. — Inflammation du rein.

Causes. — Tout ce qui peut irriter le rein d'une manière directe ou d'une manière indirecte , peut donner lieu au développement de la néphrite ; ainsi, les principales causes sont les coups , les contusions sur la région lombaire , l'équitation pénible ou longtemps prolongée ; les diurétiques irritants , tels que les cantharides prises à l'intérieur , ou appliquées à la surface du corps ; l'abus des boissons spiritueuses ; la présence de graviers dans les reins ; la suppression brusque de la transpiration ; la suppression d'une hémorrhagie habituelle , d'une éruption cutanée , du rhumatisme ou de la goutte ; etc.

Symptômes. — Douleur vive dans la région lombaire , tantôt d'un côté seulement , tantôt des deux côtés à la fois ; cette douleur se propage jusque dans l'urètre et est accompagnée de la rétraction du testicule du côté affecté , lequel se trouve relevé et fortement appliqué à l'anneau inguinal ; spasme général , mouvement convulsif des cuisses , diminution des urines qui sont rouges et quelquefois sanguinolentes ; la fièvre concomitante est très-aiguë et la région rénale est plus ou moins douloureuse au toucher.

Si la néphrite est occasionnée par la présence de calculs ou de graviers dans le rein , les symptômes se développent d'une manière moins rapide et la fièvre n'est que consécutive. Les circonstances commémoratives éclairent sur la nature de cette variété ; ainsi, lorsque le malade a déjà rendu des graviers, lorsque les urines sont troubles et graveleuses, nul doute que la néphrite est calculeuse.

Si la néphrite est grave, les symptômes ne tardent pas à s'exaspérer ; le pouls devient dur, fréquent et élevé, et, quand la douleur est intense, il est petit et serré, la peau est chaude, âcre au toucher ; elle exhale une odeur urineuse très-fétide ; quelquefois le ventre se balonne ; il survient des hoquets, des nausées, des vomissemens, des rots, des borborygmes ; la langue devient sèche et la soif intense ; il y a insomnie, anxiété, délire alternant avec une état d'abattement ; le malade est constipé.

La *durée* de cette maladie varie de quelques jours à quelques semaines ; mais elle devient quelquefois chronique et alors elle peut se prolonger plusieurs années.

Terminaison. — Elle se termine par résolution, par suppuration, rarement par gangrène, et quelquefois elle passe, comme nous l'avons dit, à l'état chronique.

Traitement. — Saignées du pied ou du bras, application de sangsues sur la région du rein ou à l'anus ; boissons mucilagineuses (n.º 7) ou acidules légèrement nitrées (n.º 5), fomentations émollientes (n.º 20), demi-bains ou bains émolliens (n.º 19), lavemens émolliens (n.º 24) ; diète absolue tant que la fièvre et l'irritation ne sont pas calmées, etc.

GENRE XII.ᵉ

MÉTRITE.

Définition. — Inflammation de la matrice.

Causes. — Suppression des règles ou des lochies, accouchement laborieux, avortement sollicité par des manœuvres criminelles, excès du coït, masturbation, abstinence du coït chez les vierges chastes, impression du froid sur les membres inférieurs, sur les parties génitales externes, par des lotions ou des applications froides, injections astringentes portées

jusque sur le col de l'utérus, coups ou chutes sur l'hypogastre pendant la grossesse ou pendant la menstruation, etc.

Symptômes. — La métrite se développe le plus souvent lentement, quelquefois subitement; elle débute souvent par un
frisson vif suivi de chaleur; à ces premiers symptômes succèdent les suivans : sentiment de pesanteur, de douleur obtuse, gravative, dans l'hypogastre, profondément derrière le
pubis; douleur qui se propage aux lombes, aux aînes, à la
vulve, au périnée, et à la partie supérieure des cuisses,
sentiment d'arrachement et de tiraillement dans ces mêmes
parties; quelquefois envies fréquentes d'uriner ou d'aller à la
selle, sans pouvoir y satisfaire; constipation; la main appliquée sur les bas-ventre, le trouve tendu, douloureux à la
moindre pression, et si la métrite est survenue peu de temps
après l'accouchement, on trouve à travers les parois du bas-
ventre une tumeur obronde et sensible au toucher, douleurs
des mamelles qui quelquefois s'affaissent; chaleur et sécheresse de la peau; pouls dur, petit et fréquent; céphalalgie;
hoquet, nausées, vomissemens, délire, etc.

L'inflammation a son siége tantôt au fond de l'utérus, tantôt au col de cet organe ou dans son corps.

Terminaison. — La métrite aiguë se termine par résolution
annoncée par des sueurs ou des urines copieuses, par le
retour des règles ou des lochies; ou bien elle se termine par
suppuration ou par gangrène; souvent elle passe à l'état
chronique et dégénère quelquefois en squirre ou en cancer.

Traitement. — Saignée du bras ou du pied, faite dès le
début et réitérée pour peu que la femme soit d'une constitution forte, qu'elle soit sujette à perdre beaucoup de sang par
l'utérus à l'époque des règles. Après la saignée générale, ou
si l'on ne juge pas à propos de faire une saignée générale,
à raison de la faiblesse du sujet, on applique de vingt-cinq à
trente sangsues sur le bas-ventre, à la région hypogastrique,
ou quinze à vingt de ces animaux au périnée, à l'anus ou
à la vulve; on réitère cette application une ou plusieurs fois,
si la douleur persiste ainsi que la fièvre.

Dans l'intervalle des émissions sanguines et après, on fait

des fomentations émollientes (n.º 20) sur l'hypogastre; on donne des lavemens émolliens (n.º 24), des injections vaginales émollientes, des demi-bains tièdes, et bains de vapeurs; on administre des boissons délayantes (n.º 1) ou mucilagineuses (n.º 7), ou acidules (n.º 4). La diète doit être sévère, et, tant que le mal est aigu, le bouillon de veau ou de poulet est le seul aliment que l'on doive permettre.

Lorsque la maladie passe à l'état chronique ou lorsqu'elle est chronique d'origine, les mêmes moyens conviennent encore, mais la saignée générale est peu efficace; on retire beaucoup plus de succès de la saignée locale que l'on réitère de temps en temps; le nombre de sangsues à appliquer à la fois doit être moindre que si la métrite était aiguë.

Les vésicatoires, le moxa, les ventouses, les vomitifs et les purgatifs doivent être entièrement proscrits; il en est de même des préparations d'opium qui ne peuvent que masquer la douleur et n'empêchent pas le mal de faire des progrès.

ORDRE IV.ᵉ

—

PHLEGMASIES DES TISSUS MUSCULAIRE, FIBREUX ET SYNOVIAL.

—

GENRE I.ᵉʳ

—

RHUMATISME.

Définition. — Inflammation des tissus musculaire, fibreux ou synovial, caractérisée par des douleurs fixes ou errantes, ayant leur siége le long des membres ou dans les grandes articulations.

Le rhumatisme est général ou local, aigu ou chronique, fixe ou ambulant.

Causes. — Age adulte, vieillesse, tempérament sanguin, constitution irritable, saisons froides et humides, oisiveté ou exercice fatiguant, abus des liqueurs alcooliques, abus des plaisirs vénériens, solitaires ou partagés, habitation dans des maisons nouvellement bâties, suppression d'une évacuation habituelle sanguine ou autre, suppression de la transpiration, refroidissement subit de la peau, action prolongée du froid humide.

Symptômes. — Le rhumatisme aigu débute ordinairement par un frisson suivi de chaleur et d'anxiétés; le pouls devient dur et fréquent; il y a exacerbation le soir; ensuite douleur dilacérante, fixe ou vague, dans l'épaisseur des muscles des membres ou des parois des cavités céphalique, thoracique ou abdominale, ou aux articulations; cette douleur est augmentée par les mouvemens, par le plus léger contact et par la moindre pression; il y a quelquefois gonflement de la partie malade, rarement rougeur de la peau; lorsque le rhumatisme est très-aigu ou général, les douleurs sont accompagnées de céphalalgie, de coloration de la face, de soif, de sécheresse à la peau, d'urine rouge d'abord, puis moins rouge et déposant un sédiment briqueté; le sommeil est nul.

Le rhumatisme saute souvent subitement d'un membre à un autre, d'une articulation à une autre, soit que la première partie affectée, en soit entièrement délivrée, soit qu'elle continue encore d'en être atteinte, mais à un plus faible degré. Le rhumatisme local prend les noms de *pleurodynie*, *torticolis*, *lumbago*, etc., quand il affecte les parois latérales de la poitrine, le cou ou les lombes. On l'appelle *musculaire*, quand les muscles en sont le siége principal; *fibreux*, quand ce sont les tendons, les ligamens, les aponévroses qui semblent en être atteintes; *synovial*, quand c'est la membrane qui revêt les surfaces articulaires; enfin quand toute l'articulation d'un membre semble prise, on l'appelle *articulaire*.

Le rhumatisme aigu dure depuis cinq jours jusqu'à soixante.

Terminaison. — Cette maladie se termine par résolution, par une sorte d'exsudation gélatineuse, rarement par suppuration. Quelquefois elle dégénère en phlegmasie chronique.

Le rhumatisme chronique d'origine n'est ordinairement ni précédé, ni accompagné de fièvre, la douleur est moins vive et se renouvelle à des époques irrégulières; elle est accompagnée d'un sentiment de froid ou de chaleur et d'une faiblesse dans les mouvemens. Sa durée est longue et indéterminée.

Traitement. — La saignée et souvent nécessaire dans le rhumatisme aigu et c'est par elle qu'il faut commencer le traitement, quand la douleur est vive, la fièvre intense et le sujet fort.

Après la saignée, viennent les applications de sangsues sur le lieu douloureux. On ne doit pas en appliquer moins de dix ou douze à la fois et souvent quinze à vingt sont nécessaires. Les sangsues diminuent ordinairement la douleur d'une manière notable ; si ensuite, ce qui arrive fort souvent, elle reparaît dans une autre articulation, il faut sans délai y appliquer de nouvelles sangsues, et poursuivre ainsi le mal dans tous les endroits où il se montre.

Le malade est mis à l'usage des boissons anti-phlogistiques, suivant les saisons et l'état de l'estomac. Ainsi les boissons mucilagineuses (n.º 7) conviennent surtout si l'estomac semble irrité ; le petit-lait (n.º 6) et les boissons acidules (n.º 4 et n.º 5), quand il y a de l'altération ou quand la température est élevée ; l'infusion du bourrache (n.º 8) , quand le temps est froid et humide et quand il y a eu suppression de la transpiration.

La diète doit être sévère ; on permet seulement des bouillons ou de légers potages maigres.

Les topiques humides sont rarement utiles ; ils augmentent la douleur par leur poids et par leur refroidissement. Les topiques très-chauds semblent toujours augmenter la chaleur morbide et l'afflux du sang. Il est une nuance de rhumatisme qui se trouve bien des applications froides, telles que les affusions d'eau froide longtemps continuées, ou l'application d'un cataplasme de pomme de terre rapée qui conserve longtemps sa fraîcheur.

Les ventouses scarifiées sont d'une application douloureuse; les vésicatoires volans ne sont efficaces que lorsque l'irritation est diminuée et la fièvre tombée.

La constipation cède aux anti-phlogistiques dirigés contre l'irritation gastro-intestinale qui accompagne si souvent le rhumatisme ; aussi retire-t-on de bons effets, dans bien des cas, de l'application des sangsues à l'épigastre ou sur l'abdomen ; les lavemens émolliens peuvent encore être opposés à la constipation.

Les sudorifiques et les narcotiques augmentent ou développent l'irritation gastro-intestinale et la constipation ; les derniers, notamment l'opium, ont pour effet d'engourdir la sensibilité, par l'afflux du sang vers le cerveau, mais ils ne guérissent pas et peuvent amener une irritation cérébrale.

Le sulfate de quinine ne convient que lorsque le rhumatisme est intermittent.

Dans le rhumatisme chronique, on a recours aux mêmes moyens que dans le rhumatisme aigu, mais la saignée générale ne paraît plus aussi convenable ; les sangsues doivent être appliquées d'abord en grand, puis en petit nombre, et avec persévérance. On emploie ensuite les vésicatoires volans, les ventouses, les moxas, la pommade ammoniacale de Gondret, les bains, les douches d'eaux thermales minérales, les douches de vapeurs aromatiques ; souvent on se trouve bien de l'exposition de la partie malade à la vapeur d'eau bouillante dans laquelle on a mis quelques poignées de plantes aromatiques ; mais il faut avoir soin d'éviter le froid, en sortant de ce bain de vapeur.

Souvent les frictions faites devant le feu avec une pièce de flanelle sèche ou imbibée d'huile camphrée ou d'un liniment ammoniacal camphré produisent d'heureux effets.

Pour éviter les récidives, le malade doit s'abstenir de tout régime échauffant, et porter des vêtemens de flanelle sur la peau, etc.

GENRE II.ᵉ

GOUTTE.

Définition. — Phlegmasie simultanée ou alternative d'une ou de plusieurs articulations, et d'un viscère, le plus souvent de l'estomac, ce qui l'a fait désigner par quelques praticiens sous le nom composé de *gastro-arthrite*.

On distingue deux espèces de goutte, l'une *régulière* ou *des articulations*, l'autre *irrégulière* ou *des viscères*.

Causes. — Disposition héréditaire, nourriture animale abondante, suppression d'un exanthème ou d'une hémorrhagie habituelle, vie sédentaire, abus des liqueurs fermentées, des plaisirs vénériens, grande application à l'étude ou aux affaires, intermission brusque d'une vie active, veilles prolongées, évacuations excessives, impression du froid sur les membres inférieurs.

Symptômes, 1.º *de la goutte régulière.* — La goutte régulière. ou l'arthrite arrive soudainement en janvier ou au commencement de février. Elle est précédée, pendant quelques semaines, de symptômes gastriques tels que pesanteur, flatuosités, indigestions. Ces symptômes vont en augmentant d'intensité et s'accompagnent de crampes dans les cuisses et d'engourdissement général. La veille de l'accès, le malade éprouve plus d'appétit qu'à l'ordinaire ; il se met au lit bien portant, et s'endort ; vers deux heures après-minuit, il est réveillé par une douleur qui a le plus ordinairement son siége dans l'articulation métatarso-phalangienne du gros orteil, quelquefois dans la malléole, dans le talon ou dans le gras de jambe. Cette douleur est accompagnée d'un sentiment semblable à celui que produirait tantôt une eau brûlante, tantôt une eau presque froide. Alors survient une fièvre précédée de froid et de tremblement ; la douleur augmente à mesure que la chaleur s'établit ; elle devient insupportable le soir et la nuit ; le poids d'une couverture et le moindre mouvement exaspèrent les souffrances ; le malade s'agite continuellement ; enfin vers le deux heures du matin, c'est-à-dire vingt-quatre heures après l'invasion, le malade éprouve tout-à-coup du soulagement qu'il s'imagine devoir attribuer à la dernière position qu'il a prise ; la transpiration s'établit et le sommeil survient.

Au reveil, la douleur est supportable et la partie malade gonflée ; pendant les deux ou trois jours suivans, la douleur persiste à un faible degré, augmente le soir et diminue de grand matin.

Après ces deux ou trois jours, les mêmes phénomènes se passent dans l'autre pied. Souvent les deux pieds sont atteints à la fois, et l'inflammation ne se borne pas à l'articulation du gros orteil, mais se propage à toutes les articulations des os du tarse et du métatarse.

Tous les jours, il y a accès commençant le soir et diminuant le matin ; tous ces accès constituent *une attaque de goutte*. L'attaque de goutte dure plus ou moins de temps, suivant les sujets. Chez les jeunes sujets, elle ne dure quelquefois que quatorze jours ; chez les vieillards elle dure jusqu'à deux mois et souvent elle ne finit que vers le milieu de l'été. Cette attaque se répète à des époques plus ou moins éloignées.

Pendant toute la durée de l'attaque, l'appétit est nul, la constipation opiniâtre, l'urine rare et rouge, déposant un sédiment briqueté chargé de petits grains semblables à du sable.

A la fin de l'attaque, les forces et l'appétit reviennent rapidement ; une demangeaison insupportable se fait sentir dans toute la partie malade et l'épiderme se détache en écailles plus ou moins grandes.

Lorsque l'attaque a été violente, la suivante ne reparaît guère qu'au bout de l'année.

Avec le temps, les attaques de goutte se rapprochent, durent plus longtemps, le nombre des articulations affectées se multiplie ; le genou, les doigts, les poignets et les coudes en deviennent le siége, se gonflent, se déforment ; il s'y développe des concrétions, des tophus qui se font jour à travers la peau, sous forme de matière crayeuse ; les accès ou attaques durent quelquefois huit ou dix mois, et dans les deux ou trois mois de calme, le malade ne peut marcher qu'en boîtant. la goutte prend le nom d'*atonique* ou *chronique* ; elle répond en effet à l'état chronique des inflammations.

2.º *De la goutte irrégulière* ou *goutte des viscères*. Les symptômes de la goutte irrégulière diffèrent de ceux de la goutte régulière.

Les articulations, de douloureuses qu'elles étaient, revenant subitement à leur état normal, ou bien demeurant saines

comme elles l'étaient auparavant, il survient des douleurs
à l'épigastre, sous l'hypochondre droit ou gauche, des vomissemens, quelquefois de la diarrhée, plus souvent de la
constipation; ou bien l'on voit se manifester des palpitations,
de la difficulté de respirer, des syncopes, ou enfin des vertiges, une violente céphalalgie, de l'assoupissement, un état
apoplectique ou une paralysie générale ou partielle.

De ces trois ordres de symptômes, ceux qui appartiennent à
l'estomac, sont les plus fréquens ; souvent, ils s'accompagnent
de ceux qui proviennent de l'encéphale. Souvent aussi ces
trois séries de symptômes alternent l'une avec l'autre.

Lorsque la douleur gastrique cesse de se faire sentir,
ordinairement celle des articulations recommence.

Pronostic. — La goutte irrégulière est plus fâcheuse que la
goutte régulière. La goutte ne devient mortelle que quand
l'état morbide s'établit d'une manière permanente dans l'estomac, la poitrine ou l'encéphale.

Traitement. — Aussitôt qu'une attaque de goutte se manifeste, il faut se hâter d'arrêter l'inflammation en appliquant de
vingt à trente sangsues sur l'articulation malade ; on laisse
saigner les piqûres jusqu'à ce qu'elles se ferment et on enveloppe ensuite cette partie d'un cataplasme émollient. On
doit réitérer l'application des sangsues tous les jours, jusqu'à
ce que la douleur ait complètement disparu.

Si, à mesure que la douleur articulaire diminue, l'estomac
devient douloureux, on appliquera des sangsues en grand
nombre à l'épigastre, et un cataplasme de farine de moutarde
sera placé sur l'articulation métatarsienne du gros orteil. La
diète et une légère infusion aromatique très-chaude, de camomille par exemple, seront prescrites.

Si l'irration secondaire a lieu au cerveau ou vers la poitrine,
c'est vers la poitrine ou le cerveau qu'on doit diriger les anti-
phlogistiques, en ayant soin d'irriter en même temps par les
cataplasmes de moutarde l'articulation que l'inflammation a
abandonnée.

Lorsque l'application des sangsues autour de l'articulation
malade est suivie du développement d'une gastrite ou d'une

autre phlegmasie viscérale grave , il faut y renoncer et s'occuper uniquement du traitement qui convient à cette dernière.

La gastrite étant bien développée, les boissons aromatiques chaudes ne conviennent plus , mais bien les boissons mucilagineuses (n.º 7); à ces moyens on doit ajouter les sangsues à l'épigastre et la diète la plus sévère. Il n'est pas toujours facile d'obtenir des goutteux encore jeunes le régime sévère si opposé à leur penchant pour les plaisirs et la bonne chère. Tous les goutteux, guidés par d'absurdes théories et persuadés que les toniques leur sont nécessaires pour empêcher la goutte de remonter dans leur estomac, attisent, par l'usage des stimulans , le feu qui doit les dévorer.

Si la douleur est intolérable , lors même que la goutte est ancienne , quatre ou cinq sangsues peuvent être avantageusement appliquées près de l'articulation malade , surtout près de celle du gros orteil, non dans le but de faire avorter l'inflammation, mais seulement pour en diminuer l'intensité. Si la douleur est supportable , le meilleur remède est la patience.

Dans tout accès de goutte , ancienne ou récente , l'exercice est contraire , car le mouvement peut occasionner la métastase de l'irritation sur un organe essentiel à la vie.

Lorsque l'estomac n'est pas irrité, après les premiers jours, le malade doit prendre quelques alimens. Un léger potage , un œuf frais , un peu de poisson , de viande blanche , ou mieux quelques légumes frais non venteux, de l'eau rougie, si le malade ne peut se décider à boire de l'eau pure, tel est le régime convenable.

La goutte ne devenant mortelle que quand à la douleur des articulations succède celle des viscères , les toniques et les stimulans , les vomitifs et les purgatifs mis en contact avec la muqueuse gastrique ne feraient que hâter le développement d'une gastrite ; l'opium , au lieu de calmer la douleur, pourrait en agissant sur le cerveau , irriter cet organe et y déterminer une métastase goutteuse.

Si l'accès de goutte débute par l'inflammation d'un viscère , on dirige le traitement anti-phlogistique vers celui-ci et on irrite en même temps l'articulation du gros orteil. Si la douleur goutteuse a quitté une articulation quelconque pour se jeter sur un organe essentiel à la vie , il faut irriter l'articulation qui .était le siége de l'inflammation ; et dès qu'on en a obtenu le gonflement , irriter celle du gros orteil.

Pour empêcher le développement de la goutte ou retarder ses accès, il faut observer les règles de l'hygiène. L'exercice , le calme de l'âme , le repos de l'esprit, la sobriété , la modération dans les plaisirs vénériens , sont les meilleurs moyens pour s'en préserver ou retarder ses accès. La goutte deviendrait plus rare , si les médecins se montraient moins complaisans pour les habitudes vicieuses de leurs malades , adonnés à un régime succulent, aux vins exquis et autres boissons incendiaires.

TROISIÈME CLASSE.

HÉMORRHAGIES.

Définition. — On donne le nom d'hémorrhagie à tout écoulement notable de sang , soit que cet écoulement ait lieu par transudation , soit par solution de continuité ou division du tissu qui en est le siége ; ces dernières sont appelées *traumatiques* et sont du ressort de la chirurgie.

Occupons-nous des hémorrhagies par transudation.

Causes. — Chaleur de l'été , froid de l'hiver , printemps , accélération habituelle de la circulation , abondance du sang , habitation dans un lieu élevé et exposé au vent du nord ; suppression d'une évacuation quelconque , notamment d'une hémorrhagie habituelle , omission d'une saignée ou d'une application de sangsues , excès de table , abus des mets succulens , de la viande , des vins généreux , des liqueurs fortes , excitation produite par le début d'une fièvre ou d'une phlegmasie. Quand les hémorrhagies arrivent au début ou dans le cours des maladies, elles portent le nom de *symptomatiques* ; elles sont *critiques*, quand elles arrivent au déclin des maladies.

Symptômes. — Pâleur et refroidissement de la peau, frisson, froid des extrémités, affaissement remarquable, pouls petit et serré, sentiment de pesanteur, de gêne et de plénitude dans la partie qui va être le siége de l'hémorrhagie ; chaleur, demangeaison, douleur même dans cette même partie ; ses fonctions ne se font plus qu'avec peine. Le pouls se relève, redevient plein, rebondissant, dicrote, c'est-à-dire qu'il semble frapper deux fois le doigt à chaque pulsation , augmentation de la chaleur, de la pesanteur et de l'embarras de l'organe où va se faire l'hémorrhagie : enfin le sang coule à la surface de cet organe ; la pesanteur, la chaleur et la tension diminuent à mesure que le sang coule, l'organe redevient apte à remplir ses fonctions et le pouls reprend son état naturel.

Les symptômes que nous venons d'énumérer ne se rencontrent pas toujours tous réunis dans les hémorrhagies ; il n'est pas rare de voir la plupart des phénomènes précurseurs manquer. Souvent les signes d'irritation locale semblent manquer et le malade est pâle et faible ; dans ce cas l'hémorrhagie est appelée *asthénique* ou *passive* ; celle qui mérite surtout ce nom, c'est celle qui ayant duré long-temps, perd ses signes de surexcitation locale, qui sont remplacés par des signes de faiblesse ; mais elle n'est passive que consécutivement.

Pronostic. — Les hémorrhagies sont rarement mortelles, excepté pourtant celles des voies digestives et de l'utérus. Une hémorrhagie abondante et qui se renouvelle rarement est moins dangereuse que celle qui, moins abondante, est continue ou se renouvelle souvent. L'inflammation aiguë ou chronique qui accompagne l'hémorrhagie, amène quelquefois une désorganisation dans la partie qui en est le siége et est cause de la mort.

Traitement. — Il se distingue en celui de l'accès et en celui de l'intervalle.

1.º Durant l'accès hémorrhagique, il faut écarter toute cause d'irritation, éloigner le malade de tout lieu trop chaud, le débarrasser de toute ligature susceptible de gêner la circulation, lui recommander le repos du corps et le calme de l'esprit; lui prescrire la diète la plus sévère, recourir aux antiphlogistiques, aux saignées, et stimuler une partie éloignée, afin d'y déterminer une irritation secrétoire qui imite l'irritation hémorrhagique et la remplace.

L'application d'un corps froid, d'un acide concentré, d'un astringent sur la partie qui est le siége de l'hémorrhagie, la supprime quelquefois; mais quelquefois aussi cette application donne lieu au développement d'une inflammation soit dans cette même partie soit dans une autre plus éloignée.

L'application des mêmes réfrigérans ou des astringens dans une partie éloignée, mais qui sympathise avec l'organe affecté, est préférable à la pécédente méthode et peut être combinée avec la méthode anti-phlogistique directe.

On a vanté les vésicatoires et les rubéfians, les astringens et les narcotiques : mais les vésicatoires et les rubéfians sur la peau sont souvent nuisibles dans les hémorrhagies des membranes muqueuses; les astringens en s'opposant à l'écoulement du sang, ne remédient pas à l'état morbide; les narcotiques activent encore la circulation et peuvent être nuisibles. Mais doit-on chercher à arrêter toutes les hémorrhagies? non, sans doute. On doit respecter celles qui surviennent dans le cours d'une maladie, soit aiguë soit chronique, pourvu que, par leur abondance, elles ne menacent pas la vie du sujet; on doit respecter celles qui sont critiques, c'est-à-dire celles qui, survenant dans le cours d'une maladie, semblent opérer la solution de cette maladie.

Toutes les fois, au contraire, qu'un tissu organique trèsdélicat est le siége d'une hémorrhagie et que l'on a à craindre que l'irritation dont il est atteint passe à l'état d'inflammation, il faut attaquer l'hémorrhagie par les moyens appropriés au traitement de l'irritation en général.

2.º Dans l'intervalle des accès hémorrhagiques, on doit écarter les causes éloignées, recourir aux boissons acidulées, aux saignées, quand l'hémorrhagie est imminente ; le malade doit suivre un régime doux et garder le repos ; il faut aussi entretenir la liberté du ventre.

HÉMORRHAGIES DES MEMBRANES MUQUEUSES.

—

GENRE I.er

—

ÉPISTAXIS (HÉMORRHAGIE NASALE).

Définition. — Ecoulement de sang par les narines.

Causes. — Les mêmes que celles de l'hémorrhagie en général.

L'épistaxis est fréquente chez les enfans et les jeunes gens chez lesquels elle est symptomatique ou critique. Elle est très-commune aussi chez les vieillards. Elle leur est en général favorable ; cependant elle annonce une tendance du sang vers la tête et une disposition du sujet à l'apoplexie.

Symptômes. — Frissons, refroidissement des mains et des pieds, engourdissement général, accablement, face animée ; yeux rouges et étincelans, céphalalgie, éblouissemens, vertiges, chaleur et démangeaison dans les fosses nasales, battemens violens des artères temporales et carotides, pouls d'abord serré, puis large, redoublé, dicrote ; le chatouillement que le malade ressent dans les narines, le porte souvent à y introduire le doigt et tout-à-coup un sang vermeil en sort goutte à goutte ou en jaillit avec plus ou moins de force.

Plusieurs de ces symptômes manquent souvent chez les sujets dont la circulation est peu active, chez ceux qui sont affaiblis par des évacuations ou des hémorrhagies antérieures.

Dans toute hémorrhagie, la membrane muqueuse, qui en est le siége, est plus chaude, plus sensible que dans l'état naturel ; les symptômes d'excitation locale existent même dans les hémorrhagies scorbutiques. L'épistaxis n'est donc jamais passive.

Terminaison. — L'épistaxis s'arrête presque toujours d'elle même ; mais ce n'est souvent qu'après la perte de plusieurs onces , quelquefois même d'une livre de sang.

Traitement. — Il ne faut jamais se hâter d'arrêter l'épis-taxis , même celle qui survient chez un sujet atteint de fièvre adynamique. Il faut toujours qu'un affaiblissement notable en soit l'effet, pour qu'on ait recours aux moyens indiqués.

Lorsque l'épistaxis se manifeste, il faut placer le malade sur son séant, l'empêcher de pencher la tête en avant et en bas , lui ôter sa cravate , lui découvrir la tête et le cou et lui recommander le repos et le silence.

Lorsque le malade s'affaiblit et que le temps est venu d'ar-rêter le sang , on applique sur le front, sur les tempes , sur le nez et les joues, ainsi que sur le scrotum , des compresses trempées dans un mélange froid d'eau et de vinaigre , que l'on renouvelle souvent; on y applique même de la glace , si l'on en a à sa disposition ; on donne des boissons rafraîchissantes nitrées (n.º 4 ou n.º 5); la tisane (n.º 1) devrait être pré-férée, s'il y avait de de la toux , parce que les acides pour-raient l'exaspérer et augmenter l'hémorrhagie.

Lorsque l'hémorrhagie est irrégulièrement ou régulièrement périodique , lorsqu'on a lieu de craindre sa récidive , il faut diminuer la pléthore par un régime sévère , par les bois-sons acidules et les boissons nitrées, par la saignée ou les sangsues.

Quand l'épistaxis est produite par un coup ou une chûte sur la tête ou sur le nez , il ne faut pas non plus se presser d'arrêter l'écoulement du sang qui remédie naturellement à la lésion occasionnée par ces accidens. C'est donc à tort que l'on recommande aux enfans qui tombent sur le nez , de se laver avec de l'eau froide pour arrêter l'hémorrhagie nasale.

Une sangsue appliquée à l'entrée des narines est, dans quel-ques cas, un moyen de suppléer à l'épistaxis, et l'hémorrhagie abondante qui en est l'effet ne doit pas effrayer ; on est tou-jours à même de l'arrêter , la piqûre étant visible et acces-sible aux moyens propres à suspendre l'écoulement du sang.

Nous ne parlons pas d'un moyen extrême qu'on met en usage pour arrêter une épistaxis rébelle ; ce moyen consiste dans l'oblitération des ouvertures antérieures et postérieures des fosses nasales par le tamponnement avec la sonde de Belloc. Son application est difficile et quelquefois sans succès.

GENRE II.ᵉ

—

HÉMOPTYSIE.

Définition. — Crachement de sang qui vient des poumons.

Il n'est pas toujours facile de reconnaître la source d'où vient le sang qui est rejeté par la bouche. Il peut venir des fosses nasales par leur ouverture postérieure ; il peut venir des gensives, du voile du palais, du larynx, des poumons ou de l'estomac.

S'il vient du nez, des gencives ou du pharynx, l'inspection seule suffit pour en démontrer l'origine.

Mais il est difficile de reconnaître s'il vient de l'estomac ou du poumon. L'hématémèse est plus rare que l'hémoptysie ; l'hématémèse est toujours accompagnée de symptômes d'irritation à l'estomac ; l'hémoptysie offre des symptômes d'irritation dans les poumons. Le sang qui vient de l'estomac est ordinairement noir, grumeleux, mêlé à des matières alimentaires et rendu en grande quantité à la fois par le vomissement; le sang qui vient de la poitrine, vermeil, écumeux, mêlé de mucus, est rejeté en petite quantité par la toux et l'expectoration.

Causes. — Les causes de l'hémoptysie sont les mêmes que celles de l'hémorrhagie en général. Parmi les causes prédisposantes et déterminantes, on doit noter le suivantes : étroitesse de la poitrine, élévation des épaules, longueur du cou, irrascibilité, maigreur, susceptibilté à contracter des rhumes, pléthore sanguine générale ou locale, inspiration de vapeurs ou de gaz irritans, effort de voix, chant, cris, jeu d'instrumens à vent, omission d'une saignée habituelle générale ou locale, suppression des hémorrhoïdes, du flux menstruel, des maladies de la peau, de la goutte ou du rhumatisme, etc.

Symptômes. — L'hémoptysie est précédée de lassitudes générales, de perte d'appétit, de refroidissement des extré-

mités, de vertiges, de tintemens d'oreilles, de gonflement
des veines du cou, de frissons, de chaleur, de tension et
de pesanteur dans la poitrine, de douleur dans cette même
partie, d'un goût douceâtre et salé ou d'un goût de sang, de
vitesse et de dureté dans le pouls.

On ne rencontre pas toujours réunis tous ces symptômes
précurseurs de l'hémoptysie. A ces symptômes précurseurs
succèdent un sentiment de chatouillement, de picotement à
la partie antérieure et supérieure de la poitrine, une espèce
de bouillonnement, une toux plus ou moins forte, suivie d'expectoration sanguinolente ou de sang pur, vermeil, écumeux;
quelquefois les gorgées de sang se succèdent si rapidement et
si abondamment que le sang semble plutôt vomi que craché.

L'hémoptysie est ordinairement périodique, mais d'une manière irrégulière ; c'est surtout chez les sujets disposés à la
phthysie qu'elle offre cette périodicité ; elle est alors symptomatique de la lésion du poumon. Elle est encore symptomatique dans la pneumonie; mais aussi elle peut être critique
dans cette dernière affection.

Pronostic. — L'hémoptysie est en général fâcheuse, non par
la quantité de sang qui s'échappe de la muqueuse bronchique,
mais à raison de la maladie qui donne lieu à l'hémoptysie.

Traitement. — Il se divise en celui de l'accès, et en celui
de l'intervalle; le premier a pour but d'arrêter ou de modérer
l'hémoptysie, et le second d'en prévenir le retour.

Les moyens qui conviennent dans l'accès sont, une diète
sévère, un silence absolu, une immobilité générale, l'usage
des boissons mucilagineuses (n.º 7), ou des boissons délayantes (n.º 1), prises froides; les lavemens émolliens ou
laxatifs pour entretenir la liberté du ventre, les bains de pieds
ou de mains très-chauds, rendus irritans par l'addition de
farine de moutarde ou de sel de cuisine, et enfin les émissions sanguines par lesquelles on doit commencer.

La saignée est vraiment utile dans l'hémoptysie, et elle réussit à arrêter cette maladie même chez les sujets qui paraissent
à peine avoir du sang. On la fait au bras, ou au pied dans le
cas de suppression de règles.

Les sangsues sont moins utiles ; cependant s'il y avait suppression de règles ou d'hémorrhoïdes, une application de douze à quinze sangsues à la vulve ou à l'anus serait très-avantageuse.

Les sangsues sont moins efficaces sur la poitrine, et si la faiblesse du sujet détournait de la saignée, il vaudrait mieux les mettre à l'anus qu'en tout autre lieu.

Les boissons froides ne conviennent bien qu'après les émissions sanguines.

La glace appliquée sur la poitrine est un bon moyen pour arrêter l'hémoptysie, mais il ne doit être employé que dans les cas extrêmes, car il n'est pas sans danger.

Pendant l'intervalle des accès, le malade doit faire tous ses efforts pour en empêcher le retour. Il doit éviter l'impression du froid humide, d'un air trop chaud ou trop froid, d'un air léger et d'un air âcre. Il doit s'abstenir de tout aliment de haut goût, de toute liqueur forte et du café ; il évitera soigneusement les fatigues du corps et de l'esprit, les efforts de voix, les passions vives, les plaisirs vénériens, etc. ; son régime sera doux et lacté ; il ne boira que de l'eau ou seulement de l'eau rougie.

Une saignée du bras ou une application de sangsues au siége, faite à propos, peut empêcher le retour de l'hémoptysie.

GENRE IIIe

—

HÉMATÉMÈSE.

Définition. — L'hématémèse est un vomissement de sang. Elle se reconnaît à l'absence de tous les symptômes du côté de la poitrine et à la présence, au contraire, des symptômes gastriques.

Quelquefois la toux et le vomissement s'excitent mutuellement ; il est alors difficile de reconnaître la véritable source du sang. Dans ce cas, il faut faire attention aux circonstances qui ont précédé l'écoulement du sang.

Causes. — Une chute ou un coup sur la région de l'estomac, l'action d'une substance délétère prise à l'intérieur, un vomitif ou un purgatif donné à contre-temps, un accès de colère, un chagrin profond, la frayeur, l'immersion des pieds et des mains dans l'eau froide, la suppression d'une évacuation sanguine naturelle ou artificielle, telle que les hémorrhoïdes, les menstrues, l'interruption d'une autre hémorrhagie.

Symptômes. — Douleur profonde et quelquefois pongitive dans l'hypochondre gauche, refroidissement des pieds et des mains, sentiment d'oppression dans l'estomac, et quelquefois syncope, vertiges, éblouissement, tintemens d'oreilles, décoloration de la face, vomissemens de sang de couleur plus ou moins foncée, liquide ou en grumeaux, pur ou mêlé avec des matières alimentaires.

Quelquefois en même temps évacuation de sang noir par les selles *(mélæna)*.

L'hématémèse est aiguë ou chronique, et devient quelquefois périodique.

Pronostic. — L'hématémèse est en général une maladie fâcheuse.

Traitement. — A moins que l'hématémèse ne soit périodique, on ne peut la prévoir ni la prévenir. Lorsqu'elle se manifeste, même à un léger degré, on a recours aux boissons adoucissantes (n.º 7), prises froides pour calmer l'irritation de l'estomac, ou aux boissons rafraîchissantes (n.º 4 ou n.º 5), s'il y a des symptômes d'embarras billieux. Lorsque le vomissement de sang est très-abondant, il faut employer la saignée ou les sangsues ; celles-ci doivent être appliquées sur l'estomac au nombre de 15 ou 20, surtout s'il y a des symptômes de gastrite ; on peut encore les appliquer à l'anus, dans le cas de suppression de règles ou d'hémorrhoïdes, ou dans le cas d'engorgement du foie ou de quelque autre viscère abdominal.

Si l'hématémèse persévérait malgré la saignée et menaçait de faire périr le sujet, il ne faudrait pas hésiter à prescrire les boissons acidulées à la glace, l'application de la glace sur l'épigastre, et en même temps des bains de pieds chauds et sinapisés, ainsi que les frictions chaudes et sèches sur tout le corps.

L'on peut donner aussi dans ce cas la décoction de quinquina acidulée. Donné trop tôt, le quinquina peut occasionner une gastrite. Dans bien des circonstances on l'a vu exaspérer l'hématémèse ; c'est ce qui arrive dans la fièvre jaune.

Souvent la saignée est sans succès , parce qu'elle n'est pas assez copieuse, ou parce qu'on la fait trop tard.

On cite l'exemple de guérison radicale d'une hématémèse qui revenait toutes les automnes chez une femme âgée , par une saignée d'une livre.

Pour prévenir le retour de cette fâcheuse maladie , quand elle a une tendance à récidiver ou à devenir périodique , le malade doit observer un régime sévère , faire usage de bains tièdes , de frictions sèches , de boissons froides et acidulées , se faire pratiquer une saignée aux approches de l'époque de sa réapparition.

GENRE IV.e

—

MÉLÆNA.

Définition. — Evacuation de sang noir par les selles.

Cette maladie accompagne si souvent l'hématémèse que plusieurs médecins n'en font qu'une seule et même maladie. Cependant le mélæna peut exister sans hématémèse et réciproquement.

Causes — Le mélæna qui n'est point le symptôme de l'hématémèse peut être occasionné par les mêmes causes que cette dernière affection. Il est souvent la suite de l'engorgement des viscères du bas-ventre.

Traitement. — Le mélæna se traite comme l'hématémèse.

GENRE V.e

—

HÉMORRHOIDES.

Définition. — On donne le nom d'hémorrhoïdes à une congestion sanguine vers l'anus , à un écoulement de sang par la même partie et à des tumeurs sanguines au pourtour de l'anus.

Les hémorrhoïdes consistent donc tantôt dans un état d'engorgement ou de plénitude des petits vaisseaux sanguins de l'extrémité anale de l'intestin, tantôt dans un écoulement sanguin ou hémorrhagie de ces mêmes vaisseaux, tantôt enfin dans la dilatation variqueuse des veines de cette même partie. Telles sont les trois formes sous lesquelles se présentent les hémorrhoïdes.

Les tumeurs hémorrhoïdales sont externes ou en dehors de l'anus, ou internes, c'est-à-dire contenues dans la cavité de l'intestin rectum. Ces tumeurs peuvent être fluentes ou non fluentes.

Causes. — Age avancé, disposition héréditaire, bonne chère, passage subit d'une vie très-active à une vie sédentaire, habitude d'être assis, équitation dure, abus des purgatifs âcres, comme l'aloès, rétention des matières fécales, constipation, vêtemens trop serrés, tristesse, chagrins prolongés, affections hypochondriaques.

Symptômes. — Les hémorrhoïdes accidentelles ou non constitutionnelles peuvent n'être précédées d'aucun symptôme avant-coureur ; les constitutionnelles, au contraire, sont précédées de céphalalgie, de vertiges, d'assoupissement, d'oppression, d'anxiété, de douleurs dans les lombes et dans les membres inférieurs, quelquefois de coliques, etc.

Les hémorrhoïdes se bornent quelquefois à une simple *congestion locale*, annoncée par un sentiment de pesanteur, de tension non douloureuse, mais incommode, qui disparaît et revient plusieurs fois et finit par durer long-temps. Il y a contraction et démangeaison à l'anus. Les excrémens, ordinairement durs, sont rendus avec difficulté et sont couverts d'une strie de sang plus ou moins étendue, qui ne se mêle point aux matières fécales.

Dans d'autres circonstances, le sang sort en plus ou moins grande abondance par l'anus, soit après la défécation, soit dans tout autre moment. C'est le *flux hémorrhoïdal* qui est quelquefois si fréquent et si abondant qu'il constitue une maladie.

Enfin, souvent la congestion hémorrhoïdale est permanente et s'accroît sans aucun écoulement de sang ou avec un écoulement sanguin rare et peu abondant ; il se développe alors des *tumeurs hémorrhoïdales* à la surface de la membrane interne du rectum plus ou moins près de l'anus , et quelquefois à l'extérieur de cette ouverture , vers l'union de la membrane muqueuse avec la peau. Ces tumeurs, siége de démangeaison, d'élancement douloureux , sont quelquefois très – grosses et forment souvent un bourrelet à l'entrée de l'anus. Quelquefois aussi ces tumeurs s'enflamment et sont accompagnées de douleurs intolérables et de fièvre plus ou moins forte.

Pronostic. — Il varie suivant les circonstances. Souvent les hémorrhoïdes ne sont qu'une incommodité légère , surtout si elles succèdent à une maladie dont elles semblent être une crise salutaire. Mais si le flux est abondant et produit la faiblesse , si les tumeurs sont très–douloureuses , les hémorrhoïdes sont alors plus fàcheuses.

L'apparition des hémorrhoïdes est rarement utile; leur suppression donne souvent lieu à une foule de maladies plus ou moins graves.

Traitement. — Il se distingue en celui de l'accès et en celui de l'intervalle.

1.º Pendant l'accès , on modère un flux hémorrhoïdal trop abondant, ou l'on calme les douleurs violentes dépendantes des tumeurs hémorrhoïdales par les moyens généraux et locaux. Une saignée du bras est souvent utile pour diminuer la pléthore générale lorsqu'elle existe. Le malade doit garder une position horizontale sur un lit ferme , tel qu'un sommier de crin ; observer un régime sévère et choisir ses alimens parmi ceux qui laissent dans les intestins le moins de résidu ou le résidu le moins irritant , tels que les fécules préparées au lait ou au bouillon, et les légumes doux; boire de l'eau aux repas , et entre les repas faire usage de boissons rafraîchissantes mucilagineuses (n.º 7) ou acidules (n.º 4).

Si l'écoulement sanguin est excessif et amène une faiblesse extrême , il faut recourir aux lavemens froids, aux lotions froides , aux suppositoires à la glace ; et, si ces moyens ne suffisent pas , aux astringens, tels qu'une forte décoction d'écorce de chêne en lotions ou en lavemens.

Lorsque les tumeurs hémorrhoïdales sont très-enflammées, et que l'inflammation n'a pas cédé à la saignée générale et au régime, il faut appliquer de nombreuses sangsues, non sur ces tumeurs, mais à trois pouces de l'anus, soit en arrière, soit sur les côtés, et laisser le sang s'arrêter de lui-même ; appliquer ensuite à nu sur l'anus des cataplasmes émolliens tièdes.

Si l'inflammation est produite ou entretenue par l'étranglement des tumeurs hémorrhoïdales accidentellement sorties par l'anus, on doit les faire rentrer dans l'intestin, en exerçant sur elles une compression à l'aide de deux ou trois doigts enduits de salive. Après leur réduction ou lorsqu'on ne peut les réduire, on combat l'inflammation par les lotions émollientes, par les cataplasmes et les lavemens de même nature et par les bains.

2.º Dans l'intervalle des accès hémorrhoïdaux, on doit tâcher de prévenir leur retour, en évitant les causes qui peuvent y donner lieu, et en suivant un régime doux. On doit éviter les alimens stimulans, les boissons alcooliques, les affections morales, les vêtemens serrés ; rester rarement assis et user d'un siége convexe ou placer sur un siége ordinaire un tampon pour comprimer l'anus ; faire un exercice journalier ; se lever matin et se coucher de bonne heure, faire des frictions sèche sur tout le corps avec de la flanelle ou avec des brosses ; prendre fréquemment des lavemens et des bains froids ; enfin combattre la pléthore par une saignée du bras. On peut encore faire usage d'eaux minérales ferrugineuses, ou prendre des bols avec le quinquina et la limaille de fer.

Il est utile de rappeler les hémorrhoïdes, lorsque leur suppression a occasionné des accidens.

Les moyens les plus efficaces sont l'exposition prolongée à la vapeur de l'eau bouillante sur un pot de chambre, à cause de la saillie que fait l'anus dans cette position, ou l'application de six à huit sangsues à l'anus après un quart-d'heure d'exposition de cette partie à la vapeur de l'eau chaude. Aussitôt après la chute des sangsues, on arrête l'écoulement du sang ; de cette manière on occasionne un mouvement fluxionnaire qui persiste longtemps.

GENRE VI.e

—

HÉMATURIE.

Difinition. — Pissement de sang, ou hémorrhagie de la membrane muqueuse des voies urinaires.

Dans l'hématurie, le sang peut venir des reins, des uretères, de la vessie ou de l'urètre. Il n'est pas toujours facile de reconnaître sa source.

Causes. — Efforts violens, coups portés sur la région des reins, équitation trop fréquente, usage des cantharides, des asperges, de la térébenthine et de la sabine, présence d'un calcul mural, d'une sonde ou autre corps étranger dans la vessie, séjour d'une sonde ou d'une bougie dans l'urètre, etc.

A ces lésions physiques des reins, de la vessie et de l'urètre, il faut ajouter les suivantes : vieillesse, suppression du flux hémorrhoïdal, de toute hémorrhagie ou d'une saignée habituelle, bonne chère, abus des liqueurs alcooliques.

Symptômes — 1.º *De l'hématurie rénale.* Douleurs profondes à la région lombaire, frissons, anxiété, envies infructueuses d'uriner, émisssion de sang plus ou moins pur, sans douleur.

2.º De *l'hématurie vésicale.* Le sang mêlé à l'urine est rendu avec une douleur intense, un sentiment de cuisson, de pesanteur derrière le pubis et au-dessus, au périnée et le long du pénis ; ténesme, anxiété, oppression, sueur froide, pouls fréquent et petit.

3.º De *l'hématurie urétrale.* Ecoulement de sang pur sans interruption et sans envie préalable d'uriner.

Il est souvent difficile de distinguer la source de l'hématurie.

Traitement. — Il est relatif aux différentes espèces d'hématurie et aux diverses causes qui y ont donné lieu.

Si l'hématurie est occasionnée par la pléthore générale ou locale, la saignée ou les sangsues doivent être mises en usage ; celles-ci sont appliquées à l'hypogastre, au périnée, à l'anus ou à la vulve, dans le cas de suppression d'hémorrhoïdes ou de règles ; c'est encore à ces moyens qu'il faut avoir recours lorsque l'hématurie tient à la phlegmasie de quelque point des voies urinaires ; les boissons mucilagineuses (n.º 7) doivent être mises en usage dans ces divers cas , ainsi que les bains , les demi-bains, les fomentations émollientes , les lavemens émolliens ou laxatifs. La saignée est encore indiquée quand il y a eu chute , contusions ou secousses violentes imprimées à la région lombaire.

Si l'hématurie est produite par la présence d'un calcul dans les voies urinaires , il faut aussi prescrire les boissons mucilagineuses.

Si quelque corps étranger , introduit ou développé dans les voies urinaires, a donné lieu à l'hématurie, on doit en opérer l'extraction par une opération chirurgicale s'il est possible.

Rarement l'hématurie est passive ; rarement aussi les astringens sont indiqués.

GENRE VII.e

MÉNORRHAGIE.

Définition. — Hémorrhagie utérine ou écoulement immodéré des règles.

Causes. — Vie sédentaire , régime trop nourrissant, abus des boissons alcooliques , exercices violens , danse , effort, chute , secousses d'une voiture pendant la menstruation , frayeur, emportement de colère , attaque d'hystérie, suppression d'une autre hémorrhagie ou omission d'une saignée habituelle , avortement , couches réitérées ; en un mot, tout ce qui peut irriter l'utérus.

La présence d'un polype dans l'utérus et le cancer de cet organe peuvent aussi donner lieu à une ménorrhagie symptomatique.

Symptômes. — Céphalalgie , vertiges, douleurs des lombes, douleurs gravatives et tension dans les hypochondres , frisson suivi de chaleur , ardeur intérieure et pesanteur dans l'hypogastre , constipation , pouls fort , fréquent , écoulement de sang très-abondant par le vagin , ou rétention de ce liquide dans l'utérus qu'il distend. Dans ce dernier cas , il y a tintement d'oreilles, affaiblissement de la vue, pâleur de la face, petitesse et faiblesse du pouls, syncope, etc.

Quelquefois la ménorrhagie devient passive, quand l'écoulement sanguin est excessif ou se prolonge. Elle s'accompagne alors des symptômes suivans: pâleur et bouffissure du visage, pesanteur à l'épigastre, douleur dans le dos, difficulté de respirer, tension des hypochondres ; froid des extrémités inférieures, quelquefois œdématie, faiblesse générale, pouls faible et petit, écoulement prolongé, etc.

Traitement. — Pendant l'accès de la ménorrhagie active, spontanée, indépendante de la grossesse, le traitement consiste dans l'écartement des causes, dans l'usage des boissons rafraîchissantes (n.º 4) ou mucilagineuses (n.º 7) prises froides. A ces moyens, on doit ajouter le repos du corps et de l'âme, une position horizontale, l'abstinence de tout excès ; il faut combattre la constipation par les lavemens émolliens ou laxatifs, et donner une nourriture légère.

Dans le cas de pléthore, on doit commencer le traitement par la saignée.

Si la ménorrhagie est excessive ou prolongée et devient passive, on a recours à l'application de compresses, trempées dans l'eau vinaigrée froide, sur le bas-ventre, à la partie interne des cuisses et au périnée : on fait même des injections d'eau vinaigrée froide dans le vagin ; l'eau à la glace serait très-avantageuse dans ce cas.

Après l'accès, si la malade est affaiblie, il faut fortifier l'économie par les amers et aromatiques, par les toniques (n.º 29 et n.º 37).

Quant à la ménorrhagie, suite de couches, *voyez* ci-après l'article *hémorrhagie utérine*, à la fin de l'embryologie sacrée.

GENRE VIII.ᵉ

—

AMÉNORRHÉE.

Définition. — Privation de l'écoulement menstruel.

On reconnaît trois espèces d'aménorrhée, savoir : l'amé-

norrhée par défaut d'éruption , l'aménorrhée par suppression,
et la dysménorrhée ou écoulement difficile des règles.

ESPÈCE I.re

—

AMÉNORRHÉE PAR DÉFAUT D'ÉRUPTION.

Causes. — Tempérament lymphatique , vie sédentaire , régime débilitant , passions tristes , vêtemens étroits , etc.

Symptômes. — Pesanteur générale , aversion pour le mouvement , œdématie , céphalalgie , vertiges , syncopes , toux ,
palpitations , perte d'appétit , digestion difficile , pesanteur et
douleur à l'épigastre, douleurs dans le dos et dans les hanches,
tristesse , mélancolie , fièvre continue.

Traitement. — Régime fortifiant, frictions cutanées avec de
la flanelle , ou avec des brosses , répétées soir et matin ,
lavemens purgatifs , exercice modéré , tisane aromatique et
amère (n.º 29), tisane emménagogue (n.º 64) , enfin matin ,
midi et soir , une pilule de la formule donnée à la page 164.

On doit encore prescrire des bains de pieds bien chauds ,
tous les mois à la même époque, et les continuer pendant huit
jours. On les rend stimulans avec la farine de moutarde ou
avec quelques poignées de sel. Les huit jours expirés , si les
règles ne s'établissent pas , trois ou quatre sangsues seront
appliquées à la vulve.

ESPÈCE II.e

—

AMÉNORRHÉE PAR SUPPRESSION.

Elle arrive subitement ou lentement.

Causes. — Impression du froid humide , immersion des
pieds et des mains dans l'eau froide pendant la menstruation,
passions tristes ou violentes, amour contrarié, excès de dé-
bauche , fièvres intermittentes , etc.

Symptômes. — Ils varient suivant les circonstances :

Si la suppression est subite , la femme pléthorique et d'une
constitution forte,on remarque alors des douleurs de tête, des

tintemens d'oreilles, de l'oppression, de la toux, quelquefois des fièvres aiguës, des phlegmasies ou des hémorrhagies nasales, pulmonaires, etc.

Si la femme est nerveuse, irritable, on observe des symptômes nerveux variés, tels que céphalalgies, attaques d'hystérie, etc.

Traitement. — Dans le premier cas, pédiluves chauds et sinapisés, bains, demi-bains, bains de siége ou bains de vapeurs ; infusion d'armoise (n.º 64), quelquefois saignées générales ou locales, régime doux, éloignement des causes.

Dans le second cas, aux pédiluves et aux bains ci-dessus indiqués, il faut ajouter les antispasmodiques (n.º 13 et n.º 15), et, quand il y a une grande faiblesse, les toniques, tels que le quinquina (n.º 31).

<h2 style="text-align:center">ESPÈCE IIIe</h2>

DYSMÉNORRHÉE.

Dans cette espèce, les règles reviennent bien tous les mois, à la même époque, mais elles sont moins abondantes ; le sang sort avec peine et s'accompagne de douleurs dorsales, lombaires et abdominales ; il y a tantôt excitation, tantôt atonie. Dans le premier cas, il faut employer les relâchans, tels que bains, demi-bains, bains de vapeurs, lavemens émolliens, etc. ; dans le second cas, on doit recourir aux toniques et aux excitans.

AGE CRITIQUE.

On appelle âge critique ou *retour d'âge*, l'époque où arrive la cessation du flux menstruel. C'est ordinairement vers l'âge de quarante-cinq ans que cet écoulement s'arrête ou cesse d'être périodique.

Souvent la cessation des règles a lieu chez les femmes qui habitent la campagne, sans qu'il en résulte aucun accident. La simplicité de leurs mœurs, la frugalité et la régularité de leurs repas, leur vie active et laborieuse, les mettent à l'abri des maladies qui surviennent si fréquemment à cette époque de la vie. Aussi n'ont-elles presque rien à changer à leur manière de vivre.

Il n'en est pas de même chez les femmes qui habitent les villes, et qui vivent dans la mollesse et l'oisiveté. Leurs veilles prolongées, l'air vicié qu'elles respirent dans les grandes réunions qu'elles fréquentent, les disposent singulièrement aux maladies dont la cessation des règles favorise le développement.

Un des premiers accidens qui surviennent lorsque les règles sont sur le point de disparaître, est une irrégularité dans leur apparition, soit pour le temps, soit pour la durée, soit pour la quantité. Ce dérangement dans la menstruation n'est qu'une légère incommodité pour les femmes ; mais il arrive souvent à la suite de la cessation des menstrues, des hémorrhagies, des névroses, des inflammations et des lésions organiques qu'il importe de prévenir. C'est pourquoi il nous semble utile de tracer ici la conduite que doivent tenir les femmes parvenues à l'âge critique.

RÉGIME DES FEMMES PARVENUES A L'ÉPOQUE DE LA CESSATION DES RÈGLES.

Ce régime doit varier suivant le tempérament des femmes, suivant leurs habitudes et suivant une foule de circonstances.

Les femmes doivent éviter l'air trop froid ou trop chaud, l'air chargé d'émanations odorantes.

Elles doivent se couvrir modérément et éviter les vêtemens trop serrés qui déterminent quelquefois par la pression qu'ils exercent sur les mamelles et l'estomac, le squirre ou le cancer. Leurs lits ne doivent être ni trop mous ni trop chauds.

Les femmes pléthoriques, sujettes à des évacuations sanguines abondantes, doivent insister sur la diète ; user de petit-lait et d'eaux minérales acidules ; se priver de souper, quand il y a chaleur et menace de suffocation ; manger peu de viandes ; éviter les viandes noires, salées ou fumées, les ragoûts ; s'abstenir de poisson en général, qui, suivant quelques médecins, excite les organes générateurs et détermine des éruptions dartreuses et autres maladies de la peau. Les vins généreux, les liqueurs et le café leur sont contraires.

Les femmes lymphatiques, au contraire, peuvent user avec modération de café, de vins généreux et d'alimens succulens.

Les femmes nerveuses éviteront les alimens et les remèdes échauffans, les alimens farineux qui développent les flatuosités auxquelles elles sont sujettes.

Les alimens végétaux, les fruits et le laitage conviennent en général à toutes les femmes parvenues à l'âge critique : il en est de même des viandes blanches.

Les femmes doivent se lever de bonne heure, faire de l'exercice à pied au grand air et avant le repas; la promenade du matin est préférable ; la promenade solitaire dispose à la mélancolie; on doit donc se choisir une société capable de plaire et d'égayer. L'exercice dissipe les insomnies si fréquentes au retour d'âge. C'est le meilleur somnifère que l'on puisse mettre en usage. On peut lui associer trois ou quatre onces d'eau de laitue distillée et récohobée plusieurs fois, que l'on prend à l'heure du sommeil en une ou deux fois. On peut remplacer l'eau de laitue par trois ou quatre grains de thridace en une pilule ou par quelques cuillerées de la potion (n.º 16). Quant à l'opium, il est plus propre à augmenter l'insomnie qu'à la dissiper.

L'équitation est un exercice contraire, à cause des hémorrhagies utérines ou des hémorrhoïdes auxquelles elle dispose.

On doit éviter les émotions vives, les passions tristes, les passions violentes ; celles de l'amour et du jeu sont les plus funestes.

La saignée du bras, peu copieuse, souvent répétée dans les premiers temps de la cessation des règles, est utile chez les pléthoriques, quelquefois aussi chez les nerveuses.

Les bains tièdes sont nécessaires quand les accidens sont nerveux.

Les purgatifs sont en général très-contraires.

Les femmes sujettes à quelque éruption ou disposées à une lésion de l'utérus, ont souvent besoin de cautère au bras ou à la jambe.

QUATRIÈME CLASSE.

NÉVROSES EN GÉNÉRAL.

Les névroses sont des maladies dans lesquelles une ou plusieurs parties du système nerveux sont affectées primitivement.

Dans ces nombreuses affections, il y a tantôt accroissement, tantôt diminution d'excitabilité et de sensibilité.

On a rangé dans cette classe des maladies qui ne sont nullement nerveuses. Un grand nombre d'entre elles sont des phlegmasies qui se compliquent d'accidens nerveux. Vouloir traiter celles-ci par les toniques fixes ou diffusibles, serait vouloir les exaspérer ; aussi a-t-on reconnu dans la plupart des cas l'utilité des anti-phlogistiques unis aux adoucissans et aux rafraîchissans.

Les névroses sont distribuées en cinq ordres, savoir : névroses des sens, névroses des fonctions cérébrales, névroses de la locomotion et de la voix, névroses des fonctions nutritives et les névroses de la génération.

ORDRE I.er

NÉVROSES DES SENS.

Nous ne comprendrons dans cet ordre que les lésions de la vue et de l'ouïe, parce que celles du goût, de l'odorat et du toucher sont presque toujours symptomatiques.

GENRE I.er

HÉMÉRALOPIE.

Définition. — Névrose de la vue dans laquelle on ne peut distinguer les objets qu'au soleil ou à une grande lumière.

Causes. — Tout ce qui peut exciter trop vivement la rétine et en épuiser la sensibilité : fatigues, excès dans les plaisirs de l'amour, irritation de l'estomac, cessation subite d'une autre maladie, pléthore sanguine et suppression de la transpiration.

On distingue deux espèces d'héméralopie : l'une essentiellement nerveuse, et l'autre symptomatique.

Symptômes. — Le malade ne peut distinguer les objets que quand le jour est parfaitement clair ; il ne voit rien avant le lever et après le coucher du soleil, ni pendant les temps brumeux. La pupille est fort dilatée.

Traitement. — Demours prétend que l'héméralopie cède ordinairement à l'émétique, aux rubéfians à la nuque, aux vapeurs ammoniacales dirigées vers la conjonctive.

Si cette maladie tient à la pléthore ou à la suppression de la transpiration, on a recours à la saignée ou aux sudorifiques.

GENRE II.e

NYCTALOPIE.

Définition. — Névrose de la vue dans laquelle on ne peut distinguer les objets que pendant la nuit ou à une faible lumière.

Causes. — Excès de sensibilité de la rétine laquelle est souvent le résultat d'un séjour trop prolongé dans un lieu obscur; pléthore locale ou générale; suppression subite d'une autre maladie.

Comme l'héméralopie, la nyctalopie peut être essentielle ou symptomatique.

Symptômes. — Difficulté ou impossibilité de distinguer les objets pendant le jour, tandis qu'on peut facilement les distinguer à une faible lumière ou dans les ténèbres. La pupille est contractée.

Traitement. — Si elle tient à la pléthore, on a recours aux saignées générales ou locales, aux applications émollientes sur les yeux, aux bains de pieds sinapisés, aux vésicatoires et au séton à la nuque.

Si elle est la suite de la métastase d'une autre maladie ou de la suppression de la transpiration , les vomitifs et les vésicatoires sur le lieu primitivement affecté peuvent être utiles.

Si elle est la suite d'une obscurité prolongée , ce n'est que par degré qu'il faut passer au grand jour.

GENRE III.ᵉ

—

AMAUROSE OU GOUTTE-SEREINE.

Définition. — Cécité plus ou moins complète , ordinairement accompagnée de la dilatation de la pupille. Je dis *ordinairement* , car j'ai vu une amaurose avec contraction de la pupille , maladie pour laquelle le baron de Wenzel fut consulté.

L'amaurose , comme l'héméralopie et la nyctalopie, peut être essentielle ou symptomatique.

Causes. — Chagrins profonds , emportemens de colère ; veilles opiniâtres , excès d'études , impression continue d'une lumière trop vive , action du froid et des narcotiques, pléthore , suppression d'une hémorrhagie habituelle , affection hystérique , présence de vers dans le conduit intestinal , abus des plaisirs vénériens , etc. On l'a remarquée à la suite des fièvres intermittentes et dans l'hydrothorax.

Symptômes. — Diminution ou abolition complète de la vue , le plus ordinairement accompagnée de la dilatation et de l'immobilité de la pupille. Cette affection survient brusquement ou est précédée de douleurs de tête , de vertiges , d'un engourdissement général, etc. Cette névrose est continue et quelquefois périodique , comme dans l'hypochondrie et l'hystérie.

Pronostic. — L'amaurose est souvent incurable , surtout quand elle est symptomatique d'une affection organique du cerveau.

Traitement. — Il varie suivant que l'amaurose est essentiellement nerveuse ou symptomatique.

Lorsqu'elle est essentiellement nerveuse , on tâche de rétablir la sensibilité de la rétine et la mobilité de l'iris par les excitans tant internes qu'externes. A l'extérieur, on emploie les linimens volatils, les vésicatoires au front ou à la nuque, le séton dans cette dernière partie ; le moxa et l'électricité sont aussi très-recommandés. Un moyen très-simple et très-efficace consiste à exposer l'œil au-dessus d'un vase contenant du carbonate d'ammoniaque, jusqu'à ce qu'il en résulte des picotemens dans la conjonctive, de la rougeur et du larmoiement. Les frictions du sourcil avec de l'éther peuvent être utiles. A l'intérieur, on administre l'émétique à petite dose pour exciter des nausées seulement ; la décoction de quinquina ou de valériane, à la dose de deux à quatre gros par pinte d'eau.

Lorsque l'amaurose est symptomatique, on doit s'occuper principalement de la maladie dont elle est le symptôme. Si elle tient à une pléthore générale ou locale, on a recours à la saignée ou à l'application de sangsues au cou ; si elle tient à l'embarras des premières voies, les vomitifs et les purgatifs sont nécessaires ; si elle est produite par une faiblesse générale, on donne de bons alimens et on fait usage de quinquina et de préparations martiales. Le repos de la vue est le meilleur remède contre celle qui dépend de la faiblesse locale ou d'un excès d'études, etc.

Dans une amaurose avec contraction de la pupille, survenue à la suite d'une attaque d'apoplexie, des saignées fréquentes et des applications réitérées de sangsues au siége ont produit une guérison complète. Dans les premiers temps, je les répétais tous les quinze jours, puis tous les mois ; peu à peu j'ai mis plus d'intervalle entre les saignées ; et enfin, maintenant, je ne saigne plus que tous les six ou huit mois, et depuis cinq ans mon malade n'a offert aucun symptôme de goutte-séreine.

GENRE IV.e

—

SURDITÉ.

Définition. — Privation plus ou moins complète du sens de l'ouïe.

Cette maladie est très-fréquente chez les enfans en bas âge et chez les vieillards : elle est quelquefois congéniale ; et, dans ce dernier cas, elle est compliquée de mutisme. Celui-ci est la conséquence nécessaire de celle-là.

La surdité est ou nerveuse ou symptomatique.

Causes. — La surdité essentiellement nerveuse ne peut tenir qu'à la paralysie des nerfs auditifs. La surdité symptomatique peut être occasionnée par une foule de causes : oblitération du conduit auditif externe par le rapprochement des cartilages de l'oreille, absence ou atrophie du nerf acoustique ; sa compression par des tumeurs dans le cerveau, par un épanchement sanguin ou séreux ; accumulation du cérumen épaissi dans le conduit auditif externe ; épanchement de sang, de pus dans la caisse du tympan ; engorgement inflammatoire de la membrane du tympan ; son épaississement ou sa déchirure, sa trop grande sécheresse ou sa trop grande humidité ; aussi certains sourds entendent mieux quand le temps est humide, et d'autres quand le temps est sec ; congestion ou inflammation cérébrale ; fièvre adynamique ; fièvre muqueuse ou catarrhale ; suppression d'une évacuation sanguine ou de la transpiration, etc.

Symptômes. — Diminution ou abolition entière des fonctions de l'ouïe, quelquefois accompagnée d'un écoulement muqueux ou purulent par l'oreille chez les enfans lymphatiques.

Traitement. — Il varie suivant la cause de la surdité. Toutes les fois qu'il y a occlusion complette du conduit auditif externe par le rapprochement et l'adhérence intime de ses parois ; toutes les fois qu'il y a carie des osselets de l'ouïe, ou une affection profonde du cerveau, il n'y a rien à faire. Si l'accumulation et l'épaississement du cérumen dans l'oreille est la cause de la surdité, comme cela arrive fréquemment chez les vieillards, il faut en opérer l'extraction au moyen d'un cure-oreille, après avoir préalablement ramolli cette matière par des injections d'eau tiède ou par l'instillation de quelques gouttes d'huile d'amandes douces dans l'oreille.

Lorsque la surdité est la suite d'un catarrhe de l'oreille, on la combat par les boissons diaphorétiques (n.º 8 ou

n.º 41), par la chaleur et par les vésicatoires derrière l'o-
reille ou à la nuque.

Si elle dépend de la trop grande sécheresse de la membrane
du tympan, il faut exposer l'oreille à la vapeur de l'eau
chaude et entretenir son humidité au moyen de coton im-
preigné d'huile d'amandes douces.

Si elle est produite par une trop grande humidité de la
membrane du tympan, elle a beaucoup d'analogie avec la
surdité catarrhale, et demande le même traitement ; les fumigations aromatiques, la vapeur de Benjoin, les vésicatoires
et le séton à la nuque sont très-utiles.

Quant à la surdité produite par l'affection de la trompe
d'Eustache, elle est souvent difficile à reconnaître ; elle est
ordinairement de nature catarrhale et se traite par les fumigations aromatiques par la bouche ; la fumée de tabac est un
très-bon moyen.

Dans un grand nombre de cas, on ne peut découvrir la
cause de la surdité. On la regarde alors comme purement
nerveuse, et son traitement ne diffère guère de celui de la
surdité catarrhale. Les principaux moyens vantés contre ces
deux espèces sont les vésicatoires, les sétons, le moxa et
l'électricité.

Si la pléthore générale ou locale était la cause de la surdité,
on aurait recours aux saignées générales ou locales : la saignée
du pied, les sangsues à l'anus ou à la vulve seraient indiquées
dans le cas de suppression d'hémorrhoïdes ou des menstrues.

ORDRE II.ᶜ

NÉVROSES DES FONCTIONS CÉRÉBRALES.

GENRE I.ᵉʳ

APOPLEXIE.

Définition. — Etat morbide du cerveau, caractérisé par
l'assoupissement, la diminution de la sensibilité et des mouve
mens, par la rareté, la lenteur des inspirations et la vitesse

des expirations, ainsi que par la largeur et la rareté du pouls.

L'apoplexie attaque plus souvent les hommes que les femmes; elle est plus fréquente après soixante ans qu'à tout autre âge. Elle sévit ordinairement au temps des solstices et des équinoxes, pendant les hivers froids et humides, et à l'époque des froids secs, vifs et subits.

Causes. — Disposition physique particulière, caractérisée par le cou court, la tête volumineuse, les épaules larges, etc.; impression du froid ou de la chaleur, bains chauds ou bains froids; vêtemens trop serrés; nourriture succulente, boissons stimulantes et alcooliques; constipation; suppression de la sueur, d'un cautère, d'un ulcère ou d'un exanthème; suppression de certaines évacuations sanguines, soit naturelles, soit artificielles; vie sédentaire ou trop active, exercices violens; habitude de coucher ayant la tête peu ou point élevée, et de lire dans cette position; inclinaison de la tête en avant et en bas, à laquelle obligent certaines professions; veilles prolongées, études opiniâtres; chagrins concentrés, colère, joie excessive, abus des plaisirs vénériens, etc.

Symptômes. — L'apoplexie débute le plus ordinairement d'une manière subite; quelquefois cependant elle est précédée de symptômes avant-coureurs, tels que vertiges, pesanteur et douleur de tête; absences de mémoire; difficulté à rassembler ses idées, à les comparer; diminution ou perte de la vue ou de l'ouïe; trouble dans la vision de telle sorte qu'on aperçoit des bluettes, des réseaux, des brouillards; tintemens ou bourdonnemens d'oreille; diminution du goût ou de l'odorat; engourdissement d'une partie du corps, de la langue surtout; sentiment de fourmillement; crampes dans la jambe; assoupissement, sommeil profond avec ronflement; quelquefois injection des vaisseaux de la conjonctive; couleur bleuâtre des paupières; souvent traction d'une des commissures des lèvres en dehors.

Ces symptômes précurseurs de l'apoplexie ne se trouvent pas réunis; souvent il n'y en a qu'un seul ou seulement deux ou trois; quelquefois ils se développent les uns après les autres, se groupent, et alors l'apoplexie se déclare, à moins qu'une hémorrhagie nasale ne fasse disparaître tous ces phénomènes.

Si un ou plusieurs de ces symptômes précurseurs surviennent chez un sujet de *constitution apoplectique*, caractérisée par une tête grosse, un cou gros et court, un développement remarquable de l'abdomen, l'apoplexie est imminente.

Soit qu'il y ait ou qu'il n'y ait pas eu de signes précurseurs, l'apoplexie se déclare, et le malade tombe à terre, s'il est debout, et alors on observe les phénomènes suivans : assoupissement plus ou moins profond ; embarras ou paralysie de la langue, dont la pointe est dirigée à droite ou à gauche ; distorsion plus ou moins marquée de la bouche ; parole altérée, balbutiement ou extinction complète de la voix ; grincement des dents ; diminution ou suppression des fonctions intellectuelles et des fonctions des sens ; engourdissement et fourmillement dans une partie ou dans la totalité du corps ; paralysie incomplète ou complète d'une partie ou de la totalité du corps ; paupières entr'ouvertes, yeux saillans, fixes, étincelans, rouges larmoyans ; pupilles dilatées ou contractées, particulièrement du côté paralysé ; salive écumeuse, mucosités visqueuses, quelquefois sanguinolentes, à la bouche ; face pâle, humide et froide, ou rouge-violette et chaude ; veines du cou saillantes et très-grosses ; élévation et affaissement alternatifs des joues par suite de l'introduction et de la sortie de l'air ; déglutition difficile ou impossible ; passage des boissons dans la glotte, et leur expulsion par la bouche ou par les narines avec toux convulsive ; respiration lente, rare, haute, bruyante ; pouls dur, large, rare et vif ; immobilité complète, quelquefois mouvemens convulsifs dans une partie ou dans la totalité du corps.

Tel est le tableau de l'apoplexie au plus haut degré.

Il y a plusieurs nuances d'apoplexie dont la plus faible est caractérisée par une légère somnolence, une pesanteur de tête, une diminution de l'intelligence, une gêne dans les mouvemens de la langue, qui est légèrement déviée, un embarras dans l'articulation des sons, un engourdissement et un sentiment de formication dans un ou plusieurs membres.

Il est une autre nuance d'apoplexie qu'on appelle *foudroyante*. Le malade tombe comme frappé de la foudre, et il n'est déjà plus quand on le relève.

Pronostic. — L'apoplexie est une maladie grave. L'apoplexie faible est susceptible de guérison ; l'apoplexie forte est souvent mortelle; l'apoplexie foudroyante est toujours funeste.

Traitement. — Lorsqu'une personne vient de tomber en apoplexie, il faut se hâter de desserrer les vêtemens qui peuvent exercer une compression sur son corps, tels que cravatte, corset, etc.; on la transporte ensuite, sans trop l'agiter, dans un appartement dont la température ne soit ni trop élevée ni trop abaissée ; on la place sur un lit dans une position telle que la tête, élevée et soutenue par plusieurs oreillers, soit un peu inclinée en arrière ; on ne lui couvre pas la tête.

Si le pouls est dur et plein, la face rouge, les yeux injectés, le sujet pléthorique et point trop âgé, on fait une large saignée du pied, bien préférable à celle du bras et même à celle de la jugulaire ; celle-ci n'aurait qu'un effet momentané.

L'artériotomie temporale a aussi été très-préconisée; mais rien ne prouve qu'elle soit plus avantageuse que la saignée du pied. Mais si, pour des raisons particulières, on donnait la préférence à l'artériotomie ou à la saignée de la jugulaire ou du bras, on plongerait les pieds du malade dans un bain très-chaud, rendu irritant par l'addition d'un quartron de farine de moutarde ou de quelques poignées de sel de cuisine, soit pendant, soit après la saignée.

Une compresse trempée dans de l'eau froide ou une vessie remplie de glace sera appliquée sur la tête après la saignée et pendant le bain de pieds.

S'il n'y a qu'une pléthore locale ; si le sujet est âgé, peu sanguin, peu gras et peu coloré ; si le pouls n'est ni plein ni dur, on peut alors recourir à une petite saignée de la jugulaire ou à l'application de quinze ou vingt sangsues à la partie supérieure du sternum ou au-devant de la clavicule, sur lesquels on pourrait exercer une compression, dans le cas où il deviendrait nécessaire d'arrêter le sang; mais il ne faut pas trop se hâter d'arrêter cet écoulement qui, pour être efficace, doit être abondant. Les bains de pieds sinapisés ou salés doivent être multipliés dans ce dernier cas.

Les sangsues à l'anus ou à la vulve produisent peu d'effet, à moins qu'il n'y ait suppression d'hémorrhoïdes ou de règles.

Si avant le développement de l'apoplexie, l'estomac était irrité, comme il arrive souvent chez les personnes adonnées aux boissons spiritueuses ou à la bonne chère, les sangsues devraient être apposées à l'épigastre, au moins après la saignée générale.

Après les évacuations sanguines, on provoque une dérivation sur la peau des membres inférieurs par les pédiluves sinapisés, par les ventouses, par les frictions avec une brosse, par les cataplasmes de moutarde aux pieds pendant quatre ou cinq heures, par un liniment ammoniacal ou l'application de compresses trempées dans de l'eau bouillante, moyens préférables aux vésicatoires.

On a proposé à l'intérieur les toniques et les excitans, les vomitifs et les purgatifs ; ils sont plus nuisibles qu'utiles. Cependant les vomitifs peuvent être avantageux dans le cas où l'apoplexie est survenue immédiatement après un repas copieux ; encore faut-il commencer par la saignée, si le sujet présente des signes de congestion sanguine très-grande vers le cerveau.

Les purgatifs peuvent être utiles au déclin de la maladie, quand la sensibilité renaît ; on donne la préférence aux sels neutres, et on les administre en lavemens.

Les vomitifs et les purgatifs pourraient être nécessaires aux sujets éminemment lymphatiques.

Enfin, lorsqu'il ne reste plus que de l'engourdissement et de la paralysie, on a recours aux rubéfians et aux vésicans.

Si l'appetit renaît, si le désir de prendre des alimens n'est pas uniquement inspiré par la crainte de mourir de faim, on peut en permettre. Si, au contraire, l'appétit se faisait trop attendre, il faudrait l'exciter par l'usage des boissons amères et aromatiques (n.º 29).

Traitement préservatif. — Quiconque est disposé à l'apoplexie, ou qui ayant déjà été atteint de cette maladie veut en prévenir la récidive, doit suivre un régime propre à empêcher l'afflux du sang vers la tête. Ainsi, vie sobre, alimens peu succulens pris dans la classe des viandes blanches et des légumes doux, vins ou cidres légers, ou seulement eau rougie ; exercice modéré à pied ou à cheval, souvent répété, avant le repas plutôt qu'après ; température douce ; vêtement en rapport avec la saison.

On doit éviter tout excès de table, les vins capiteux, les liqueurs fortes et le café ; s'abstenir du repas du soir ; il faut encore éviter les passions vives, les veilles et le sommeil trop prolongés, la lecture dans une position horizontale, les occupations qui demandent une grande contention d'esprit et des méditations profondes.

On doit entretenir la liberté du ventre par des lavemens émolliens ou laxatifs, respecter les anciens écoulemens. le flux hémorrhoïdal, les éruptions cutanées et continues, l'usage périodique des saignées et des évacuans si l'on en a contracté l'habitude.

L'un de ces derniers moyens administré à propos, quand il y a ou congestion sanguine au cerveau, ou état saburrhal des premières voies, peut empêcher l'apoplexie.

GENRE II.ᵉ

—

CATALEPSIE.

Définition. — Névrose consistant dans la suspension totale des fonctions des organes des sens, de l'entendement et de la locomotion, la respiration et la circulation subsistant encore, mais à un faible degré.

Cette maladie est très-rare. Je ne l'ai observée qu'une fois dans l'espace de 28 ans.

Causes. — Constitution sensible et mélancolique, affections morales très-vives, forte contention d'esprit, présence des vers dans les intestins.

Symptômes. — Immobilité et persévérance dans la position

qu'on avait avant l'attaque, soit qu'on fût assis, soit qu'on fût debout ou couché ; les yeux restent ouverts ou fermés, s'ils l'étaient auparavant. Les membres conservent la position qu'on leur donne, soit qu'on les étende, soit qu'on les fléchisse. Suspension du sentiment et du mouvement, des fonctions de l'entendement, de la vue et de l'ouïe ; respiration et circulation peu sensibles, pouls petit, chaleur animale peu élevée. La durée de cette affection est indéterminée.

Traitement. — Il se divise en celui de l'accès et en celui de l'intervalle :

1.º Le traitement de l'accès consiste à en abréger la durée, s'il se prolonge au-delà de deux ou trois heures. S'il n'y a pas de congestion sanguine du côté du cerveau, on fait flairer des substances volatiles et pénétrantes, comme l'éther, l'ammoniaque liquide, etc. On peut même en faire avaler quelques gouttes étendues dans une cuillerée d'eau. Mais s'il y avait une congestion sanguine du côté de la tête et qu'on eût à craindre une apoplexie, si le sujet était fort et pléthorique, on pourrait faire une saignée du bras ou du pied. Les frictions, les ventouses, les sinapismes et les vésicatoires aux membres inférieurs pourraient être utiles ; il en est de même des lavemens purgatifs.

2.º Traitement de l'intervalle. Il est relatif à la cause ; si l'on soupçonne des vers dans le canal intestinal, on emploie les vermifuges ; si une affection de l'âme a donné lieu au développement de cette maladie, il faut écarter tout ce qui pourrait la renouveler. Dans le cas de pléthore, on emploie les saignées et les anti-phlogistiques ; s'il y a au contraire faiblesse générale, épuisement, on donne des toniques ; les bains froids pourraient convenir dans ce dernier cas.

GENRE III.ᵉ

—

ÉPILEPSIE.

Définition. — L'épilepsie est une névrose caractérisée par des accès de mouvemens convulsifs plus ou moins violens,

généraux ou partiels , avec perte subite de connaissance et
insensibilité.

Causes. — Hérédité , sensibilité exquise, abus du coït ou
de la masturbation , passions tristes ou violentes , comme
chagrins profonds, frayeur , colère ; hémorrhagie considérable ; exostose, carie , fracture des os du crâne , mauvaise
conformation de cette boîte osseuse ; tumeurs fougueuses de
la dure-mère ; épanchemens sanguins et séreux au cerveau ,
ou seulement congestion sanguine dans les vaisseaux encé-
phaliques ; affections organiques du cœur ; présence des vers
dans le canal intestinal ; rétention du méconium chez les enfans naissans , maladies organiques des reins ou des autres
viscères abdominaux ; sensibilité de l'utérus dans la grossesse ;
une tumeur osseuse ou autre développée sur le trajet d'un
nerf, dans une partie quelconque du corps ; un nerf mis à
découvert par une plaie. (On a vu dans ces cas l'*aura epileptica* partir de ces divers points) ; le travail de la dentition ; l'éruption de la variole, de la scarlatine, de la rougeole ; la répercussion d'un exanthême ; la suppression des
règles ou des hémorrhoïdes ; en un mot , il n'est point d'organe dont les affections ne puissent donner lieu au développement de l'épilepsie.

Symptômes. — Chute subite, agitation violente, grincement
des dents , couvulsion des yeux , des muscles de la face ;
paupières fermées et palpitantes ; figure violette et gonflée ;
bouche écumeuse ; respiration stertoreuse ; convulsion des
muscles de la vie animale telle , que les membres sont agités de mouvemens de flexion, d'extension et de rotation variés
et difficiles à décrire ; convulsion des muscles de la vie organique ; de là les évacuations involontaires des urines et des
matières fécales que l'on remarque quelquefois ; suspension
des fonctions intellectuelles et des sensations ; le malade se
mord la langue qui se trouve quelquefois entièrement coupée
ou profondément sillonnée par les arcades dentaires ; le pouce
est appliqué sur la paume de chaque main, ainsi que les autres
doigts, avec tant de force que souvent les ongles entrent dans
la peau.

L'accès se termine par un état soporeux et par la stupeur ; le malade ouvre les yeux d'un air d'étonnement impossible à décrire et à imiter, demande ce qui lui est arrivé, éprouve du malaise spécialement à l'épigastre, et enfin les fonctions se rétablissent.

Quelquefois les accès d'épilepsie offrent des symptômes précurseurs, tels que perte d'appétit, anxiété, céphalalgie, vertiges, rougeur de la face, trouble de la vision, perte de l'ouïe et *aura epilectica*.

L'*aura epileptica* ou vapeur épileptique, est une sensation particulière qui varie suivant les sujets : c'est la sensation tantôt d'un fluide qui coule, tantôt d'un insecte qui rampe et se porte de quelque point des membres ou du tronc jusqu'à la poitrine et le plus ordinairement jusqu'à la tête, et alors l'épilepsie survient.

Les accès épileptiques sont quelquefois courts et durent à peine quelques secondes ; souvent il n'y a alors que quelques grimaces dans la face et perte de connaissance de si courte durée que le malade ne tombe pas à terre ; le plus ordinairement ces accès durent un quart-d'heure ou vingt minutes ; il en est de beaucoup plus longs.

Ces accès reviennent à des époques plus ou moins éloignées, toutes les semaines, tous les mois ou tous les ans. J'ai vu une épilepsie qui revenait tous les matins à sept heures. Le malade mourut au septième accès. C'était une fièvre pernicieuse dont j'aurais pu, au moyen du quinquina, empêcher la terminaison funeste, si des renseignemens propres à me la faire reconnaître m'avaient été fournis à temps.

Pronostic. — Il est toujours fâcheux. Lorsque l'épilepsie est symptomatique, récente, accidentelle, et qu'elle a lieu chez un jeune sujet, on peut espérer de la guérir. Quand elle est congéniale, invétérée, et que le sujet a passé l'âge de la puberté, elle est rarement curable.

Elle se termine souvent par l'apoplexie ou par la manie.

Traitement. — 1.º Pendant l'accès, il faut lâcher les vêtemens trop serrés, ôter la cravate, tenir la tête élevée au moyen d'un oreiller, et, si l'accès se prolonge, faire respirer quelque odeur forte, de l'ammoniaque liquide, par exemple ; si l'on craint une apoplexie, on fait une saignée du pied.

2.º Pendant l'intervalle, on doit tâcher de découvrir la cause et de la détruire. Il faut écarter tout ce qui peut augmenter ou diminuer l'énergie du cerveau ; par exemple : boissons alcooliques, sommeil trop prolongé, impressions vives et passions violentes ; combattre la pléthore par la saignée et les sangsues au pied, à l'anus ou à la vulve suivant les indications ; expulser les vers intestinaux par les moyens convenables, etc.

Lorsque l'épilepsie est précédée de l'*aura epileptica*, on cherche à empêcher cette vapeur de se porter à la tête ou à la poitrine, en enlevant la cause qui y donne lieu, soit par les incisions, soit par l'application du feu ou d'un autre caustique propre à modifier ou à désorganiser le nerf qui sert de conducteur à cette vapeur. Si le point de départ est un doigt, on ne doit pas balancer à en faire l'amputation. Un visicatoire, un cautère appliqué sur l'endroit d'où part l'*aura epileptica* a quelquefois guéri l'épilepsie. Dans quelques cas, on a pu empêcher le retour de l'accès, en effrayant le malade par un certain appareil, en lui faisant flairer un flacon d'ammoniaque, ou en lui faisant entendre un air de musique.

Quelquefois la cause étant enlevée, l'épilepsie n'en continue pas moins. Il reste alors à modifier l'état du cerveau et de tout le système nerveux. On a vanté tour-à-tour les toniques, et les astringens, tels que les martiaux et les amers, le quinquina convient surtout dans le cas de faiblesse ou de périodicité ; les irritans, tels que le zinc, le nitrate d'argent, etc. ; les narcotiques, comme l'opium, la jusquiame et la belladone ; les antispasmodiques, parmi lesquels on compte la valériane à la dose de deux à six gros par pinte, le narcisse des prés, la feuille d'oranger, le camphre, le musc, l'assa-fœtida, l'huile pyrogénée animale de Dippel, etc.

GENRE IV.ᵉ

—

HYPOCHONDRIE.

Définition. — Maladie caractérisée par la réunion ou la succession de symptômes variés et disparates, cérébraux et gastriques, etc.

On n'est pas d'accord sur la nature et le siége de l'hypochondrie. Pinel l'a placée parmi les névroses cérébrales ; Georget la regarde comme une affection cérébrale primitive, dont le trouble des organes gastriques n'est que l'effet ; Louyer-Villermay la fait consister dans une atonie des organes gastriques et dans une irritation nerveuse dont il ne précise pas le siége ; Broussais, enfin, la considère comme une gastrite chronique avec influence sympathique sur les nerfs ganglionaires et le cerveau.

L'hypochondrie se déclare de vingt à soixante ans ; elle est plus fréquente chez les hommes que chez les femmes ; c'est à l'âge critique que celles-ci en sont le plus ordinairement atteintes.

Causes. — Disposition héréditaire ; constitution nerveuse ; passage brusque d'une vie active à une vie sédentaire ; excès dans les travaux du cabinet, surtout quand on s'y livre immédiatement après le repas ; veilles prolongées ; excès dans le boire, le manger et dans les plaisirs de l'amour ; chagrins prolongés, contrariétés, vive frayeur ; suppression du flux hémorrhoïdal, du flux menstruel, d'un exanthême ou d'un exutoire ; usage intempestif des vomitifs et des purgatifs ; affection d'un ou de plusieurs viscères abdominaux ; en un mot, tout ce qui surexcite le cerveau ou les organes digestifs.

Symptômes. — Les uns ont leur siége dans les organes de la digestion, les autres se manifestent à la tête, à la poitrine et dans diverses parties du corps.

Parmi les premiers, on remarque les suivans : tension et quelquefois gonflement de l'abdomen ; quelquefois pulsation irrégulière dans quelque point du ventre ; nausées et quelquefois vomissemens glaireux ou bilieux ; éructations et rapports acides ; expultion fréquente ; tantôt perte d'appétit, tantôt appétit vorace ou bizarre ; douleur à la région épigastrique, surtout après le repas ; flatuosités incommodes de l'abdomen, borborygmes, coliques vagues, constipation ou diarrhée, urine abondante et limpide.

Les autres symptômes sont : du côté de la tête, céphalalgie, tintemens d'oreille, vertiges, anxiétés, tristesse profonde, terreur pour les causes les plus légères, craintes de la mort, trouble fugace dans les idées. Du côté de la poitrine, sentiment de constriction, difficulté de respirer, palpitations du cœur, douleur, syncopes.

Le malade a un goût particulier pour la lecture des ouvrages de médecine ; il se croit atteint de la maladie grave dont il lit les symptômes ; il s'imagine souvent que le médecin veut le tromper sur la nature et la gravité de sa maladie ; aussi est-il enclin à changer souvent de médecin, et rarement il suit avec exactitude le traitement et le régime qui lui ont été prescrits.

Souvent cette affection se termine par la mélancolie ou la manie, et il n'est pas rare de voir l'hypochondriaque chercher à se débarrasser de la vie qu'il craint tant de perdre.

Traitement. — Les médecins ne sont pas plus d'accord sur le traitement que sur la nature et le siége de l'hypochondrie. Les moyens tirés de l'hygiène sont les plus efficaces ; tels sont le séjour à la campagne, une société choisie et gaie, les voyages, des exercices du corps variés, poussés jusqu'à un commencement de fatigue, un travail manuel, les promenades à pied ou à cheval, les frictions, une vie sobre et réglée, l'abstinence des viandes noires, des ragoûts, du café, du chocolat, du thé, des liqueurs alcooliques, etc. ; l'usage des viandes blanches, des légumes doux, les flatulens exceptés ; les diverses fécules préparées au lait sont encore avantageuses.

Toutes les fois que des irritations cérébrales, gastriques, thoraciques et utérines, se présentent, ou pour peu qu'on les soupçonne, on les combat par les anti-phlogistiques appropriés à chacune d'elles. Ainsi, sangsues à l'épigastre, à l'hypogastre, à l'anus, à la vulve, aux malléoles, au cou, dans le cas de gastrite, de métrite, de suppression d'hémorrhoïdes, de menstrues ou de phlegmasie cérébrale ; application de vésicatoires et de cautère, dans le cas de suppression d'un exutoire, d'un exanthême, etc.

On varie le traitement suivant les causes de l'hypochondrie, la constitution du sujet, son sexe, son genre de vie et le degré ou les complications de la maladie.

GENRE V.^e

—

MÉLANCOLIE.

Définition. — Névrose caractérisée par un délire non fébrile, roulant sur un seul objet ou sur une seule série d'objets ordinairement de nature attristante.

Causes. — Mêmes que celles de l'hypochondrie.

Symptômes. — Le mélancolique est tourmenté par une idée exclusive ou une série particulière d'idées, avec une passion dominante, comme un état habituel de frayeur, de regrets profonds, une aversion extrême ou une joie excessive. Ainsi, la *démonomanie* ou l'idée d'être possédé par le démon, la *nostalgie* ou le regret profond d'être éloigné de ses foyers, *l'illusion* qui fait croire qu'on est saint, roi ou général d'armée, etc., l'*érotomanie* ou la passion de l'amour portée au plus haut degré, une aversion insurmontable pour le mouvement ou un penchant irrésistible à courir continuellement sans motif et sans but, etc., sont autant d'espèces de mélancolie. Il en est une avec penchant irrésistible au suicide.

Traitement. — Il consiste plutôt dans des moyens moraux et hygiéniques que dans l'administration des médicamens. On recommande un changement notable dans la manière de vivre, des exercices de corps variés, la dissipation, des voyages aux eaux minérales.

Dans le cas de mélancolie suite de suppression, on dirige le traitement sur la cause qui a produit la maladie.

GENRE VI.e

—

MANIE.

Définition. — Névrose caractérisée par un délire non fébrile, roulant sur une foule d'objets différens.

Causes. — Mêmes que celles de la mélancolie.

Symptômes. — La manie offre quelquefois des signes précurseurs, comme céphalalgie, congestion sanguine du côté de la tête, sentiment de constriction de la poitrine, de l'estomac, pouls fréquent, fort et dur ; à ces symptômes se joignent des joies folles, une exaltation des facultés intellectuelles, souvent un penchant irrésistible à des actes de fureur, délire roulant sur une foule d'objets différens.

La manie est continue ou périodique avec des retours réguliers ou irréguliers des accès.

Traitement. — Les moyens hygiéniques et moraux doivent faire la base du traitement de la manie comme de la mélancolie. En outre, on combat la cause, lorsqu'elle est connue. Si c'est la pléthore, on emploie la saignée, les bains tièdes, les boissons délayantes et acidulées ; s'il y a constipation, on a recours aux boissons laxatives. Les douches froides sur la tête sont souvent avantageuses. Sur la fin de l'accès, on nourrit le malade, et ce n'est que lorsque sa raison est rétablie qu'on lui permet des communications avec ses parens.

GENRE VII.e

—

DÉMENCE.

Définition. — Perversion totale des fonctions intellectuelles. Elle est innée ou accidentelle.

Causes. — La démence accidentelle peut être produite par l'intempérance, l'abus des plaisirs les plus énervans ; par une apoplexie, une encéphalite, des coups sur la tête, une frayeur vive, etc. ; enfin elle peut être amenée par le déclin de l'âge.

Symptômes. — Incohérence des idées ; les idées sont entièrement disparates et isolées, de sorte qu'il ne peut y avoir de jugement ni vrai ni faux ; tandis que dans la manie, il y a association d'idées et jugement faux.

Traitement. — On combat la cause, lorsqu'elle est connue ; mais la démence congéniale et celle qui est l'effet de la caducité sont incurables.

GENRE VIII.e

—

IDIOTISME.

Définition. — Oblitération plus ou moins absolue des fonctions intellectuelles.

L'idiotisme est inné, sénil ou accidentel.

Causes. — Vices de conformation du crâne, coups à la tête, émotions vives, maladies asthéniques.

Symptômes. — Absence totale d'idées.

Traitement. — L'idiotisme congénial et l'idiotisme sénil sont incurables. L'idiotisme accidentel se traite comme la démence accidentelle.

GENRE IX.e

—

SOMNAMBULISME.

Définition. — Sommeil incomplet ou état intermédiaire entre le sommeil et la veille.

Le sommeil consiste dans l'interruption des fonctions des sens, des facultés intellectuelles et de la locomotion. Rarement le sommeil est complet ; souvent les fonctions intellectuelles et quelquefois celles des sens s'exercent ; c'est ce qui constitue le rêve. On voit même des personnes répondre aux questions qu'on leur adresse pendant leur sommeil.

Le somnambulisme a beaucoup d'analogie avec le rêve. Non seulement le somnambule marche pendant son sommeil, mais encore il peut faire un usage plus ou moins complet de la vue, de l'ouïe, de l'odorat et de ses autres sens. Ses facultés intellectuelles semblent même acquérir du développement pendant l'accès. J'en citerai pour preuve un jeune somnambule qui était en 1811 à l'institution de MM. Bernard et Auger, rue d'Assas, à Paris. On racontait de lui des choses extraordinaires ; je dirai seulement ce dont j'ai été témoin.

Je me promenais un matin avec les professeurs dans la cour de l'institution : la conversation tomba sur l'élève Bélin que l'on avait renfermé dans une chambre retirée au fond de l'établissement, parce qu'il était dans un accès de somnambulisme depuis la nuit précédente. Je témoignai le désir de le voir ; on me conduisit au bas de l'escalier et on m'indiqua la chambre où il était renfermé à clef. J'y montai seul et sans faire de bruit. A peine avais-je l'œil au trou de la serrure, que Bélin couché sur un lit au fond de la chambre, se mit sur son séant, regarda vers la porte et m'appela par mon nom. Il me connaissait à peine et je n'avais aucune relation avec lui. Voyant que je ne lui répondais pas, il saisit d'une main l'une des pommettes de son lit et menaça de me la lancer à la tête. Quel est celui de ses sens qui l'avait averti de ma présence ? il devait même ignorer que je fusse dans la maison.

Son professeur, homme digne de foi, m'assura que Bélin accablé par cette maladie, était très-faible dans sa classe (cinquième) ; que néanmoins il lui arrivait quelquefois dans ses accès de s'exprimer en langue latine avec facilité et élégance.

Voilà pour le *somnambulisme naturel*. Existe-t-il un *somnambulisme artificiel*? demandez-le aux magnétiseurs et ils ne manqueront pas de vous l'affirmer ?

Causes. — Adolescence, tempérament nerveux ou sanguin, imagination vive, sensibilité morale extrême.

Symptômes. Fonctions des sens. — Les yeux sont presque toujours fermés, quelquefois ouverts, fixes, le plus souvent insensibles ; la vue et l'ouïe paraissent quelquefois jouir de la susceptibilité des impressions. — *Fonctions de l'entendement et de la volonté.* Certains somnambules exercent leurs facultés sur des objets qui font leur occupation dans l'état de veille ;

c'est ainsi que les écoliers font leur thême, une pièce de vers, un discours, etc. — *Fonctions de la locomotion.* Les somnambules agissent dans les ténèbres, comme s'ils étaient au grand jour ; ils courent dans les rues, dans les maisons ; marchent sur le bord d'un toit sans peur et par là sans danger.

Traitement. — Pendant l'accès, l'aspersion d'eau froide ; les fortes commotions, la flagellation, peuvent supprimer l'attaque dès son début. Dans l'intervalle des accès, il faut combattre la cause, si elle est connue. Dans le cas de pléthore, on a recours à la saignée, aux boissons rafraîchissantes et à la diète ; dans le cas de sensibilité nerveuse, les antispasmodiques, les bains froids, les sensations douces, les voyages, peuvent être d'un grand avantage.

Il faut préserver le somnambule des dangers auxquels il peut s'exposer dans ses courses noctures. Un seigneur italien se faisait enfermer dans son lit au moyen d'un réseau de cordes.

GENRE X.e

—

CAUCHEMAR.

Définition. — Sentiment d'un poids incommode à l'épigastre pendant le sommeil, avec gêne de la respiration et rêve effrayant.

Causes. — Pléthore, indigestion, surcharge de l'estomac pendant le sommeil, hypochondrie, hystérie, présence des vers dans les intestins, frayeur inspirée aux enfans par les contes qu'on leur débite, chagrins profonds chez les adultes, veilles prolongées, hydropisie du cerveau, de la poitrine ou du péricarde. etc. Il est plus fréquent chez les enfans et les vieillards que chez les adultes, chez les femmes que chez les hommes.

Symptômes. — Les malades croient voir sur leur poitrine, pendant leur sommeil, un être de forme monstrueuse, un chat ou un chien énormes, une vieille femme hideuse et menaçante, ou, selon leur sexe, un être humain de sexe différent qui les excite au plaisir.

Quelquefois le sujet qui a été atteint de cette affection pendant son sommeil, l'éprouve de nouveau pendant la veille dans les deux ou trois jours qui suivent le cauchemar nocturne. A l'instant où il fixe une personne, il *voit*, au lieu de cette personne, l'*être* fantastique dont l'image l'a tourmenté pendant la nuit.

Traitement. — Si les accès devenaient fréquens, il faudrait combattre les causes présumées par les moyens rationnels, et en outre recommander un régime sévère, une grande sobriété, une occupation agréable, de la distraction, de l'exercice, le séjour à la campagne. On conseillera de ne se coucher que longtemps après le repas, d'avoir la tête et les épaules très-élevées pendant le sommeil, et de se coucher sur le côté droit.

GENRE XI.e

—

HYDROPHOBIE OU RAGE.

Définition. — Quoique classée dans les névroses, l'hydrophobie paraît être une encéphalo-bronchite, avec ou sans gastro-entérite.

Cette maladie commune aux animaux et à l'homme, a pour caractères un sentiment d'ardeur et de constriction au cou et à la poitrine, l'horreur des fluides, notamment des boissons, l'exaltation des fonctions des sens, des spasmes, des accès de fureur et une mort prompte.

On en distingue deux espèces, l'une *contagieuse* ou communiquée, et l'autre *spontanée*.

La première est produite par la morsure d'un animal enragé; l'autre se développe sans avoir été précédée de morsure.

Causes. — La rage naît spontanément dans les chiens, les loups, les renards et les chats. Ces animaux la transmettent aux individus de leur espèce, aux autres quadrupèdes, à l'homme et peut-être aux oiseaux. Le moyen de transmission est l'inoculation soit par la morsure soit par le dépôt de la salive de l'animal enragé sur une plaie, ou sur une surface privée d'épiderme. C'est donc la *bave* de l'animal qui porte avec elle le germe de cette maladie.

Les causes de l'hydrophobie spontanée, chez l'homme, sont une vive affection de l'âme, la crainte inspirée par la morsure d'un animal même non enragé, une frayeur vive et subite, un emportement de colère, etc.

Symptômes. — Si l'hydrophobie est spontanée, l'invasion a lieu le jour même ou peu de temps après la cause qui l'a produite, tandis qu'elle ne se déclare guère que du 30.e au 40.e jour, quand elle est occasionnée par la contagion.

Les symptômes précurseurs et concomitans de la rage sont les suivans : douleur dans la cicatrice, qui se tuméfie, devient rouge, livide et s'ouvre quelquefois, inquiétude, tristesse, pusillanimité, sommeil agité par des rêves sinistres, perte d'appétit, recherche de la solitude, serrement des tempes, ardeur et constriction de la gorge, déglutition difficile, horreur des liquides, agitation continuelle, chaleur brûlante à l'épigastre, visage rouge, voix forte, regard étonné et farouche, respiration gênée, pouls dur et inégal, quelquefois soif très-vive, frémissement général et contraction spasmodique des muscles, fièvre, délire, crachottement fréquent d'une salive écumeuse, quelquefois envies de mordre.

Redoublement de ces symptômes par le simple aspect des liquides et des corps brillans.

La durée ordinaire de la rage est de trois à cinq jours, et la mort survient au milieu des convulsions ou d'une défaillance.

Traitement. — Ou les plaies sont récentes, ou elles sont anciennes ou déjà cicatrisées, ou enfin déjà l'hydrophobie est déclarée.

Dans le 1er cas, si la personne croit, à tort ou à raison, que l'animal qui l'a mordue était enragé, on se hâte de cautériser ses plaies et de lui affirmer que ce moyen est infaillible.

On déshabille le malade et on met ses vêtemens dans l'eau, pour prévenir la contagion, dans le cas où ils auraient touché la bave. Si la morsure est *récente*, on la laisse saigner, et on la presse dans tous les sens, pour faciliter l'écoulement du sang ; on la lave ensuite avec de l'eau tiède, s'il est possible, dans laquelle on aura fait fondre du sel ou du savon. Si la morsure est étroite et profonde, on l'agrandit avec un bistouri et on la presse. Cette opération est inutile si l'épiderme seul est enlevé. On lave la plaie de rechef, et on l'essuie avec un linge rude pour en exprimer le sang et le venin. Pour remplir le même but, l'application d'une ventouse sur la plaie serait même avantageuse.

On cautérise ensuite les plaies et même les écorchures avec l'un des caustiques suivans.

1.º *Fer rouge*. On fait rougir jusqu'au *blanc* un morceau de fer d'un volume convenable et on le plonge jusqu'au fond de la plaie ; la douleur sera d'autant moindre et le succès d'autant plus sûr, que le fer sera plus chaud.

2.º *Chlorure d'antimoine* ou *beurre d'antimoine*. Ce caustique, qui, après le fer rouge, doit être préféré aux autres, s'applique de la manière suivante : à l'extrémité d'un petit morceau de bois mince on attache un pinceau fait avec de la charpie effilée ; on trempe ce pinceau dans le beurre d'antimoine, et on l'applique sur toute la surface de la plaie ; on recommence plusieurs fois et on appuie spécialement sur les parties que l'on veut cautériser avec plus de force ; puis on fait un tempon de charpie sèche que l'on applique sur la plaie. Ensuite on maintient cet appareil au moyen d'un bandage.

3.º *Huile de vitriol* (acide sulfurique). Elle s'applique comme le beurre d'antimoine.

4.º *Huile bouillante*. Elle s'applique au moyen d'un entonnoir que l'on appuie fortement sur les environs de la plaie, afin d'empêcher la cautérisation des parties environnantes.

5.º *Pierre infernale*. Ecrasée et réduite en poudre, elle s'applique sur toute la surface de la plaie ; de la charpie, une compresse et un bandage serré sont appliqués par-dessus et on ne lève cet appareil qu'au bout de six heures.

6.º *Pierre à cautère*. Elle s'emploie comme la précédente.

7.º *Ammoniaque liquide* (alcali volatil). Elle s'emploie comme le chlorure d'antimoine.

8.º *Pommade de Gondret.* Ce caustique composé d'une partie de suif de chandelle, d'une partie d'huile d'olives et de deux parties d'ammoniaque liquide, s'étend sur un linge, en couche d'une à deux lignes d'épaisseur, et s'applique ensuite sur la plaie, et au bout d'une demi-heure ou lève l'appareil.

Chaux vive et savon. On fait une pâte avec une once de savon tendre et autant de chaux vive en poudre. On l'applique comme le caustique de Gondret.

10.º *Moxa.* Cylindre de toile rempli de coton; on place une de ses extrémités sur la plaie, on met le feu à l'autre et on soufle jusqu'à ce qu'il soit entièrement consumé.

De tous ces caustiques, le fer rouge-blanc, le beurre d'antimoine, l'acide sulfurique et l'ammoniaque sont ceux que l'on préfère. Si le premier a l'inconvénient de ne pas pénétrer dans les sinuosités étroites de la plaie, les trois derniers ont celui de porter leur action plus loin que l'on ne voudrait.

Six ou sept heures après avoir cautérisé, on applique un large vésicatoire sur l'escarre. On le lève au bout de douze heures et on le panse deux fois le jour avec du beurre frais. Lorsque l'escarre est tombée, on entretient la suppuration pendant quarante ou cinquante jours, en mettant dans la plaie un pois ou une fève.

Si la morsure était à un doigt ou à toute autre partie susceptible d'être enlevée par l'amputation, il serait préférable de la pratiquer.

Lorsque la personne mordue, se présente avec des plaies déjà cicatrisées, ou qui menacent de se rouvrir, on doit les inciser largement et cautériser, comme nous l'avons dit, si l'on a lieu de craindre que l'animal soit enragé.

Enfin lorsque la personne mordue offre déjà des symptômes d'hydrophobie, il faut encore cautériser et recourir au traitement interne.

Traitement interne. — Aussitôt après la morsure, on favorise la transpiration par les boissons toniques sudorifiques

(n.º 25). On suspend celles-ci pendant tout le temps que dure la grande inflammation, et l'on use alors des boissons mucilagineuses (n.º 7). On combat les complications gastriques par les vomitifs et les purgatifs, s'il n'y a pas d'inflammation gastro-intestinale. Plus tard on revient aux sudorifiques; mais toutes les fois que le pouls est dur et plein, il faut saigner. Après la saignée, on applique de nombreuses sangsues au cou, ou à la partie supérieure du sternum, pour combattre les accidens cérébraux et la constriction de la gorge et de la poitrine; pendant ces applications on met les pieds dans un bain de moutarde et on place sur la tête une vessie remplie de glace. Le développement d'une gastrite ou d'une gastro-entérite nécessiterait le traitement de ces dernières affections. En un mot, le traitement de l'hydrophobie confirmée consiste dans la combinaison du traitement de l'encéphalite, de la bronchite et de la gastro-entérite.

On a vanté beaucoup de remèdes spécifiques contre la rage. On a dit que le chlore introduit dans la plaie et administré intérieurement avait préservé de la rage.

La racine de *plantain d'eau* a été aussi recommandée. Orfila conseille d'en donner 40 à 48 grains en poudre en deux doses, à deux heures d'intervalle, après la cautérisation.

On a dit qu'il se développait sur les côtés du frein de la langue, aux approches de la rage, des pustules qu'il fallait ouvrir, et qu'après avoir fait rejeter le pus séreux qui en découle, au moyen de gargarismes d'eau salée, il fallait faire boire une décoction de *genista tinctoria*. Mais il paraît que ces pustules ne sont pas constantes.

Il ne faut pas empêcher le malade de recourir aux moyens empiriques auxquels il a confiance, et qui peuvent guérir son imagination.

Je fus appelé un jour auprès d'un homme qui se croyait hydrophobe pour avoir mangé de la chair d'un mouton que l'on disait avoir été mordu par un chien enragé. Il offrait à la vérité beaucoup de symptômes d'hydrophobie. Je tâchai de le rassurer et lui prescrivis une potion calmante. Ma consultation ne le satisfit pas. Il se fit lier dans une charrette et conduire à quatre lieues de-là, où il fut prendre un breuvage que l'on dit spécifique.

Nous ne pouvons terminer cet article sans blâmer la conduite des hommes barbares qui étouffent les hydrophobes entre deux matelas. Une action semblable est un crime.

ORDRE III.e

—

NÉVROSES DE LA LOCOMOTION ET DE LA VOIX.

—

GENRE I.er

—

NÉVRALGIE.

Définition. — Etat morbide d'un nerf, caractérisé par une douleur ordinairement très-vive, déchirante ou pulsative, continue ou intermittente, sans rougeur, sans chaleur ni gonflement apparent de la partie.

Tout porte à croire que la névralgie est la phlegmasie ou inflammation soit d'un nerf soit de son enveloppe.

Causes. — Impression du froid et de l'humidité, lésion ou contusion de quelque filet nerveux, développement d'un tubercule sur le trajet d'un nerf, vice goutteux ou rhumatismal, suppression d'une évacuation sanguine, d'une affection herpétique ou d'un exutoire, passions tristes, etc.

Symptômes. — Une douleur vive, déchirante ou lancinante, quelquefois précédée ou accompagnée de fourmillement, se manifeste dans le trajet d'un nerf. Cette douleur fixée sur un tronc, sur une branche de nerf, se propage et s'élance quelquefois du point primitivement affecté sur toutes ses ramifications, et les parcourt avec la rapidité de l'éclair ; quelquefois tout le nerf, dans d'autres circonstances, quelques branches seulement sont le siége de cette affection. On ne remarque ordinairement ni rougeur, ni chaleur ni gonflement dans les parties molles qui recouvrent le nerf affecté. Le malade éprouve quelquefois la sensation d'une chaleur brûlante ou d'un froid glacial dans la partie lésée , quelque soit d'ailleurs sa température réelle.

Lorsque la névralgie est violente et de longue durée, les muscles auxquels le nerf malade se distribue deviennent le siége de spasmes, d'agitations convulsives, de crampes intolérables , quelquefois de paralysie. Les mouvemens convulsifs dégénèrent quelquefois en tic ou habitude vicieuse. Dans certains cas, la peau elle-même, d'abord douloureuse , devient insensible et le membre entier s'atrophie.

La névralgie est continue ou intermittente ; comme le rhumatisme , elle est sujette à récidive.

Tous les nerfs sont susceptibles de devenir le siége d'une névralgie; mais on ne connaît guère que les névralgies de la face , du cou et des membres. Chaussier en admet neuf espèces , savoir :

1.º *Névralgie sus-orbitaire* ou *frontale*. Douleur qui part de l'un de trous sourciliers, se répand au front, à la paupière supérieure, au sourcil et quelquefois, par le moyen des anastomoses , à tout le côté de la face ; la paupière se ferme , l'œil est douloureux , rouge et larmoyant, et quelquefois le siége d'une ophthalmie réelle, continue ou intermittente comme la névralgie. Souvent il y a douleur sourde dans l'un des sinus frontaux et coryza. Cette névralgie est ordinairement périodique et revient tous les jours à la même heure.

2.º *Névralgie sous-orbitaire*. Douleur qui part ordinairement du trou sous-orbitaire, se porte à la joue, à la lèvre supérieure, à l'aile du nez, à la paupière inférieure, et quelquefois aux dents, au palais, à la base de la langue et à toute la face. Il y a quelquefois catarrhe nasal , salivation et contraction spasmodique des muscles des lèvres. Elle est ordinairement périodique.

3.º *Névralgie maxillaire* ou *sous-maxillaire*. Douleur qui part du trou mentonnier , se porte au menton , aux lèvres, à la tempe , aux dents , au côté de la langue. Elle est quelquefois périodique, mais moins régulière que les précédentes.

4.º *Névralgie cubito-digitale*. Douleur qui part du coude , de l'endroit où le nerf cubital passe sous l'épitrochlée de l'humérus, se fait sentir dans tout le trajet de ce nerf et de ses ramifications à l'avant-bras, au dos de la main et aux doigts. Quelquefois elle commence dès le cou. Elle est rare.

5.º *Névralgie ilio-scrotale.* Douleur qui suit le trajet du cordon testiculaire et se ramifie au scrotum, accompagnée de rétraction du testicule sans altération de la sécrétion de l'urine.

6.º *Névralgie sciatique* ou *femoro-poplitée.* Douleur qui part de la hanche, vis-à-vis de l'échancrure ischiatique, et s'étend à toutes les ramifications du nerf sciatique à la partie postérieure et externe du bassin, de la cuisse, de la jambe et au dos du pied ; quelquefois elle remonte du pied à la cuisse. C'est la plus commune des névralgies. Elle est le plus ordinairement continue et rarememt périodique. Elle est sujette à récidive après quelques mois ou quelques années.

7.º *Névralgie fémoro-prétibiale.* Douleur qui part de l'aîne, et s'étend le long de la partie interne et antérieure de la cuisse, le long de la partie interne de la jambe jusqu'au pied.

8.º *Névralgie plantaire.* Douleur bornée aux nerfs de la plante du pied.

9.º *Névralgie anomale.* Douleur ordinairement chronique, dont le siége varie à l'infini.

Cette dernière espèce est souvent occasionnée par un tubercule développé sur le trajet d'un nerf, par une contusion qui a intéressé quelques filets nerveux, ou par la piqûre ou la section incomplète d'un nerf dans une plaie ou dans la saignée du bras ou du pied.

Traitement. — Lorsque la névralgie est très-aiguë, on la traite comme une inflammation par les saignées générales, s'il y a pléthore ; par les sangsues en grand nombre, sur le trajet du nerf. Leur application doit être répétée plusieurs fois, car on a remarqué que, pour avoir été trop réservé dans leur usage, la maladie s'est montrée fort rebelle. Aux évacuations sanguines, il faut ajouter la diète et les boissons anti-phlogistiques (n.º 1 ou 4 ou 8). Les bains tièdes et les lavemens émolliens peuvent être avantageux.

Après les émissions sanguines, on a recours aux rubéfians,

aux vésicans et autres révulsifs appliqués à la peau qui recouvre le nerf affecté. Ainsi, friction matin et soir avec un morceau de flanelle imbibée du liniment suivant :

> Prenez : Huile d'olives, ou autre. 3 onces.
> Eau-de-vie camphrée. . . 1 once.
> Ammoniaque liquide. . . 1 ou 2 gros.   (Mêlez.)

On peut y ajouter 20 ou 24 gouttes de laudanum.

Ce moyen ne s'emploie qu'au tronc et aux membres.

La pommade de Gondret, mélange d'huile d'olives, de suif de chandelle et d'ammoniaque liquide, est un liniment solide, qui produit de bons effets. Employé en frictions, il agit comme rubéfiant ; étendu sur un linge, en couche de deux à trois lignes d'épaisseur, et appliqué sur la peau, il produit la vésication ou la cautérisation, suivant la durée de son application. Il cautérise quelquefois en moins d'une heure.

L'auteur s'est guéri d'une névralgie sciatique rebelle par l'application de ce dernier moyen douloureux employé comme vésicant. On peut aussi appliquer les vésicatoires ordinaires sur le trajet du nerf.

Le moxa est aussi quelquefois mis en usage.

L'emploi des narcotiques à l'extérieur ne produit qu'un effet passager ; à l'intérieur, il ne calme la douleur qu'en produisant un afflux au cerveau et l'assoupissement ; c'est un palliatif qui ne remédie pas à l'altération de la partie malade.

Cependant j'ai bien souvent arrêté une névralgie faciale en appliquant sur le trajet du nerf malade un emplâtre de diachylon bien agglutinatif, saupoudré de quatre grains d'acétate de morphine ; mais si la peau était excoriée ou ulcérée, un demi-grain serait suffisant, une plus grande dose dans ce cas ne serait pas sans inconvénient.

Lorsque la névralgie est régulièrement intermittente, on la traite avec succès par le sulfate de quinine, comme si c'était un fièvre intermittente. Douze à quinze grains de cette substance donnés entre deux accès par doses fractionnées, suffisent ordinairement pour empêcher le retour de la douleur.

C'est surtout contre cette maladie que mes pilules anti-périodiques sont infaillibles. Voyez page 66 (1).

On a proposé la section du nerf dans les névralgies rebelles.

La femme Moreau, de Mamers, avait au doigt annulaire gauche, depuis environ huit ans, une névralgie dont le siége était dans le nerf collatéral interne, vis-à-vis la troisième phalange. Une douleur atroce, accompagnée d'un froid glacial dans la partie malade, ne lui laissait de repos ni jour ni nuit. Après avoir essayé en vain de beaucoup de remèdes, elle s'adressa à moi. Je lui proposai la section du nerf malade au-dessus du point douloureux. Cette opération suspendit la névralgie jusqu'à la cicatrisation de la plaie. Peu de temps après, cette névralgie revint avec une nouvelle intensité. Je fis alors l'amputation de la phalange, et cette opération fut suivie d'une guérison radicale. L'examen de cette phalange me fit reconnaître que la cause résidait dans une petite tumeur fibreuse, du volume d'un grain de chénevis, développée dans le voisinage du nerf.

GENRE II.ᶜ

—

TÉTANOS.

Définition. — Contraction permanente et involontaire des muscles soumis à l'empire de la volonté dans l'état normal.

On l'appelle *trismus* quand il se borne aux muscles éléva-teurs de la mâchoire inférieure, *opisthotonos* quand il affecte les muscles de la région postérieure du corps, *emprosthotonos* quand il a son siége dans la région antérieure, *pleurosthotonos* ou *latéral* quand il se borne aux muscles d'un seul côté du corps. La cause prochaine de cette maladie est une inflam-mation du névrilême ou enveloppe des nerfs ou de l'un des centres nerveux.

Causes. — Habitation dans des pays chauds et maritimes; air vicié, principalement celui des hôpitaux; coucher pro-

(1) Les pilules anti-périodiques du D.ʳ Rosiau, se trouvent chez lui à Mamers, Sarthe. Prix de chaque boîte composée de 5o pilules, 5 fr. Les demandes doivent être affranchies.

longé sur le dos ; mauvaise nourriture ; plaies , particulièrement celles qui intéressent le cerveau , la moëlle épinière , les
nerfs , les muscles , les tendons , les aponévroses les articulations ; pansemens irritans ; refroidissement qu'on éprouve
en s'abandonnant au sommeil sur un sol humide ; immersion
du corps dans l'eau froide quand il est en sueur ; insolation ;
suppression d'une évacuation sanguine, suppression d'un exanthème ; affections vives de l'âme, comme la colère et la terreur;
ingestion d'un poison végétal , comme Datura-stramonium ,
ciguë aquatique , opium , noix vomique , vers intestinaux.

Symptômes. — Démangeaison au front, vertige, baillemens ,
sentiment de tension à la nuque , sensation désagréable à la
base de la langue , cardialgie , gêne de la déglutition , constipation, contractions irrégulières dans les muscles de la face ,
cercle plombé autour des lèvres.

Bientôt après ces signes précurseurs le tétanos se déclare ;
tantôt alors tout le corps se trouve affecté ou une partie seulement est le siége de cette terrible affection. Dans le premier
cas, le corps est tellement raide de la tête aux pieds que l'on
peut, en le prenant par un bout, le lever sur l'autre sans
qu'il fléchisse. Dans le second cas , les mâchoires sont spas-
modiquement serrées, ou le corps est fléchi en avant, le
menton appliqué sur la poitrine ; ou le corps est fléchi en
arrière ; ou bien , enfin , le corps est fléchi latéralement,
soit à droite soit à gauche. De vives douleurs se font sentir
dans les parties contractées ; les traits de la face sont altérés ; la figure pâle ou colorée, les yeux saillans, la vue
trouble ; les oreilles tintent ; il y a lésion de la respiration
et de la voix, ou leur état d'intégrité ; la déglutition même de la
salive souvent impossible ; les déjections alvines et le cours
de l'urine sont interrompus, la peau est molle , souvent couverte de sueurs , le pouls variable , souvent intermittent ; le
sommeil nul ; les facultés intellectuelles souvent troublées.

Cette maladie offre des alternatives d'exacerbation et de
rémission ; elle se termine avant le sixième jour par la mort.
Quand elle va au-delà du huitème jour, sans s'accroître , il
y a espoir de guérison.

Les enfans naissans sont quelquefois pris de tétanos. On confond quelquefois cette maladie avec l'endurcissement du tissu cellulaire chez les enfans. On l'en distingue en ce que la peau est molle dans le tétanos, et adhérente dans l'endurcissement du tissu cellulaire.

Traitement. — De tous les moyens vantés contre le tétanos, les seuls qui paraissent efficaces sont la saignée du pied et du bras, souvent répétée ; les applications de sangsues aux tempes, à l'anus ; les bains tièdes prolongés, l'extrait aqueux d'opium (n.º 18), la diète absolue et les boissons tempérantes (n.º 6 et 7).

A tous ces moyens il faut ajouter l'éloignement des causes, extraire les esquilles d'os ou autres corps étrangers qui dans une plaie irritent les chairs et particulièrement les nerfs, etc.

Tous les toniques et excitans, tous les prétendus antispasmodiques sont nuisibles ou au moins inutiles.

GENRE III.ᶜ

—

CONVULSIONS.

Définition. — Etat de contraction et de relâchement alternatifs et involontaires des muscles.

Causes. — Enfance, sexe feminin, constitution nerveuse, sensibilité exquise, vie oisive, éducation molle et efféminée, terreur, chagrin, colère, toute passion énervante, inflammation ou congestion cérébrale ; irritation des organes digestifs par les vers intestinaux ou par toute autre cause ; irritation gencivale chez les enfans ; irritation générale par la répercussion d'un exanthême, la suppression d'une évacuation sanguine, ou par une hémorrhagie excessive ; irritation extérieure par une plaie, une fracture, etc.

Symptômes. — Contraction et relâchement alternatifs violens et involontaires des muscles qui, habituellement, ne se contractent que sous l'influence de la volonté. Les convulsions sont quelquefois bornées à quelques muscles ou à un seul membre, d'autres fois elles sont générales. Elles [sont continues ou intermittentes.

Traitement. — Les convulsions n'étant point une maladie, mais bien un symptôme morbide de la lésion primitive ou secondaire des centres nerveux, il faut tâcher de découvrir la cause qui y a donné lieu et la combattre. Le traitement des convulsions doit donc varier suivant leurs diverses causes, qu$_i$ ne sont pas toujours faciles à reconnaître.

Chez les enfans, les convulsions sont le plus ordinairement produites par le travail de la dentition, par une indigestion, par la présence des vers dans le conduit intestinal, ou par l'invasion d'une fièvre éruptive. Dans le premier et le dernier cas surtout, il y a souvent congestion sanguine au cerveau, caractérisée par la coloration de la face. Une ou deux sangsues appliquées alors derrière chaque oreille, arrêtent la convulsion et empêchent son retour.

Les bains tièdes, généraux ou partiels, les affusions froides sur la tête, les émissions sanguines, générales ou locales, sont utiles dans la plupart des cas.

Quelquefois pendant l'accès, l'inspiration de l'ammoniaque, les frictions sèches, le bain tiède, les affusions froides, l'application de la glace sur la tête, le saignée locale ou générale, comme nous venons de le dire, peuvent être employés avec avantage.

Nous ne pouvons donner que des principes généraux de traitement, qui doit varier suivant la nature des causes.

GENRE IV.e

DANSE DE SAINT-GUY OU CHORÉE.

Définition. — La danse de Saint-Guy ou chorée est un singulier mélange de paralysie et de convulsion des muscles soumis à l'influence de la volonté. Elle attaque plus souvent les enfans que les adultes, les filles que les garçons, et se développe ordinairement depuis l'âge de dix ans jusqu'à l'époque de la puberté, avec laquelle elle paraît avoir un rapport intime.

Causes. — Elles ne sont pas bien connues. On regarde communément comme causes de cette affection une constitution nerveuse, la pléthore, un changement produit dans l'économie par le développement des organes sexuels, les irritations tant internes qu'externes, l'état saburrhal des premières voies, la présence des vers dans les intestins, les affections morales, etc.

Symptômes. — Ils sont assez bizarres et ont de l'analogie avec les convulsions et la paralysie. Si le malade est en repos, son bras et sa jambe, ordinairement du côté gauche, se meuvent en avant, en arrière, en dehors, indépendamment de sa volonté ; la tête paraît quelquefois participer à ces mouvemens désordonnés. La main du malade ne se dirige pas en ligne droite vers l'objet qu'elle veut saisir ; elle fait plusieurs zig-zags avant de l'atteindre, et ce n'est qu'après avoir exécuté plusieurs mouvemens involontaires et bizarres qu'elle peut se porter à la tête ou à la bouche. Si le malade veut marcher, au moment où il croit porter la jambe en avant, elle se dirige en dehors ou en arrière. La face exécute des grimaces tout-à-fait singulières. Si l'on contrarie le malade, ces mouvemens spasmodiques et irréguliers se multiplient avec une rapidité extrême.

Traitement. — Quelques praticiens regardant la chorée comme une encéphalite, conseillent les saignées générales et locales, les pédiluves sinapisés et les bains par affusion. D'autres se bornent à l'emploi des bains froids et à quelques boissons antispasmodiques. J'ai employé avec succès chez deux jeunes personnes les bains tièdes et la tisane de valériane. Je n'ai pas eu recours à la saignée, quoique l'une d'elles, âgée de 14 ans, parût assez pléthorique. Il faut être très-circonspect dans l'usage des toniques et des stimulans, qui seraient nuisibles, s'il y avait irritation cérébrale ou gastrique. Les vermifuges et les évacuans peuvent être administrés dans le cas de complication saburrhale ou vermineuse, pourvu que rien ne contre-indique leur usage.

GENRE V.e

—

PARALYSIE.

Définition. — Abolition ou diminution marquée de la contractilité musculaire et de la sensibilité, ou seulement de l'une de ces deux propriétés vitales ; de-là, deux espèces de paralysie, l'une du *mouvement* et l'autre du *sentiment*.

La paralysie n'est point une maladie des muscles, mais bien une affection du cerveau, de la moëlle épinière ou des nerfs. Les muscles cessent de se contracter parce qu'ils ne sont plus sous l'influence du cerveau.

On divise la paralysie en *générale* et en *partielle*. La paralysie partielle se subdivise en *hémiplégie,* qui a son siége dans toute une moitié latérale du corps, en *paraplégie*, qui occupe la moitié inférieure du corps, en *hémiplégie transverse* ou *croisée*, qui affecte un bras d'un côté et une jambe de l'autre ; enfin en *paralysie locale*, qui est bornée à un seul membre, ou aux nerfs de quelques muscles ou d'un seul muscle.

ESPÈCE I.re

—

HÉMIPLÉGIE.

Elle est la plus fréquente des paralysies.

Causes. — L'hémiplégie est produite par une hémorrhagie cérébrale ou par une inflammation du cerveau. Cette hémorrhagie ou cette inflammation a toujours lieu dans l'hémisphère cérébral opposé au côté paralysé. Ainsi, lorsque l'hémiplégie occupe le côté gauche, c'est le côté droit du cerveau qui est le siége de l'épanchement ou de l'inflammation.

Lorsque l'hémiplégie survient brusquement sans phénomènes précurseurs ou concomitans, l'hémorrhagie cérébrale en est la cause.

L'encéphalite ou inflammation du cerveau est cause de l'hémiplégie, lorsque celle-ci, survenue brusquement, a été précédée ou est accompagnée de phénomènes spasmodiques ; ou lorsque, survenue lentement, elle s'accompagne de céphalalgie et de douleurs dans les membres paralysés, sans phénomènes spasmodiques.

Symptômes. — Diminution notable ou abolition complète du mouvement volontaire dans une moitié latérale du corps, avec ou sans lésion de la sensibilité, qui peut être abolie ou augmentée ; avec ou sans phénomènes spasmodiques, comme tremblement, etc. ; prolapsus et immobilité de la paupière supérieure du côté paralysé ; les muscles de la face, du côté paralysé, sont dans un relâchement tel que la bouche est entraînée du côté sain ; il en est de même de la langue. Si on soulève le bras et la jambe paralysé, ils retombent comme ceux d'un cadavre ; la peau est froide, mollasse, les chairs flasques ; si le malade veut parler, il ne profère que des sons inarticulés, inintelligibles ; s'il veut témoigner sa satisfaction, un côté de la face est gai et l'autre demeure immobile. Sa sensibilité est plus grande et il pleure sans raison. La déglution est difficile et les boissons tombant dans la glotte, déterminent une toux convulsive.

Pronostic. — L'hémiplégie n'est mortelle que lorsque le cerveau est profondément lésé. Sa guérison est rarement complète ; il reste souvent de l'embarras dans la langue. L'hémiplégie est sujette à récidive.

Traitement. — Tant que l'hémiplégie est récente, le traitement qui lui convient est celui de l'encéphalite ou celui de l'hémorrhagie cérébrale ou de l'apoplexie (Voyez page 234).

Il ne faut jamais perdre de vue que, dans l'hémiplégie, la faiblesse ou l'inertie n'est que l'effet d'une inflammation ou d'une congestion sanguine au cerveau. Aussi l'on ne doit jamais se hâter d'employer les excitans.

Lorsque l'hémiplégie est ancienne, lorsqu'il ne reste aucun signe d'irritation au cerveau, enfin lorsqu'il n'y a plus ni douleur, ni spasme, ni exacerbation de la paralysie, on peut essayer les stimulans modérés à l'intérieur, tel que les alcooliques, les huiles essentielles, l'ammoniaque, le quinquina, la noix vomique, etc. ; on peut agir plus fortement à l'extérieur par les frictions sèches, par les rubéfians,

par les bains chauds sulfureux , par l'urtication, par les vésicans , le moxa et l'électricité.

ESPÈCE II.e

—

PARAPLÉGIE.

Causes. — Congestion sanguine , hémorrhagie , ramollissement de la moëlle épinière ; inflammation de cette partie du
système nerveux ; épanchement séreux dans le canal vertébral ; coups et chutes sur la colonne vertébrale, fracture ,
luxation , inflammation ou suppuration des vertèbres , chute
sur les fesses ; masturbation.

Symptômes. — Si la paraplégie survient lentement , elle est
précédée de lassitudes , d'affaiblissement progressif , et quelquefois de chute sur les genoux. Quand elle est subite , on ne
remarque aucun symptôme précurseur. Enfin lorsque la paraplégie est établie , les membres inférieurs n'exécutent plus
aucun mouvement. La vessie et le rectum participent presque
toujours à cet état paralytique. Celui-ci se remplit de matières
fécales qui ne peuvent sortir sans les secours de l'art ; celle-là
se laisse distendre par l'urine qui ne coule que par regorge-
ment et nécessite l'usage de la sonde.

Pronostic. — Elle est moins souvent mortelle que l'hémiplégie et laisse intactes les fonctions cérébrales.

Traitement. — Cette affection dépendant d'une lésion de la
moëlle épinière, c'est vers cette dernière qu'il faut diriger
le traitement , en faisant attention à la nature de cette lésion.

ESPÈCES III.e ET IV.e

—

HÉMIPLÉGIE TRANSVERSE ET PARALYSIE LOCALE.

Il nous semble inutile de nous occuper spécialement de ces
deux dernières espèces ; et nous renvoyons pour leur traitement à ce que nous avons dit de l'hémiplégie et de la paraplégie. Nous ajouterons seulement que les paralysies locales

peuvent dépendre de la lésion d'un nerf seulement. On en voit beaucoup qui sont la suite d'une névralgie.

GENRE VI.e

APHONIE.

Définition. — Privation de la voix.

Causes. — Suppression d'une hémorrhagie , éruption laborieuse des menstrues, abus des liqueurs alcooliques, présence des vers dans les intestins , chute sur la tête , etc.

Symptômes. — Impossibilité de rendre des sons.

Traitement. — Il varie suivant la cause qui a produit l'aphonie. On conseille, en outre des moyens rationnels, l'usage du camphre et les applications des vésicatoires sur les parties antérieures et latérales du cou.

ORDRE IV.e

NÉVROSES DES FONCTIONS NUTRITIVES.

GENRE I.er

SPASME DE L'OESOPHAGE.

Définition. — Maladie caractérisée par une difficulté douloureuse et spasmodique de la déglutition.

Causes. — Constitution nerveuse, usage des boissons froides, surtout après un accès de colère , imagination fortement frappée , irritation de l'œsophage.

Symptômes. — Déglutition difficile, douloureuse, impossible même , si le spasme affecte aussi le pharynx. Si l'œsophage seul est affecté, le bol alimentaire est arrêté dans la partie moyenne ou inférieure de ce conduit, avec douleur entre les épaules, et quelquefois vomissement.

Traitement. — On a fait cesser une disphagie nerveuse par l'administration de camphre dissous dans l'huile d'amandes douces. Mais quand la déglutition est impossible , on est obligé d'employer les antispasmodiques à l'extérieur ou en lavement. L'introduction de la sonde œsophagienne a produit la guérison en excitant le vomissement. Un vésicatoire appliqué sur le devant du cou a souvent été utile.

GENRE II.e

—

GASTRALGIE.

Définition. — Douleur ressentie à l'épigastre ou près de cette région. On désigne encore ce symptôme sous les noms de *gastrodynie* , de *cardialgie* et d'*épigastralgie*.

Causes. — Tout ce qui peut irriter directement ou indirectement l'estomac peut être cause de la gastralgie. Ainsi , ces causes ont leur siége dans l'estomac ou dans un organe plus ou moins éloigné.

Parmi les premières , on compte la bile ou les glaires , les alimens de mauvaise qualité , les médicamens âcres et les poisons , les vents , les vers , la débilité ou l'inflammation de l'estomac , un vice organique de ce viscère.

Les causes de gastralgie qui ont leur siége dans un organe éloigné de l'estomac , sont la goutte , le rhumatisme , la grossesse , la suppression de la transpiration , des menstrues , des hémorrhoïdes ; la métastase d'un exanthême , les flueurs blanches trop abondantes , l'épuisement par l'allaitement , les affections vives de l'âme.

Symptômes. — Douleurs plus ou moins vives dans la région de l'estomac , le plus souvent augmentées par la pression la plus légère sur cette région.

Traitement. — Il varie suivant la cause de la gastralgie.

Toutes les fois que la gastralgie est augmentée par la pression et accompagnée ne rougeur de la langue, de chaleur âcré , avec ou sans fièvre , elle doit se traiter par les boissons mucilagineuses (n.º 7), ou acidules (n.º 4) , par les fomentations émollientes (n.º 20) et les sangsues à l'épigastre.

A ces moyens, il faut ajouter la diète ou un régime doux, végétal et lacté, et l'abstinence de boissons fermentées.

Lorsque la douleur est intense, sans aucun autre symptôme d'inflammation, une tisane narcotique (n.º 17) ou quelques cuillerées d'une potion de même nature (n.º 18) peuvent être avantageuses.

Lorsque la gastralgie récente est le résultat du passage subit d'un régime échauffant à un régime doux, on peut employer avec succès les amers (n.º 28 et 29) entre les repas, et un petit verre de teinture stomachique à la fin du repas. Mais la cardialgie intermittente qu'un tonique calme instantanément n'est souvent que le signe d'une gastrite chronique, que ce tonique exaspère en même temps qu'il calme la douleur.

Les toniques et les astringens réussissent en général dans la cardialgie suite des flueurs blanches.

L'exercice, un régime doux, un sommeil prolongé, sont les moyens qu'on oppose à la gastralgie des gens de lettres.

Dans la cardialgie qui suit un dîner copieux, on administre avec succès une infusion chaude de thé, de tilleul, de feuilles d'oranger, ou seulement de l'eau sucrée avec de l'eau de fleurs d'oranger et quelques gouttes d'éther sulfurique.

On a guéri des cardialgies chroniques par les frictions avec la pommade stibiée sur l'épigastre. Le magistère de Bismuth produit quelquefois de bons effets. Quelque moyen que l'on emploie, on ne fera pas cesser la gastralgie, si l'on n'en détruit la cause.

GENRE IIIe

—

PYROSIS.

Définition. — Sentiment de chaleur brûlante à l'estomac et à la gorge, avec rapports acides.

Cette affection qu'on nomme encore *soda* ou *fer chaud*, n'est qu'un symptôme d'une irritation gastrique.

Causes. — Usage fréquent de fruits crus, acides; d'alimens gras, huileux; de friture, de pâtisseries, de fromages fétides et âcres ; de viandes salées , fumées ; de bière aigre.

Le pyrosis s'observe dans la gastrite chronique , dans les dégénérescences squirrheuses du pylore , du foie, du pancréas, enfin dans la grossesse.

Symptômes. — Sensation de chaleur ardente dans l'estomac, laquelle se propage le long de l'œsophage jusqu'à la gorge et l'arrière-bouche , et est suivie de l'éructation d'un liquide limpide , souvent très-acide.

Traitement. — Il consiste dans l'éloignement des causes et dans l'emploi des moyens propres à combattre l'irritation d'estomac. (Voyez *gastrite*).

L'usage de la magnésie décarbonatée a souvent réussi contre les rapports acides. Les habitans du Nord calment le pyrosis par l'usage des viandes fraîches , du poisson et du lait doux.

GENRE IV.e

—

DYSPEPSIE.

Définition. — Difficulté de digérer.

Causes. — Tout ce qui peut irriter directement ou indirectement l'estomac : excès dans les alimens , abus des boissons spiritueuses, excès dans les plaisirs de l'amour, flueurs blanches abondantes, suppression d'évacuations sanguines , etc.

Symptômes. — Lenteur et difficulté habituelle de la digestion , flatuosités , douleur variées , tristesse , etc.

Traitement. — La dyspepsie n'étant qu'une gastrite chronique ne demande pas d'autre traitement que cette dernière. (Voyez *gastrite chronique* , page 143).

GENRE IV.e

—

ANOREXIE.

Définiton. —Diminution ou perte d'appétit et même de la faim.

C'est cet état dans lequel on n'éprouve que peu ou point le désir de manger. L'anorexie est encore un symptôme qui se rencontre dans la plupart des maladies.

Causes. — Ses causes les plus fréquentes sont la pléthore, l'excès d'alimens succulens et des boissons spiritueuses, l'irritation de la muqueuse gastrique et duodénale, l'état morbide du foie ou des autres viscères, la présence de mucosités abondantes ou de bile dans l'estomac, l'asthénie de cet organe chez les lymphatiques, les excès d'études, les passions violentes ou tristes, etc.

Traitement. — Il doit varier suivant les causes qui ont donné lieu à l'anorexie, et lorsque celle-ci est le symptôme d'une autre maladie, c'est toujours vers cette autre maladie qu'il faut diriger le traitement.

Les toniques, les amers, les stimulans, dont on fait un si grand abus dans le cas de perte d'appétit, ne conviennent que chez les sujets lymphatiques gorgés de sucs blancs, chez lesquels la langue est pâle, sans rougeur à la pointe et aux bords.

Si l'anorexie tient à la pléthore, on a recours à la saignée, si elle est produite par des excès dans les alimens succulens et les boissons stimulantes, on la combat par l'exercice, la diète, l'usage d'alimens fort simples. Lorsqu'une surcharge bilieuse ou muqueuse dans l'estomac occasionne l'anorexie, ce qu'on reconnaît à la pâleur de la langue, sans teinte rouge de sa pointe et de ses bords, avec amertume ou saveur douceâtre de la bouche, on donne avec succès l'ipécacuanha. Dans l'anorexie suite de l'inflammation aiguë ou chronique du foie, avec ou sans surcharge gastrique ou intestinale, on donne des boissons acidulées (n.º 4 ou 5), des lavemens laxatifs et des bains.

Enfin, quand l'anorexie dépend d'une gastrite aiguë ou chonique, elle ne demande pas d'autre traitement que la maladie dont elle est le symptôme.

GENRE VI.e

—

PICA.

Définition. — Appétit insolite, bizarre.
Causes. — Enfance, chlorose, grossesse, scorbut.

Symptômes. — Aversion pour les mets ordinaires, et une envie de ceux que les autres personnes ont généralement en aversion.

Traitement. — Le pica ne demande pas de traitement particulier; il disparaît aussitôt que la cause ou la maladie qui l'a produit ou l'entretient, s'évanouit.

GENRE VII.e

—

BOULIMIE.

Définition. — Cette maladie que l'on désigne encore sous les noms de *faim-canine*, *faim-bovine*, etc., est une faim trop grande et souvent insatiable.

Causes. — Une longue abstinence pendant la durée d'une maladie, l'abus des épices, des alcooliques, la présence des vers et de la bile dans l'estomac, etc.

Symptômes. — Faim trop grande relativement aux forces digestives de l'estomac; elle est quelquefois insatiable; d'autres fois, au contraire, la satiété arrive plus tôt que l'appétit ne devrait le faire présumer.

Quand cette affection est chonique, les hommes qui en sont affectés finissent par ingérer dans leur estomac des substances qui ne servent point ordinairement à l'alimention, telles que de la chair de chiens, de chats, de rats, du suif, de la terre, etc.

Traitement. — Elle annonce toujours une irritation d'estomac; c'est donc en dirigeant le traitement du côté de la gastrite, qu'on parvient à faire disparaître la boulimie. Le régime et les remèdes propres à faire cesser l'inflammation, sont les seuls moyens à lui opposer.

GENRE VIII.e

—

VOMISSEMENT.

Définition. —Expulsion violente par la bouche des matières contenues dans l'estomac

Le vomissement est *essentiellement nerveux* , quand il ne dépend d'aucune maladie ; il est *symptomatique*, quand il est produit par une autre maladie , soit qu'il la précède , soit qu'il l'accompagne.

Causes. — Tout ce qui peut irriter primitivement ou secondairement l'estomac , peut donner lieu au vomissement.

Ainsi, présence de matières étrangères dans l'estomac ou dans les intestins, comme vers, surcharge bilieuse ou glaireuse, alimens de mauvaise qualité ou pris en trop grande quantité , irritations ou inflammations des organes qui sympathisent avec l'estomac, soit qu'ils aient leur siége dans le bas-ventre, soit qu'ils résident dans la poitrine ou dans la tête.

Symptômes. — Anxiétés et malaise indéfinissable , douleur à l'épigastre , nausées , quelquefois hoquet, puis contractions spasmodiques de l'estomac et des muscles du bas-ventre , et vomissement.

Traitement. — Le vomissement étant presque toujours symptomatique, il faut en rechercher la cause et la combattre. Dans les cas très-rares où l'on ne pourrait l'attribuer à aucune lésion organique ou physique, où l'on pourrait le considérer comme purement nerveux , on aurait recours à de légers antispasmodiques , tels que l'infusion de tilleul aromatisée avec l'eau de fleurs d'oranger , dans laquelle on ajouterait quelques gouttes d'éther sulfurique.

GENRE IX.e

—

COLIQUE.

Définition. — Douleur de l'abdomen qui se fait sentir spécialement autour de l'ombilic , accompagnée d'un sentiment de tortillement.

Causes. — Elles sont très-nombreuses , et parmi elles on compte les suivantes : inflammation , embarras bilieux ou muqueux , présence de vers dans le canal intestinal , indigestion , action d'un poison , notamment d'une préparation de plomb , développement de vents dans les intestins , impression du froid humide sur la peau, suppression d'une évacuation sanguine, métastase d'une maladie cutanée ou autre, etc.; de là, la distinction de la colique en inflammatoire, catarrhale, bilieuse, vermineuse, etc.

Symptômes. — Douleur plus ou moins aiguë à l'abdomen, particulièrement autour de l'ombilic, accompagnée d'un sentiment de tortillement et quelquefois de vomissement, de borborygmes, de diarrhée ou de constipation. Outre ces symptômes généraux, chaque espèce de colique offre quelques symptômes particuliers propres à la faire reconnaître et distinguer des autres.

1.º La colique *inflammatoire* est précédée de frisson, accompagnée de fièvre et d'une douleur qui augmente au toucher.

2.º La *catarrhale* se reconnaît à ce que le malade s'étant exposé au froid humide, éprouve tout-à-coup une colique qui se complique souvent d'une diarrhée.

3.º La *nerveuse* arrive le plus ordinairement chez les hypochondriaques, les hystériques et les mélancoliques, et elle est l'effet tantôt d'une impression du froid et tantôt d'une passion vive; elle n'augmente pas par la pression, souvent même la pression exercée sur le ventre la diminue.

4.º La *bilieuse* attaque les sujets d'un tempérament bilieux, existe le plus ordinairement en été, et est acompagnée de symptômes gastriques. Elle est la plus susceptible de dégénérer en inflammatoire.

5.º La *vermineuse* et 6.º la *muqueuse* ou *glaireuse* diffèrent peu par leurs symptômes. Elles surviennent chez les enfans, chez les sujets faibles et lymphatiques, et s'accompagnent de pâleur et bouffissure du visage, de dilatation des pupilles, d'enduit muqueux et blanchâtre de la langue, d'odeur aigre de la transpiration, de douleurs articulaires, et d'évacuation de vers, soit par haut, soit par bas.

7.º La colique *d'indigestion* se reconnaît à ce qu'après avoir mangé on éprouve du malaise, des borborygmes, des rapports aigres, des nausées, des vomissemens ou une diarrhée, une syncope et quelquefois des convulsions.

8.º La *venteuse* se reconnaît à ce qu'elle change de siége

facilement, à ce qu'on rend des vents par haut ou par bas ; elle complique presque toutes les autres.

9.º La *métastatique* survient à la suite de la disparition de la goutte, du rhumatisme, etc.

10.º La *stercorale* est celle qui accompage la constipation.

11.º La *saturnine* ou colique des peintres, est celle qui est produite par l'introduction d'un oxyde de plomb dans l'économie, soit par la déglutition, soit par la respiration, soit par l'absorption cutanée (Voyez 2.ᵉ *partie, art. poisons*).

Traitement. — On le divise en *général* et en *particulier*. Le premier convient à presque toutes les espèces de coliques; le second varie selon l'espèce.

Dans le traitement général, on a recours aux fomentations émollientes (n.º 20), aux lavemens émolliens (n.º 24), que l'on rend quelquefois narcotiques par l'addition d'une ou deux têtes de pavot, à l'application de briques chaudes sur le ventre, aux frictions chaudes et sèches avec une flanelle sur cette partie, aux bains tièdes, et aux évacuations sanguines quand la douleur est intense et persistante, quand il y a pléthore, et alors on emploie, suivant l'indication, la saignée du bras ou du pied, les sangsues sur l'abdomen, à la vulve ou à l'anus.

Le traitement particulier varie suivant l'espèce, comme nous l'avons dit.

1.º Dans l'*inflammatoire*, saignées générales ou locales, fomentations et lavemens émolliens, bains, diète, boissons gommées (n.º 7).

2.º Dans la *catarrhale*, boissons adoucissantes diaphorétiques (n.º 8), lavemens émolliens, frictions sèches sur tout le corps, température chaude et toujours égale.

3.º Dans la *nerveuse*, on emploie avec succès les antispasmodiques, comme : tisane antispasmodique (n.º 13), potion calmante (n.º 15).

4.º Dans la *bilieuse*, on combine les laxatifs et les émolliens, tels que les boissons acidules (n.º 4), les boissons mucilagineuses (n.º 7), et les lavemens (n.º 24). Quelquefois les sangsues et les fomentations émollientes sur l'abdomen sont utiles.

5.º et 6.º Dans la *vermineuse* et la *glaireuse*, on donne des vermifuges, des vomitifs et des purgatifs, quand la langue et le pouls n'indiquent pas d'inflammation. Dans ce dernier cas, on s'en tient aux émolliens et à l'usage de l'huile d'amandes douces, d'olives ou de ricin fraîche (n.º 55). Les frictions éthérées sur le ventre produisent quelquefois de bons effets.

7.º Dans la *colique d'indigestion*, on favorise les vomissemens par l'usage de l'eau tiède pure ou légèrement sucrée, par les titillations de l'arrière-bouche avec les barbes d'une plume, ou par une ou deux prises d'ipécacuanha (n.º 47 ou n.º 50); puis on emploie les lavemens.

8.º Dans la *venteuse*, on met en usage les carminatifs en boissons (n.º 27), en potion (n.º 28), et en lavemens.

9.º Dans la *métastatique*, on emploie le traitement de l'inflammatoire, et l'on tâche de rappeler la maladie supprimée par les moyens rationnels; ainsi, les bains de pieds sinapisés, si c'est la goutte qui est supprimée, un vésicatoire sur l'endroit primitivement affecté, dans le cas de rhumatisme, etc.

10.º Dans la *stercorale*, on emploie le traitement de l'entérite légère. *(Voyez* page 146).

GENRE X.ᶜ

—

ASTHME.

Définition. — Maladie caractérisée par une grande difficulté de respirer, ordinairement accompagnée de sifflement, sans fièvre.

L'asthme n'est que le symptôme d'une irritation ou d'une inflammation chronique des bronches, ou d'une infiltration séreuse, aérienne, ou sanguine du poumon, ou d'une lésion organique du poumon, du cœur, des gros vaisseaux, ou de la plèvre, ou enfin d'une irritation chronique quelconque agissant sympathiquement sur la muqueuse bronchique.

Causes. — Hérédité, âge avancé, embonpoint, suppression d'un exanthême, d'une hémorrhagie, omission d'une évacuation sanguine habituelle, cessation prématurée d'un accès de goutte, impression du froid, hypochondrie, hystérie, dyspepsie, gastrite chronique, lésions organiques du cœur et des gros vaisseaux du poumon et de la plèvre, œdème ou emphysème du poumon, hydrothorax, hydropéricarde, et en général tout ce qui s'oppose au développement complet des cellules bronchiques ou à l'ampliation de la poitrine.

La colère, la crainte, l'impression que produit une nouvelle fâcheuse, sont encore des causes de l'asthme, le seul peut-être qui mérite le nom d'asthme *nerveux*.

Symptômes. — L'asthme débute ordinairement après minuit par un réveil en sursaut, par un sentiment d'étranglement de constriction de la poitrine, et de suffocation. Le malade est obligé de s'asseoir dans son lit, ou même d'en sortir, de se tenir debout, de faire ouvrir les croisées pour respirer un air frais. La respiration est haute et stertoreuse ou sifflante ; les yeux scintillans ; la face rouge ou violette, quelquefois pâle ; la peau chaude ; le pouls naturel, ou fréquent et dur ; l'urine abondante et peu colorée.

L'accès dure depuis une demi-heure jusqu'à trois ou quatre heures, et se termine quelquefois par une expectoration muqueuse abondante ; le malade s'endort. A son réveil, sa respiration n'est pas entièrement libre ; il y a de la dyspnée et elle augmente par la position horizontale ou le moindre mouvement. Après le dîner, tension flatulente de l'estomac, assoupissement.

L'accès revient le soir, avant que le malade s'endorme, ou bien il le réveille subitement après minuit. Il reparaît ainsi pendant plusieurs nuits.

Les accès se renouvellent quelquefois tous les jours pendant plusieurs semaines et même plusieurs mois, et, lorsque la maladie est très-ancienne, il y a chaque jour un accès. Mais le plus ordinairement le malade reste un ou plusieurs mois, ou même un an, sans qu'aucun accès se renouvelle.

Traitement. — On n'est nullement d'accord sur les moyens qu'il convient d'administrer dans l'asthme. Le traitement doit varier suivant la maladie qui lui a donné lieu.

Pendant l'accès, on écarte du malade les personnes qui ne lui sont pas nécessaires, afin que l'air de l'appartement soit en plus grande abondance et plus pur; on le débarrasse des vêtemens qui pourraient gêner les mouvemens de la poitrine, comprimer l'abdomen et interrompre la respiration. On donne des anti-spasmodiques, tels que l'infusion de tilleul ou d'oranger (n.º 13), la potion éthérée (n.º 15); on leur associe quelquefois les narcotiques (n.º 18). Dans quelques cas on administre des expectorans, tels que les pastilles d'ipécacuanha, le thé miellé, l'oximel scillitique ou le kermès. Dans le cas de suffocation imminente, on fait une saignée du bras et on applique aux jambes des sinapismes qui conviennent dans tous les cas.

Pendant l'intervalle des accès, on a recours aux moyens que réclame la maladie primitive. En général, l'ipécacuanha donné à petites doses pour provoquer l'expectoration, les boissons légèrement aromatiques (n.º 29), l'établissement d'un cautère, et un régime doux, conviennent dans la plupart des cas d'asthme.

GENRE XI.ᵉ

—

ASPHYXIE.

Voyez ci-après, deuxième partie.

GENRE XII.ᵉ

—

PALPITATIONS.

Définition. — Mouvemens violens, spasmodiques et dérég'és du cœur, accompagnés d'oppression et souvent de défaillance.

Causes. — Tempérament nerveux, sexe féminin, enfance, hémorrhagies excessives, affections morales, lésions des organes de la circulation ou de la respiration, présence de vers dans l'estomac ou les intestins, etc.

Symptômes. — Les mouvemens du cœur sont précipités , irréguliers, plus forts que dans l'état naturel ; cet état n'est pas continu, à moins qu'il ne dépende d'une lésion organique. Il se renouvelle très-facilement par les affections morales les plus légères.

Traitement. — Combattre les causes par des moyens rationnels ; légers sédatifs (n.º 13 et n.º 15) pendant l'accès, moyens hygiéniques.

GENRE XIII.ᶜ

—

SYNCOPE.

Définition. — Perte subite de connaissance, de sentiment et de mouvement, avec sueur froide, pouls et respiration presque insensibles.

Causes. — Tempérament nerveux, affaiblissement par de longues maladies, par des hémorrhagies excessives, affections morales vives ; aspect d'un objet dégoûtant ou effrayant ; douleurs vives ; présence des vers dans les intestins ; indigestion ; lésions organiques du cœur ou des gros vaisseaux, etc.

Symptômes. — Diminution ou suspension des battemens du cœur et du pouls ; puis de la respiration, des sensations, de l'entendement, de la voix, de la locomotion et de toutes les autres fonctions. — Cet état est souvent précédé de malaise dans la région du cœur, de petitesse du pouls, de pâleur de la face, de bâillemens, de vertiges, de tintement d'oreille, du refroidissement des extrémités.

Lorsque le malade revient à lui, il éprouve un sentiment d'anxiété dans la région du cœur, des vomissemens et même des convulsions.

Quelquefois aussi la syncope est précédée de convulsions.

Traitement. — Souvent la seule exposition au grand air suffit pour ranimer le malade ; les aspersions d'eau froide au visage, l'application de compresses trempées dans du vinaigre sur les tempes ou le front, les frictions sur les membres, sont utiles. On fait flairer du vinaigre, des sels volatils, de l'ammoniaque, etc. Pour prévenir ou guérir la syncope suite de la saignée, il suffit souvent de coucher le malade dans une position horizontale et de lui donner de l'air.

Quand la syncope est le symptôme de quelque maladie, elle ne demande pas d'autre traitement que celui de cette maladie.

ORDRE V.^e

—

NÉVROSES DE LA GÉNÉRATION.

Elles ne s'observent guère que dans les grandes villes où elles sont occasionnées par une vie oisive et efféminée, par l'abus des plaisirs et la licence des mœurs.

Des six genres qui composent cet ordre, savoir : l'*anaphrodisie*, le *dyspermatisme*, le *satyriase*, le *priapisme*, la *nymphomanie* et l'*hystérie*, nous ne nous occuperons que du dernier, qui se rencontre dans toutes les classes de la société.

HYSTÉRIE.

Définition. — Maladie qui a pour caractère principal le sentiment d'une boule qui part du bas-ventre, se porte à la poitrine et au cou, où elle occasionne un étranglement avec spasmes.

Quoique d'après son étymologie, cette maladie paraisse appartenir exclusivement aux femmes, les hommes n'en sont pas exempts ; elle est seulement plus rare chez ceux-ci. J'en ai rencontré un exemple chez un jeune homme admis à l'hôpital de Mamers, il y a environ onze ans. Il offrait tous les symptômes de l'hystérie, tels que boule hystérique, convulsions, etc. Je n'ai jamais vu hystérie mieux caractérisée. Mon estimable confrère Chandru, docteur en médecine à Bellesme, fut témoin d'un des accès.

Causes. — Epoque de la puberté et de la cessation des règles ; tempérament nerveux ; grande sensibilité physique et morale ; émotions vives et fréquentes ; vie sédentaire et oisive ;

fréquentations des spectacles ; veilles prolongées ; conversations et lectures voluptueuses; application continuelle et trop ardente à la musique; menstruation laborieuse ou irrégulière ; suppression d'une évacuation naturelle ; continence absolue, ou incontinence et masturbation ; amour contrarié ; impression de certaines odeurs, telles que celles du musc, de la tubéreuse, etc.

Symptômes. — L'invasion de l'hystérie est ordinairement subite ; quelquefois elle est précédée de symptômes avant-coureurs, tels que pâleur et rougeur de la face, bâillemens, tiraillemens dans les membres, malaise général; quelquefois aussi pleurs ou éclats de rire sans causes.

Cette maladie offre trois degrés.

1er *degré*. Sentiment d'une boule qui, du bas-ventre, s'élève par oscillations au travers de l'abdomen et de la poitrine jusqu'au cou, où il survient une constriction violente, un étranglement qui fait craindre à quelques malades la suffocation ; ordinairement douleur locale nommée *clou histérique*, qui fait éprouver la sensation d'un clou qu'on enfonce dans la tête ou dans une autre partie du corps, ou d'un tiraillement très-incommode ; sentiment d'un cercle qui comprime le bas de la poitrine ; dépression et tension de l'abdomen qui se gonfle momentanément, ainsi que la poitrine et le cou; chaleur vive ou froid glacial ; rougeur et pâleur alternatives de la face ; refroidissement des extrémités; pouls petit et irrégulier; palpitations du cœur ; bientôt mouvemens convulsifs dans les membres ; souvent serrement des mâchoires.

2.e *degré*. Invasion presque toujours subite; dès le principe, perte ordinairement incomplète des sens et de l'entendement; syncope plus ou moins prononcée ; resserrement considérable de l'abdomen ; palpitations violentes ; gonflement extraordinaire de la poitrine, du cou et de la face, qui devient d'un rouge violet ou très-pâle; resserrement plus considerable des mâchoires ; déglutition presque impossible ; salivation écumeuse ; constriction douloureuse au larynx; respiration difficile ; menace de suffocation.

Bientôt mouvemens convulsifs variés, dans lesquels le corps

se courbe en avant et en arrière ; ces convulsions cessent, puis reparaissent presque aussitôt, cessent et reviennent un nombre de fois indéterminé ; les malades se frappent la poitrine, se tordent les bras, se mordent les mains et la langue ; le clou hystérique se fait sentir d'une manière insupportable à la tête, à l'épigastre ou à l'hypogastre ; bâillemens, grincemens des dents, contractions convulsives des muscles de la face ; serrement tétanique des mâchoires ; sifflemens, chants, cris de joie ou de frayeur ; plaintes ; sorte de claquement de la langue analogue à celui qu'on fait avec la bouche pour animer un cheval ; hoquet qui parfois imite l'aboyement d'un chien ; éclats de rire et p'eurs non motivés, etc. Quelques malades ne voient ni n'entendent.

3.ᵉ *degré.* Agitation et convulsions extrêmes ; trouble effrayant de la respiration et de la circulation, congestion cérébrale, sorte d'apoplexie ; les fonctions du cœur et du poumon semblent suspendues ; pouls insensible et chaleur comme éteinte ; pâleur de la face ; mort apparente ou réelle.

Les accès se terminent par une diminution progressive des symptômes, par des éternuemens, des bâillemens, des pandiculations, des borborygmes, des vents par par haut et par bas, et par une évacuation d'urine abondante, décolorée et limpide. Après l'accès, le sujet se souvient ordinairement de tout ce qui s'est passé, ce qui n'a pas lieu dans l'épilepsie ; il éprouve de la lassitude, de la céphalalgie, de la soif et un mala'se général.

L'hystérie revient par accès à des époques indéterminées, dont la durée varie depuis quelques instans jusqu'à une ou plusieurs heures. Elle dure rarement vingt-quatre heures.

Pronostic. — L'hystérie n'est point alarmante, excepté dans le cas où les signes de congestion cérébrale sont portés au point de faire craindre l'apoplexie. Louyer-Villermay n'a jamais vu l'hystérie devenir mortelle, une seule fois il a conçu de vives inquiétudes, l'assoupissement ayant duré quatre jours.

Traitement. — Pendant l'accès, on place le sujet sur un lit, la tête élevée et soutenue par des oreillers ; on le débarrasse de tous les vêtemens qui peuvent exercer une compression,

tels que corset , jarretières ; on ouvre les fenêtres ; on pratique des frictions manuelles sur l'abdomen ; on fait respirer
de l'ammoniaque , des sels volatils , ou l'on place sous le nez
une compresse trempée dans du vinaigre ; l'éther, donné dans
de l'eau sucrée , est un moyen puissant en pareil cas. La plupart des praticiens redoutent l'emploi de ces stimulans qui ,
suivant eux , exaspèrent parfois les mouvemens convulsifs.
J'ai souvent donné une cuillerée à café de vinaigre dans le
cas de syncope hystérique , et j'ai vu aussitôt les convulsions
recommencer avec violence , mais l'accès ne tardait pas à se
terminer.

Si l'accès persévère , un bain de pieds chaud et sinapisé
est le meilleur moyen à employer.

Quand l'état comateux fait craindre l'apoplexie, ou a recours à la saignée.

Après l'accès , on tâche d'en prévenir le retour par l'écartement des causes qui y ont donné lieu, par le repos des sens
et de l'imagination, par l'exercice en plein air , par un travail mécanique poussé jusqu'à un certain degré de fatigue, par
un régime doux et régulier, par le coucher de bonne heure et
le lever matinal , par des bains, et enfin par le mariage ,
quand tel paraît être le vœu de la nature ; mais si le mariage a quelquefois guéri l'hystérie , quelquefois aussi il l'a
aggravée.

CINQUIÈME CLASSE.

LÉSIONS ORGANIQUES.

Parmi les lésions organiques , les unes appartiennent à la
chirurgie , comme les plaies et les ulcères ; les autres sont du
ressort de la pathologie interne , telles que les scrophules, la
pthisie , etc.

GENRE I.er

—

SCROPHULES.

Les scrophules sont vulgairement connues sous le nom d'*écrouelles* ou *humeurs froides*.

On s'accorde assez généralement à regarder cette maladie comme liée à un état atonique du système lymphatique. Quoiqu'elle affecte plus ou moins profondément l'économie toute entière, elle ne laisse pas cependant que de se développer avec plus d'intensité, sous la forme de tubercules, dans divers organes, tantôt dans les glandes du cou, de l'aisselle, tantôt dans le poumon, etc.

Causes. — Enfance, tempérament lymphatique, humidité et obscurité des habitations, nourriture malsaine, indolence, tristesse, défaut de soins de propreté, et surtout longues et et déplorables maladies qui ont épuisé d'avance dans les parens la vie des enfans. Les scrophules sont souvent héréditaires ; mais rien ne prouve qu'elles soient contagieuses.

Symptômes. — Gonflement de la lèvre supérieure, nez rouge et douloureux, chassie des yeux et suintement des oreilles, cerveau plus volumineux, esprit plus vif, blancheur de la peau, tels sont les premiers symptômes. Bientôt après on voit se développer les symptômes suivans : tumeurs dures et indolentes, sans changement de couleur à la peau, à la base de de la tête et au cou. Ces tumeurs grossissent ensuite peu à peu sans devenir plus molles ; néanmoins, elle finissent par offrir au tact un sentiment de fluctuation. La suppuration ne tarde pas à paraître. Il se fait un écoulement de matière puriforme délayée avec quelques concrétions blanchâtres. Les plaies dégénèrent en ulcères qui se cicatrisent, se renouvellent ou bien sont remplacées par des ulcères nouveaux dans le voisinage. Cette succession de tumeurs et d'ulcérations a une durée plus ou moins longue, selon les circonstances. Quand cette maladie atteint le poumon, elle peut produire la phthisie ; si elle se porte aux glandes des intestins, elle donne lieu au carreau chez les enfans.

Traitement. — Le traitement des scrophules est plutôt hygiénique que médical. Ainsi les exercices à pied et à cheval, l'habitation dans un lieu élevé, sec et bien aéré, l'insolation, les frictions sèches, un sommeil modéré, une nourriture prise parmi les viandes noires et succulentes, l'usage d'un vin généreux ou de bonne bière, sont autant de moyens de les combattre dans les premiers temps de leur apparition. Mais si elles ont déjà fait quelques progrès, on doit en outre avoir recours aux toniques et aux amers.

L'oxide de fer combiné avec l'hydrochlorate d'ammoniaque, ou bien le quinquina avec la noix muscade, une forte décoction de houblon, les bains d'eau de mer, conviennent dans les périodes plus avancées de la maladie. On a beaucoup vanté, il y a quelque temps en Allemagne, les propriétés salutaires de l'hydrochlorate de Baryte dans les scrophules invétérées ; mais souvent un régime convenable et scrupuleusement suivi a suffi dans un grand nombre de circonstances pour obtenir une guérison qu'une coupable négligence peut rendre impossible. L'usage tant interne qu'externe est considéré comme le moyen le plus efficace.

GENRE II.ᶜ

CARREAU

Définition. — Le carreau n'est autre chose que l'état scrophuleux du mésentère dont les ganglions s'engorgent d'abord et dégénèrent bientôt en tubercules.

Causes. — Toutes les causes des scrophules peuvent produire le carreau dans l'enfance.

Symptômes. — Ils varient suivant l'intensité du mal. A son origine, intumescence gravative de l'abdomen avec des indurations isolées, perte de l'appétit ; quelquefois extrême voracité ; urine lactescente ; odeur acide de la peau ; évacuations alvines irrégulières avec des intervalles de constipation ; déjections d'abord molles, ensuite liquides, blanches ou d'une couleur cendrée ou argileuse ; expulsion de vers, gonflement des glandes du cou ; fièvre lente, marasme, diarrhée abondante, colliquative, quelquefois alors développement d'une hydropisie ascite.

Pronostic. — Le carreau est incurrable à sa dernière période, et son traitement n'est pas toujours heureux à la seconde.

Traitement.—Au début de la maladie, l'emploi de la rhubarbe, de l'acétate de potasse, des oxydes de mercure ; les frictions sèches, les bains froids d'eau douce ou d'eau de mer, l'usage des boissons amères préparées avec le houblon, la petite centaurée, la chicorée sauvage ; les viandes rôties pour aliment ; tels sont les moyens à opposer aux ravages du carreau. Dans les derniers temps de la maladie, il suffit d'éviter avec soin les imprudences de régime qui pourraient hâter la mort.

GENRE III.e

—

RACHITIS.

Définition. — Le rachitis est un ramollissement plus ou moins considérable de tous les os, ramollissement qui amène la courbure des os longs et le gonflement de leurs extrémités, en même temps que la déviation de la colonne vertébrale.

Causes. — L'enfance y prédispose. Le rachitis règne particulièrement dans les lieux bas et humides. Il est souvent un symptôme des maladies vénériennes, du scorbut, des scrophules, d'une affection rhumatismale. Il est aussi occasionné par la suppression trop prompte des maladies cutanées, par la masturbation, la castration, etc.

Symptômes. — Dans l'enfance, il s'annonce par la maigreur du corps, l'aridité de la peau, le gonflement du ventre, les troubles de la dentition, par une solidité prématurée des os, par l'induration d'un ou de plusieurs viscères du ventre. Les os se tuméfient, les vertèbres se ramollissent, la colonne vertébrale se dévie. Quelquefois aussi ce sont les os longs qui se courbent sans aucune altération des vertèbres. Le marasme, l'atrophie, la fièvre lente, le dévoiement colliquatif, les hydropisies du crâne, de la poitrine et de l'abdomen, précèdent ordinairement la mort.

Traitement. — Alimens légers et faciles à digérer, vin pur, boissons amères, habitation dans des lieux élevés et bien aérés, exercices proportionnés aux forces du malade, frictions sèches avec des flanelles imprégnées de vapeurs aromatiques, surtout le long de l'épine, moxa, cautère, vésicatoires, sirop de Bellet et généralement tous les anti-scorbutiques, sont autant de moyens hygiéniques et thérapeutiques qui peuvent arrêter les progrès du rachitis.

GENRE IV.ᵉ

—

PHTHISIE.

Définition. — Le terme *phthisie* a deux significations : l'une plus générale qui indique le dépérissement progressif de toutes les parties du corps, connu sous le nom de consomption, et accompagné d'une fièvre lente appelée *fièvre hectique ;* l'autre qui exprime un état particulier du poumon ou une disposition scrophuleuse portée à un haut degré, ne tarde pas à développer des tubercules.

Les malades atteints de phthisie tuberculeuse sont dits *poitrinaires.*

Causes. — Toutes les causes des scrophules peuvent produire la phthisie. En outre, une application longtemps continuée à l'étude, des chagrins profonds, l'abus des liqueurs alcoo'iques, des hémorrhagies abondantes, l'épuisement par l'allaitement, la suppression d'un émonctoire, d'un ulcère, des menstrues, une excessive salivation, des sueurs immodérées, un vice originaire de conformation, doivent être ajoutées à celles que nous avons énumérées à l'article Scrophules.

Symptômes. — Au début de la maladie, il y a une tendance marquée aux affections catarrhales, de la disposition aux emportemens de colère pour les plus légers motifs, de l'ardeur aux plaisirs de l'amour ; ou, au contraire, un engourdissement général dans toute l'habitude du corps, chaleur à la plante des pieds et à la paume des mains, crachats abondans au reveil, visqueux, d'un goût salé, gêne dans la respiration au moindre mouvement, perte graduée de l'appétit.

A un degré plus avancé de la phthisie, toux fréquente et

sèche ; la nuit , chatouillement pénible dans la gorge ; altération de la voix, soif de boissons acides , inappétence, quelquefois vomissemens. Une petite fièvre paraît le soir avec ou
sans frissonnement. Les pommettes prennent une teinte rosée ;
la chaleur est âcre et mordicante.

Enfin, dans son dernier développement, la phthisie s'accompagne d'une fièvre continue avec pouls dur et petit, une sueur
très-abondante à la poitrine et aux mains , soit la nuit, soit le
matin, d'une expectoration purulente, d'une grande fétidité
de l'haleine , d'une ardeur brûlante dans l'arrière-bouche ,
d'un marasme extrême, d'une grande faiblesse, d'un dévoiement rebelle. La difficulté de la respiration est au plus haut
point. Les membres inférieurs offrent une enflure considérable , la mort arrive sans que le malade ait perdu l'usage de
ses faculté intellectuelles.

Traitement. — Au commencement de la phthisie, on en peut
arrêter les progrès au moyen des boissons amères préparées
avec le houblon, la petite centaurée, la chicorée sauvage et
même l'écorce de quinquina. Les frictions , le laitage , les
viandes blanches , des exercices modérés à cheval , le séjour
à la campagne , pourront encore aider efficacement l'emploi
des premiers moyens. Mais , dans la dernière période de la
maladie , tout espoir de guérison est perdu. Cependant, pour
retarder la mort, il faudra soumettre le malade à un traitement adoucissant. On évitera un air trop vif. C'est alors surtout qu'il convient de lui faire respirer l'air des étables. Il est
avantageux aussi d'établir un exutoire au bras.

Par les seuls efforts de la nature , la suppuration du poumon
se trouve quelquefois circonscrite à un point peu étendu, et
le malade guérit.

GENRE V.e

CANCER.

Le cancer est une maladie qui appartient plus souvent à
la chirurgie qu'à la médecine. Quelque soit la partie du corps

où il se manifeste, son mode de développement est à peu près le même. Les symptômes n'offrent de différences notables que dans leur intensité et leur évidence, selon que le cancer a atteint les intestins, la peau ou les organes que celle-ci recouvre immédiatement.

Causes. — Les causes les plus générales du cancer sont les coups, les chutes, une irritation locale trop long-temps continuée, une disposition spéciale transmise des parens aux enfans par hérédité, certaines époques de la vie, et surtout chez les femmes celle de la cessation des menstrues.

Les causes du cancer de l'estomac et des intestins, sont l'abus d'alimens âcres, de boissons fermentées prises à jeun, une compression habituelle sur ces organes. Le cancer de l'utérus est dû plus particulièrement à d'imprudentes manœuvres dans l'accouchement qui ont amené une métrite chronique, à une affection syphilitique, à l'usage immodéré des plaisirs de l'amour.

Symptômes. — Les symptômes communs du cancer sont une douleur lancinante et une chaleur brûlante. La surface de la partie squirrheuse est dure, inégale, bosselée, livide. Quand il y a ulcération, les bords en sont ridés, renversés ou tournés en dedans; le fond en est inégal, fougueux, de couleur cendrée, ou noir; un sang fétide, une sanie âcre et corrosive en découle; les veines qui l'entourent sont variqueuses; la tuméfaction s'empare des glandes lymphatiques du voisinage; la fièvre hectique survient; le malade éprouve un amaigrissement profond; la peau devient jaune et plombée; quand le cancer a atteint ce degré d'intensité, la mort ne tarde pas à arriver.

Dans quelques circonstances, le cancer de l'estomac se déguise d'abord sous la forme d'un vomissement nerveux qui survient plus ou moins long-temps après le repas, selon que l'affection a son siége au pylore ou au cardia; mais l'apparition de quelques-uns des symptômes généraux fait bientôt reconnaître le caractère de la maladie.

Le cancer des intestins reste plus long-temps encore masqué sous un état nerveux qui n'est qu'apparent; ce n'est qu'à sa dernière période qu'apparaissent des accidens , tels que vomissemens et diarrhée fétide , qui ne laissent plus aucun doute sur sa nature.

Celui de l'utérus se manifeste au commencement par un sentiment de pesanteur dans la matrice et les lombes, et en dernier lieu par des écoulemens d'une sérosité sanieuse et de sang noir et fétide. Les déjections deviennent difficiles ; l'urine est excrétée avec douleur ; enfin la mort est inévitable après les tourmens les plus atroces.

Traitement. — Quand le cancer se développe à la peau ou dans l'épaisseur des organes sous-jacens, l'ablation à l'aide des moyens chirurgicaux est indiquée au commencement de la ma'adie et quand les ravages ne sont pas encore trop étendus. Autrement on ne peut avoir recours qu'à des palliatifs , tels que l'extrait de ciguë, les narcotiques, tous les calmans. Les saignées légères , souvent répétées , ont été quelquefois du plus grand avantage. Ces derniers moyens conviennent également dans le cancer des intestins. On apaise les douleurs du cancer de l'utérus par des injections sédatives préparées avec la morelle , l'opium , la belladone , etc.

GENRE VI.ᶜ

—

VERS INTESTINAUX

Les vers intestinaux sont de deux espèces bien distinctes : les uns sont ronds, les autres plats : c'est à cette dernière espèce qu'appartient le tœnia , plus communément connu sous le nom de *ver solitaire.* Celui-ci offre cette singularité qu'il est formé d'une longue chaîne d'articulations plates et tellement engrénées, que la marge large ou inférieure de l'une embrasse toujours la marge supérieure de la suivante ; elles s'élargissent de plus en plus vers la queue et se rétrécissent vers la tête, de sorte que cette dernière se trouve, dans plusieurs espèces, si petite qu'on ne saurait plus la distinguer qu'à l'aide du microscope.

Les vers ronds offrent deux variétés, les *ascarides* et les *lombrics*. Les ascarides ont le corps grêle, cylindrique, de la longueur de 4 à 6 lignes. Les lombrics ont le corps plus ou moins gros, cylindrique comme les ascarides, mais leur longueur est de 4 à 6 pouces. Les premiers ont leur siége dans le gros intestin, principalement dans le rectum, les autres occupent particulièrement les intestins grêles et remontent quelquefois jusque dans l'estomac où ils séjournent plus ou moins de temps.

Causes.— L'enfance, le tempérament lymphatique, la fièvre muqueuse, les maladies chroniques, une alimentation malsaine, les fruits crus et de mauvaise nature, sont les causes les plus ordinaires de la présence des vers dans les intestins.

Symptômes. — Les signes de la présence des vers sont extrêmement obscurs et équivoques. Cependant les indices qui la rendent plus probable sont la couleur altérée du visage, qui est tantôt rouge, tantôt pâle, tantôt comme plombé; la dilatation des pupilles, de vives démangeaisons dans les narines, le saignement de nez, les douleurs fréquentes et très-intenses de la tête, une abondante salivation, la fétidité de l'haleine, le grincement de dents, le sommeil inquiet et agité, une soif ardente, l'appétit nul ou considérable, le somnambulisme, les défaillances, les vertiges, le tintement des oreilles, une toux séche et quelquefois râlante, des palpitations du cœur, un gonflement du ventre avec borborygmes, rots, nausées, coliques, sentiment de piqûre et de déchirement qui n'est point fixe, mais qui augmente par l'état de vacuité de l'estomac, diarrhée ou constipation, amaigrissement, apathie, extravagance dans les actions, pouls dur, fréquent, irrégulier, intermittent.

Mais le signe le plus certain de la présence du tœnia, est la sortie d'une ou de plusieurs de ses articulations par le vomissement ou par les selles.

Un picotement et un prurit insupportables vers l'anus, sont les signes particuliers des ascarides.

Traitement. — On peut empêcher le développement des vers, en relevant l'énergie des fibres du canal intestinal au moyen d'une bonne alimentation, de l'exercice du corps, et des toniques , tels que la limaille de fer, le quinquina, les lotions d'eau froide sur le ventre.

Si les vers sont développés, on cherche à les expulser à l'aide des vermifuges. Les plus efficaces sont l'hydrochlorate d'ammoniaque mêlé à la rhubarbe en poudre ou au jalap, l'étain pur limé grossièrement ou réduit en poudre, associé avec quelques grains de jalap et un sirop quelconque. Il suffit quelquefois seulement, surtout chez les enfans , d'une simple décoction de mousse de Corse, d'absinthe marine (n°. 61), soit seules, soit unies au semen-contra en poudre. Les purgatifs peuvent encore être administrés dans ce cas avec succès , en ayant soin d'en modifier la force selon l'âge des malades et leurs dispositions particulières. Nous ne devons point omettre de parler de l'emploi de l'éther sulfurique, tant en potion qu'en lavemens pour combattre le tœnia.

Ce que nous avons dit du traitement des affections vermineuses , suppose qu'il n'existe pas d'inflammation dans les voies digestives; car dans ce cas, les toniques, les amers, les préparations éthérées , etc. , seraient absolument contraires. Les meilleurs vermifuges alors seraient les anti-phlogistiques ; les potions gommeuses auxquelles on associerait le sirop de limons; l'huile d'amandes douces serait encore avantageuse.

Pour prévenir le retour des accidens vermineux , il est quelquefois utile de faire usage d'une infusion de camomille ou de houblon pendant les deux ou trois semaines qui suivent l'expulsion des vers intestinaux.

GENRE VII.ᵉ

—

SCORBUT.

Le scorbut est une maladie qui affecte profondément toute l'organisation. On ne peut donc la définir, comme la gastrite par exemple, en déterminant son siége d'une manière précise. Cependant le scorbut se manifeste par des caractères spéciaux qui l'empêchent d'être confondu avec aucune autre affection. Nous ferons connaître ces caractères à l'article des symptômes.

Causes. — Le tempérament lymphatique, une disposition scrophuleuse, une humeur sombre, inquiète; une nourriture malsaine, non fermentée, l'usage des viandes salées ou fumées, des légumes de mauvaise qualité; les profonds chagrins; les fatigues, la faiblesse qui est la suite de longues et graves maladies; l'air froid et humide et non renouvelé; la négligence des soins de propreté; mais par dessus tout, les émanations marécageuses et les longs voyages sur mer, sont autant de causes plus ou moins actives qui peuvent amener le développement du scorbut.

Symptômes. — Au début la face est pâle et offre une teinte livide; les gencives sont rouges, gonflées, molles et saignantes; les membres sont parsemés de taches rouges et bleuâtres; le malade éprouve des douleurs vagues, de la morosité, un sentiment de lassitude générale et de débilité au moindre mouvement.

A un degré plus avancé, il y a impossibilité de marcher. On remarque souvent de la contracture dans les muscles fléchisseurs des membres inférieurs. On remarque quelquefois aussi une enflure considérable aux jambes. Le plus léger mouvement, une simple exposition à l'air frais, amènent fréquemment des pertes de connaissance. D'abondantes hémorrhagies par le nez, les gencives, les intestins ou les poumons se manifestent. Des champignons charnus, appelés fongus, recouvrent les gencives et les rendent extrêmement douloureuses; l'haleine est très-fétide. On voit quelquefois des ulcérations ou une simple induration se développer aux jambes et aux pieds.

Enfin dans la plus grande intensité du scorbut, des ulcères se forment aux membres inférieurs; une sorte de fièvre adynamique, accompagnée de sueurs fétides, se manifeste bientôt. Du sang en abondance est rendu par les selles, les voies urinaires, par les poumons et le nez. Le malade tombe dans le plus profond abattement physique et moral. Une hydropisie du ventre et de la poitrine vient ordinairement ajouter aux dangers de sa position, celui d'une oppression extrême et d'une imminente suffocation.

Traitement. — Le premier soin à prendre, c'est de soustraire le malade à l'influence des causes extérieures qui ont produit le scorbut. On cherchera à relever les forces en donnant des bouillons de bœuf, des gelées de viande, des légumes frais, un vin généreux d'abord en petite quantité.

Comme moyens thérapeutiques, on emploiera le suc de cochléaria, le quinquina à haute dose, les décoctions de bois sudorifiques, les tisanes amères et astringentes. Les ulcères scorbutiques doivent être touchés avec les caustiques liquides, tels que l'acide sulfurique, et mieux encore l'acide hydrochlorique affaibli. Les hémorrhagies seront combattues avec avantage par l'eau de Rabel prise à l'intérieur. On doit continuer le traitement même pendant la convalescence.

L'emploi des saignées locales ou générales, dans le traitement du scorbut, est encore un problème insoluble. Cependant au début du scorbut j'ai quelquefois retiré des avantages de l'application des sangsues à l'épigastre et de l'usage des gommeux.

GENRE VIII.e

—

HYDROPISIE.

Définition. — L'hydropisie est une accumulation d'un liquide séreux, assez analogue à l'eau, dans une cavité quelconque du corps ou dans les aréoles du tissu cellulaire.

Cette maladie prend différens noms, selon les différens organes où elle a son siége. Le plus communément elle occupe les viscères placés au-dessous du diaphragme. On l'appelle *anasarque* ou *leuco-phlegmatie*, quand l'infiltration séreuse s'étend à toutes les parties du corps ; *œdème*, quand cette infiltration est circonscrite dans une seule partie, comme les bras ou les jambes; si l'épanchement se fait dans la tête, on l'appelle *hydrocéphale ;* dans la poitrine, *hydrothorax ;* dans le canal vertébral, *hydrorachis ;* dans l'enveloppe du cœur, *hydropéricarde* ; dans l'épaisseur du scrotum, *hydrocèle ;* dans les articulations, *hydarthre ;* et enfin dans l'abdomen, *ascite.*

Que les hydropisies envahissent telle ou telle partie du corps, cela ne change rien à leur nature, au moins d'une manière essentielle. Pour faire connaître convenablement l'hydropisie, il suffit de la distinguer en *active* et en *passive*. La première de ces deux espèces est due à une surexcitation des vaisseaux exhalans ; la seconde au contraire résulte d'une atonie des vaisseaux absorbans. Il est indispensable d'établir cette distinction pour bien diriger le traitement de cette maladie.

Ire VARIÉTÉ.

HYDROPISIE ACTIVE.

L'hydropisie active se manifeste toutes les fois qu'il y a accroissement d'action dans les vaisseaux exhalans, l'action des vaisseaux absorbans restant la même.

Causes. — L'inflammation aiguë des parois de toutes les cavités où peut se développer un épanchement de sérosité ; ainsi la pleurésie et la péritonite surtout, peuvent souvent produire l'hydrothorax et l'ascite. Ces deux modifications de l'hydropisie sont les plus fréquentes. On peut encore compter au nombre des causes, une excitation long-temps répétée des membranes séreuses ; les excès de table et surtout l'abus des liqueurs alcooliques, les exercices violens interrompus brusquement, des chutes, des coups, peuvent produire les différentes sortes d'hydropisie que nous avons énumérées plus haut.

Symptômes. — Le principal symptôme est une fluctuation très-sensible à la moindre pression, comme un tremblottement des parois qui renferment l'amas d'eau, quand ces parois sont flexibles, comme celles de l'abdomen, des articulations, du scrotum ; un bruit semblable au glouglou d'un flacon, lorsque les parois ne sont pas flexibles, comme celles de la poitrine ; un assoupissement profond ou un entier anéantissement de l'intelligence, ou bien encore l'abolition du mouvement, dans les cas d'hydrocéphale et d'hydrorachis.

Traitement. — *L'hydropisie active* réclame beaucoup de soins à son début. Les anti-phlogistiques conviennent spécialement, les saignées générales et locales, les topiques émolliens, une diète sévère. Un peu plus tard, de légers alimens, des boissons diurétiques, quelques infusions sudorifiques peuvent amener une complète guérison. Cependant il est beaucoup de circonstances où les efforts de l'art et de la nature sont impuissans. Il est nécessaire assez souvent d'avoir recours à la ponction ou paracenthèse, particulièrement dans l'ascite et l'hydrocèle. Cette opération exige la main d'un chirurgien ; c'est pourquoi nous nous abstenons d'en parler ici. Nous nous contenterons de faire observer que la ponction doit être pratiquée quand la distension de la cavité péritonéale ou scrotale qui contient le liquide séreux, est à son comble.

II.ᵉ VARIÉTÉ.

HYDROPISIE PASSIVE.

L'hydropisie passive résulte de l'atonie des vaisseaux absorbans, les fonctions des vaisseaux exhalans n'ayant éprouvé aucune modification.

Causes. — Toutes les inflammations chroniques des membranes à la surface interne desquelles l'exsudation séreuse a lieu ; un affaiblissement profond et prolongé des forces organiques, l'habitation des lieux bas et humides, une nourriture insuffisante ou malsaine ; en un mot toutes les causes de l'hydropisie active agissant sur un tempérament plus *délabré.*

Symptômes. — L'hydropisie passive est beaucoup plus fréquente que la précédente. Comme celle-ci, on la reconnaît à une fluctuation facile de la partie qu'elle occupe, quand la cavité qui renferme la sérosité est flexible à la pression. Ainsi dans l'ascite, qui est la variété la plus commune de cette hydropisie et dans l'hydarthre, il suffira souvent de quelques mouvemens de pression, en plaçant une main d'un côté et en frappant légèrement de l'autre les parois qui contiennent le liquide. Dans l'hydrocèle, il faut en outre s'assurer de la transparence de la tumeur à l'aide d'une bougie allumée, afin de ne pas la confondre avec le sarcocèle. Pour les autres hydropisies passives, les symptômes sont les mêmes que dans l'espèce dont nous avons fait plus haut la description; toutefois, il y a une prostration bien plus grande de toutes les forces, une décoloration marquée de la peau dans les cas où la maladie reconnaît pour cause l'atonie des vaisseaux absorbans. Nous devons encore faire remarquer que cette dernière espèce d'hydropisie n'est souvent qu'une suite de la première, et qu'il est fort difficile de saisir le moment ou l'une finit et l'autre commence. Heureusement il arrive qu'à l'époque où ce changement s'effectue, le traitement qui est alors indiqué peut convenir à toutes les deux en même temps pour en arrêter les effets ultérieurs.

Traitement. — On ne doit plus ici employer ni les calmans ni les anti-phlogistiques. Il faut au contraire avoir recours à de légers excitans qui puissent rappeler les forces abattues. Ainsi une alimentation peu abondante, mais tonique ; l'usage modéré de viandes noires, de certains légumes cuits, comme les carottes, la chicorée, les asperges ; une petite quantité de vin généreux ; des frictions sèches sur la peau faites avec des flanelles exposées à la fumée de plantes aromatiques, de l'encens et du benjoin ; de l'exercice au grand air et au soleil, quand il est possible ; l'emploi des diffusibles et des sudorifiques sous la forme de potions ou de tisanes qu'on rend diurétiques en y ajoutant quelques grains de sel de nitre. L'on a vu quelquefois les cerises bien mûres et les raisins frais produire les meilleurs effets dans quelques cas. Si l'estomac est indolent, on peut administrer un purgatif. Lorsque la maladie se montre rebelle à tous les efforts et que l'accumulation du liquide séreux devient de plus en plus considérable, il ne reste d'autres moyens de soulagement que l'opération de la paracenthèse ou ponction dans l'ascite, l'hydrocèle, l'hydarthre même, et quelquefois aussi, dans l'hydrothorax. Dans les autres cas, la ponction devient inutile pour ne pas dire funeste.

Nous n'avons pas cru devoir parler ici de la syphilis, ni de l'anévrysme du cœur et des gros vaisseaux, maladies qui ne sont point du ressort des personnes pour qui nous écrivons.

MALADIES CHIRURGICALES LES PLUS FRÉQUENTES.

PLAIES.

Définition. — Solution de continuité aux parties molles avec ou sans perte de substance.

Parmi les plaies, les unes sont simples ou susceptibles de réunion immédiate, les autres avec perte de substance, contuses, etc., doivent suppurer.

Traitement. — Si la plaie est simple, il faut en rapprocher les bords, les maintenir en contact au moyen de bandelettes agglutinatives de taffetas gommé ou mieux de diachylon, et appliquer par dessus de la charpie, et maintenir le tout au moyen de compresses et de bandes. Il ne faut lever l'appareil qu'au bout de deux ou trois jours et avoir soin d'arroser avec de l'eau tiède, afin que la charpie se lève facilement. Souvent alors on trouve les lèvres de la plaie entièrement réunies et cicatrisées.

Les plaies avec perte de substance, contuses, non susceptibles de réunion immédiate, doivent nécessairement suppurer; on les panse avec de la charpie mollette qu'on recouvre de compresses, et quelques tours de bande médiocrement serrés maintiennent cet appareil.

On ne doit lever le premier appareil qu'au bout de trois ou quatre jours, et l'on doit avoir soin d'arroser préalablement avec de l'eau tiède, afin que toutes les pièces puissent se détacher facilement. Les autres pansemens se font toutes les vingt-quatre heures, et l'on doit avoir l'attention de les faire promptement, afin que la plaie ne soit pas long-temps en contact avec l'air.

On s'abstiendra de l'usage de tout onguent qui ne ferait que retarder la guérison.

S'il y a trop d'inflammation , on applique par dessus la charpie un large cataplasme de farine de lin ou de mie de pain. S'il n'y en a pas assez, on arrose la charpie avec de l'eau rougie tiède.

Tels sont les seuls préceptes que nous devons donner aux personnes pour qui nous écrivons.

PIQURES DE L'ABEILLE ET DE LA GUÊPE.

Symptômes. — Douleur vive et gonflement subit, et quand les piqûres ont été multipliées et que l'aiguillon a rencontré un nerf, les accidens sont plus graves et s'accompagnent de fièvre.

Traitement. — Il faut extraire promptement l'aiguillon resté dans la plaie et frotter ensuite la partie piquée avec un mélange d'une partie d'alcali volatil et de deux parties d'huile d'olives ; à défaut de ce liniment, on frotte la plaie avec une gousse d'ail, ou une feuille de porreau ou d'oignon ; ensuite on applique dessus un cataplasme fait avec un oignon pilé avec du sel, auquel on ajoute un peu de vinaigre.

S'il se développe une fièvre inflammatoire, on a recours aux anti-phlogistiques : bains tièdes, lotions et cataplasmes émolliens avec la mauve, la farine de lin ; diète, saignée, etc.

CONTUSIONS.

Solution de continuité aux parties molles sous-jacentes à la peau et quelquefois à la peau elle-même (*plaies contuses*), produite par l'action des corps contondans. Dans ce genre de lésion, les petits vaisseaux étant rompus, il se fait un épanchement sanguin dans le tissu cellulaire et il en résulte des tumeurs ou des bosses.

Traitement. — Si la peau est entamée, on traite la contusion comme les plaies contuses (*voyez* plaies) ; si la peau est intacte, on applique sur la tumeur une compresse trempée dans de l'eau salée ou dans de l'eau-de-vie camphrée ; mais aussitôt que l'inflammation se manifeste, on substitue à ces fomentations résolutives, des cataplasmes émolliens ; l'inflammation étant diminuée, la couleur noirâtre de la tumeur passant au violet, puis au jaune, on revient aux résolutifs.

Lorsque la contusion est considérable, on est souvent dans l'obligation de recourir à la saignée ou à l'application de nombreuses sangsues autour de la tumeur.

Lorsqu'un coup est porté à la tête, lorsqu'on fait une chute d'un lieu plus ou moins élevé sur la tête, sur le dos, sur le siége, sur les genoux ou sur la plante des pieds, il en résulte souvent un ébranlement au cerveau, à la moëlle épinière ou au foie. Les premiers effets de la *commotion cérébrale* sont l'étourdissement, la sensation d'une vive lumière, quelquefois perte de connaissance, etc. La *commotion de la moëlle épinière* donne souvent lieu à la paralysie des membres inférieurs, du rectum et de la vessie.

Quelque légers qu'aient été en apparence les coups à la tête ou les chutes sur cette partie, etc., il ne faut pas se borner au traitement des blessures extérieures, mais on doit administrer à l'intérieur l'émétique en lavage, qui est le meilleur vulnéraire que l'on puisse employer. Pour cela, on fait fondre un grain d'émétique dans un verre d'eau dont on met une cuillerée, une demi-cuillerée ou un quart de cuillerée, suivant l'âge du sujet, dans chaque verre de boisson que l'on donne au malade, soit eau sucrée, eau d'orge ou de chiendent, soit petit-lait ou infusion de tilleul, etc. On doit continuer l'usage de ce moyen pendant plusieurs jours avec l'attention de ne pas le donner à dose vomitive.

PHLEGMON.

Définition. — Inflammation du tissu cellulaire.

Causes. — Contusions, piqûres, plaies, etc.

Symptômes. — Le phlegmon affecte le tissu cellulaire superficiel ou sous-cutané, ou le tissu cellulaire profond ou sous-aponévrotique. Dans le premier cas, la peau s'enflamme presque en même temps, et alors on remarque les symptômes suivans :

Tumeur dure, élastique, à base large, circonscrite; douleur accompagnée d'élancemens et d'un sentiment de distension; chaleur vive; rougeur plus intense au centre de la tumeur qu'à sa circonférence, ne cédant point à la pression du doigt.

à ces phénomènes locaux se joignent souvent des symptômes généraux, tels que fréquence et dureté du pouls, soif, trouble des fonctions, etc.

Lorsque le phlegmon a son siége dans le tissu cellulaire profond, le diagnostic est plus difficile à établir : la douleur, la tension et la difficulté des mouvemens sont les seuls phénomènes qui annoncent sa présence; les parties extérieures ne s'enflamment souvent qu'après la formation de l'abcès.

La durée du phlegmon est indéterminée; il se termine le plus ordinairement par résolution ou diminution successive des symptômes, ou par suppuration, c'est-à-dire, par la formation d'un *dépôt* ou *abcès*, qui, après la désorganisation de la peau, se fait jour à l'extérieur, si on ne l'ouvre au moyen du bistouri.

Traitement. — Tisanes anti-phlogistiques (*voy.* de n.º 1 à n.º 7) ; application sur la tumeur d'un large cataplasme émollient fait avec de la farine de lin ou des feuilles de mauves bouillies dans du lait ou dans de l'eau ; on le rend quelquefois maturatif en y ajoutant des oignons cuits sous la cendre et de la graisse de porc ; repos ; diète plus ou moins absolue.

Dans le cas où l'inflammation est grande et accompagnée de fièvre, on a recours à la saignée ou à l'application des sangsues plus ou moins nombreuses autour de la tumeur.

Lorsque l'abcès est ouvert, on panse la plaie avec de la charpie mise à plat, seule ou recouverte d'un cataplasme émollient, et la guérison ne tarde pas à s'opérer sans l'intervention des onguens et des emplâtres, remèdes inutiles qui ne peuvent que retarder la cicatrisation. Voy. *panaris*, *engelures*, *furoncles*, etc.

ORGELET OU GRAIN D'ORGE.

Définition. — Furoncle des paupières ou tumeur inflammatoire ayant son siége dans la peau et le tissu cellulaire des paupières.

Causes. — Embarras gastrique, excès des liqueurs spiritueuses, régime trop succulent, veilles prolongées, prédominance du système sanguin ou du système lymphatique.

Certaines femmes en sont atteintes à chaque période de la menstruation.

Symptômes. Sentiment de tension, prurit à l'une des paupières, développement d'une petite tumeur dure, rouge, sensible au toucher, lancinante, qui s'élève en pointe, s'ouvre à son sommet, se vide en entier et disparaît.

Traitement. — Les lotions avec l'eau froide ou acidulée à son début le font quelquefois disparaître; si ces moyens n'ont pas réussi, il faut appliquer dessus les paupières fermées un cataplasme de mie de pain, de farine de lin, ou la moitié d'une pomme de reinette cuite. S'il y a embarras gastrique, il faut recourir aux évacuans.

CLOU OU FURONCLE.

Définition. — Tumeur inflammatoire occupant le tissu cellulaire sous-cutané et celui du derme, se terminant par une eschare gangréneuse à laquelle on a donné le nom de *bourbillon*.

Causes. — Elles sont rarement locales; le furoncle paraît tenir le plus souvent à l'embarras gastrique.

Symptômes. — Petite tumeur dure dans l'épaisseur de la peau du tronc ou des membres, rouge et élevée en pointe au centre, accompagnée d'une douleur brûlante et pulsative, se terminant par la destruction de la peau et par la suppuration qui entraîne au dehors le bourbillon ou tissu cellulaire gangrené; l'ulcère qui en résulte se cicatrise en quelques jours.

Souvent multiple, le furoncle se développe successivement ou à la fois en diverses parties du corps.

Traitement. — Appliquer sur la tumeur un cataplasme de mie de pain ou de farine de lin; quelquefois deux ou trois sangsues à la base de la tumeur font avorter l'inflammation; lorsque celle-ci doit se terminer par la suppuration, appliquer un emplâtre d'onguent de la mère; continuer l'usage de cet emplâtre par dessus la charpie, quand la suppuration est établie.

Si les clous paraissent tenir à un embarras gastrique ou intestinal, on aura recours aux vomitifs et aux purgatifs.

BRULURE.

Définition. — Lésion produite par l'action du calorique concentré sur les corps vivans.

Symptômes. — Ils varient suivant le degré de la brûlure.

1.er *degré.* Sensation de chaleur cuisante qui persiste; développement d'une rougeur analogue à celle de l'érysipèle; cessation de la chaleur et de la rougeur quelques heures ou quelques jours après l'accident; desquammation de l'épiderme.

2.e *degré.* — Douleur vive, âcre, mordicante; développement de p' lyctènes ou ampoules sur la peau, renfermant une sérosité roussâtre ou sanguinolente; si ces phlyctènes sont ouvertes et l'épiderme détruit, on trouve le derme sous-jacent très-rouge, et alors les douleurs deviennent plus vives par le contact de l'air sur les papilles enflammées, et la suppuration est inévitable.

3.e *degré.* — Destruction de la peau et du tissu cellulaire, qui se trouvent convertis en eschares grisâtres ou noirâtres, insensibles au toucher. La douleur s'éveille au quatrième jour; l'inflammation se développe dans les parties voisines de l'eschare. Vers le quinzième jour, la portion désorganisée se détache, et il en résulte une plaie plus ou moins profonde qui suppure abondamment; il survient quelquefois une fièvre dont l'intensité est relative à l'étendue et à la gravité de la brûlure.

Traitement. — Dans les deux premiers degrés de la brûlure, respecter l'épiderme, donner issue à la sérosité, en faisant une simple piqûre aux ampoules. Dans les trois degrés, immersion prolongée dans l'eau froide ou glacée, que l'on renouvelle aussitôt qu'elle s'échauffe; couvrir ensuite la partie avec des linges fins trempés dans de l'eau blanche froide (extrait de saturne étendu d'eau), ou enduits de cérat de saturne. Un autre moyen très-vanté consiste à couvrir la brûlure avec une couche très-épaisse de gelée de groseilles.

Si l'inflammation se développe malgré l'usage de ces moyens, renoncer aux réfrigérans pour recourir aux fomentations émollientes et aux cataplasmes de même nature appliqués à l'état tiède, etc.

Enfin un autre traitement qui paraît supérieur aux autres en ce qu'il calme subitement la douleur, qu'il accélère la guérison et ne laisse point de cicatrices difformes, consiste à couvrir la brûlure avec une couche épaisse de coton cardé qu'on renouvelle tous les trois ou quatre jours, perçant les ampoules, sans enlever l'épiderme ; si la brûlure est aux doigts, on a soin d'en interposer entre ceux-ci pour les empêcher de contracter des adhérences vicieuses.

ENGELURES.

Définition. — Erysipèle phlegmoneux chronique, produit par le froid chez les enfans, les femmes et les hommes faibles.

Symptômes. — Dans les premiers froids de l'hiver, la peau des mains, des pieds ou des doigts, quelquefois même de la face, prend une couleur violette ; bientôt dans ces mêmes parties la peau et le tissu cellulaire sous-cutané s'enflamment ; le gonflement inflammatoire s'accompagne de démangeaison et de douleur pulsative et brûlante ; la peau s'altère, et les ulcères atoniques qui en résultent sont très-douloureux.

Traitement. — Frictions légères soir et matin avec un liniment composé d'eau-de-vie camphrée dans laquelle on a fait dissoudre du savon noir.

Lorsque les engelures sont ulcérées, faire des onctions avec une pommade composée de deux onces de cérat et de deux gros d'onguent mercuriel double, non seulement sur les plaies, mais encore sur toutes les parties engorgées.

PANARIS ET TOURNIOLLE.

Définition. — Inflammation des doigts ou des orteils, ayant son principal siége dans le tissu cellulaire sous-cutané.

Quand l'inflammation est surperficielle et a son siége autour de l'ongle, on lui donne vulgairement le nom de *tourniolle*.

Causes. — Piqûres, contusions, dilacérations de la pulpe des doigts, arrachement des envies, irritation ou embarras des premières voies, etc.

Symptômes. — On reconnaît deux espèces principales de panaris, l'un *léger* et l'autre *grave*.

Dans le panaris léger, on remarque les symptômes suivans : prurit suivi de rougeur et de tension de la peau, de douleur âcre et pulsative ; au bout de trois ou quatre jours, soulèvement de l'épiderme, épanchement de sérosité roussâtre entre lui et le corps de la peau ; évacuation de cette sérosité, suppuration peu considérable et prompte guérison.

Dans le panaris grave, douleur intolérable, gonflement et tension extrême, rougeur brunâtre du doigt, battemens violens des artères, étranglement de toute l'épaisseur du doigt par la peau, qui ne peut plus s'étendre ; quelquefois les tendons, les ligamens, les gaines, le périoste et l'os même partipent à l'inflammation, et leur destruction en est la suite. Pendant ce travail, on remarque de l'agitation, de l'insomnie, une fièvre violente, du délire, quelquefois des convulsions et la mort. Souvent l'inflammation se propage à la main, à l'avant-bras et au bras, et il en résulte des abcès énormes, dont l'abondante suppuration peut entraîner secondairement la mort.

Terminaison. — Par résolution ; plus souvent par suppuration, qui entraîne la destruction des tendons et du périoste, la nécrose des phalanges et leur chûte ; rarement par la gangrène.

Traitement. — Combattre les causes, si elles continuent d'agir, faire avorter l'inflammation, s'il en est temps encore ; et, s'il est trop tard, débrider largement les tissus phlogosés, et enfin ouvrir les abcès et conduire les plaies à la guérison par des pansemens doux et méthodiques ; telles sont les indications qui se présentent.

1.re *indication.* — Extraire les épines, les éclats de bois ou autres corps étrangers qui peuvent être demeurés dans l'organe ; administrer un vomitif ou un purgatif, s'il y a embarras stomacal ou intestinal, etc.

2.e *indication.* — Si la blessure vient d'être faite, immersion prolongée dans l'eau froide ou glacée, que l'on renouvelle à mesure qu'elle s'échauffe. Si déjà l'inflammation existe, couvrir le doigt d'une couche épaisse de graisse de porc que l'on étend non seulement sur la partie enflammée, mais encore un demi-pouce au-delà ; si ce moyen n'arrête pas le mal dans les deux premiers jours, appliquer sur le doigt 12 ou 15 sangsues, et après leur chûte, favoriser l'écoulement du sang en plongeant la main entière dans un bain émollient tiède, fait avec une décoction de mauves, de guimauve ou de son. Après le bain, revenir au topique de graisse de porc, ou à un cataplasme de farine de lin ou de mie de pain.

3.ᵉ *indication*. — Lorsque ces moyens n'ont pas arrêté les progrès de l'inflammation, se hâter de débrider largement avec le bistouri, pour faire cesser l'étranglement, et plonger immédiatement la main dans un bain tiède, pour favoriser l'écoulement du sang ; revenir ensuite au cataplasme émollient ci-dessus, que l'on met par dessus la charpie.

4.ᵉ *indication*. — Ouvrir les abcès aussitôt qu'une collection purulente existe ; panser les plaies avec de la charpie mollette, etc.

Tant que l'inflammation est grande et la fièvre forte, le régime doit être sévère : on ne permettra d'abord que du bouillon, et l'on fera usage de tisanes anti-phlogistiques (de n.° 1 à n.° 7). Si le sujet est vigoureux et sanguin, une ou deux saignées de bras seront pratiquées, etc.

ENGORGEMENT DES MAMELLES.

Causes. — Impression du froid sur le sein découvert d'une femme nouvellement accouchée ; irritation de cet organe produite par la bouche de l'enfant pendant la lactation ; compression nuisible soit par les vêtemens, soit en se couchant sur le côté, etc.

Symptômes. — Ils varient selon que l'engorgement est laiteux ou inflammatoire.

Dans l'engorgement laiteux : douleur, gonflement, tension des mamelles, qui sont quelquefois parsemées de cordes noueuses et rénitentes, se propageant jusqu'aux aisselles et gênant les mouvemens.

Dans l'engorgement inflammatoire : les douleurs sont plus

vives et pulsatives, le gonflement et la tension plus considérables ; la peau est rouge comme dans le phlegmon, et quand le tissu cellulaire qui environne la glande est seul affecté, les mamelles sont uniformément gonflées. Si, au contraire, les glandes seules sont enflammées, les mamelles sont bosselées ou raboteuses.

Terminaison. — L'engorgement laiteux se termine par résolution ou par inflammation ; l'engorgement inflammatoire se termine par résolution ou par suppuration, et quelquefois par induration, qui dégénère en squirrhe ou en cancer.

Traitement. — Dans l'*engorgement laiteux*, l'application de coton cardé, ou d'une peau de cigne ou de lapin, sur le sein, favorise la résolution ; mais le moyen le plus efficace, est un cataplasme de cerfeuil bouilli dans du lait et réduit à l'état pulpeux ; à défaut de cerfeuil, on peut employer de la même manière du persil et de la mauve. Il faut seconder ces moyens par la succion naturelle ou artificielle ; les siphons ou suçoirs de verre ne valent jamais les lèvres de l'enfant ou celles des petits chiens qu'on fait servir à cet usage.

Dans l'*engorgement inflammatoire*, les cataplasmes de cerfeuil ci-dessus sont encore très-efficaces dans l'origine, et s'ils ne réussissent pas, on les remplace par des cataplasmes de farine de lin délayée dans une décoction de mauve ou guimauve ; si la fièvre est forte, on a recours à la saignée ou à l'application de 15 ou 20 sangsues autour de la mamelle et non dessus. Enfin l'ouverture des abcès, s'il s'en forme, doit être faite de bonne heure, si c'est le tissu cellulaire qui est le siége de l'inflammation ; si, au contraire, l'abcès se développe dans la glande, il faut attendre avec patience que le pus se fasse jour.

Diète, bouillon, eau de veau, petit-lait, eau d'orge, etc.

GERÇURES DU MAMELON.

Les femmes qui allaitent sont sujettes à une inflammation du mamelon, aux gerçures et aux ulcères de cette partie.

Traitement. — Pour prévenir le développement de cette triple affection, la nourrice se lavera le mamelon, immédiatement après que l'enfant aura tété, avec une infusion aromatique de sauge, de mélisse ou de thim, ou seulement avec de l'eau tiède, dans laquelle on aura mis un peu de vin rouge. Ces moyens sont très-propres à raffermir la peau; mais lorsque a peau est le siége de crévasses ou d'ulcérations, on a recours aux fomentations émollientes de mauve ou guimauve, après lesquelles on fait des onctions avec de la crême, ou avec l'onguent populéum, ou la pommade de concombre; il est même souvent nécessaire de suspendre l'allaitement du côté malade, à moins qu'on ne se serve d'un pis de vache préparé (1), au moyen duquel l'enfant peut téter.

ENTORSE.

Définition. — Tiraillement des ligamens et des autres tissus fibreux qui affermissent les articulations.

Causes. — Mouvemens brusques, violens, portés au-delà des bornes fixées par les ligamens, ou dirigés dans le sens suivant lequel les os ne doivent pas se mouvoir.

Symptômes. — Douleur vive et subite dans l'articulation; gonflement inflammatoire; ecchymoses larges, profondes, qu[i] résultent du passage du sang dans le tissu cellulaire par suite de la rupture des petits vaisseaux, et qui donnent souvent une couleur bleuâtre ou noire à la peau; les mouvemens de l'articulation affectée, qui pouvaient encore être exécutés immédiatement après l'accident, deviennent bientôt impossibles, à raison de la douleur qu'ils augmentent, et du gonflement de la partie malade.

Traitement. — Immédiatement après l'accident, il faut plonger la partie malade dans un grand vase rempli d'eau froide ou d'eau à la glace, qu'on renouvelle aussitôt qu'elle s'échauffe; prolonger ce bain deux ou trois heures, pour prévenir le gonflement et l'inflammation; après ce bain, couvrir l'articulation de compresses trempées dans de l'eau froide dans laquelle on a étendu de l'extrait de saturne; serrer médiocrement le bandage pour prévenir les mouvemens invo-

(1) Bout-de-sein artificiel,

lontaires ; arroser fréquemment avec la même eau , pour entretenir l'humidité; garder le repos le plus absolu.

Si ces répercussifs n'ont pu être employés immédiatement après l'accident , ou si , malgré leur emploi immédiat , ils n'ont pu empêcher le développement de l'inflammation , il faut alors recourir aux anti-phlogistiques, que l'on continue jusqu'à la cessation complète de la douleur, de la chaleur et du gonflement. Ainsi application réitérée de nombreuses sangsues autour de l'articulation , cataplasmes émolliens et narcotiques de farine de lin et de têtes de pavot peu chauds; quelquefois saignée générale, si le sujet est fort; repos absolu.

S'il reste de la raideur dans l'articulation sans chaleur ni douleur, on la combat par des douches d'eau de savon , ou d'eau minérale hydro-sulfureuse de Bourbonne , de Barrèges , etc.

FIN DE LA PREMIÈRE PARTIE.

DEUXIÈME PARTIE.

SECOURS A DONNER

AUX EMPOISONNÉS ET AUX ASPHYXIÉS.

Nous diviserons cette partie de notre ouvrage en deux sections ; la première sera consacrée aux empoisonnemens ; dans la seconde, nous traiterons des asphyxies.

SECTION PREMIÈRE.

DE L'EMPOISONNEMENT.

L'empoisonnement est l'état morbide d'un individu aux organes duquel une substance vénéneuse a été appliquée.

On donne le nom de poison à toute substance qui, introduite à petite dose dans l'économie animale, ou appliquée d'une manière quelconque sur un corps vivant, détruit la santé ou donne la mort.

Les poisons sont très-nombreux et se trouvent dans les trois règnes de la nature. Nous nous attacherons spécialement à décrire les effets des poisons les plus connus, et, à l'exemple de M. Orfila, nous indiquerons les caractères les plus saillans au moyen desquels on peut reconnaitre la substance vénéneuse. Nous indiquerons ensuite le traitement, à la tête duquel doivent se trouver les contre-poisons.

Nous éviterons, autant que possible, de nous servir des termes scientifiques, employant de préférence les dénominations sous lesquelles les poisons sont connus de tout le monde.

On divise les poisons en quatre classes, savoir : les *irritans*, les *narcotiques*, les *narcotico-âcres*, et les *septiques*.

CLASSE Ire

—

POISONS IRRITANS.

Les *poisons irritans* sont ceux qui déterminent sur les parties du corps avec lesquels ils sont en contact, d'abord une irritation, puis une inflammation, ensuite une désorganisation des tissus. On les a encore désignés sous les noms de poisons *âcres*, *corrosifs* ou *escharotiques*.

Les nombreux poisons de cette classe sont le phosphore, l'iode, les acides concentrés, minéraux et végétaux, tels que les acides sulfurique, nitrique, hydro-chlorique, oxalique, etc.; l'eau de javelle et le chlore; tous les caustiques, tels que la potasse, la soude, la chaux, l'ammoniaque et tous les sels ammoniacaux; etc.; les sels et autres composés de mercure, d'arsenic, de cuivre, d'antimoine, de plomb, etc.; divers végétaux, tels que la bryone, la coloquinte, la gomme-gutte, le garou, l'euphorbe, la sabine, le staphysaigre, la gratiole, l'anémone pulsatille, le narcisse et la renoncule des prés, la chélidoine, etc; les cantharides; la chair de certains poissons, comme la daurade, le congre, les moules, etc.

Les poisons de cette classe ne produisent pas toujours les mêmes symptômes et demandent des traitemens différens. Nous admettrons en conséquence plusieurs chapitres dans chacun desquels se trouveront grouppés les poisons qui produisent les mêmes phénomènes et demandent le même traitement.

CHAPITRE Ier

—

EMPOISONNEMENT PAR LES ACIDES CONCENTRÉS.

Les principaux acides concentrés qui, introduits dans l'économie animale produisent l'empoisonnement, sont l'huile de vitriol (acide sulfurique), l'eau forte ou l'eau seconde (acide

nitrique), l'acide muriatique (acide hydro – chlorique), le
vinaigre radical (acide acétique), l'acide muriatique oxygéné
(chlore), l'eau de javelle.

Symptômes. — Aussitôt après la déglutition d'un acide concentré, on remarque les phénomènes suivans : saveur acide
et brûlante ; chaleur âcre et brûlante dans la gorge et l'estomac ; douleur vive dans ces mêmes parties ; sécheresse de
la langue et de la bouche ; souvent les lèvres et tout l'intérieur de la bouche offrent des plaques blanches , rouges ou
noires , effet de la brûlure ; ces plaques sont jaunes , si c'est
l'eau forte qu'on ait avalée ; soif inextinguible ; déglutition
difficile , souvent impossible ; fétidité de l'haleine ; douleur
déchirante, brûlante à la région épigastrique et dans tout le
bas-ventre, tellement vive, que le malade ne peut supporter
l'apposition des mains, ni même le contact des corps les plus
légers ; rapports fréquens ; nausées et vomissemens violens,
accompagnés d'efforts extraordinaires et douloureux ; matières des vomissemens muqueuses, bilieuses, sanguinolentes,
noirâtres, contenant quelquefois des eschares ou des portions de membranes, bouillonnant sur le plancher et rou-
gissant les couleurs bleues végétales ; hoquet ; constipation
ou évacuations alvines fréquentes, avec ou sans ténesme,
dans lesquelles on rend des matières analogues à celles des
vomissemens ; difficulté de respirer ; anxiétés extrêmes ; pouls
fréquent, petit et irrégulier ; froid glacial à la peau, notamment aux membres inférieurs ; éruptions miliaires ou bou-
tonneuses à la peau ; sueurs froides et gluantes ; difficulté ou
même impossibilité d'uriner ; face altérée ; mouvemens convulsifs des lèvres ; teint pâle ou plombé ; paupières entourées
d'un cercle livide ; le plus ordinairement intégrité des facultés
intellectuelles.

Ces symptômes ne se trouvent pas toujours tous réunis.

Caractères distinctifs des poisons acides. — Supposons que
nous ayons à notre disposition une certaine quantité de la
substance vénéneuse , soit qu'elle soit restée dans le vase qui
la renfermait , soit qu'elle provienne de la matière des vomissemens ; on reconnaîtra qu'elle est acide, lorsque mise en

contact avec une couleur bleue végétale, telle que la fleur de
violette ou de mauve, etc., elle la rougira ; ou lorsque jetée
sur du blanc d'Espagne (carbonate de chaux), elle occasion-
nera à l'instant même une effervescence (bouillonnement).
Ces deux phénomènes très-caractéristiques nous dispensent
d'entrer dans de plus longs détails. (Voyez ci-après *Analyse
chimique des poisons.*)

Traitement. — Neutraliser la substance vénéneuse, l'expulser des organes avec lesquels elle est en contat, combattre les accidens inflammatoires qu'elle a produits, sont les
trois indications qui se présentent.

Pour remplir les deux premières, on gorge le malade d'eau
tiède dans chaque litre de laquelle on aura délayé une once
de *magnésie calcinée*, qui, suivant M. Orfila, est le meilleur
contre-poison des acides. A défaut de magnésie, on fera dissoudre une demi-once de *savon* par litre d'eau que l'on donnera par verres de deux minutes en deux minutes pour neutraliser l'acide et favoriser les vomissemens. On donne des
lavemens préparés avec les mêmes substances.

Dans le cas où l'on ne pourrait se procurer ni magnésie ni
savon, on ferait boire abondamment de l'eau pure, ou d'une
décoction de graine de lin, ou d'une autre tisane mucilagineuse (n.º 7).

Pour remplir la troisième indication, on a recours aux anti-
phlogistiques les plus puissans comme dans la gastrite la plus
aiguë ; ainsi, fomentations émollientes (n.º 20), application
de 15 à 20 sangsues sur l'épigastre ou sur la partie de l'abdomen la plus douloureuse, bain tiède immédiatement après
la chute des sangsues, boissons mucilagineuses (n.º 7), lavemens émolliens (n.º 24), abstinence de tout aliment, sans en
excepter le bouillon.

Si la déglutition est impossible, à raison de l'inflammation
de la gorge, on appliquera 12 sangsues au cou.

On reviendra une ou plusieurs fois à l'application des sangsues au bas-ventre, si la douleur ne se calme pas. Une
saignée même pourrait être utile, si le sujet était fort et l'inflammation violente.

Après la cessation complète de l'inflammation, on commencera à nourrir le malade comme à la fin de la gastrite aiguë. (Voyez page 142).

Nous ne partageons pas l'opinion de M. Orfila, qui conseille contre les crampes et les convulsions qui résultent de l'empoisonnement par les acides, une potion dans laquelle il fait entrer les eaux de menthe, de mélisse, etc., L'Ether, le laudanum et la décoction de tête de pavot. Ces moyens nous paraissent les uns propres à augmenter l'inflammation, et les autres à masquer la douleur sans en détruire la cause.

Dans le cas où le serrement tétanique des mâchoires ou la constriction de la gorge s'opposerait à la déglutition, M. Orfila conseille de recourir à la sonde de gomme élastique armée d'une seringue, au moyen de laquelle on introduit par la narine des liquides dans l'estomac, et on en retire non-seulement ces mêmes liquides, mais encore le poison et les alimens à demi-digérés qui se trouvent dans cet organe. L'application de ce moyen, fort bon du reste, suppose des connaissances anatomiques qui ne se trouvent pas chez la plupart des personnes auxquelles notre ouvrage est destiné.

Si les acides concentrés sont simplement appliqués à l'extérieur, ils déterminent une brûlure qui se traite par les moyens ordinaires. Cependant, au moment même de la brûlure, l'application de magnésie ou de blanc d'Espagne en poudre sur la partie lésée, pourrait empêcher l'effet caustique de l'acide.

CHAPITRE II.e

EMPOISONNEMENT PAR LES ALCALIS CONCENTRÉS.

Les alcalis concentrés qui peuvent occasionner l'empoisonnement, sont la pierre à cautère (potasse caustique), la soude caustique (soude), la lessive des savonniers (sous-carbonate de soude), l'alcali volatil (ammoniaque liquide), la chaux vive ou le lait de chaux (chaux), et les sous-sels de ces divers alcalis.

Symptômes. — Mêmes que ceux qui résultent de l'action des acides.

Caractères distinctifs des alcalis vénéneux. — Supposons, comme nous l'avons déjà fait en parlant des acides, qu'il reste une certaine quantité de poison non avalée, ou qu'il s'en trouve dans la matière des vomissemens, on reconnaît que ce poison est un alcali, lorsqu'il verdit le sirop de violettes ou l'infusion de violette, lorsqu'il a une saveur âcre et urineuse ; lorsqu'il ramène au bleu une couleur bleue végétale préalablement rougie par le vinaigre. (Voyez ci-après *Analyse chimique des poisons.*)

Traitement. — Neutraliser le poison, l'expulser et combattre l'inflammation qu'il a produite, sont les trois indications à remplir.

Pour neutraliser le poison, on fait prendre de deux minutes en deux minutes un verre d'eau dans lequel on aura mis une cuillerée de *vinaigre* ou de *jus de citron*, vrais antidotes des alcalis. On ne cessera l'usage de cette boisson que lorsque tout le poison sera neutralisé, ce que l'on reconnaîtra ou par la matière du vomissement qui cessera de verdir la couleur bleue de la violette, ou de ramener au bleu une couleur bleue préalablement rougie par le vinaigre, ou enfin par la cessation des symptômes de l'empoisonnement.

Quant aux symptômes inflammatoires consécutifs, ils se combattent par les acides, comme nous l'avons dit à l'article empoisonnement.

CHAPITRE III.ᵉ

—

EMPOISONNEMENT PAR LES SUBSTANCES MERCURIELLES.

Les poisons mercuriels sont le sublimé corrosif (deuto-chlorure de mercure), le précipité rouge (deutoxide de mercure), le cinnabre ou vermillon (sulfure rouge de mercure), le nitrate de mercure, la pommade citrine et l'onguent mercuriel, etc.

Symptômes. — Saveur âcre, métallique; constriction de la gorge; douleur insupportable dans l'arrière-bouche, l'estomac et les entrailles; nausées suivies de vomissemens; salivation plus ou moins abondante; constipation ou diarrhée, quelquefois sanguinolente; rapports fétides; hoquet; respiration difficile; pouls fréquent, petit et serré; soif ardente; émission de l'urine difficile; froid glacial des membres; crampes; convulsions; faiblesse extrême; altération des traits de la face; délire.

Tels sont les effets des poisons mercuriels pris intérieurement. Les mêmes phénomènes se remarquent avec des modifications plus ou moins sensibles, lorsque ces mêmes poisons sont appliqués extérieurement d'une manière inconsidérée, ainsi que le font presque toujours les charlatans dans le traitement de la gale, du cancer, etc.

Caractères distinctifs des poisons mercuriels. — Toutes les préparations mercurielles mêlées avec de la potasse, et chauffées jusqu'au rouge dans un tube de verre recourbé, se décomposent et donnent des globules métalliques (mercure ou vif argent), que l'on peut recevoir en plongeant l'extrémité recourbée du tube dans un verre d'eau.

Traitement. — Le *blanc d'œuf* délayé dans de l'eau froide et le *lait*, tous deux pris en grande quantité, sont les seuls *contre-poisons* des substances mercurielles. Ainsi on délayera dans deux litres d'eau froide quinze ou vingt blancs d'œufs, et on fera prendre cette boisson par verres toutes les deux minutes. Cette boisson aura pour effet d'envelopper le poison et de le faire rejeter par le vomissement. On favorisera celui-ci par la titillation de la luette avec les barbes d'une plume, ou en introduisant les doigts dans la bouche.

Après la cessation des symptômes alarmans, on fera usage de lait ou de boissons mucilagineuses (n.º 7).

On combattra ensuite l'inflammation comme celle qui résulte de l'empoisonnement par les acides concentrés (V. ci-dessus chap. 1.er).

CHAPITRE IVe

—

EMPOISONNEMENT PAR L'ARSENIC ET SES COMPOSÉS.

Les préparations arsenicales dont l'usage intérieur et extérieur peut occasionner l'empoisonnement , sont : l'arsenic blanc (acide arsénieux ou deutoxide d'arsenic), l'acide arsénique , les arséniates et arsénites solubles , l'orpiment (sulfure d'arsenic jaune), le réalgar (sulfure d'arsenic rouge), la poudre aux mouches (oxide noir d'arsenic), la pâte de Rousselot ou du frère Côme (pâte arsenicale).

Symptômes. — Mêmes que ceux de l'empoisonnement par les substances mercurielles (V. chap. 3).

Caractères distinctifs généraux des substances arsenicales. — Toutes les substances arsenicales mises sur des charbons ardens donnent des vapeurs qui répandent une odeur d'ail. En outre l'arsenic pulvérisé ressemble à de la farine ; mais on l'en distingue en ce qu'il est plus pesant. (Voyez les autres caractères distinctifs ci-après, *Analyse chimique des poisons*).

Traitement. — On vient de découvrir le contre-poison de l'arsenic et de ses composés, c'est l'*hydrate de peroxide de fer (tritoxide de fer hydraté) en gelée* (1). Ce tritoxide de fer hydraté en gélée, fournit avec l'acide arsénieux, un arsénite de fer, nouveau composé qui n'a pas d'action sur l'économie animale.

On l'administre par petites cuillerées à la dose de 4, 5 ou 6 gros à la fois, de manière à en donner environ une once ou une once et demie par heure. On voit bientôt les vomissemens et les douleurs cesser, et le malade se rétablit avec facilité, s'il a été secouru promptement.

On doit faire prendre au moins douze fois le poids de l'arsenic avalé. Du reste, comme cet antidote n'a pas de saveur désagréable, et qu'il est facile à administrer ; comme aussi on ignore le plus souvent quelle est la dose à laquelle le poison a été pris, il vaut mieux en donner plus que moins.

(1) L'hydrate de peroxide de fer à l'état sec, dont les molécules ont trop de force de cohésion, n'agirait point sur l'arsenic et ferait perdre un temps précieux.

Si l'on craint qu'une partie du poison soit descendu dans les intestins , on fera bien de donner des lavemens dans lesquels on fera entrer une quantité plus ou moins grande d'hydrate de peroxide de fer.

Enfin quelque soit le temps écoulé depuis l'introduction du poison, on doit recourir à l'emploi de cet hydrate.

Si l'on n'avait pas à sa disposition l'hydrate de peroxide de fer en gelée, il faudrait se hâter d'expulser le poison en favorisant les vomissemens par l'usage abondant de l'eau tiède ou froide et sucrée, ou d'une décoction mucilagineuse (n.º 7).

Après l'évacuation du poison, si les symptômes persistent ou augmentent et s'accompagnent de coliques atroces et de convulsions, on applique 15 ou 20 sangsues à l'épigastre ou sur la partie du ventre qui est la plus sensible, et l'on met en usage les fomentations et les lavemens émolliens (n.ᵒˢ 20 et 24), les bains , les boissons mucilagineuses (n.º 7). On aurait encore recours à ces mêmes moyens , si après l'usage du tritoxide de fer hydraté, il se manifestait des symptômes in-flammatoires.

Si l'on ne trouvait pas de tritoxide de fer hydraté en gelée chez le pharmacien le plus voisin , voici la formule qu'on pourrait suivre pour se le procurer ; elle est de M. Magesté.

> Prenez : Limaille de fer. . . . .   8 onces.

Mettez dans un grand ballon de verre et versez dessus un mélange de :

> Acide nitrique. . . . .   4 onces.
> Acide hydrochlorique. . . .   4 onces.

Chauffez doucement jusqu'à solution complette ; ajoutez alors :

> Eau distillée. . . . .   16 onces.

Précipitez par l'ammoniaque et lavez le précipité. Vous obtiendrez par ce moyen environ douze onces de tritoxide de fer hydraté en gelée.

CHAPITRE V.ᵉ

—

EMPOISONNEMENT PAR LES SELS ET OXIDES DE CUIVRE.

Les principales préparations de cuivre dont l'ingestion peut occasionner l'empoisonnement, sont, le vert-de-gris (sous-acétate de cuivre), le vert-de-gris naturel (sous-carbonate de cuivre), le verdet cristallisé (acétate de cuivre cristallisé), le vitriol bleu (sulfate de cuivre), le muriate de cuivre, le nitrate de cuivre, l'eau céleste et l'hydrochlorate de cuivre et d'ammoniaque.

Lorsqu'on laisse refroidir dans des vases de cuivre mal étamés, des alimens préparés avec le vin, le vinaigre, l'oseille, les sucs de cerises, de groseilles ou de pomme, les graisses ou l'huile, il se forme du vert-de-gris ou autres sels de cuivre dont l'action venéneuse sur l'estomac est très-active.

Symptômes. — Mêmes que ceux de l'empoisonnement par les substances mercurielles (V. chap. 3).

Caractères distinctifs des préparations cuivreuses. — Les sels ou oxides de cuivre ont une couleur verte ou bleue. Ceux qui sont solubles donnent un précipité blanc bleuâtre par l'ammoniaque, lequel précipité se redissout dans un excès d'ammoniaque et forme une dissolution d'un beau bleu céleste (V. les autres caractères ci-après, *Analyse chim. des poisons*).

Traitement. — Il est le même que celui de l'empoisonnement par les substances mercurielles (Voir chap. 3). L'expérience a démontré que le *blanc d'œuf* est le meilleur *contre-poison* des préparations cuivreuses.

CHAPITRE VI.ᵉ

—

EMPOISONNEMENT PAR L'ÉMÉTIQUE ET AUTRES PRÉPARATIONS
ANTIMONIALES.

Les préparations antimoniales vénéneuses sont : l'émétique ou tartre stibié (tartrate de potasse et d'antimoine), le kermès minéral (sous-hydrosulfate d'antimoine), le soufre doré d'antimoine (sous-hydro-sulfate sulfuré d'antimoine), la poudre d'Algaroth (sous-hydro-chlorate d'antimoine), le beurre d'antimoine (chlorure d'antimoine), etc.

Symptômes. — Outre les symptômes décrits au chapitre 3, les préparations antimoniales, si elles ne sont pas rejetées de l'estomac, déterminent les accidens suivans : vomissemens opiniâtres, selles copieuses, serrement de gorge, difficulté de la déglutition, oppression, crampes, anéantissement, etc.

Caractères distinctifs généraux des préparations antimoniales. — Chauffées jusqu'au rouge, dans un creuset, avec du charbon et de la potasse, les préparations antimoniales donnent de l'antimoine métallique que l'on reconnaît par les propriétés suivantes : substance de couleur blanche-bleuâtre, se convertissant en poudre blanche par l'acide nitrique, laquelle poudre se dissout dans l'acide hydro-chlorique et est précipitée de nouveau par l'eau (V. les autres caractères ci-après, analyse chim. des poisons).

Traitement. — Dans l'empoisonnement par les préparations antimoniales, ou les vomissemens se déclarent et sont fréquens, ou ils ne se manifestent pas. Dans le premier cas, on les favorise en donnant souvent et abondamment de l'eau pure ou sucrée, et si les douleurs d'estomac et les vomissemens ne s'arrêtent pas, on donne une once de sirop diacode dans un verre d'eau. On réitère cette même dose deux ou trois fois à un quart d'heure d'intervalle, si les accidens continuent. La décoction de têtes de pavot peut remplacer le sirop diacode.

Dans le second cas, c'est-à-dire lorsque le vomissement n'a pas lieu, on tâche de l'exciter par l'usage de l'eau sucrée. Si on n'y parvient pas, on fait bouillir dans deux pintes d'eau, pendant dix minutes, trois ou quatre noix de galle concassées, ou une once et demie de quinquina, d'écorce de chêne ou de saule; on administre par verre cette décoction, qui est le *contre-poison* des préparations antimoniales.

On applique ensuite 15 ou 20 sangsues à l'épigastre et quelquefois à la gorge, quand la déglutition est difficile ou

impossible. Enfin les accidens consécutifs demandent le traitement de la gastrite aiguë (page 139).

CHAPITRE VII.e

—

EMPOISONNEMENT PAR LES PRÉPARATIONS DE BISMUTH, DE ZYNC ET D'ÉTAIN.

Les oxides et les sels de Bismuth, de zinc et d'étain peuvent
occasionner l'empoisonnement et donner lieu aux symptômes
décrits au chapitre 3.

On ne doit point se servir de casseroles de zinc, parce
que ce métal est attaquable par l'eau, par les acides les plus
faibles, le beurre et quelques sels.

M. Orfila regarde le *lait* comme le meilleur *contre-poison*
des sels d'étain.

L'empoisonnement par les sels de Bismuth et de zinc se
traite comme l'empoisonnement par l'arsenic (chap. 4).

CHAPITRE VIII.e

—

EMPOISONNEMENT PAR LES PRÉPARATIONS D'ARGENT.

Ces préparations sont la pierre infernale et les autres sels
solubles d'argent.

Symptômes. — Mêmes que ceux décrits au chapitre 3.

Caractères distinctifs du nitrate d'argent. — Le nitrate
d'argent (pierre infernale) chauffé jusqu'au rouge, donne de
l'argent; dissous dans l'eau, il précipite en blanc par le sel
de cuisine et le précipité se redissout par l'ammoniaque.
(V. ci-après, *Analyse chim. des poisons*).

Traitement. — Le *sel de cuisine* est le meilleur *contre-poison*
du nitrate d'argent. Il faut donc faire avaler plusieurs verres
d'eau salée; le vomissement survient et les accidens cessent.

Les symptômes consécutifs se combattent comme ceux de
la gastrite aiguë (V. page 139).

CHAPITRE IXe

Employé à la dose de deux à trois onces dans un bain, le foie de soufre est sans inconvénient. Un gros de cette substance prise à l'intérieur peut occasionner la mort.

Symptômes. — Mêmes que ceux décrits au chapitre 3.

Caractères distinctifs du foie de soufre. — Le foie de soufre est solide, d'un jaune-verdâtre ou rougeâtre ; mis dans l'eau vinaigrée, il donne une odeur insupportable d'œufs pourris. (V. ci-après, *Analyse chimique des poisons*).

Traitement. — Boire plusieurs verres d'eau acidulée avec deux cuillerées de vinaigre ou avec le jus d'un citron, par verre, pour neutraliser et faire rejeter par le vomissement le foie de soufre ; combattre l'inflammation par les moyens indiqués dans la gastrite aiguë (page 139).

CHAPITRE X.^e

EMPOISONNEMENT PAR LA BARYTE ET SES COMPOSÉS.

Symptômes. — Appliquées sur des plaies ou introduites dans l'estomac, les préparations de baryte déterminent des vomissemens, des coliques, le hoquet, des convulsions, la paralysie et la mort.

Caractères distinctifs des préparations de baryte. — Mises dans de l'eau de puits, elles donnent un précipité blanc. La dissolution de baryte verdit le sirop de violettes. (V. *Analyse chimique des poisons*).

Traitement. — On fera boire abondamment de l'eau dans laquelle on aura fait fondre une demi-once de *sel de Glauber* ou de *sel d'Epsom* par pinte. A défaut de ces sels, on donnera de l'eau de puits qui contient du sulfate de chaux. Après la décomposition du poison et son expulsion par le vomissement, on emploiera le traitement de la gastrite aiguë (page 139).

CHAPITRE XIe

—

EMPOISONNEMENT PAR LE PHOSPHORE.

Symptômes. — Le phosphore en substance ou dissous dans l'huile ou l'éther et avalé ensuite, donne lieu aux accidens décrits au chapitre premier et demande le même traitement que les acides minéraux.

M. B. avait avalé par bravade une grande quantité de bouillie dans laquelle il avait jeté une assez forte dose de phosphore coupé par petits morceaux. Je le fis vomir par l'émétique. La matière des vomissemens agitée avec une baguette de bois dans l'obscurité donnait des flammes phosphoriques. Au 4.e ou 5.e vomissement, ce phénomène cessa de se manifester. M. B. n'éprouva dès-lors aucun accident. Un chat qui avait mangé un reste de cette bouillie, périt en peu de temps.

CHAPITRE XIIe

—

EMPOISONNEMENT PAR LE PLOMB ET SES COMPOSÉS.

Les préparations de plomb pouvant occasionner l'empoisonnement soit par ingestion, soit par absorption, sont : le sucre ou sel de saturne (acétate de plomb), l'extrait de saturne (sous-acétate de plomb), l'eau blanche ou de Goulard, ou l'eau végéto-minérale (sous-acétate de plomb décomposé par l'eau), le blanc de céruse ou de plomb (carbonate de plomb), la litharge (protoxide de plomb), le vin adouci par le plomb ou lithargiré, et les émanations de plomb.

Symptômes. — Saveur sucrée, astringente, métallique, désagréable, serrement de gorge, douleurs au creux de l'estomac, nausées, vomissemens opiniâtres et douloureux, quelquefois vomissemens de sang. Enfin tous les symptômes énumérés au chap. 3).

Caractères distinctifs des préparations de plomb. — Chauffées jusqu'au rouge avec de la potasse et du charbon, les préparations de plomb donnent du plomb métallique. Une dissolution de plomb dans l'eau donne un précipité blanc par l'acide sulfurique, un précipité noir par l'hydrogène sulfuré. Le vin adouci par la litharge, évaporé dans une bassine, laisse un résidu qui, mêlé avec de la potasse et du charbon, et calciné dans un creuset, donne du plomb métallique. En outre, l'eau et le vin chargés de sels de plomb ont une saveur sucrée. (V. ci-après, *Analyse chim. des poisons*).

Traitement. — Les sels de Glauber, d'Epsom, l'eau de puits, sont les meilleurs contre-poisons, comme pour la baryte, et on suit absolument le même traitement. (V. ci-dessus chap. 10).

COLIQUE DES PEINTRES.

Les peintres, les fabricans de couleurs, les vitriers et tous les ouvriers qui emploient le plomb ou ses composés, sont sujets à une maladie qu'on appelle *colique des peintres*. Il suffit souvent de coucher dans un appartement nouvellement peint, pour en être affecté.

Symptômes. — Coliques sourdes de peu de durée, revenant ensuite avec plus d'intensité; sécheresse de la bouche, nausées, vomissemens de matières verdâtres ou noirâtres et amères, constipation ou dévoiement; dépression du ventre qui semble collé à la colonne vertébrale, etc.

Traitement. — Celui qu'on emploie à l'hôpital de la charité de Paris est efficace.

1er *jour.* Le matin, on donne un *lavement purgatif* avec 4 onces de feuilles de séné bouillies pendant dix minutes dans une chopine d'eau. On ajoute à la liqueur passée au travers d'un linge une demi-once de sel de Glauber et 4 onces de vin émétique. Dans la journée on fait boire une pinte de tisane préparée avec 2 onces de casse, une once de sel d'Epsom et 3 grains d'émétique. Le soir, on fait prendre un lavement anodin préparé avec 6 onces d'huile de noix et 12 onces de vin rouge. On donne à l'intérieur un gros et demi de thériaque, souvent unie à un grain et demi d'opium.

2.ᶜ *jour.* Vomitif composé de 6 grains d'émétique dissous

dans un verre d'eau et administré en deux doses à une heure d'intervalle ; eau tiède miellée pendant les vomissemens.

Ensuite, on donne dans le jour une *tisane sudorifique* avec gayac, squine et salsepareille, de chaque une demi-once dans une pinte et demie d'eau pour réduire à une pinte. On ajoute sur la fin une once de sassafras et une demi-once de réglisse.

Le soir, lavement anodin et thériaque opiacée, comme le 1.er jour.

3.e *jour*. Le matin, prendre en 4 fois à 3/4 d'heure d'intervalle un pinte de la tisane sudorifique du 2.e jour, dans laquelle on a fait bouillir une once de feuilles de séné. Dans le jour, la tisane sudorifique simple, et le soir, lavement anodin et thériaque comme le 1.er jour.

4.e *jour*. Le matin, boire un verre d'eau dans laquelle on a fait bouillir deux gros de feuilles de séné, avec addition d'une demi-once de sel de Glauber, d'un gros de jalap en poudre et d'une once de sirop de nerprun. Dans la journée, tisane sudorifique du 2.e jour et le soir, lavement anodin, thériaque et opium, comme le 1.er jour.

5.e *jour*. Le matin, tisane purgative du 3.e jour ; à 4 heures, lavement anodin du 1.er jour ; à 8 heures, thériaque et opium.

6.e *jour*. Même traitement que le 4.e jour.

Enfin si le malade n'évacue pas, on donne toutes les deux heures un bol de la formule suivante et dans l'intervalle, un verre de la tisane sudorifique.

BOLS PURGATIFS DES PEINTRES.

Prenez : Diagrède. . . . . 10 grains.
   Résine de Jalap. . . . . . . 10 grains.
   Gomme gutte. . . . . 12 grains.
   Confection de hamech. . . . 1 1/2 gros.
   Sirop de nerprun. . . . . . quantité suffisante pour 12 bols.

Tel est le traitement consacré par la routine. Un traitement émollient et laxatif nous paraîtrait bien plus rationnel.

CHAPITRE XIII.ᵉ

EMPOISONNEMENT PAR LES VÉGÉTAUX IRRITANS.

Les plantes irritantes dont l'usage peut occasionner l'empoisonnement, sont l'aconit napel, l'anémone pulsatille, la vigne blanche ou clématite, la bryone, le bois-gentil, le concombre sauvage, la coloquinte, la chélidoine ou éclaire, les ellébores, l'euphorbe, l'épurge, le garou ou sain-bois, l'herbe aux poux ou staphysaigre, le narcisse et la renoncule des prés, la joubarbe des toits, la sabine, etc.

Symptômes. — Les effets produits par l'ingestion des plantes irritantes sont les suivans : saveur âcre, piquante, plus ou moins amère ; chaleur brûlante dans la bouche avec aridité de la langue et constriction douloureuse de la gorge; nausées, vomissemens et diarrhée ; douleurs à l'estomac et au bas-ventre ; difficulté de respirer; démarche chancelante; sorte d'ivresse, dilatation de la pupille; abattement extrême; pouls faible et lent; la mort ne tarde pas à survenir; elle est quelquefois précédée de convulsions et de raideur tétanique.

Traitement. — Favoriser les vomissemens par l'eau tiède et sucrée et par les titillations de la luette au moyen des barbes d'une plume.

M. Orfila conseille d'administrer ensuite plusieurs petites tasses de café préparé en versant une pinte d'eau bouillante sur 5 à 6 onces de café en poudre, et laissant infuser pendant 25 ou 30 minutes ; ou bien, s'il est rejeté par le vomissement, il l'administre en lavement ou en frictions. Nous hésiterions à employer le café à l'intérieur dans un empoisonnement par les végétaux irritans, à raison de l'inflammation qu'ils occasionnent sur l'estomac et les intestins.

Si le ventre devient douloureux, on applique 15 ou 20 sangsues sur le point affecté et on emploie le traitement de la gastro-entérite aiguë.

CHAPITRE XIV.ᵉ

—

EMPOISONNEMENT PAR LES CANTHARIDES.

Les cantharides introduites dans l'estomac soit en poudre soit en teinture, ou appliquées à la peau sous forme d'emplâtre ou de pommade, peuvent occasionner des accidens graves et même la mort.

Symptômes. — Chaleur âcre et brulante dans la bouche, la gorge, l'estomac et les intestins ; nausées, vomissemens de matières quelquefois sanguinolentes ; douleurs vives à la région épigastrique et dans tout l'abdomen ; priapisme douloureux ; difficulté ou impossibilité d'uriner ; urine souvent sanguinolente ; ardeur de la vessie ; quelquefois chez les femmes, hémorrhagie utérine ; souvent déglutition impossible ; serrement des mâchoires ; pouls fréquent et dur ; enfin, dans quelques circonstances, convulsions, raideur tétanique, délire et mort.

Caractères distinctifs des cantharides. — La poudre de cantharides se reconnaît à son odeur âcre et nauséabonde, à sa couleur d'un gris verdâtre, offrant des petits points brillants et verts. Mise sur des charbons ardens, elle dégage une odeur analogue à celle de la corne qui brûle.

Traitement. — Favoriser le vomissement en donnant un verre d'huile d'olives, plusieurs verres de lait, d'eau sucrée tiède, ou de décoction mucilagineuse (n.º 7). Après l'expulsion du poison, combattre l'inflammation par les boissons mucilagineuses (n.º 7) ou par le lait d'amandes, par les fomentations émollientes (n.º 20), les lavemens de même nature (n.º 24), par les bains, les sangsues à l'épigastre ou à l'abdomen.

8 à 10 grains de camphre dissous dans un jaune d'œuf et avalés, calmeront l'irritation de la vessie et des reins.

On pourra aussi faire des frictions à la partie interne des cuisses et des jambes avec l'huile camphrée (4 gros de camphre dissous au moyen de la chaleur dans 4 onces d'huile).

Il serait inutile de faire vomir, si les cantharides n'avaient pas été introduites dans les organes digestifs.

CLASSE IIe

—

POISONS NARCOTIQUES OU STUPÉFIANS.

Les poisons narcotiques sont ceux qui agissent sur le système nerveux et sur le cerveau en particulier.

Ces poisons sont l'opium, la morphine, la narcotine, la jusquiame, l'acide hydrocyanique, la laitue vireuse, la morelle et diverses autres solanées, etc.

Symptômes. — Après l'introduction d'un de ces poisons dans les organes digestifs, ou après son application sur une plaie, on éprouve les symptômes suivans : engourdissement, somnolence, vertige, assoupissement, état apoplectique, délire, mouvemens convulsifs, faiblesse ou paralysie des membres, diminution de la sensibilité. Les pupilles sont dilatées ; le pouls ordinairement plein et fort au commencement des accidens ; la mort arrive promptement.

Traitement. — Lorsque le poison a été avalé, on tâche de l'expulser par les vomissemens ou par les selles. Pour cela, on donne abondamment de l'eau tiède et on favorise les vomissemens par l'introduction des doigts dans la bouche ou par la titillation de la luette avec les barbes d'une plume. M. Orfila, conseille l'émétique à dose forte et dans le cas où les vomissemens n'auraient pas lieu, il prescrit les sulfates de zinc et de cuivre, le premier à la dose de 24 grains en deux prises et le second à la dose de 3 grains. Ces moyens nous paraissent trop irritans.

Si le poison a été introduit par l'anus, ou s'il a eu le temps de passer de l'estomac dans les intestins, on donne un lavement purgatif avec une demi-once de séné et autant de sel de cuisine, bouillis pendant dix ou douze minutes dans une chopine d'eau.

Lorsque le poison est évacué, ou lorsqu'il n'a agi qu'extérieurement sur une plaie, il faut administrer toutes les cinq minutes tantôt un verre d'eau acidulée avec le vinaigre, le jus de citron ou la crême de tartre soluble, tantôt une tasse de café préparé comme nous l'avons dit au chapitre 13.

On ne cesse l'usage de ces boissons que lorsque le malade est hors de danger.

On associe à ces moyens les frictions sur toutes les parties du corps. Quelquefois la saignée devient nécessaire pour faire cesser les accidens apoplectiques.

Quand l'empoisonnement a lieu par l'acide prussique affaibli, ou par les amandes amères et autres substances qui contiennent de l'acide prussique, outre les moyens indiqués ci-dessus, Orfila conseille trois ou quatre cuillerées d'huile de térébenthine, administrées de demi-heure en demi-heure dans autant de tasses de café.

CLASSE IIIe

POISONS NARCOTICO-ACRES.

Les narcotico-âcres sont des poisons qui determinent à la fois le narcotisme et l'inflammation des parties qu'ils touchent.

De ce nombre sont la belladone, le stramonium, le tabac, a digitale, la ciguë, le laurier-rose, le camphre, la noix vomique, la strycnine, le seigle ergoté, divers autres végétaux, l'alcool, l'éther sulfurique, et les champignons vénéneux.

CHAPITRE Ier

EMPOISONNEMENT PAR LES VÉGÉTAUX NARCOTICO-ACRES MOINS LES CHAMPIGNONS VÉNÉNEUX, ET PAR L'ALCOOL ET L'ÉTHER.

Symptômes. — Appliqués sur des blessures ou introduits dans les voies digestives, ces poisons déterminent les symptômes suivans : agitation, douleur, cris aigus, mouvemens convulsifs, délire, dilatations de la pupille, nausées, vomissemens , coliques et diarrhée , pouls fréquent ou lent, régulier ou irrégulier, fort ou faible , etc. ; quelquefois le malade semble être dans une espèce d'ivresse.

Dans le cas où l'empoisonnement aurait lieu par la noix vomique ou la strycnine , il y aurait renversement de la tête, raideur tétanique, respiration difficile, symptômes d'asphyxie et mort prompte.

Traitement. — Après avoir expulsé le poison par les moyens indiqués dans l'empoisonnement par les narcotiques (V. ci-dessus), on donne l'eau acidulée avec le vinaigre, le jus de citron ou la crême de tartre ; mais si les coliques ou la gas-tralgie étaient très-violentes , on appliquerait 15 ou 20 sang-sues sur la partie douloureuse de l'abdomen, et l'on donnerait pour boisson de l'eau sucrée ou mieux une tisane mucilagi-neuse (n.º 7).

On aurait recours à la saignée, dans le cas d'apoplexie imminente.

On combattrait l'asphyxie par les insufflations d'air dans les poumons et on donnerait par cuillerées d'heure en heure la potion éthérée (n.º 15), dans laquelle on ferait entrer deux gros d'huile de térébenthine.

Il est inutile de dire que l'on n'a recours au vomitif que dans le cas où le poison a été avalé.

CHAPITRE II.ᵉ

EMPOISONNEMENT PAR LES CHAMPIGNONS VÉNÉNEUX.

Symptômes. — Plus ou moins de temps après l'ingestion de ces poisons , on voit survenir les symptômes suivans : car-dialgie , nausées , vomissemens , évacuations alvines , soif inextinguible ; bientôt après chaleur , tension et douleur au bas-ventre , augmentée par le toucher ; abattement, pros-tration , hoquet , spasmes , convulsions partielles ou géné-rales ; petitesse , dureté et fréquence du pouls. Quelquefois vertiges , délire et assoupissement ; enfin la mort vient ter-miner ces fâcheux accidens.

Traitement. — On doit se hâter d'expulser le poison, soit par le vomissement, excité à l'aide des moyens les plus doux, tels que l'eau tiède prise en abondance, la titillation de la luette avec les barbes d'une plume, ou l'émétique (n.º 49) si les autres moyens sont insuffisans, soit par les purgatifs (n.º 55), si les champignons ont eu le temps de pénétrer dans les intestins.

On aide la potion purgative, au moyen d'un ou de plusieurs lavemens composés de deux gros de séné et d'une once de sel de cuisine. Nous rejetons le lavement préparé avec la décoction de tabac, conseillé par M. Orfila, comme étant lui-même un violent poison. L'évacuation opérée, on calme l'irritation des voies digestives, par les boissons mucilagineuses (n.º 7) et acidules (n.º 4), par les fomentations (n.º 20) et les lave-mens émolliens (n.º 24), par les bains, la saignée et les sangsues ; en un mot, on administre tous les moyens qui conviennent dans la *gastro-entérite.*

Il serait bien dangereux d'employer le vinaigre comme antidote ; il ne convient que lorsque tout le poison est évacué.

Les champignons vénéneux coupés par petits morceaux et laissés pendant long-temps dans du vinaigre ou dans de l'eau salée, perdent leur propriété vénéneuse ; mais le vinaigre et l'eau salée qui ont servi à cette macération sont de violens poisons.

CLASSE IV.ᶜ

—

POISONS SEPTIQUES OU PUTRÉFIANS.

Les poisons septiques ou putréfians sont ceux qui déterminent des syncopes, une faiblesse générale, et l'altération des liquides.

Ces poisons sont le venin fourni par la vipère et plusieurs autres serpens, les matières animales en putréfaction, etc.

EMPOISONNEMENT PAR LA MORSURE DE LA VIPÈRE.

Symptômes. — Aussitôt après la morsure de la vipère, on éprouve les phénomènes suivans : douleur vive dans la plaie et bientôt dans tous les membres ; gonflement, rougeur livide ou noirâtre de la partie blessée ; ce gonflement et cette lividité augmentent et se propagent jusqu'au corps ; défaillance, vomissemens, mouvemens convulsifs, jaunisse ; gastralgie, difficulté de respirer, vue trouble, lésions des fonctions intellectuelles, sueurs froides, pouls fréquent, petit, concentré et irrégulier. Enfin quelquefois le membre devient froid, il sort de la plaie une humeur noirâtre et fétide et, quand l'abcès est considérable, le malade meurt.

Traitement. — Aussitôt après la morsure, on applique une ligature légèrement serrée immédiatement au-dessus de la plaie pour ralentir la circulation veineuse et lymphatique : puis on place une ventouse sur cette plaie pour attirer le venin au dehors, ou bien on la cautérise, comme il a été dit à l'article hydrophobie ou rage (V. page 248). Si l'on n'a pas de ventouse ni de caustique à sa disposition, on laissera saigner la plaie et même on en pressera les bords pour en faire sortir le venin, on la lavera avec de l'eau tiède ou froide, en attendant qu'on puisse la cautériser. On frictionnera de temps en temps le membre enflé avec un mélange d'une partie d'alcali volatil et de deux parties d'huile d'olives. On peut en instiller quelques gouttes dans la plaie. Plus tard on la panse avec de la charpie seulement.

Si la morsure n'occasionne que des accidens légers, on se borne à verser dans la plaie deux ou trois gouttes d'alcali volatil pur et on la recouvre d'une compresse trempée dans le même liquide.

A l'intérieur, on donne toutes les deux heures, une tasse d'infusion de sureau ou de camomille (n.º 29) à laquelle on ajoute trois ou quatre gouttes d'alcali volatil.

SECTION DEUXIÈME.

DE L'ASPHYXIE EN GÉNÉRAL.

L'asphyxie est une affection qui consiste dans la suspension des fonctions de la vie organique et de la vie animale.

Elle diffère de la syncope en ce que dans celle-ci le cœur est primitivement affecté, tandis que dans l'asphyxie, c'est le poumon.

L'asphyxie et la syncope diffèrent de l'apoplexie, en ce que dans cette dernière affection, il n'y a que suspension de la vie animale et que le cerveau est le siége de la maladie.

On distingue trois genres d'asphyxie, savoir :

1.º *L'asphyxie par défaut d'air respirable ;*

2.º *L'asphyxie par défaut d'air respirable et par compression des vaisseaux du cou ;*

3.º *L'asphyxie par respiration de gaz délétères.*

Le premier genre comprend l'asphyxie par le vide, par un corps étranger dans la trachée-artère, par oblitération des narines et de la bouche, par compression de la trachée-artère qui empêche l'air de pénétrer dans les poumons, sans comprimer les veines jugulaires, par compression de la poitrine et du ventre qui s'oppose à la dilatation des poumons, par faiblesse qui empêche l'élévation et le resserrement de la poitrine, comme chez les nouveau-nés, enfin par submersion.

Dans le deuxième genre, l'asphyxie est produite non seulement par défaut d'air respirable, mais encore par compression des veines jugulaires. Dans ce dernier cas, il y a engorgement des vaisseaux du cerveau et de la face.

Dans le troisième genre, il y a non seulement privation d'air respirable, mais encore respiration de gaz délétères, par exemple, de gaz acide carbonique, de gaz hydrogène sulfuré, de gaz azote, etc. Ici la mort n'a pas seulement lieu par la soustraction de gaz respirable propre à donner au sang ses qualités nutritives et irritables, mais par l'abord dans les voies aériennes, d'un gaz délétère qui communique au sang le principe de la mort.

Symptômes du 1ᵉʳ genre. — Suspension de la respiration, puis de la circulation, des sentations et des fonctions de l'entendement, de la voix et de la locomotion.

Du 2.ᵉ genre. — Ils varient selon que la compression s'est bornée aux parties molles de la gorge, ou que la lésion s'est étendue à la moëlle épinière par luxation des vertèbres. Dans le premier cas, il y a asphyxie et apoplexie ; dans le second, on remarque tout à la fois asphyxie, apoplexie et paralysie générale.

Du 3.ᵉ genre. — Trouble, suspension ou abolition des sensations, de l'entendement, de la locomotion; de là, céphalalgie gravative, tintement d'oreilles, vue double, cécité, surdité, stupeur, assoupissement, délire, convulsions et la mort.

Les gaz délétères qui produisent l'asphyxie se dégagent des plantes odorantes, des cuves de raisins en fermentation, du charbon en combustion, des fours à chaux, des caves, des fosses d'aisance, de tout lieu qui contient des substances végétales ou animales en fermentation.

Pronostic. — Il varie suivant le genre et la durée des symptômes. L'asphyxie du premier genre est moins fâcheuse que les autres.

Traitement général. — Rétablir les mouvemens du cœur, introduire dans le poumon le gaz propre à l'exciter, telles sont les indications générales. Toutes les fois que le cœur conserve des mouvemens, il faut introduire de l'air dans les poumons, afin que le sang y puise le principe vital propre à ranimer tous les organes. Si la circulation est entièrement éteinte, l'introduction de l'air dans le poumon est inutile. Il faut commencer par solliciter les contractions du cœur par les stimulans internes et externes : ainsi, frictions sur la région du cœur, sur la colonne épinière, à la plante des pieds, aux poignets, aspersions froides sur la face et sur la poitrine; irritans sur le conduit intestinal, ayant toutes fois soin d'ôter l'obstacle au passage de l'air et à son introduction dans le poumon.

ESPÈCE Ire

ASPHYXIE PAR DÉFAUT D'AIR RESPIRABLE.

Dans cette espèce sont comprises toutes les variétés contenues dans le genre premier, moins l'asphyxie par submersion et l'asphyxie des nouveau-nés, qui seront traitées à part.

Traitement. — On doit se hâter d'exposer l'asphyxié au grand air, de le déshabiller et de le coucher sur le dos, la tête et la poitrine un peu élevées, pour faciliter la respiration ; de le débarrasser de corps étrangers qui pourraient mettre obstacle à l'entrée de l'air dans les bronches ; de solliciter les contractions du cœur par les frictions avec un morceau d'étoffe imbibée d'eau-de-vie ou de vinaigre ou avec une brosse forte trempée dans les mêmes liquides, sur la région du cœur, sur la colonne vertébrale, à la plante des pieds, aux poignets, par les aspersions d'eau froide, ou d'eau vinaigrée froide, d'eau-de-vie, d'eau-de-vie camphrée, sur toutes les parties du corps : au bout de quelques minutes, on essuiera les parties mouillées avec une serviette chaude et sèche, et on recommencera les mêmes aspersions froides et les mêmes frictions. On ne se lassera pas d'employer ces moyens et de les seconder par les irritans internes, par exemple, en passant promptement sous le nez soit un flacon d'ammoniaque, soit des allumettes soufrées et allumées, ou bien en titillant la muqueuse des narines avec les barbes d'une plume. On pourra encore donner un lavement irritant préparé avec deux tiers d'eau froide et un tiers de vinaigre, ou bien avec deux ou trois onces de sel de cuisine fondues dans une chopine d'eau.

Aussitôt que le cœur manifestéra ses contractions, si la respiration ne s'établit pas on insufflera de l'air dans les poumons.

Pour faire ces insufflations , on applique sa bouche sur celle de l'asphyxié et on souffle de temps en temps , en fermant les narines pour empêcher l'air de revenir par cette voie ; ou bien on ontroduit le tuyau d'un soufflet dans une des narines et l'on souffle pendant que l'on tient l'autre narine fermée ; ou bien enfin on introduit une sonde par une des narines dans le larynx, et on y adapte un soufflet à l'extrémité extérieure de cette sonde. Si, l'on se sert d'un soufflet, il serait à désirer qu'il n'eût pas encore servi, car il pourrait contenir de la cendre ou de la poussière qui, poussée dans les bronches , serait un corps étranger nuisible.

Souvent l'asphyxie de cette espèce disparaît par la seule exposition à l'air libre.

ESPÈCE II.e

—

ASPHYXIE PAR SUBMERSION OU DES NOYÉS.

Traitement. — On doit transporter promptement le submergé sur le rivage ou dans le voisinage , à l'aide d'un brancard , d'une civière ou des bras , sans secousses, en se gardant bien de le suspendre par les pieds ou de lui mettre la tête en bas , dans le but de lui faire rendre l'eau qu'on lui suppose dans les voies aériennes ou dans le voies digestives ; cette pratique occasionnerait infailliblement la mort ; il faut ensuite le déshabiller , le coucher auprès d'un bon feu sur un ou deux matelas , entre deux couvertures de laine , la tête élevée au moyen d'un oreiller dur ; le pencher sur le côté , pour favoriser la sortie des mucosités et de l'eau qui pourraient être contenues dans la bouche , l'arrière-bouche et les narines ; on doit s'assurer qu'il n'existe point de plaie mortelle qui rendrait tout secours inutile ; puis on essuie le corps avec du linge chaud et sec ; ensuite on stimule le corps intérieurement et extérieurement pour solliciter les contractions du cœur ; 1.º extérieurement , en faisant des frictions sèches sur tout le corps avec une flanelle chaude , avec une brosse ou avec la main, puis des frictions avec la flanelle ou les brosses trempées dans de l'eau-de-vie pure ou camphrée, dans du vinaigre, etc.; on tâche de réchauffer le corps en appliquant des briques chaudes autour du corps et des membres, en promenant sur le corps des sachets remplis de cendre chaude, un fer à repasser ou une bassinoire, ou enfin une vessie remplie d'eau chaude. 2.º A l'intérieur, on stimule la membrane des narines avec les barbes d'une plume, ou bien en passant sous le nez un flacon d'ammoniaque ou des allumettes soufrées enflammées; on excite aussi les lèvres, la bouche et la luette avec les barbes d'une plume, avec de l'ammoniaque étendue d'eau, à dose de quelques gouttes dans une cuillerée d'eau, avec de l'eau-de-vie ou du vinaigre purs; on administre dans le même but des lavemens d'eau salée ou vinaigrée, mais chaude, comme nous l'avons dit à l'occasion de l'asphyxie de la 1.re espèce.

Si les contractions du cœur se rétablissent, on insuffle de l'air dans les poumons, comme nous l'avons dit ci-dessus; si la chaleur se rétablit, si la figure est rouge violette, les veines gonflées, on fait une saignée du bras, du pied ou mieux encore de la jugulaire. Elle serait contre-indiquée, si le corps restait froid et raide.

Dès que le noyé commence à avaler, on lui fait prendre quelques cuillerées de liqueur stimulante, comme eau-de-vie ou eau de cologne coupée avec de l'eau. Un vomitif est donné si l'asphyxie a eu lieu peu de temps après le repas.

Si l'asphyxié ne revient pas à la vie, on fait brûler, sur la région du cœur, sur le creux de l'estomac et sur les membres, du papier, de l'amadou ou de petits morceaux de liége, et on ne l'abandonne que lorsqu'on a la certitude qu'il est mort.

ESPÈCE IIIe

ASPHYXIE DES NOUVEAU-NÉS.

Voyez ci-après, à la fin de l'Embryologie.

ESPÈCE IV.ᵉ

—

ASPHYXIE PAR STRANGULATION, OU DES PENDUS.

Traitement. — Il est le même que celui de l'asphyxie par
submersion ; mais il faut s'empresser de couper la corde et de
desserrer le nœud, et de faire une saignée du bras, du pied
ou mieux de la jugulaire, pour faire cesser l'apoplexie. Il
n'est pas nécessaire de réchauffer le corps, à moins qu'il
n'ait été exposé pendant long-temps au froid. S'il y a luxation des vertèbres et compression de la moëlle épinière,
il n'y a rien à faire.

ESPÈCE V.ᵉ

—

ASPHYXIE PAR LE GAZ ACIDE CARBONIQUE

Le gaz acide carbonique se dégage, comme nous l'avons
dit, des plantes odorantes, des cuves de raisins en fermentation, des brasseries, des salles de spectacle et de tous les
endroits clos qui renferment un grand nombre d'êtres vivans,
du charbon en combustion, des fours à chaux, etc.

Les cadavres des personnes asphyxiées par ce gaz conservent long-temps leur chaleur et leur flexibilité.

Traitement. — Tant que les membres ne sont pas devenus
raides, on doit conserver l'espoir de rappeler l'asphyxié à la
vie, et ne rien négliger pour le ranimer. Il suffit presque
toujours de l'exposer au grand air ; mais si ce moyen ne suffit
pas, on frictionne l'épigastre, on irrite la membrane nasale ;
en un mot, on administre tous les secours indiqués dans le
traitement de la 1.ʳᵉ espèce d'asphyxie.

ESPÈCE VI.ᵉ

—

ASPHYXIE DES FOSSES D'AISANCE, DES PUISARDS, DES ÉGOUTS.

L'asphyxie des fosses d'aisance, etc., est due au gaz hydrogène sulfuré (gaz acide hydro-sulfurique), ou à l'hydro-sulfalte

d'ammoniaque , à l'ammoniaque, ou à l'azote seul , ou enfin à des exhalaisons animales dont la nature est encore inconnue.

Symptômes. — Les individus frappés du *plomb* (vapeurs délétères qui s'exhalent des fosses d'aisance et des puisards), sont saisis tout-à-coup par un poids qui les retient ; ils éprouvent les symptômes suivans : serrement de gorge ; douleurs vives à l'estomac et dans les articulations ; cri involontaire , quelquefois modulé ; rire sardonique ; délire , mouvemens convulsifs et mort.

Quelquefois la mort survient subitement comme si l'on avait été frappé de la foudre.

Dans quelques cas aussi, les accidens se bornent à des maux de tête et d'estomac, à des nausées et à des défaillances.

Souvent l'asphyxie ne se déclare que plusieurs heures après que l'individu est retiré du cloaque, et il n'est pas rare de voir des vidangeurs qui se sont fait retirer de la fosse, fuir à quelque distance en sautant continuellement , ou déraisonner , jaser beaucoup , danser et tomber ensuite frappés d'asphyxie.

Traitement. — Lorsqu'un ouvrier a été frappé d'asphyxie des fosses d'aisance , on le retire promptement et on l'expose au grand air. On le met nu , on lui lave tout le corps avec de l'eau vinaigrée froide , et on le frictionne avec une brosse forte , comme nous l'avons dit en parlant de l'asphyxie par défaut d'air respirable.

Si l'on a un flacon de chlore on le mettra instantanément sous le nez.

Si , au lieu de chlore, on avait du chlorure de chaux, on en ferait dissoudre dans de l'eau dont on se servirait pour faire des lotions ou des aspersions sur le corps.

Si le malade a avalé de l'eau contenue dans la fosse, on tâche d'exciter le vomissement, soit par les moyens mécaniques , ou bien on lui fait avaler un verre d'huile ou 2 grains d'émétique ou 24 grains d'ipécacuanha. Enfin on pourrait lui faire boire un verre d'eau dans lequel on aurait mis une cuillerée à café de chlore liquide.

Dans le cas où les accidens continueraient et s'accompagneraient de battemens de cœur tumultueux, on pratiquerait une forte saignée du bras.

On continuerait les frictions sur l'épine dorsale et on appliquerait aux jambes et aux pieds des vésicatoires et des sinapismes.

FIN DE LA DEUXIÈME PARTIE.

TROISIÈME PARTIE.

EMBRYOLOGIE SACRÉE.

L'embryologie sacrée est cette partie de la science qui traite du fœtus et de l'enfant naissant , considérés sous le double rapport médical et religieux.

Dans ce traité , nous devons nous occuper non seulement du produit de la conception pendant la gestation et à sa naissance , mais encore de la grossesse , des accidens qui l'accompagnent, des soins et des opérations qu'elle nécessite. Nous y tracerons les devoirs des accoucheurs , des sages-femmes, des prêtres , etc. , envers le nouvel être qui réclame d'eux au moins la vie spirituelle.

DE LA GROSSESSE.

On entend par grossesse l'état de la femme après qu'elle a conçu.

On appelle *grossesse utérine* ou *normale*, celle qui est le résultat du développement d'un ou de plusieurs fœtus dans la cavité de la matrice ; *grossesse extra-utérine* ou *anormale*, celle dans laquelle le produit de la conception se développe hors de l'utérus (1).

La grossesse utérine est *solitaire* , *double*, *triple*, etc.,

(1) *Utérus*, matrice, organe creux destiné à contenir le produit de la conception jusqu'à la naissance.

suivant que la matrice contient un, deux, trois ou un plus grand nombre de fœtus.

Elle peut être compliquée de la présence d'une môle, d'hydatides, de collections séreuses, gazeuses ou sanguines, de là les noms de grossesse *sarco-fœtale*, *hydro-fœtale*, *gazo-fœtale*, *hémato-fœtale*.

La grossesse extra-utérine se divise en *tubaire*, *ovarienne*, et en *abdominale*. Dans la première, le fœtus est contenu dans la trompe (1); dans la seconde, il est contenu dans l'ovaire (2); dans la troisième enfin, il se trouve dans la cavité du péritoine (3).

Les grossesses normale et anormale peuvent exister simultanément, ce qui constitue les grossesses *utéro-tubaire*, *utéro-ovarienne*, et *utéro-abdominale*.

On appelle *grossesse apparente*, *fausse grossesse* ou *grossesse afœtale*, des intumescences de l'abdomen produites par le développement de môles (4), d'hydatides (5), de polype (6) dans l'utérus, par l'accumulation de sang, de sérosité, de fluides gazeux dans cet organe, ou par son irritation qui, dans quelques cas, détermine les symptômes d'une grossesse appelée *nerveuse*.

Parmi les phénomènes qui peuvent faire reconnaître l'existence de la grossesse, les uns dépendent de l'action sympathique exercée par l'utérus sur les divers organes de l'économie, et portent le nom de *signes rationnels*; les autres consistent, soit dans les modifications éprouvées par l'utérus

(1) *Trompes utérines*, conduits naissant des angles latéraux de l'utérus, flottant dans la cavité abdominale par leur autre extrémité évasée et frangée, appelée *pavillon*, embrassant par celui-ci l'ovaire pendant l'acte de la génération, livrant passage à l'*aura séminalis* qui se rend à l'ovaire, et à l'œuf qui descend ensuite de l'ovaire dans l'utérus.

(2) *Ovaires*, deux corps blanchâtres, du volume d'un petit œuf de pigeon, composés de petites vésicules remplies d'une liqueur claire, et regardées comme des *œufs* par beaucoup de physiologistes.

(3) *Péritoine*, membrane séreuse qui tapisse le bas-ventre.

(4) *Môle*, masse de chair informe, ou faux germe.

(5) *Hydatides*, vers vésiculaires.

(6) *Polype*, excroissance muqueuse, fougueuse et mollasse.

et par les organes qui l'environnent, soit par les mouvemens du fœtus, et sont appelés *signes sensibles*.

Les *signes rationnels* sont : coliques à la région hypogastrique (1), yeux languissans, entourés d'un cercle bleuâtre, taches rougeâtres sur le visage, gonflement léger du cou, susceptibilité plus grande du caractère, qui devient irritable et capricieux, ou langueur des facultés intellectuelles, jugement moins sûr, imagination plus changeante, volonté plus mobile, suppression du flux menstruel (2), dégoûts, nausées, vomissemens, appétits bizarres et dépravés, tuméfaction du ventre, etc. Tous ces signes sont incertains, puisqu'il n'en est aucun qui ne puisse appartenir à quelque affection pathologique ; mais leur réunion peut servir à établir des présomptions assez fortes pour engager la femme et ceux qui l'entourent à se comporter comme si l'état de gestation (3) était déjà démontré.

Les *signes sensibles* déduits des changemens éprouvés par l'utérus pendant la grossesse et acquis par le *toucher* ou résultant des mouvemens du fœtus, peuvent seuls dissiper les incertitudes que laisse toujours dans l'esprit l'observation des phénomènes énumérés plus haut.

Ce n'est guère qu'après le quatrième mois de grossesse, c'est-à-dire lorsque l'utérus et le fœtus qu'il renferme ont acquis du volume, que les signes sensibles se manifestent. On peut en voir le détail dans un traité d'accouchement. Nous ajouterons seulement qu'on peut par l'auscultation médiate au moyen du stéthoscope appliqué à la région pubienne ou hypogastrique, entendre les battemens du cœur du fœtus, battemens qui ne sont point isochrones (4) aux battemens du pouls de la mère et dont il est facile de les distinguer.

L'état de gestation n'étant point une maladie, le médecin doit, dans les cas ordinaires, se borner à favoriser l'heureuse

(1) Partie inférieure du bas-ventre.

(2) *Flux menstruel*, règles.

(3) *Gestation*, temps pendant lequel la femme qui a conçu porte le fœtus dans sa matrice.

(4) *Isochrones*, battemens qui se font en même temps ou en temps égaux.

issue de la fonction qu'exécute l'appareil générateur. La femme enceinte doit éviter tout ce qui peut déterminer en elle des irritations étrangères à celles de l'utérus, tout ce qui peut lui communiquer des émotions qui rétentiraient jusqu'à cet organe et troubleraient son action, tous les exercices, toutes les fatigues dont le résultat pourrait être de déranger la congestion qui a lieu vers la matrice ou de provoquer prématurément les contractions de cet organe. Si les femmes robustes peuvent impunément suivre leur régime habituel et se livrer à leurs travaux ordinaires, il n'en est pas de même des femmes faibles, nerveuses et très-impressionnables.

RÉGIME DES FEMMES ENCEINTES.

Les femmes enceintes doivent éviter l'air trop chaud, trop froid ou chargé d'exhalaisons odoriférentes susceptibles de troubler le système nerveux.

Leurs vêtemens, en rapport avec la rigueur de la saison, ne doivent comprimer ni la poitrine ni le ventre.

Des alimens simples et de facile digestion sont les seuls qui leur conviennent. Ils doivent être pris en petite quantité dans les commencemens surtout, et les repas doivent être multipliés, de manière à nourrir suffisamment sans surcharger l'estomac.

Les alimens échauffans, les liqueurs, le café à l'eau, le thé, les boissons à la glace, doivent être évités. Le cidre, si l'on en a l'habitude, le vin rouge coupé avec deux tiers d'eau, sont les meilleures boissons.

Les bains sont convenables aux femmes nerveuses, irritables, sujettes aux coliques, aux convulsions et qui sont enceintes pour la première fois. Ils sont moins convenables aux femmes lymphatiques dont la fibre est molle. Dans tous les cas, on ne doit les permettre qu'après le second mois de la grossesse; ils sont surtout utiles vers la fin de la gestation, pour favoriser l'accouchement.

L'exercice modéré dont la durée doit être calculée d'après les forces et l'habitude du sujet, est très-avantageux le soir et le matin, si c'est en été, et au milieu du jour, si c'est en hiver.

Si le plus ordinairement les femmes de la campagne supportent impunément les travaux les plus pénibles auxquels elles sont habituées dès leur enfance, ce n'est pas une raison pour qu'elles s'y livrent; elles doivent au contraire y renoncer autant qu'il leur est possible.

Les secousses qu'on reçoit dans une voiture mal suspendue, les efforts pour soulever un fardeau, la danse, l'équitation, déterminent souvent des hémorrhagies utérines et l'avortement. On doit donc éviter ces genres d'exercice.

Les femmes enceintes doivent éviter aussi les spectacles, les bals, les grandes réunions, les veilles et le jeu, toutes causes d'émotions fortes, d'excitation du système nerveux et de destruction des forces.

La colère et toutes les passions violentes sont des causes fréquentes d'avortement. On ne doit se livrer qu'avec réserve aux plaisirs de l'amour, surtout dans les trois premiers mois de la gestation.

MALADIES DES FEMMES ENCEINTES.

Quelles que soient les raisons que l'on donne de la rareté des maladies indépendantes de la grossesse chez les femmes enceintes, on ne peut s'empêcher de reconnaître l'existence d'une providence qui veille à la conservation du nouvel être et le préserve des causes de destruction qui l'environnent. Des maladies préexistantes telles que la phthisie, s'arrêtent pendant la grossesse, pour reparaître après l'accouchement. C'est pour cela qu'il ne faut point en abandonner entièrement le traitement. On doit au contraire continuer l'usage des moyens adoucissans qui ne peuvent nuire au développement du fœtus.

Chez la femme hydropique, il faut au contraire suspendre le traitement évacuant, parce qu'il n'est guère compatible avec la conservation du fœtus.

Si cependant l'hydropisie menaçait de suffocation ; on devrait recourir à la ponction, pour conserver les jours de l'enfant en prolongeant ceux de la mère.

Toute maladie grave survenue dans le cours de la grossesse,

menaçant les jours de la mère et par la même raison ceux de l'enfant, doit être combattue par des moyens rationnels qui rarement sont nuisibles à l'enfant. Quant aux maladies qui dépendent de l'action sympathique qu'exerce l'utérus sur les autres organes, si elles résistent à des moyens curatifs administrés avec réserve et précaution, on les abandonne à la nature, car elles ne sont guère susceptibles de guérison qu'après l'accouchement. Souvent alors elles disparaissent d'elles-mêmes ou cèdent facilement à un traitement rationnel.

La pléthore sanguine (1) qui résulte de la suspension du flux menstruel, et l'influence irritante exercée par l'utérus sur les autres organes, sont les causes des maladies qui accompagnent le plus ordinairement la grossesse.

Ces maladies sont des douleurs dans les lombes, dans les aînes, le long des cuisses et des jambes, dans l'hypogastre, les régions iliaques et épigastrique, aux dents et dans les mamelles ; la dépravation du goût, la perte d'appétit, les appétits bizarres, les nausées, les vomissemens, la salivation, la constipation ou la dyarrhée; la rétention, l'incontinence ou l'émission douloureuse de l'urine ; la toux, le crachement de sang, la difficulté de respirer; les palpitations, les syncopes, les hémorrhoïdes, les varices, l'œdème des membres inférieurs, les éblouissemens, la cécité, les tintemens d'oreilles, la surdité, la céphalalgie, le trouble des facultés intellectuelles, les convulsions, l'épilepsie, l'apoplexie.

Les douleurs ressenties dans la région du bas-ventre, quel que soit leur siége, ne doivent être combattues que par des demi-bains et des lavemens émolliens que l'on peut rendre légérement narcotiques en y ajoutant une ou deux têtes de pavot. Si elles sont fortes et permanentes et font craindre une inflammation ou l'avortement, il faut recourir aux saignées générales ou locales, aux applications émollientes et narcotiques sur le ventre, et aux lavemens émolliens.

Les douleurs d'estomac, la perte d'appétit, le vomissement,

____

(1) Surabondance du sang dans le système sanguin, ou dans une partie de ce système.

la dépravation du goût et les appétits bizarres sont des signes évidens de l'irritation gastrique ; mais cette irritation n'est pas toujours inflammatoire et ne réclame pas toujours le traitement anti-phlogistique ; elle est quelquefois nerveuse, alors de légers amers et des antispasmodiques peuvent être utiles.

La toux est quelquefois nerveuse, et dans ce cas, de doux narcotiques parviennent à la calmer.

Si la toux et le crachement de sang accompagnent un catarrhe bronchique, des boissons émollientes et une application de sangsues à la poitrine sont utiles ; enfin quand ces mêmes accidens tiennent à une pléthore sanguine, une saignée générale les fait disparaître.

La dyspnée ou difficulté de respirer, jointe à un sentiment de chaleur dans la poitrine, demande une saignée générale. Le même moyen réussit dans les palpitations et les syncopes répétées, quand il existe des signes de pléthore.

La constipation, souvent cause de coliques, se combat par les lavemens huileux, ou légèrement acides ou salés.

La diarrhée est traitée suivant les causes qui y ont donné lieu. Le régime et les lavemens émolliens la font ordinairement disparaître. Lorsqu'elle s'accompagne de ténesme, d'évacuations sanguinolentes et de fièvre, c'est alors une dyssenterie qui peut occasionner un avortement ou un accouchement prématuré ; alors il faut prescrire la diète, les boissons mucilagineuses, les demi-lavemens émolliens, les topiques émolliens, les sangsues sur le bas-ventre ou à l'anus.

La rétention et l'incontinence de l'urine tient à la compression et à la déviation de la vessie par l'utérus. Souvent dans ce cas les secours du chirurgien deviennent nécessaires ; souvent aussi la patience est le seul remède à ces incommodités.

Les hémorrhoïdes et les varices sont généralement attribuées à la compression des vaisseaux veineux ; il en est de même de l'œdème (1) pour les vaisseaux lymphatiques ; mais ce dernier accident paraît aussi tenir à l'irritation de ces mêmes vaisseaux.

(1) Hydropisie du tissu cellulaire.

La céphalalgie (1) est fréquente dans la grossesse et exige la saignée ou les sangsues aux tempes.

L'apoplexie et les convulsions réclament l'emploi des saignées générales et locales et des révulsifs. En guérissant la mère, on sauve l'enfant, qui succomberait avec elle.

La folie a quelquefois lieu dans la grossesse; mais alors elle est ordinairement passagère. On a vu des femmes, dans l'état de gestation, concevoir une haîne implacable contre leurs époux ou leurs enfans et chercher à les tuer, quelquefois dans l'intention de manger le corps de leur victime.

DE LA GROSSESSE EXTRA-UTÉRINE OU ANORMALE.

Des trois grossesses extra-utérines, la tubaire est la plus fréquente. Elle a lieu dans l'une des trompes, conduits membraneux qui prenant naissance, comme nous l'avons dit plus haut, aux angles latéraux de l'utérus, sont flottans dans la cavité abdominale et se terminent par une ouverture évasée qui s'applique sur l'ovaire au moment de la fécondation, servent de conducteur au principe fécondant et au produit de la fécondation qui descend par l'un de ces conduits dans la cavité utérine.

Cette grossesse a lieu lorsque l'œuf détaché de l'ovaire, descendant dans l'utérus, s'arrête par une cause quelconque dans la trompe et s'y développe.

La grossesse abdominale est la plus fréquente après la tubaire. Dans ce cas, l'œuf détaché de l'ovaire n'est point saisi par la trompe, tombe dans la cavité du péritoine, y contracte adhérence, s'y développe dans ses membranes entourées d'un kyste membraneux qui lui tient lieu de matrice.

Enfin la grossesse ovarienne est celle où le fœtus se développe dans l'ovaire, dans le lieu même où la fécondation s'est opérée.

Dans ces trois espèces de grossesse, le fœtus peut parvenir à son état normal de maturité. A une époque plus ou moins avancée de la grossesse extra-utérine, le kyste ou sac qui contient le fœtus, ne pouvant plus fournir à de nouvelles dilatations, devient le siége de douleurs vives, et il se manifeste

(1) Douleurs de tête.

un travail analogue à celui de la parturition. Une dernière douleur plus vive que les autres, est terminée par une sensation de déchirement intérieur, à laquelle succède un calme parfait.

Le plus souvent une hémorrhagie interne a lieu, la femme se décolore et succombe. Dans des cas plus heureux, le fœtus tombé dans la cavité du péritoine, y contracte adhérence et peut y rester impunément pendant 20, 30, 40 et même 50 années.

Quelquefois aussi après un laps de temps plus ou moins long, la présence du fœtus dans la cavité abdominale, détermine une plegmasie du péritoine et la femme succombe à la violence de l'inflammation. Enfin dans quelques cas, le fœtus ayant contracté des adhérences avec quelques organes abdominaux, y détermine des abcès qui se font jour soit dans l'intestin, soit dans la vessie, soit à travers les parois du bas-ventre, et l'on a vu dans ces cas les débris du fœtus sortir par l'une ou l'autre de ces voies, ou naturellement ou par une opération chirurgicale.

Les *signes* de la présence du fœtus dans la trompe, l'ovaire ou la cavité abdominale, sont assez difficiles à reconnaître, et ils sont souvent insuffisans pour assurer le diagnostic. Les *signes rationnels* de la grossesse anormale ne diffèrent point de ceux qui accompagnent la grossesse normale. Le toucher démontrant que l'utérus n'a pas acquis un développement en rapport avec le volume de la tumeur que l'on sent à travers la paroi abdominale, peut fournir des lumières positives à cet égard. Le ballottement ne peut être exécuté dans la grossesse anormale. La femme sent les mouvemens du fœtus après le quatrième mois, et vers le sixième mois, le col utérin au lieu de s'amollir et de s'effacer, ne présente aucun changement. C'est ici que le stéthoscope peut être d'une grande utilité pour reconnaître la grossesse anormale. En l'appliquant sur la tumeur abdominale, on entend les battemens du cœur du fœtus, qui ne sont point isochrones avec les battemens artériels de la mère.

Quelle doit être la conduite du praticien, quand la grossesse extra-utérine est bien reconnue? se bornera-t-il à une médecine expectante , afin d'éviter les dangers attachés à une opération grave sans doute pour la mère , mais qui n'est pas nécessairement mortelle ? laissera-t-il le kyste se rompre spontanément, ce qui n'est pas toujours sans danger pour la mère et qui l'est toujours pour l'enfant qu'on aurait pu sauver par la gastrotomie (1) ?

Le praticien doit pendant la durée de la grossesse extra-utérine combattre les accidens par des moyens rationnels et s'efforcer de la conduire jusqu'à la complète organisation du fœtus. Si à cette époque ou avant cette époque , des douleurs vives surviennent , si des efforts d'expulsion se manifestent , il faut opérer sur le champ, et, avant d'ouvrir les parois du bas-ventre , voir s'il ne serait pas possible de pratiquer cette opération sur l'une des parois du petit bassin, ce qui serait plus avantageux pour l'écoulement du sang et du pus qui doivent sortir ensuite. L'extraction du fœtus faite , on doit abandonner le décollement du placenta à la nature, parce qu'un décollement brusque entraînerait une hémorrhagie qui pourrait être mortelle.

Je connais une femme qui présenta, il y a environ dix-sept ans, tous les signes d'une grossesse anormale. Elle sentit à cinq mois les mouvemens de son enfant; un mois plus tard, ces mouvemens cessèrent sans qu'elle eût éprouvé aucune douleur, et tous les signes rationnels de la grossesse disparurent. Les règles ne revinrent qu'après le neuvième mois. Cette femme qui a passé aujourd'hui l'époque critique, se porte bien et recèle encore en son sein le fruit de cette grossesse anorma'e. En palpant le bas-ventre , on distingue à travers ses parois les membres du fœtus. Cette femme désire qu'après sa mort, on fasse l'ouverture de son corps et que l'on en retire le fœtus qui s'y trouve.

DE L'ACCROISSEMENT DE L'EMBRYON.

Dans l'espèce humaine, on donne le nom d'*œuf* à la poche

(1) Opération qui consiste dans l'incision ou l'ouverture des parois abdominales.

membraneuse qui, contenue dans l'utérus, renferme le fœtus et le liquide qui l'environne ou dans lequel il nage. On l'appelle *embryon* depuis le moment de sa fécondation jusqu'à ce que son corps soit suffisamment développé et offre les traits d'un enfant. Il prend alors le nom de *fœtus* jusqu'à sa naissance, après laquelle on le nomme *enfant*.

L'embryon ressemble d'abord à une petite masse gélatineuse, oblongue, renflée au milieu, obtuse à une extrémité et terminée en pointe mousse à l'autre. Cette masse blanchâtre, demi-transparente, presque sans consistance, se dissout entièrement dans l'eau. Quinze à vingt jours après la conception, on commence à bien distinguer la tête et les traits du visage. Les yeux se présentent sous la forme de deux petits points noirs; deux petits trous indiquent la place des oreilles et le nez se présente sous la forme d'une ligne saillante. De petits tubercules arrondis sont les premiers rudimens des membres.

A un mois, le volume de l'embryon est égal à celui d'une grosse fourmi. Recourbé sur sa partie antérieure, il offre une grosse extrémité et une autre très-petite; la première, qui est la tête, forme presque la moitié du volume de ce corps. On distingue les battemens du cœur. L'extrémité inférieure de la colonne vertébrale se présente sous la forme d'une queue recourbée en devant et en haut. Les bras et les jambes, les pieds et les mains sont apparens, et vers la sixième semaine, les doigts des pieds et des mains se distinguent : les organes sexuels se dessinent et la masse totale du fœtus égale la grosseur d'une guêpe.

A deux mois, le fœtus a environ deux pouces de longueur. Des points osseux se rencontrent déjà dans les clavicules et dans les os longs des membres : le cordon ombilical est bien visible.

A trois mois, le fœtus a trois pouces et demi de longueur et sa pesanteur est d'environ trois onces; il exécute des mouvemens sensibles.

A quatre mois, la longueur du fœtus est de quatre à cinq pouces. Les membres inférieurs qui jusqu'ici avaient été moins longs que les supérieurs, commencent à se mettre en rapport d'étendue avec eux.

A cinq mois , la longueur du fœtus est de 7 pouces à 7 pouces 1/2.

A six mois, elle est de neuf pouces et demi. C'est à cette époque que la membrane qui ferme la pupille se déchire et laisse apercevoir cette ouverture et que les testicules se rendent dans le scrotum (1).

A sept mois , la longueur du fœtus est d'environ onze pouces.

A huit mois, le fœtus a quatorze à quinze pouces de longueur.

A neuf mois , la longueur du fœtus ou de l'enfant naissant est de dix-huit pouces environ ; il en est de seize pouces et d'autres de vingt pouces et plus.

La pesanteur ordinaire d'un enfant à terme est de six à sept livres. On en voit de quatre livres et d'autres de treize à quatorze livres.

Lorsque l'enfant est à terme , quelle que soit sa longueur, la moitié de celle-ci aboutit à l'ombilic ou nombril. Pour le mesurer, on le couche sur un plan droit, comme une table , on allonge ses membres inférieurs et on le mesure avec un fil du talon au sommet de la tête. Ce fil étant replié sur lui-même, ou coupé en deux portions égales, on en étend une du talon vers l'ombilic, où le fil se termine, si l'enfant est à terme.

Le point médian de la longueur du corps se rapproche d'autant plus du sternum, que l'enfant est plus éloigné du terme de la naissance. Si la grossesse se prolonge, c'est-à-dire , si la femme n'accouche que vers le dixième mois de la gestation, le point médian de la longueur de l'enfant se trouve bien au-dessous de l'ombilic.

A neuf mois, les os du crâne, quoique mobiles encore, se touchent par leurs bords ; les cheveux sont longs, épais et colorés ; la face n'offre plus le caractère de la vieillesse; le duvet a disparu ou n'offre plus le même brillant; les ongles

(1) Enveloppe cutanée commune aux deux testicules.

sont solides et quelquefois ils dépassent l'extrémité des doigts ;
la peau est rougeâtre, la poitrine courte, arrondie et relevée ;
le bas-ventre ample, arrondi et saillant du côté de l'ombilic ;
le scrotum ridé, moins rouge et rempli par les testicules ; le
clitoris caché entre les grandes lèvres.

Tels sont les caractères de la *viabilité* du fœtus.

DE L'ANIMATION DU FOETUS.

Les philosophes anciens et modernes ont édifié divers systêmes plus ou moins ingénieux et tous également fragiles,
pour déterminer le moment de l'animation du fœtus. Les uns
ont enseigné que les ames et les corps sont l'effet d'une créa-
tion simultanée dans le premier homme. Suivant eux, l'ovaire
de la première femme contenait des œufs renfermant, en
petit, non-seulement tous les enfans auxquels elle devait
donner naissance, mais encore la race humaine toute entière,
jusqu'à l'extinction de l'espèce ; en sorte que tous les germes
préexistans, tous créés à la fois, sont des embryons ou petits
hommes renfermés dans des œufs contenus à l'infini les uns
dans les autres. Tel est le système de l'*emboîtement des germes*
ou des *infinitovistes*.

Les autres ont pensé que l'âme préexistait au corps.

D'autres enfin ont professé que le corps préexistait à l'âme.

Cette dernière doctrine a compté beaucoup de partisans,
et Aristote qui fut un des premiers à l'enseigner, pensant que
l'animation était d'autant plus précoce que le fœtus était plus
promptement et plus complètement organisé, l'avait fixée au
quarantième jour pour le fœtus mâle et à une époque plus recu-
lée pour le fœtus femelle : jusque là, suivant lui, le fœtus jouis-
sait d'une vie végétative et devait être considéré comme une
plante. St. Augustin et tous les théologiens, d'après St. Thomas,
ont adopté le sentiment d'Aristote, qui a eu le plus grand
crédit dans l'école jusque vers le milieu du dix-septième siècle.

St. Basile ne voulait pas qu'on fît de distinction entre le
fœtus animé et le fœtus inanimé, parce qu'il pensait que
l'âme était créée au moment même de la conception. Zacchias
partageait ce sentiment, qui est aussi le nôtre. Il n'est pas

plus difficile à Dieu de créer le corps et l'âme de l'homme simultanément que de les créer l'un après l'autre; et de ce que nous ne pouvons apercevoir de traces d'organisation dans l'œuf humain peu de temps après la conception, il nous semble qu'il ne faudrait pas en conclure qu'un homoncule n'y existe pas déjà. Il ne répugne pas d'admettre qu'au moment même de la conception, les molécules liquides destinées à former le nouvel être, s'agrègent de manière à constituer un corps qui ne devient sensible pour nous que lorsque, par la nutrition, il a pris de la consistance. Il ne répugne pas davantage d'admettre l'animation immédiate de ce nouveau corps liquide ou gélatineux.

Le sentiment de l'animation subséquent à la formation du corps, entraîne de graves inconvéniens. Que de mères, persuadées que le fœtus n'est animé qu'un ou plusieurs mois après la conception, se sont rendues coupables de fœticides et, en commettant ce crime, ont privé leur enfant de la vie spirituelle! Que de sages-femmes et peut-être que de médecins, imbus de cette fâcheuse doctrine, les ont favorisées dans leur coupable attentat, ou ont privé du baptême des avortons qui pouvaient en être susceptibles!

Quot fœtus abortivos ex ignorantiá obstetricum et matrum excipit latrina , quorum anima , si baptismate non fraudaretur, Deum in æternum videret, et corpus licet informe, esset decentiùs tumulandum! sed quibus potissimùm sub gravi culpá competit tunc expellere ignorantiam? nonne parochis?

Roncaglia, t. 2, tract. 17, c. 4. In reg. pro praxi.

DE L'AVORTEMENT.

L'avortement est l'expulsion du fœtus hors de la matrice avant l'époque ordinaire de l'accouchement.

On distingue deux espèces d'avortement; l'un volontaire et l'autre involontaire.

1.º DE L'AVORTEMENT INVOLONTAIRE.

Les causes de l'avortement sont nombreuses; les unes sont prédisposantes et les autres déterminantes; mais il n'existe pas, entre ces deux ordres de causes, de limites assez tranchées pour que celles qui prédisposent à l'avortement ne déterminent pas fréquemment cet accident, si elles agissent avec force et d'une manière continue.

1.º Les *causes prédisposantes* sont : un tempérament nerveux, une grande sensibilité, une pléthore sanguine générale ou locale, une faiblesse extrême, l'habitation dans des lieux bas et humides, marécageux, le séjour dans des hôpitaux mal aérés et encombrés de malades, les émanations malsaines, la compression du ventre par des vêtemens étroits et surtout par des busques trop raides, les alimens trop succulens et propres à produire la pléthore, les ragoûts, les viandes noires, les liqueurs spiritueuses ; un régime débilitant, la diète sévère, le jeûne, les veilles prolongées, la diarrhée ou la constipation, les flueurs blanches, le chagrin, la joie, l'abus des plaisirs de l'amour, surtout dans les premiers temps de la grossesse et à l'époque qui répond au retour périodique de la menstruation.

2.º Les *causes déterminantes* de l'avortement sont : l'impression subite d'un air froid et vif, l'immersion du corps dans l'eau froide, les coups violens sur le ventre ou sur le bassin, les chutes sur ces parties, les purgatifs âcres, les lavemens irritans, les emménagogues ou remèdes propres à exciter les organes génitaux, à y déterminer un afflux du sang et à rappeler les règles, l'ébranlement ou la commotion occasionnée par la danse, la course ou l'équitation, les efforts, les secousses d'une voiture dure et non suspendue, le soulèvement des bras pour élever un fardeau même léger, ou pour atteindre quelque chose d'élevé, la colère, la crainte, la surprise, l'annonce d'une nouvelle affligeante et imprévue, etc.

Outre ces causes, il en est d'autres qui dépendent de l'état morbide de l'utérus, comme la rigidité de la fibre de cet organe ou son atonie, les squirrhes et cancers utérins ; d'autres tiennent à l'état du fœtus et de ses enveloppes, comme maladies ou mort du fœtus, rupture du cordon ombilical qui est trop court, callosités ou ossification du placenta, son insertion sur le col utérin , extrême délicatesse de ses membranes , trop petite quantité d'eau dans l'amnios.

Signes de l'avortement. — Douleurs dans les lombes et dans le bas-ventre qui deviennent suspectes, si elles vont se terminer à l'anus ou à la vulve , hémorrhagie utérine plus ou moins considérable , affaissement subit des seins , aplatissement du ventre, absence des mouvemens du fœtus , sentiment de pesanteur vers le bassin, envies fréquentes d'uriner, etc.

Traitement préservatif de l'avortement. — Il consiste à éloigner les causes ; on fait coucher la malade sur le dos , dans un lit ni trop chaud ni trop mou; un coussin de balle d'avoine ou des garnitures épaisses sont placées sous son siége, afin qu'il soit plus ou aussi élevé que la poitrine; on recommande une grande tranquillité de corps et d'esprit. S'il y a pléthore sanguine générale, on fait une saignée du bras. Dans le cas de pléthore locale, on applique 15 ou 20 sangsues à l'hypogastre, au-dessus du pubis; lorsqu'il y a constipation, on donne des lavemens émolliens ou laxatifs; s'il y a diarrhée ou dyssenterie, on applique encore des sangsues comme ci-dessus, et on donne des demi-lavemens émolliens, soit avec l'eau de mauve, de graine de lin, soit avec l'eau d'amidon, et on engage la malade à les garder aussi longtemps qu'il lui est possible. Dans le cas où les nerfs sont très-agacés , une potion calmante avec l'eau de fleur d'oranger et l'éther sulfurique peut être très-avantageuse.

Dans presque tous les cas, la saignée est utile; il n'y aurait qu'une excessive faiblesse qui pourrait la contr'indiquer. Les boissons acidulées telles que l'eau de groseilles ou la limonade, s'il n'y a pas de toux catharrhale ; l'eau de tilleul gommée, l'eau d'orge, l'eau de chiendent, etc., sont avantageuses.

Souvent lorsque ces moyens sont employés à temps, on parvient à arrêter les accidens et à prévenir l'avortement. Mais si les causes d'avortement dépendent des lésions de l'utérus, ou si elles sont propres au fœtus et à ses dépendances, il est souvent impossible d'y remédier.

Toutes les fois que l'on est appelé trop tard, toutes les fois que les causes d'avortement ne peuvent être prévenues ni détruites, il faut abandonner l'expulsion du fœtus et du placenta à la nature, comme dans un accouchement naturel. S'il survient des accidens, on y remédie suivant les circonstances, mais alors la présence d'un accoucheur ou d'une sage-femme habile devient nécessaire.

2.º DE L'AVORTEMENT VOLONTAIRE.

L'avortement volontaire est le résultat de manœuvres exercées dans l'intention coupable de provoquer l'expulsion du fœtus avant le moment marqué par la nature pour sa sortie de l'utérus.

L'avortement volontaire est un crime connu sous le nom de *fœticide* qui ne diffère de l'*infanticide* qu'en ce que celui-ci est le meurtre d'un enfant nouveau-né, tandis que celui-là est le meurtre d'un enfant à naître.

De tous temps on a regardé comme criminel l'usage, avec connaissance de cause, des remèdes capables de procurer l'avortement; et Ovide lui-même, dont la morale est plus que suspecte, dit, dans son livre consacré à l'amour, que la première qui a appris l'art des avortemens, méritait de périr par sa méchanceté :

> Quæ prima instituit teneros avellere fœtus
> Malitiâ fuerat digna perire suâ.
>
> *Amorum, Eleg. XIV. Lib. 2.*

Néanmoins, les avortemens réprouvés par la morale, la philosophie et la religion, étaient très-communs chez les anciens, comme ils le sont encore de nos jours. Ils l'étaient chez les Romains du temps de Juvénal. Ils ne le sont pas moins aujourd'hui, et nous les rencontrons dans toutes les classes de la société.

Si l'infanticide inspire de l'horreur à la plupart des femmes, il est très-commun de trouver chez elles moins de répugnance pour le fœticide. Cette diversité de sentiment vient souvent de la croyance erronnée où elles sont que l'embryon qu'elles portent n'est pas encore animé. Mais qu'importe, que dans les premiers momens de la conception l'âme soit unie à l'embryon ou non? *Homo est qui futurus est.*

D'ailleurs, nous avons déjà dit que, suivant nous, l'animation avait lieu au moment même de la conception, et ce qui nous confirme dans notre opinion, c'est que l'embryon prend de l'accroissement; s'il croît, c'est qu'il vit; s'il vit, c'est qu'il a une âme; car de même que la mort est la séparation de l'âme d'avec le corps, de même aussi la vie est l'union du corps et de l'âme.

Quelquefois, quoique convaincues de l'animation de leur fruit, les femmes méditent sa perte pour se soustraire à un déshonneur mérité, au châtiment d'un père, ou à la colère et à la violence d'un époux justement irrité. Elles rencontrent des personnes qui, sous le prétexte d'une charité malentendue, pour sauver leur honneur, l'honneur d'une famille, les entretiennent dans leur coupable dessein et leur fournissent des moyens destructeurs souvent aussi nuisibles à la mère qu'à son fruit.

Sæpè, suos utero quæ necat, ipsa perit.

Ovid., loco citato.

Si l'avortement involontaire n'est ordinairement pas plus fâcheux qu'un accouchement naturel, il n'en est pas toujours de même de l'avortement provoqué. Les moyens plus ou moins violens usités en pareil cas et dans le détail desquels nous nous abstiendrons d'entrer, laissent souvent des traces profondes dans l'économie animale, s'ils ne donnent pas la mort à la mère elle-même. C'est pour cela que Hippocrate exigeait de ses élèves le serment de ne jamais employer les secrets de la trop célèbre Aspasie.

Les lois civiles et religieuses ont également infligé des peines contre les *avorteurs* et contre les femmes convaincues d'avortement.

Sixte V a lancé une excommunication contre tous ceux qui procurent l'avortement même avant que le fœtus soit animé. Grégoire XIV l'a restreinte à l'avortement du fœtus animé.

Dans les premiers siècles de l'église, une femme coupable

de ce crime était condamnée à la pénitence publique, et n'en recevait l'absolution qu'à la mort.

Jusqu'en 1792, le fœticide et l'infanticide étant mis sur la même ligne, on condamnait à mort pour le premier comme pour le dernier de ces crimes, en vertu de l'édit de Henri II.

En 1782, on décréta vingt années de fers contre toute personne qui se rendait complice d'avortement, et aucune punition contre la mère.

Nous croyons devoir rapporter ici le texte de l'art. 317 du Code pénal en vigueur depuis 1810.

» Quiconque par alimens, breuvages, médicamens, vio-
» lences, ou par tout autre moyen, aura procuré l'avor-
» tement d'une femme enceinte, soit qu'elle y ait consenti ou
» non, sera puni de la réclusion.

» La même peine sera prononcée contre la femme qui se
» sera procuré l'avortement à elle-même, ou qui aura con-
» senti à faire usage des moyens à elle indiqués ou admi-
» nistrés à cet effet, si l'avortement s'en est suivi.

» Les médecins et chirurgiens et autres officiers de santé,
» ainsi que les pharmaciens qui auront indiqué ou administré
» ces moyens, seront condamnés à la peine des travaux
» forcés à temps, dans le cas où l'avortement aurait eu
» lieu. »

On voit par cette disposition du Code pénal que la loi punit plus sévèrement les hommes de l'art que la mère elle-même; c'est parce qu'aux yeux de la loi ils sont plus coupables qu'elle. En se prêtant à d'aussi criminelles manœuvres, ils se rendent coupables d'homicide volontaire avec connaissance de cause et sans aucun intérêt, tandis que la mère qui n'envisage que son honneur, ne commet le crime que pour se soustraire à l'infamie.

Ce serait méconnaître l'esprit de la loi que d'en faire l'application aux hommes de l'art qui, à l'époque de sept ou de huit mois de grossesse, lorsque le fœtus est réputé *viable*, provoquent l'accouchement prématuré dans le but unique de conserver la vie à la mère et à l'enfant, qui succomberaient nécessairement l'un ou l'autre et peut-être tous les deux, si l'on attendait le terme de la gestation. Ce cas est celui où le bassin est tellement vicié dans sa conformation, que le fœtus à terme ne pourrait en franchir les détroits. Alors l'intention de l'accoucheur n'est point coupable. Gardien cependant ne l'approuve pas, et dit avec raison que les moyens employés dans ce cas pour exciter le travail de l'enfantement ne sont point sans danger pour l'enfant ni pour la mère. Le premier meurt presque toujours, et la seconde est souvent prise de péritonite (1) ou de métrite (2) souvent mortelles.

Le seul moyen rationnel qui paraît admissible dans ce cas, est l'usage des bains qui, en relâchant les fibres du col utérin, le disposent à sa dilatation.

Si ce moyen ne suffit pas pour déterminer la parturition prématurée, il vaut mieux attendre le terme de la gestation, et, lorsqu'il est arrivé, avoir recours à la symphyséotomie (3) ou à la gastro-hystérotomie ou opération césarienne.

Les médecins doivent être très-circonspects, quand ils sont consultés par des femmes ou filles qui réclament des saignées ou des emménagogues pour une suppression de règles. Elles se gardent bien de l'attribuer à une grossesse, si elles ont intérêt à la cacher.

Dans les cas douteux, le médecin consciencieux doit temporiser, et, pour empêcher ces femmes ou filles de s'adresser à des hommes de l'art moins délicats, il peut prudemment leur conseiller des moyens qui ne peuvent être nuisibles ni à elles ni à leur fruit, si elles sont enceintes. Il doit autant que possible éviter les saignées générales, particulièrement celle du pied. Si une légère saignée n'est pas nuisible, elle peut le devenir, parce que souvent ces femmes la r'ouvrent chez elles pour s'affaiblir au point d'exciter l'avortement. Quant aux saignées locales au moyen de sangsues, on doit s'en abstenir, parce qu'il est démontré que les sangsues appliquées au voisinage des organes extérieurs de la génération ont pour

(1) Inflammation du péritoine.
(2) Inflammation de la matrice.
(3) Section de la symphyse ou du fibro-cartilage qui unit les os coxaux entre eux.

effet de rappeler les menstrues. Leur application pourrait donner lieu à l'avortement. Il est cependant des praticiens qui les conseillent dans le but de diminuer l'irritation de l'utérus, et d'empêcher par-là l'avortement. Je ne voudrais pas me ranger de leur avis, et je préférerais, dans ce cas, les faire poser à l'hypogastre, c'est-à-dire entre le pubis et l'ombilic.

Les pharmaciens qui se permettent de donner des vomitifs, des purgatifs ou des emménagogues sans ordonnances de médecin, sont dignes de blâme; et cependant rien n'est plus fréquent que cette infraction aux réglemens. En vain allégueraient-ils pour raison qu'un grain d'émétique ne peut avoir de grands inconvéniens; il est des circonstances où il peut occasionner des secousses violentes et devenir aussi nuisible à la santé dans l'état de vacuité de l'utérus que dans celui de grossesse.

Comme il y a souvent plusieurs officines dans la même ville, il est facile à la femme mal-intentionnée de parvenir à ses fins, si tous les pharmaciens se prêtent à ses désirs.

DU TRAITEMENT DES MALADIES AIGUES ET CHRONIQUES QUI SURVIENNENT PENDANT LA GROSSESSE.

La méthode expectante conseillée et suivie par les médecins qui pensent que la grossesse contr'indique tous les moyens énergiques dans le traitement des maladies aiguës ou chroniques dont elle s'accompagne quelquefois, n'est pas toujours sans inconvéniens. Il est des cas où il faut agir, et l'expérience démontre qu'on peut user avec ménagement des vomitifs, des purgatifs, des mercuriaux, des saignées, des bains, etc.

Enhardis par les vomissemens spontanés dont la grossesse se complique souvent sans qu'il en résulte d'avortement, les médecins emploient les vomitifs avec prudence, lorsqu'il y a état suburrhal prononcé de l'estomac, et ils donnent généralement la préférence à l'ipécacuanha. Mais si l'on avait affaire à une femme éminemment nerveuse, irritable, sujette à l'avortement, on devrait être plus circonspect. Les mêmes précautions doivent être prises pour les purgatifs dans les embarras intestinaux. Les purgatifs doux tels que la manne, l'huile de Ricin, les sels neutres, sont ceux que l'on préfère. Les purgatifs âcres pourraient déterminer des coliques violentes et l'avortement.

La syphilis faisant des progrès plus rapides chez les femmes enceintes, déterminant souvent la mort du fœtus et l'avortement; l'enfant, dans des cas plus heureux, naissant dans un état de marasme qui le met en danger ; toutes ces circonstances ont engagé à employer le mercure contre cette maladie pendant la gestation. Mais, à moins qu'il n'y ait urgence, on n'en fait pas usage pendant les trois premiers et les deux derniers mois de la grossesse. Dans le premier cas, le mercure aggraverait infailliblement la salivation, les nausées, les vomissemens, la diarrhée et les coliques qui accompagnent si fréquemment le début d'une grossesse. Dans le dernier cas, la salivation et la diarrhée qui sont souvent l'effet du mercure, rendraient les suites de couches dangereuses. Mais dans l'un et l'autre cas, on ne doit pas négliger les palliatifs pour empêcher les progrès du mal, comme quelques frictions mercurielles.

La saignée peut être pratiquée sans inconvéniens dans les maladies inflammatoires qui surviennent dans la grossesse; et Hippocrate avait tort lorsqu'il disait : *Mulier utero gerens, venâ sectâ, abortit.* On pourrait même avoir recours à la saignée du pied dans le cas d'apoplexie ou de convulsion ; car on ne peut conserver l'enfant qu'en sauvant la mère.

Les bains sont quelquefois indiqués et ne peuvent nuire dans le traitement des maladies aiguës concomitantes de la grossesse.

L'opium et les narcotiques en général, dont l'effet est passager, doivent être administrés avec ménagement.

Les hydropisies se traitent par les toniques, les amers, les ferrugineux, et l'on proscrit alors les hydragogues et les diurétiques chauds, parce que, agissant d'une manière stimulante sur l'intestin et sur les organes urinaires, ils pourraient exciter sympathiquement l'utérus et donner lieu à l'avortement.

DU BAPTÊME DES AVORTONS.

Le fœtus étant animé , suivant nous, à l'instant même de la conception, il s'en suit que l'on doit lui conférer le baptême à quelque époque de la gestation qu'ait lieu l'avortement.

L'absence du mouvement , soit des membres , soit du cœur, ne doit point empêcher de le baptiser sous condition , puisque l'on voit souvent des fœtus , même à terme , naître avec tous les signes d'une mort apparente , et n'être rappelés à la vie qu'après plusieurs heures de soins assidus, comme j'en donnerai plus tard des exemples. Des signes évidens de putréfaction , de décomposition , doivent seuls y faire renoncer ; encore ne faudrait-il pas prendre pour tels la mollesse et l'affaissement des organes dans un embryon dont les membres ne seraient qu'ébauchés.

L'abbé Dinouart, dans son *Abrégé de l'Embryologie sacrée* de Cangiamila , craignant que l'action de l'air ne donne la mort à l'embryon de quelque jours d'existence avant qu'il ait reçu le baptême, conseille de le lui conférer d'abord à travers son enveloppe membraneuse , en disant : *Si tu es capax baptismi, ego te baptizo*, etc. (*Si tu es capable de recevoir le baptême, je te baptise*, etc.) Cette condition , *si es capax*, établit le doute de l'existence de l'embryon et de la validité du baptême à travers les membranes fœtales. Ce doute nous paraît d'autant mieux fondé que l'enveloppe membraneuse du fœtus , quoique semblant se continuer avec sa peau à l'ombilic, ne lui appartient pas plus que la pellicule qui tapisse l'œuf et sert d'enveloppe au poulet, n'appartient à ce dernier. Aussi l'abbé Dinouart se hâte-t-il d'ajouter qu'après cette première opération , il faut ouvrir les membranes et baptiser une seconde fois l'embryon sous cette double condition : *Si tu es capax baptismi et si non es baptizatus*, etc. (*Si tu es capable de recevoir le baptême et si tu n'es pas baptisé*, etc.)

On baptise ces sortes d'avortons par immersion dans l'eau tiède ou froide, soit dans une assiette, soit dans un verre.

Quant aux fœtus bien développés , qui offrent une forme humaine et qui sont dégagés de leurs membranes , ou la vie est évidente chez eux , ou elle ne l'est pas. Dans le premier cas , on verse de l'eau sur eux , en prononçant la formule suivante : *Ego te baptizo in nomine Patris et Filii et Spiritûs sancti.* (*Je te baptise au nom du Père et du Fils et du Saint-Esprit*).

Dans le second cas, c'est-à-dire si l'on ne remarque en eux aucun mouvement , et si rien ne démontre leur mort évidente, on les baptise sous condition , en disant : *Si es vivus , ego te baptizo* , etc. (*Si tu es vivant, je te baptise* , etc.)

Quand une femme, enceinte depuis peu de temps, avorte, elle rend des caillots de sang qu'il faut examiner avec soin pour y découvrir le produit de la conception. Ordinairement on trouve à la circonférence de l'un de ces caillots une membrane blanche plus ou moins étendue ; c'est l'enveloppe fœtale à tavers laquelle on donne le baptême ; en disant : *Si tu es capable de recevoir le baptême, je te baptise* , etc., comme l'indique l'abbé Dinouart ; puis il faut ouvrir cette membrane avec précaution au moyen d'une lancette, d'un bistouri ou de ciseaux. Il s'en écoule plus ou moins de sérosité , et on apperçoit alors un embryon que l'on baptise une seconde fois sous cette double condition : *Si tu vis et si tu n'es pas baptisé, je te baptise,* etc.

Lorsque la grossesse est plus avancée, et que les membranes de l'enveloppe fœtale ne se déchirent pas avant ou pendant l'avortement , on trouve, après qu'il s'est effectué, une masse plus ou moins volumineuse ; rougeâtre et charnue dans une partie de sa circonférence (*placenta*), blanche , membraneuse et demi-transparente dans le reste de son étendue (*membranes*), contenant le fœtus et le liquide dans lequel il nage. Dans ce dernier cas , on se hâte d'ouvrir cette masse et de mettre le fœtus à nu pour le baptiser.

Faut-il être obligé de blâmer ici la conduite de certains accoucheurs, qui négligent de donner le baptême dans cette circonstance ? Pendant mes études en médecine , un professeur d'accouchement nous apporta un jour dans son amphithéâtre un fœtus de quatre mois et demi , encore enveloppé dans ses membranes, et qu'il avait reçu la veille. Je me permis de lui faire observer qu'on aurait dû le baptiser après l'avoir dégagé de son enveloppe. Il me répondit que ne croyant pas à la régénération de l'espèce humaine dans les eaux du baptême, il ne le donnait qu'autant que les parens l'exigeaient. Si des professeurs se permettent d'enseigner de pareilles doctrines, est-il étonnant que des accoucheurs et des sages femmes qui ont puisé leurs connaissances à l'école de tels maîtres, fassent si peu d'attention au fœtus dans le cas d'avortement? Si l'on rencontre autant de négligence chez les hommes de l'art, on doit encore attendre moins de zèle de personnes qui n'ont aucune connaissance en médecine. Aussi les gardes-malades et les domestiques jettent sans examen les caillots de sang parmi lesquels il peut sé trouver un embryon susceptible de recevoir le baptême.

Il est à remarquer que cette négligence envers les embryons vient de deux causes principales : la première est l'opinion où l'on est que le fœtus n'est animé qu'à une époque plus ou moins éloignée de la conception ; mais je crois avoir démontré suffisamment combien cette opinion est erronée. La seconde cause tient à ce qu'on ne se figure pas qu'un embryon aussi frêle puisse survivre à un avortement plus ou moins pénible et dou'oureux. Mais il est des praticiens qui prétendent que plus l'embryon est imparfait, plus difficilement il perd la vie, et les observations suivantes, tirées de l'embryologie de Cangiamila, viennent à l'appui de cette assertion.

« Une femme de Palerme, surprise tout-à-coup d'avorte-
» ment, crut n'être que dans le cas ordinaire aux femmes,
» quoique le flux menstruel fût plus abondant qu'il ne devait
» l'être. Elle n'y fit aucune attention, car elle ignorait qu'elle
» eût conçu. Le lendemain, elle communiqua son état à une
» sage femme de sa connaissance qui vint la voir par hasard ;
» celle-ci lui dit qu'elle avait avorté. Aussitôt elle examine ce
» qu'elle avait rendu, et y trouve, après l'espace de vingt-
» quatre heures, un fœtus vivant qu'elle baptisa. Il mourut
» peu après. Ce fœtus n'avait pas quarante jours. »

« En 1717, à Palerme, l'épouse du général des galères

» avorta à quatre heures du soir en été. Le fœtus , qui avait
» trois mois, sortit débarrassé de la membrane qui l'enve-
» loppait : il paraissait mort; les domestiques le placèrent sur
» le bord d'une fenêtre exposée à un air froid et humide. Le
» lendemain, vers les onze heures , les parens vinrent rendre
» visite à la malade, et voulurent voir, par curiosité , l'en-
» fant ; mais qu'elle fut leur surprise, lorsque par le mouve-
» ment du nombril qui s'élevait et qui s'abaissait, ils reconnu-
» rent qu'il était en vie, quoiqu'il y eût dix-neuf heures qu'il
» fût sorti du sein de la mère. Il mourut deux minutes après
» avoir été baptisé. »

DE L'OPÉRATION CÉSARIENNE OU GASTRO-HYSTÉROTOMIE.

La gastro-hystérotomie est une· opération qui consiste à
inciser la paroi antérieure de l'abdomen et la matrice , soit
pendant la vie , soit après la mort de la mère pour retirer
le fœtus.

La gastro-hystérotomie ou opération césarienne est très-
ancienne, et c'est sans doute à tort qu'on ne fait remonter
son origine qu'à la naissance de Jules-César, qui lui aurait
donné son nom. Il est bien plus probable que Jules-César a
pris le sien de l'opération qui fut pratiquée pour le retirer du
sein de sa mère , morte enceinte. C'est l'opinion de Pline le
naturaliste, qui dit : *Primusque Cæsar à cæso matris utero
dictus.*

C'est ainsi que les Romains appelaient *Agrippa* les enfans
qui venaient au monde par les pieds.

Suivant la définition que nous en avons donnée, l'opération
césarienne se pratique sur la femme morte et sur la femme
vivante. Dans le premier cas, elle a pour but de conserver la
vie de l'enfant; dans le second cas, elle a pour objet de sauver en même temps la vie de l'enfant et celle de la mère, chez
laquelle la parturition (1) trouve des obstacles invincibles.

1.º GASTRO-HYSTÉROTOMIE CHEZ LA FEMME MORTE.

Les lois civiles prescrivent d'exécuter l'opération césarienne

____
(1) Enfantement, accouchement.

chez les femmes enceintes qui succombent. Elle devient surtout indispensable après le sixième mois de la gestation (1), parce qu'il est déjà possible de conserver la vie de l'enfant.

Les lois romaines font souvent mention de cette opération. La première loi connue est attribuée à Numa, et est ainsi conçue : *Negat lex regia mulierem, quæ prægnans mortua sit, humari antequàm partus ei excidatur ; qui contrà fecerit spem animantis cum gravidâ peremisse videtur.*

Ce n'est pas toujours sans succès que l'on a pratiqué l'opération césarienne chez la femme morte. Grégoire XIV, Scipion l'Africain et beaucoup d'autres hommes célèbres lui doivent la vie.

Les législateurs sacrés ordonnent de la pratiquer à toutes les époques de la gestation, afin d'ondoyer au moins le fœtus, si l'on ne peut lui conserver la vie. Mais avant de procéder à cette opération, il faut s'assurer de la réalité du décès de la femme supposée morte, ce qui n'est pas toujours facile. On perd souvent un temps précieux en épreuves usitées en pareil cas, tandis qu'il faut opérer instantanément, si l'on ne veut pas que l'enfant partage le sort de sa mère.

Si l'on a trouvé des enfans vivans vingt-quatre heures et plus après la mort de leur mère, il arrive souvent aussi qu'ils succombent bien plus tôt. Dans tous les cas, il faut opérer avec les mêmes précautions que si la femme était vivante. On doit toujours avoir présentes à l'esprit les observations de quelques accoucheurs qui pratiquèrent cette opération sur des femmes que l'on pût ensuite rappeler à la vie.

Les auteurs indiquent, pour distinguer la mort réelle de la mort apparente, un grand nombre de signes qui n'ont pas tous la même valeur. Ces signes sont : la face hippocratique, le refroidissement du corps, l'obscurcissement et l'affaissement des yeux, l'abolissement du mouvement, l'absence de la circulation et de la respiration, la raideur et l'inflexibilité des membres, enfin la putréfaction.

1° La *face hippocratique* offre pour caractères un front ridé, les yeux caves, le nez pointu et bordé d'une couleur

(1) Grossesse.

noirâtre, les tempes creuses et ridées, les oreilles relevées ,
les lèvres pendantes, les joues enfoncées, le menton ridé et
raccorni, la peau sèche, livide et plombée, les cils parsemés
de poussière d'un blanc terne.

Tous ces signes caractéristiques de la face hippocratique
s'observent quelquefois chez le vivant et manquent souvent
chez les sujets morts subitement ou après une maladie de
courte durée.

2.º Le *refroidissement du corps*. Ce signe n'arrive que par
degrés : il survient lentement chez les corps gras, chez les
jeunes sujets après les maladies aiguës, après l'apoplexie et
les asphyxies. Dans les cas contraires, le refroidissement du
corps est très-prompt.

3.º L'*obscurcissement* et l'*affaissement des yeux* étaient regardés par Louis comme des signes caractéristiques de la
mort, tandis que la pellicule muqueuse ou glaireuse, facile à
détacher et à fendre, que l'on remarque sur les yeux de la
plupart des cadavres, n'étaient pas des signes certains de
mort pour ce praticien célèbre, parce que l'on voit souvent
un enduit glaireux ou muqueux se former sur la cornée transparente dans certaines maladies des paupières, et les yeux se
ternir dans certaines circonstances.

Il est impossible de regarder la flaccidité des yeux comme
un signe certain de la mort. Elle se remarque bien dans un
grand nombre de cadavres, mais on la voit aussi dans certaines asphyxies ; tandis qu'il n'est pas rare de voir les yeux
conserver leur brillant et leur fraîcheur après la mort suite
d'apoplexie.

Orfila pense que les yeux des cadavres, d'abord ternes et
affaissés, peuvent devenir éclatans et volumineux quelques
heures après la mort, à raison du refoulement du sang du
côté de la tête et de son accumulation dans les vaisseaux de
cette partie et par conséquent de l'œil. Il prétend que des gaz
distendant l'estomac, poussent le diaphragme (1) de bas en
haut, compriment ainsi les organes contenus dans la poitrine,
et que les cavités droites du cœur ainsi comprimées se dé-

____

(1) Cloison musculaire entre la poitrine et l'abdomen.

barrassent du sang qu'elles contiennent, et le refoulent dans la veine cave supérieure, et, de proche en proche, dans les veines du cerveau et de l'œil.

4.º *L'abolition du mouvement musculaire* n'est point encore un signe infaillible de mort, puisqu'elle se remarque dans la syncope. On voit d'ailleurs la contractilité musculaire persister quelquefois assez long-temps après la mort. C'est ainsi que l'on a vu la matrice conserver assez de force contractile pour expulser un fœtus après la mort de la mère. C'est cette dernière circonstance qui a fait tomber Cangiamila dans une étrange erreur, et l'a porté à croire que le fœtus avait fait dans ce cas de puissans efforts et était sorti de l'utérus par ses propres forces. L'enfant renfermé dans l'utérus, qu'il soit vivant ou qu'il soit mort, est purement passif, et ne fait aucun effort pour sortir de sa prison.

5.º Le *défaut de circulation et de respiration* n'est point encore un signe certain de la mort, puisqu'on le rencontre dans la syncope et dans l'asphyxie.

6.º La *raideur des membres* était regardée, par Louis, comme un signe infaillible de la mort réelle. Il avait remarqué qu'au moment de la cessation des mouvemens musculaires, les articulations commencent à perdre leur flexibilité et à devenir raides, même avant la diminution de la chaleur naturelle. Mais on voit des morts qui ne présentent point cette rigidité dans les membres, et il est aussi des vivans qui offrent des contractures ou contractions permanentes et spas-modiques dans une ou plusieurs parties du corps.

7.º La *Putréfaction* est le seul signe certain de la mort réelle, quand elle est parfaitement établie; mais un commencement de putréfaction ne suffit pas pour caractériser la cessation de la vie, puisqu'on a vu des personnes se rétablir dans quelques heures, quoique leur peau infecte fût couverte de taches violettes.

S'il fallait attendre le développement de la putréfaction chez une femme morte enceinte pour se décider à faire l'opération césarienne, celle-ci serait sans objet; l'enfant aurait infailliblement succombé; et pourtant il ne faudrait pas encore renoncer à la gastro-hystérotomie dans le cas où la putréfaction serait déjà commencée.

Mais quand à la cessation de la respiration et de la circulation, se joignent la raideur et l'inflexibilité des membres, avec la perte de la transparence de la cornée, on ne peut douter d'une mort certaine, si surtout ces phénomènes sont survenus à la suite d'une maladie aiguë ou chronique grave, et l'on doit procéder sur le champ à l'opération césarienne après avoir employé les moyens que nous allons indiquer, et qui sont propres à ranimer la vie ou à confirmer la réalité de la mort.

Si au contraire, la cessation de la respiration et de la circulation évidente, ne s'accompagne ni du refroidissement du corps, ni de la raideur et de l'inflexibilité des membres, ni enfin de la perte de la transparence et du brillant des yeux, il faut suspendre l'opération césarienne, quand même plusieurs jours se seraient écoulés depuis la mort apparente.

Lorsqu'on est appelé auprès d'une femme enceinte qui vient de succomber, et chez laquelle les signes de mort sont incertains, la première indication qui se présente est de tâcher de la rappeler à la vie.

Si l'on ne remarque aucun symptôme d'apoplexie, on couche la femme horizontalement sur un matelas; on l'expose à l'air; on écarte d'elle toutes les personnes inutiles; on lui frictionne les jambes et les bras avec de la flanelle sèche et chaude; ou lui fotte les tempes et les autres parties du visage avec un linge imbibé de vinaigre ou d'eau-de-vie; on chatouille les narines avec les barbes d'une plume; on place sous le nez des substances d'une odeur forte et pénétrante, comme vinaigre, eau-de-vie, éther ou ammoniaque; on en introduit même quelques gouttes dans la bouche; on brûle sous le nez des plumes ou quelque autre substance fétide; on met les pieds dans un bain très-chaud, rendu irritant par l'addition de quelques poignées de sel de cuisine.

Si l'on remarque des signes de congestion sanguine vers le cerveau, si les yeux sont gonflés et brillans, si la face est rouge et vultueuse, on place cette femme sur son séant, ou au moins on lui tient la tête et la poitrine élevées au moyen d'oreillers ; on fait une saignée du pied ou du bras, ou de la jagulaire ; on ouvre même l'artère temporale, et, pendant ce temps, on fait prendre un bain de pieds comme ci-dessus. A tous ces moyens on ajoute des ventouses scarifiées aux cuisses, à la région du cœur, et même le moxa.

Si la mort apparente pouvait être attribuée à un genre d'asphyxie, on aurait recours aux moyens que nous indiquons à cette occasion (Voyez *Asphyxie*, page 332).

Après avoir épuisé inutilement tous les secours de l'art , le médecin ou la sage-femme présens doivent s'assurer si la dilatation du col de l'utérus ne permettrait pas d'opérer la version de l'enfant ou l'application du forceps. L'un ou l'autre de ces moyens serait encore préférable à la gastro-hystéro-tomie dans l'incertitude d'une mort réelle.

Rigaudeaux, chirurgien de l'hôpital militaire de Douai, s'étant rendu auprès d'une femme de campagne, trouva, en arrivant, qu'elle était *morte* depuis deux heures. Il reconnut que le corps avait conservé de la chaleur et les membres de la souplesse. Trouvant l'orifice suffisamment délaté, au lieu de faire l'opération césarienne, il se décida à aller chercher les pieds et à tirer l'enfant par la voie ordinaire, ce qu'il exécuta avec facilité. Il fit donner des soins à la mère et à l'enfant. Celui-ci , qui était né dans un état de mort apparente , se ranima au bout de 2 heuses.

Rigaudeaux défendit d'ensevelir la mère avant que ses membres fussent froids et raides. Avant la fin du jour, on vint lui annoncer qu'elle était aussi revenue à la vie deux heures après son départ. (*Journal des Savans* , janvier 1749.)

Il ne faut pas non plus perdre de vue que l'utérus jouit quelquefois après la mort d'une force contractile assez grande pour expulser le fœtus ; de là la nécessité de s'assurer, avant d'opérer, si le fœtus ne serait pas sorti pendant l'adminis-tration des moyens propres à rendre la vie à la mère. Faute de cette précaution, on pourrait faire une opération inutile, comme il arriva en 1746 dans une ville de Sicile. Alberte Ca-cioppe, morte dans le cinquième mois de sa grossesse, fut ouverte. On fut fort étonné de ne rien trouver dans l'utérus. Des recherches furent faites dans le lit, et on y trouva le fœtus mort.

DU PROCÉDÉ OPÉRATOIRE DE LA GASTRO–HYSTÉROTOMIE CHEZ LA FEMME MORTE.

La gastro–hystérotomie étant décidée, on se munit des choses nécessaires à cette opération. Toutes les fois que l'on n'a pas perdu entièrement l'espoir de rappeler la femme à la vie, l'appareil se compose comme si l'on opérait sur le vivant. Voici donc en quoi il consiste : deux bistouris dont un convexe sur son tranchant et l'autre boutonné, de la charpie, des compresses, un bandage de corps, une éponge, de l'eau tiède, de l'eau vinaigrée froide dans un vase pour l'opération, et en outre de l'eau pure pour ondoyer l'enfant.

Si l'on n'avait pas de bistouris à sa disposition, on les remplacerait par un rasoir ou un couteau bien tranchant.

On place ensuite la femme sur le bord de son lit préalablement garni, la tête et la poitrine élevées et soutenues par des oreillers, les cuisses et les jambes demi-fléchies. Un coussin est placé sous les reins pour rendre l'abdomen plus saillant. Un aide retient la femme dans cette position et un autre assujettit l'utérus en appuyant ses mains à plat sur les côtés du ventre.

L'opérateur, armé de l'instrument, fait une incision sur la ligne médiane depuis l'ombilic jusqu'au voisinage du pubis, coupant de dehors en dedans d'abord la peau, puis le tissu cellulaire ; arrivé à la ligne blanche, espace membraneux compris entre les muscles droits, il y fait une petite incision au-dessous de l'ombilic, puis il introduit par là dans l'abdomen son doigt indicateur gauche, qui sert de conducteur au bistouri boutonné, s'il en a un, ou, s'il n'en a pas, à l'instrument dont il s'est servi d'abord ; il achève alors la section de la ligne blanche en coupant de dedans en dehors et de haut en bas. L'introduction du doigt dans l'abdomen et le changement de direction donné à l'instrument, ont pour but de protéger les intestins qui se présentent à l'ouverture. On cherche alors la matrice qui s'offre souvent d'elle-même, lorsque la grossesse est avancée ou à terme, mais qui est plus ou moins profondément placée dans le bassin, dans les premiers temps de la gestation. On l'y trouve entre le rectum, qui est en arrière et la vessie qui est en devant. Souvent celle-ci, remplie d'urine, cache l'utérus ou s'oppose à la section de cet organe. Si la mort de la femme était réelle, on pourrait sans inconvénient inciser la vessie elle-même et donner issue aux urines qui mettent obstacle à la découverte de l'utérus ; mais si la mort est encore douteuse, il faut tâcher d'évacuer l'urine soit en comprimant la vessie avec les doigts, soit en introduisant la sonde dans le canal de l'urètre, si l'on en a une, et dans ce cas ce serait par là qu'il faudrait commencer avant d'inciser l'abdomen.

La matrice étant à nu, on l'incise à sa partie antérieure dans la direction de la plaie faite à l'abdomen, en commençant par la partie la plus rapprochée de l'ombilic, et on prolonge cette incision assez bas pour que l'ouverture qu'on y pratique puisse permettre la sortie du fœtus. Elle doit donc avoir une étendue relative au volume de la matrice et du fœtus qu'elle renferme. L'incision de l'utérus se fait de dehors en dedans, comme celle des tégumens de l'abdomen, jusqu'à ce qu'on arrive aux membranes du fœtus ; dès qu'on aperçoit celles-ci, l'indicateur de la main gauche doit être introduit dans la plaie pour servir de conducteur à l'instrument, et alors on achève la section en coupant de dedans en dehors ; par ce moyen on ne s'expose pas à blesser le fœtus.

Si le placenta, corps fongueux, membraneux et vasculaire, se trouvait sous l'instrument, Gardien conseille de le décoller pour rompre la poche des eaux à sa circonférence, plutôt que de le diviser avec le bistouri.

Les membranes rompues ou incisées et les eaux écoulées, on aperçoit le fœtus, qu'on s'empresse d'extraire soit en saisissant l'un de ses pieds, s'ils correspondent au fond de la matrice, soit en insinuant l'indicateur de chaque main au-dessous des angles de la mâchoire inférieure, si c'est la tête qui se présente.

Ou l'enfant tiré du sein de sa mère, donne des signes de vie, ou il n'en donne pas. Dans le premier cas, on lui donne le baptême sur le champ, dans la crainte qu'il ne vienne à succomber; dans le second cas, c'est-à-dire s'il ne donne aucun signe de vie, si l'on ne remarque ni respiration, ni mouvement, ni battement de cœur, sans qu'il existe de signes d'une putréfaction évidente, on le baptise sous condition; et après s'être assuré qu'il n'y a pas d'autres fœtus dans la matrice, on tâche de rappeler celui-ci à la vie. Après avoir coupé le cordon ombilical à deux ou trois pouces de l'abdomen, on en fait la ligature immédiatement à environ un pouce de son insertion, à moins que la lividité et la tuméfaction de la face n'indiquent une congestion au cerveau, car dans ce cas on laisserait couler le sang pour dégorger les vaisseaux avant d'en faire la ligature. On emploie ensuite, suivant l'aspect qu'il présente, les moyens indiqués à l'article apoplexie des nouveau-nés, ou à l'article asphyxie des nouveau-nés. (Voyez ci-après).

Si après l'ouverture de la matrice, on n'y trouve ni embryon ni fœtus, il faut faire des recherches dans les trompes, dans les ovaires ou dans les autres parties de la cavité abdominale, parce que la grossesse peut être extra-utérine.

Une femme de Toulouse mourut au neuvième mois de sa grossesse. Un chirurgien en fit l'ouverture; il trouva la matrice du volume ordinaire dans la grossesse, mais épaisse de quatre travers de doigt; sa cavité fort petite sans aucun vestige de fœtus, et pleine d'un sang grumeleux et noirâtre. Il crut d'abord que c'était une fausse grossesse, mais ayant poussé plus loin ses recherches dans la cavité abdominale, il y trouva l'enfant au côté gauche sous l'épiploon.

Si pendant ou après l'opération césarienne, la femme que l'on croyait morte, se ranime, il faut avec soin extraire le délivre et enlever les caillots de sang qui auraient pu se former dans la cavité utérine. Dans le cas d'hémorrhagie abondante, favorisée par l'inertie de l'utérus, les auteurs recommandent de laver les lèvres de la plaie faite à cet organe, avec de l'eau vinaigrée froide ; des injections d'eau vinaigrée froide par la plaie dans la matrice, sont encore indiquées.

Avant de panser la plaie extérieure, on doit procurer l'issue du sang et des eaux de l'amnios (1) qui se seraient épanchées dans l'abdomen. Si la situation que l'on fait prendre à la femme ne suffit pas pour opérer leur évacuation, on peut recourir aux injections d'eau tiède pour nétoyer la surface des viscères.

La plaie de la matrice n'exige aucun pansement. Quant à la plaie extérieure, après avoir fait la ligature des artères ouvertes, s'il y en a qui donnent du sang, on la recouvre d'un large plumaceau de charpie et de compresses soutenus par un bandage de corps fait au moyen d'une serviette pliée en deux ou en trois. Ce pansement doit être réitéré deux ou trois fois le jour pour donner issue aux matières purulentes et pour empêcher leur épanchement dans le bas-ventre. A l'imitation de M. Bacqua, de Nantes, on doit détruire chaque jour les adhérences que l'utérus pourrait contracter avec les intestins et avec les parois abdominales, adhérences qui pourraient avoir des conséquences très-préjudiciables à l'o-pérée.

Du reste, la femme doit être soumise à un traitement éminemment anti-phlogistique.

Une femme étant morte en couches, si l'on a baptisé l'enfant dans la matrice par injection, ou bien si l'on a donné le baptême sur quelque membre qui ait paru au dehors, on ne sera pas pour cela dispensé de faire l'opération césarienne pour plusieurs raisons. D'abord le Rituel Romain veut qu'après l'opération, on réitère le baptême sous côndition, dans le cas où l'enfant n'aurait reçu ce sacrement que sur un membre, parce que, suivant la plupart des théologiens, il n'est pas indifférent que l'enfant reçoive l'eau baptismale sur la tête ou sur quelque membre. Une autre raison est qu'après avoir pourvu à la vie spirituelle de l'enfant, on doit tâcher de lui

______

(1) La plus interne des membranes qui enveloppent le fœtus, contenant une certaine quantité d'eau dans laquelle il nage.

procurer la vie temporelle. Enfin comme il peut y avoir plusieurs fœtus dans la matrice, qui sont tous également dignes de toute notre sollicitude, on doit par l'opération césarienne aller à leur recherche et leur prodiguer les soins qu'ils méritent. J'en ai rencontré deux chez une femme Pitet de la commune de St.-Rémi-des-Monts près Mamers, morte d'une fluxion de poitrine. M. l'abbé Loudière, curé de cette commune, qui m'avait appelé auprès d'elle pour faire l'opération césarienne aussitôt après sa mort, baptisa sous condition ces deux enfans qu'il me fut impossible de rappeler à la vie.

Lorsqu'une femme enceinte est dans un danger de mort imminent, un curé est obligé d'appeler un homme de l'art ou une sage – femme instruite pour pratiquer l'opération césarienne, aussitôt que cette femme aura succombé ou aussitôt que sa mort sera reconnue réelle. S'il ne trouvait personne qui voulût ou qui pût faire cette opération, la charité oblige le ministre de la religion de la pratiquer lui-même (1).

Quelque soit le temps qui se soit écoulé depuis la mort d'une femme enceinte, il ne faut pas se dispenser d'en faire l'ouverture. On aurait tort de s'en rapporter au témoignage de gens de l'art qui affirmeraient que l'enfant est mort. L'expérience démontre que, dans bien des cas, il survit longtemps à sa mère.

Au mois de juillet 1732, une femme enceinte étant morte, deux médecins et deux sages-femmes qui se rencontrèrent auprès d'elle, assurèrent qu'il était inutile de faire l'incision, parce qu'ils ne trouvaient ni chaleur dans la région du bas-ventre, ni aucun mouvement de la part du fœtus, ni aucun signe apparent de vie dans l'enfant. Le chirurgien survint et se récria contre le précédent jugement, et l'incision fut faite environ quinze heures après la mort de la mère. L'enfant fut ôté vivant, fut baptisé et mourut quatre heures après.

En 1737, une femme de Sicile fut assassinée par son mari

(1) Les prêtres ne peuvent jamais être témoins d'un accouchement sans donner du scandale ; ils ne doivent se mêler par eux-mêmes de l'opération césarienne, ou y assister, qu'à la dernière extrémité, et lorsqu'on saura qu'ils ont fait pour l'éviter ce qu'il a dépendu d'eux.

à coups de couteau , dont un pénétra dans la matrice et blessa au pied le fœtus qui y était renfermé. Il fut retiré vivant par l'opération césarienne, qui ne fut pratiquée que quarante-huit heures après la mort de la mère.

La princesse Pauline de Schwarzemberg , dans une fête donnée, il y a environ vingt-neuf ans, à Paris, par l'ambassadeur d'Autriche , son beau-frère, périt des suites d'une brûlure : elle était enceinte, et l'enfant fut trouvé vivant, quoiqu'elle n'ait été ouverte que le lendemain de l'accident.

M. l'abbé Dubois, chanoine de la cathédrale du Mans , fut informé, pendant qu'il n'était encore que vicaire de la paroisse du Pré, qu'une femme enceinte venait de succomber, et que son médecin avait déclaré que l'enfant n'existait plus. N'écoutant que la voix de la charité, ce zélé ecclésiastique courut au domicile de la défunte, et fit appeler aussitôt le médecin, qui refusa de se rendre à son invitation. Une sage-femme du quartier mandée à son tour, pratiqua après quelque résistance , l'opération césarienne et retira du sein de cette femme un enfant vivant que M. l'abbé Dubois baptisa en présence d'un grand nombre de personnes. L'enfant vécut encore quelques instans.

M. le curé de Villaine-la-Carelle, département de la Sarthe , m'a raconté qu'étant allé visiter son confrère de Saône , il apprit, en arrivant, qu'une femme de cette dernière paroisse venait de mourir enceinte ; il engagea le curé de Saône à l'accompagner au domicile de cette femme. Ils s'y rendirent en effet et y furent bientôt rejoints par la sage-femme du lieu qu'ils avaient envoyé chercher. Celle-ci pratiqua, six à sept heures après la mort de cette femme, l'opération césarienne et retira de l'utérus un enfant qui donna des signes de vie bien évidens et qui succomba après le baptême que lui conféra M. le curé de Villaine.

Il nous semble inutile de multiplier davantage les exemples des enfans trouvés vivans dans le sein de leurs mères plus ou moins long-temps après la mort de celles-ci.

Les personnes informées de l'état de grossesse d'une femme qui vient de mourir, sont obligées d'en donner connaissance , afin qu'on puisse, par l'opération césarienne, arracher le fœtus à une mort certaine et lui donner au moins la vie spirituelle.

La crainte d'une diffamation dans le cas de grossesse illégitime, ne dispenserait pas d'en prévenir au moins les personnes qui doivent ordonner la gastro-hystérotomie et celles qui doivent l'exécuter.

Les autorités civiles et judiciaires et les ecclésiastiques doivent user de leur influence pour faire pratiquer l'opération césarienne.

Ceux qui négligent cette opération ou qui s'y opposent, se rendent souvent coupables de plusieurs homicides.

Le synode de Cambray tenu en 1550, et autres, ordonnent de mettre entre les dents de la femme enceinte, à l'instant de la mort, un tube de roseau ouvert par les deux bouts. Au lieu de ce tube, on est généralement dans l'usage de mettre une cuiller entre les dents de la femme dans l'intention d'entretenir le passage de l'air atmosphérique, afin que parvenant dans les poumons de la mère, il puisse profiter à son enfant et prolonger son existence ; mais cette précaution devient tout-à-fait illusoire, puisqu'il n'existe aucune communication entre le fœtus renfermé dans l'utérus et enveloppé de ses membranes, et les voies aériennes de sa mère. L'air qui pénétrerait dans les bronches (1) de celle-ci, chez laquelle la circulation a entièrement cessé, ne servirait à rien pour le fœtus.

Il n'existe point, comme on le croyait autrefois, une communication directe de la mère à l'enfant. L'anatomie démontre que le fœtus ne reçoit pas immédiatement le sang de sa mère, ainsi que les anciens physiologistes le pensaient. Quel est donc l'usage du placenta ? deux opinions différentes partagent les physiologistes ; les uns le regardent comme un organe servant à transmettre les sucs nourriciers de la mère à l'enfant par le moyen d'un tissu spongieux intermédiaire. Suivant eux les artères et les veines utérines viennent s'ouvrir dans les interstices lobulaires du placenta. Le sang oxygéné de la mère y est déposé par les artères utérines et y est absorbé par les radicules multipliées de la veine ombilicale qui le porte

(1) Conduits de l'air.

au fœtus. Après avoir circulé dans les organes de celui-ci et y avoir laissé ses principes nutritifs, ce sang est ramené par les artères ombilicales au placenta, dans ces mêmes interstices, où les veines utérines le puisent et le rapportent à la mère.

D'autres pensent qu'on doit regarder le placenta comme une espèce de poumon où le sang artériel de la mère remplace l'air atmosphérique. Dans cette hypothèse, les vaisseaux ombilicaux du fœtus ne communiqueraient point avec les vaisseaux utérins. Le sang noir du fœtus en contact médiat avec le sang artériel de la mère, lui enlève une petite quantité d'oxygène et passe ensuite dans les radicules de la veine ombilicale, et après s'être dépouillé de cet oxygène dans les organes du fœtus, il est ramené au placenta, comme nous l'avons dit, par les artères ombilicales. Dans ce cas, la circulation fœtale serait tout-à-fait indépendante de la circulation de la mère. La mère ne fournirait au fœtus qu'une certaine quantité d'oxygène nécessaire à l'entretien de sa vie.

Ce qui vient à l'appui de cette hypothèse, c'est que l'enfant peut survivre quelque temps à sa mère. La circulation de la mère ne se faisant plus, celle du fœtus peut encore exister; elle a lieu du placenta au fœtus et de celui-ci au placenta.

La circulation de l'enfant qui a commencé à respirer ne ressemble plus à la circulation du fœtus ; cependant ce mode de circulation ne change pas tout-à-coup après la naissance, parce que le *trou de botal* et le *canal artériel*, servant à la circulation fœtale, se conservent encore quelque temps. C'est pour cela que les enfans nouveau-nés périssent plus difficilement par la suffocation que les adultes ; ce qui est démontré par les observations suivantes :

En 1719, une fille fut enterrée au moment de sa naissance, par sa mère, et exhumée vivante quelques heures après.

En 1764, des parens barbares, après avoir enveloppé dans plusieurs linges leur fille qui venait de naître, l'enfoncèrent dans un tas de paille, d'où elle fut retirée vivante sept heures après.

2.º GASTRO-HYSTÉROTOMIE CHEZ LA FEMME VIVANTE.

Une nécessité impérieuse peut seule autoriser la pratique de la gastro-hystérotomie chez la femme vivante, parce que cette opération fait succomber un peu plus de la moitié des femmes qu'on y soumet. Aussi n'y a-t-on recours que quand la vie de la femme et celle de l'enfant sont immédiatement menacées.

Les circonstances qui nécessitent l'opération césarienne chez la femme vivante sont le rétrécissement extrême des diamètres du bassin, et on peut établir en principe que toutes les fois que le diamètre sacro-pubien n'a que deux pouces et demi, cette opération devient nécessaire ; des exostoses développées à la face interne des os du bassin, des tumeurs squirrheuses ou fibreuses occupant la plus grande partie de cette cavité, des anévrysmes volumineux aux artères iliaques ou aux branches qui en partent ; telles sont les lésions qui peuvent rendre la gastro-hystérotomie nécessaire.

Un calcul vésical considérable, que la tête de l'enfant pousserait devant elle, pourrait encore nécessiter la gastro-hystérotomie ; mais il faudrait, avant d'y avoir recours, s'assurer si la cystotomie vaginale ne serait pas praticable entre les douleurs.

Lorsque la matrice, renfermée dans une hernie ventrale, inguinale ou crurale, s'y est développée avec le produit de la conception, il faut aussi recourir à la gastro-hystérotomie, qui est alors simple et peu dangereuse.

Dans plusieurs cas de difformités monstrueuses du fœtus, il est convenable de pratiquer l'opération césarienne.

Il est des accoucheurs qui conseillent, dans ce dernier cas, de morceller un fœtus incapable de vivre, plutôt que d'exposer la femme aux dangers qu'entraîne la gastro-hystérotomie ; mais outre qu'il n'est pas permis de donner la mort à un être humain quel qu'il soit, le morcellement serait presque aussi dangereux pour la mère que l'opération césarienne.

On doit encore pratiquer la gastro-hystérotomie dans le cas où, le fœtus étant mort, le bassin se trouve si étroit qu'il est impossible de l'extraire autrement que par cette opération ou par le morcellement.

Dans le cas d'obstacles invincibles à la parturition, si la femme ne voulait se soumettre ni à l'opération césarienne ni à la symphyséotomie dont il sera parlé plus tard, elle serait infailliblement victime, ainsi que son enfant, de ce refus opiniâtre. Il est des praticiens qui conseillent alors, pour sauver la mère, de sacrifier l'enfant, après l'avoir ondoyé. C'est, disent-ils, de deux maux choisir le moindre, puisqu'en agissant ainsi on sauve un individu, tandis qu'en s'abstenant du morcellement du fœtus, on voit périr la mère et l'enfant.

Mais nous avons déjà dit qu'il n'était jamais permis de donner la mort à l'enfant. Nous ajouterons que le morcellement du fœtus, dans le cas d'étroitesse extrême du bassin, est presque toujours mortel pour la mère, parce que la main ne pouvant être introduite dans l'utérus, les instrumens sont conduits au hazard et agissent souvent sur les organes de la mère. Voici comment s'exprime à ce sujet M. Giraud (journal de médecine par MM. Corvisart, Leroux et Boyer) : « J'ai vu « pratiquer plusieurs fois cette opération (le déchirement de « l'enfant par lambeaux) par les hommes les plus distingués, « et les femmes ont succombé immédiatement après, etc. »

Je pense qu'il n'est point de femme qui se refuse à l'opération césarienne ou à la symphyséotomie, lorsqu'on lui aura représenté que sa mort est certaine ainsi que celle de son enfant, tandis qu'ils peuvent être sauvés l'un et l'autre par l'une ou l'autre opération. Dans le cas d'un refus obstiné de la part de la femme, je donnerais le baptême à l'enfant, mais je ne pourrais me décider à le sacrifier, lors même que son extraction par lambeaux ne serait pas également funeste à la mère. En suivant le précepte donné par ces praticiens, ce serait presque infailliblement se rendre coupable d'un double homicide.

DE LA SYMPHYSÉOTOMIE.

L'opération césarienne étant si souvent funeste aux femmes sur lesquelles on la pratique, on doit l'abandonner si l'on peut lui en substituer une autre moins dangereuse pour la mère et qui puisse également faciliter la sortie de l'enfant. Aussi, toutes les fois que cela est possible, on la remplace par la symphyséotomie ou section de la symphyse pubienne, dans laquelle on ne divise que les tégumens, les graisses et le cartilage qui unit les deux os pubis.

Cette section est d'autant plus facile que la grossesse est plus avancée, parce que le cartilage gonflé et abreuvé de fluides, offre moins de résistance à l'instrument tranchant. Aussitôt que cette section a eu lieu, les os du pubis s'é- cartent et les diamètres du bassin sont agrandis. Chaque pouce d'écartement des os du pubis donne deux lignes d'é- tendue au diamètre sacro-pubien.

La symphyséotomie ne peut remplacer la gastro-hystéro- tomie :

1.º Lorsque la déformation du bassin est telle que le plus grand écartement des os pubiens ne saurait permettre d'ex- traire l'enfant.

2.º Lorsqu'il existe des tumeurs qui obstruent entièrement la cavité pelvienne.

3.º Lorsqu'il existe une hernie de l'utérus.

Hors ces trois cas, le praticien est libre de choisir entre l'opération césarienne et la symphyséotomie à laquelle il don- nera toujours la préférence.

La symphyséotomie est seule praticable et ne peut être remplacée par l'opération césarienne dans les cas suivans :

1.º Lorsque la tête de l'enfant vivant ayant franchi avec de grandes difficultés le détroit supérieur qui est resserré, ne peut, ni par les efforts de la nature ni par les secours du forceps, traverser le détroit inférieur.

2.º Lorsque le détroit inférieur étant très-resserré, une exos- tose de la base du sacrum s'oppose à ce que la tête, qui est difficilement parvenue dans l'excavation du bassin, puisse être refoulée au-dessus du détroit supérieur.

3.º Lorsque la tête ayant franchi le col de l'utérus et se trouvant à nu dans le vagin, ne peut franchir le détroit inférieur. La gastro-hystérotomie serait infructueuse dans ce cas, parce que le resserrement de l'orifice utérin sur le cou de l'enfant ne permettrait pas à la tête de revenir dans la cavité de la matrice.

4.º Lorsque la tête est tellement enclavée au détroit supérieur qu'il est impossible de la repousser dans l'abdomen et d'appliquer le forceps.

5.º Lorsque l'enfant ayant présenté les pieds, la tête est arrêtée dans l'excavation ou enclavée au détroit supérieur.

6.º Lorsque les fesses, sorties les premières, sont arrêtées dans l'excavation par le rétrécissement du détroit périnéal. En refoulant l'enfant pour aller chercher les pieds, on éprouverait la même difficulté pour les fesses et pour la tête. Gardien, dans ce cas, préfère la section du pubis à la gastro-hystérotomie.

7.º Enfin, lorsque l'enfant étant mort, sa tête s'enclave au détroit supérieur et s'y arrête d'une manière invincible ; la symphyséotomie offrirait dans ce cas moins de dangers pour la mère que le morcellement du fœtus.

Comme nous venons de le voir, toutes les fois que l'étroitesse du bassin n'est point extrême, la symphyséotomie peut remplacer la gastro-hystérotomie et doit lui être préférée.

Nous ne nous occuperons pas ici des procédés opératoires de la symphyséotomie et de la gastro-hystérotomie chez la femme vivante, que l'on trouvera dans un traité d'accouchemens.

DE LA NÉCESSITÉ DE BAPTISER L'ENFANT SUR LA PARTIE QUI SE PRÉSENTE A L'ORIFICE UTÉRIN OU A LA VULVE, DANS CERTAINS ACCOUCHEMENS NATURELS ET DANS LES ACCOUCHEMENS ARTIFICIELS OU CONTRE NATURE.

L'expérience a démontré que sur cent accouchemens, il en est cinq ou six dans lesquels l'enfant vient au monde en présentant les membres abdominaux, ou du moins toute autre partie que la tête, qui force à l'amener par les pieds.

Si l'enfant présente les pieds, les genoux ou les fesses, l'accouchement n'en est pas moins naturel, et il est généralement plus facile et moins douloureux pour la mère, que lorsque la tête s'engage la première ; mais aussi il est plus dangereux pour l'enfant, si surtout la tête éprouve quelques difficultés à franchir les détroits du bassin. Souvent alors l'enfant perd la vie ou naît dans un état de mort apparente, auquel on a donné le nom d'asphyxie des nouveau-nés.

Si l'enfant court des dangers dans cette espèce d'accouchement naturel, sa vie est bien autrement compromise dans l'accouchement artificiel ou contre-nature, où l'on est obligé d'aller à la recherche des pieds. C'est ce qui a lieu, lorsqu'il présente à l'orifice utérin un bras ou une autre partie qui rend l'accouchement impossible, à moins qu'on ait recours à la version de l'enfant.

Il en est de même dans le cas d'hémorrhagie utérine, de convulsions, d'épuisement ou de syncope, d'issue du cordon ou de son défaut de longueur, etc.

Le danger est d'autant plus grand, qu'il y a plus long-temps que les eaux se sont écoulées.

Enfin dans le cas d'enclavement de la tête, et toutes les fois que les diamètres du bassin étant rétrécis, on est obligé d'appliquer le forceps soit à l'un de ces détroits, soit dans l'excavation du bassin, l'enfant est exposé à perdre la vie par la compression du cerveau.

Dans toutes ces circonstances, il est nécessaire, avant de terminer l'accouchement, de baptiser l'enfant sur la partie qui se présente au dehors ou à l'orifice utérin, après la rupture de la poche des eaux.

Dans le cas où aucun organe de l'enfant ne paraît au dehors, on est obligé alors d'introduire un doigt dans le vagin, pour écarter tout ce qui pourrait empêcher l'eau baptismale d'arriver jusqu'à lui, et ce doigt sert de conducteur ou de guide à l'instrument qui doit la porter sur ses organes. On doit surtout s'assurer que les membranes fœtales sont entièrement détruites ou écartées.

Pour ondoyer l'enfant, on peut se servir d'une seringue chargée d'eau naturelle. Si l'on n'avait pas de seringue à sa disposition, on pourrait se servir d'une éponge ou d'un linge imbibé d'eau, que l'on porterait jusqu'à l'enfant au moyen des doigts ou de pinces à pansement, avec lesquels on pourrait facilement promener cette éponge ou ce linge sur la surface de la partie qui se présente.

Dans ces diverses circonstances, comme on n'a pas la certitude de l'existence du fœtus, on ne doit le baptiser que sous condition, en disant : *enfant, si tu es vivant, je te baptise au nom père, et du fils et du saint esprit.*

Cette condition, *si tu es vivant*, deviendrait inutile, si un membre sorti exécutait des mouvemens sensibles, ou si le cordon, paraissant au dehors, offrait des pulsations évidentes.

Si le fœtus se présentait naturellement par les pieds, les genoux ou les fesses, ou pourrait différer le baptême, et ne le donner que dans le cas où la tête éprouverait des difficultés au passage.

DE LA MORT APPARENTE DE L'ENFANT NAISSANT.

L'enfant naît souvent dans un état de mort apparente, et, faute de soins, sa mort peut devenir réelle. Deux causes prochaines peuvent donner lieu à la mort apparente, savoir : l'apoplexie et l'asphyxie.

DE L'APOPLEXIE DES NOUVEAU-NÉS.

On considère l'apoplexie des nouveau-nés comme ayant son siége dans le cerveau : c'est la compression exercée sur cet organe qui produit cet état de mort apparente dans lequel naît l'enfant. C'est une espèce d'assoupissement profond, accompagné de prostration des forces et de perte du sentiment. Cette compression agit en empêchant le cerveau d'obéir à l'action du cœur.

Cet accident survient lorsque l'accouchement a été long et laborieux, que la tête a séjourné long-temps dans l'excavation du bassin, ou que l'on a été obligé d'employer le forceps pour surmonter les obstacles qui s'opposaient à la sortie de la tête. La compression du cou par quelques tours du cordon ombilical, par le col de l'utérus ou par la vulve, peut donner lieu au même accident

Les *signes* ou symptômes, qui caractérisent, cet état, sont les suivans : face livide , violette ou tuméfiée; paupières gonflées, yeux saillans , cou et poitrine vergetés , abolition du mouvement et du sentiment, et par conséquent suspension de la respiration et de la circulation. Le cerveau comprimé ne pouvant obéir à l'action du cœur, ce dernier, à son tour, cesse d'agir parce que son action ne peut subsister long-temps sans l'influence cérébrale.

Traitement. — Le danger imminent auquel est exposé l'enfant qui naît apoplectique , exige les secours les plus prompts.

Il faut couper le cordon ombilical ou la ligature , en cas qu'elle ait été faite; le sang qui s'écoule ou jaillit, dégorge le cerveau et la poitrine , qui en sont sarchargés.

Rarement la section du cordon ombilical produit un dégorgement suffisant pour faire cesser la compression qui anéantit les forces vitales , parce qu'il ne s'écoule souvent que quelques gouttes de sang. On doit alors appliquer une ou deux sangsues derrière chaque oreille , et comprimer légèrement l'abdomen. On plonge l'enfant, jusqu'aux aisselles, dans un bain tiède animé de quelque liqueur spiritueuse, comme le vin , l'eau-de-vie, le vinaigre. A mesure que le sang sort , la circulation et la respiration s'établissent, et la lividité de la face et du corps diminue par degrés.

DE L'ASPHYXIE DES NOUVEAU-NÉS.

L'asphyxie des nouveau-nés est un genre de mort apparente occasionné par la privation de sang rouge ou oxygéné.

On l'observe dans les accouchemens difficiles, surtout dans ceux qui on lieu par les pieds, les genoux ou les fesses. On la voit aussi dans l'accouchement par la tête, lorsque celle-ci est précédée de l'issue du cordon ombilical. La compression du cordon ombilical ou tiraillement de la moëlle épinière sont les causes de cet accident. Dans le premier cas, la circulation de la mère à l'enfant étant interrompue, le cœur de celui-ci ne reçoit plus de sang rouge; celui qu'il envoie au cerveau et aux autres organes, est noir et impropre à entretenir la vie. Le cerveau engourdi par le sang noir ne réagit plus sur le cœur, qui, à son tour, tombe dans l'engourdissement et l'inaction. Cet état persiste après la naissance, parce que le cerveau ne percevant aucune sensation, ne peut mettre en jeu les organes placés sous sa surveillance.

Les tractions exercées sur le cou, lorsque la tête éprouve des difficultés à franchir le bassin, peuvent encore donner lieu à la mort apparente. Il y a alors complication, compression du cordon et tiraillement de la moëlle épinière dans la région cervicale; asphyxie et paralysie. Lors même que le cordon ne serait pas comprimé, la paralysie des nerfs qui partent de la moëlle épinière et vont donner le mouvement aux muscles agens de la respiration, la poitrine ne pouvant se dilater pour recevoir l'air vital, l'asphyxie surviendrait et le cœur cesserait bientôt de se contracter.

Enfin une troisième cause peut donner lieu à l'asphyxie des nouveau-nés; c'est l'occlusion des voies aériennes par des mucosités, par quelques liquides aqueux ou sanguins qui y peuvent pénétrer dans l'accouchement.

L'asphyxie dépend comme on voit, d'une lésion vitale du cerveau, de sorte que ce n'est point à la syncope qu'il faut la rallier, comme l'a fait Gardien. Ce n'est point non plus un genre d'apoplexie, comme le prétendent quelques praticiens ; parce que dans l'accident que nous décrivons, c'est le sang noir ou non revivifié par son contact avec l'oxygène, qui tue ou suspend la vie, tandis que dans l'apoplexie le sang rouge continue d'affluer au cerveau dont il engorge les gros vaisseaux et les vaisseaux capillaires.

Aussi nous ne mettrons point au nombre des causes de l'asphyxie, comme font la plupart des auteurs, la compression de la tête par le bassin rétréci ou par le forceps, ni la compression du cou par le cordon, qui sont des causes d'apoplexie.

Symptômes. — La peau n'est pas colorée comme dans l'apoplexie; souvent même elle est pâle; la muqueuse labiale et buccale est souvent bleuâtre ; la face n'est pas tuméfiée ; les membres sont flasques, la respiration ne s'établit pas, et la circulation est anéantie. Quelquefois cependant on remarque encore quelques battemens de cœur faibles et rares. Il deviennent bientôt plus fréquens et plus réguliers, si l'air pénètre dans les poumons ; si au contraire quelque obstacle s'oppose à l'introduction de ce fluide, ces battemens ne tardent pas à s'anéantir.

Traitement. — Lorsqu'un enfant naît asphyxié, les uns veulent que l'on coupe immédiatement le cordon ombilical, les autres conseillent de le conserver dans toute son intégrité, dans l'intention de rétablir, par ce moyen, la circulation de la mère à l'enfant, comme elle avait lieu lorsqu'il était dans l'utérus. Ils pensent que le sang qui lui arrive par la veine ombilicale est suffisamment oxygéné et propre à exciter l'irritabilité du cœur et à ranimer la vie. *Chaussier* prétend même que si on se hâte, dans ce cas, de couper le cordon, on sacrifie l'enfant trop faible pour être lui-même l'agent de sa circulation. Il veut qu'on retarde la section de ce cordon et qu'on attende à voir si la circulation se rétablit. *Fréteau*, de Nantes, qui conseille aussi de conserver l'intégrité du cordon, le fait mettre, ainsi que l'enfant, dans un bain tiède animé de vin ou autre liqueur spiritueuse. Il place à cet effet, entre les cuisses de la femme, une cuvette pour servir de baignoire. Il est même des praticiens qui conseillent de plonger le placenta après son décollement, dans un bain tiède propre à ranimer l'action vitale des vaisseaux ombilicaux. A. *Petit* et *Levret* avaient conseillé ce moyen et M. *Dorthal* l'a employé plusieurs fois avec succès.

Quoiqu'il ne soit pas probable, dans le cas d'asphyxie, que l'on puisse ranimer par la circulation de la mère ou du placenta, celle de l'enfant, qui est éteinte, il serait prudent de ne pas se presser de couper le cordon et d'employer le bain tiède dont nous avons parlé.

Cependant si l'on ne remarquait pas bientôt des signes du rétablissement de la circulation de la mère à l'enfant, et si le placenta tardait à se décoller, il faudrait faire la section du cordon, et porter l'enfant sur une table où il serait plus commode de lui administrer les soins dans le détail desquels nous allons entrer.

On le couche sur le côté, afin que si les eaux de l'amnios se sont introduites dans les voies aériennes, comme le prétend *Héroldt*, chirurgien de Copenhague, elles puissent s'écouler par leur propre poids. On comprime légèrement la poitrine pour favoriser leur issue. On introduit les barbes d'une plume ou un pinceau de linge, dans l'arrière bouche et dans les narines, pour en extraire les glaires qui peuvent obstruer les voies aériennes. On pourrait tremper ce pinceau ou cette plume dans une dissolution de muriate de soude (sel de cuisine) qui a la propriété de dissoudre et de détacher ces glaires.

On chatouille les narines avec les barbes d'une plume; on frotte la région du cœur et les tempes avec des linges trempés dans une liqueur spiritueuse, telle qu'eau-de-vie, vinaigre, etc.; on frictionne l'épine du dos et les membres avec des linges chauds et secs, ou avec une brosse; on la passe aussi sur la plante des pieds et la paume des mains. L'union directe du cordon ombilical avec le diaphragme fait regarder à *Chaussier* comme avantageux de tirer, de soulever avec précaution cette partie.

On tàche d'introduire de l'air dans les poumons, soit par les narines, soit par la bouche; la première voie paraît la plus sûre; tantôt alors on se sert de la bouche pour souffler dans un tuyau de plume que l'on place dans une narine, et on a soin alors de boucher l'autre narine et la bouche de l'enfant, pour empêcher la sortie de l'air par l'une ou l'autre de ces voies; l'on comprime légèrement, en même temps, le larynx, pour affaisser le conduit des alimens dans lequel, sans cette précaution, l'air pourrait pénétrer. Tantôt on adapte un soufflet à une canulle introduite dans la narine; mais il ne faut pas se servir d'un soufflet de chambre à feu, qui pourrait renfermer de la cendre, de la poussière ou quelque autre corps étranger.

Enfin quand on n'a pas à sa disposition ces instrumens, on peut adapter sa bouche à celle de l'enfant, et faire des insufflations d'air, qui, ayant déjà servi à la respiration, n'est pas, à la vérité, aussi propre à reveiller l'irritabilité des poumons, et à exciter les battemens du cœur.

Quand les poumons sont remplis d'air, il faut en procurer la sortie en comprimant les parois de la poitrine.

On a proposé d'introduire du gaz oxygène pur dans les voies aériennes, comme étant plus propre à exciter l'irritabilité des organes respiratoires.

L'électricité et le galvanisme ont aussi été recommandés. Les frictions ne doivent pas être abandonnées et on peut aussi les faire avec des liqueurs fortes ; l'eau-de-vie paraît la plus avantageuse. On peut aussi en promener dans sa bouche, et la lancer, en forme de pluie, au visage de l'enfant, puis insuffler avec sa bouche dans celle de l'enfant un air chargé de vapeur alcoolique. Ce moyen m'a réussi plusieurs fois.

Il faut beaucoup de persévérance dans l'usage de ces divers moyens. Ce n'est souvent qu'après plusieurs heures de soins assidus, que la vie se ranime, comme je pourrais en donner plusieurs exemples, tirés de ma pratique.

Je choisis entre vingt, celui de l'enfant d'un nommé *Lapointe*, de la commune de Louvigny. L'accouchement avait été laborieux, et l'enfant vint dans un état d'asphyxie complète. Le cordon fut coupé immédiatement, et je mis en usage les frictions sèches et chaudes, les frictions alcooliques avec une brosse, les insufflations d'air avec la bouche, etc. etc. Après trois heures d'un travail assidu, je commençai à apercevoir de rares battemens de cœur. Je continuai l'administration des mêmes moyens, et ce ne fut qu'une heure plus tard, c'est-à-dire, quatre heures après sa naissance, que cet enfant commença à respirer. Il fut porté dans la journée à l'église et mourut le lendemain, environ quinze heures après sa naissance.

DES MONSTRES.

Le vulgaire entend par *monstre* tout individu qui naît avec un vice de conformation apparent, qui offre quelque chose de bizarre, d'extraordinaire ou d'affreux. Le naturaliste donne plus d'extension à la signification de ce mot, et désigne par-là tout être qui vient au monde avec une ou plusieurs défectuosités ou organisations vicieuses.

Le fœtus humain s'organise peu à peu, passe successivement d'une structure simple à une plus compliquée ; il suit, dans son développement, une progression dont tous les degrés sont en rapport avec ceux de l'échelle animale.

C'est d'après ces considérations que Blumenbach, Meckel et Geoffroy-St.-Hilaire, ont érigé en axiôme que les monstruosités sont les résultats d'un retardement de développement. Il suit de cette théorie que si, avant le parfait développement du fœtus, une cause quelconque vient à s'opposer au perfectionnement de ses organes, si une artère de nutrition trop étroite ne fournit que des matériaux nutritifs insuffisans, l'organe privé de nourriture restera peu avancé en organisation, ne subira point les transformations ordinaires, et conservera une parfaite analogie avec le même organe considéré à l'état normal d'un être d'une classe inférieure dans l'échelle animale, tandis qu'un ou plusieurs autres organes, héritiers des matériaux nutritifs qu'il aurait dû recevoir, prendront un accroissement insolite.

Cette théorie nous conduit naturellement à l'examen des diverses causes auxquelles ont été attribuées les monstruosités.

La plupart des auteurs modernes pensent qu'à une certaine époque l'enfant né monstrueux se trouvait bien formé. Mais ils ne sont pas d'accord sur la cause du changement qui survient en lui.

Ceux qui admettent l'emboîtement des germes ont cru à la préexistence des germes monstrueux. Cette théorie n'aurait jamais dû trouver accès dans des têtes religieuses, car c'est insulter la Providence que de lui faire produire, de toute éternité, des germes inaptes à vivre ou du moins à exercer les facultés qui sont les attributs de l'espèce à laquelles ils appartiennent.

Une des opinions les plus généralement répandues, est celle qui attribue les monstruosités à l'influence exercée sur le fœtus, par l'imagination de la mère. De là, vient qu'on a presque toujours cru trouver dans les taches cutanées de naissance, connues sous le nom d'*envies*, des ressemblances avec des objets que la mère prétendait avoir désirés vivement pendant la gestation, ou qui avaient frappé fortement son imagination.

« Quand un monstre survient au sein d'une famille, dit

» Geoffroy-St-Hilaire, il étonne, excite et trouble toutes les
» imaginations. Cet événement s'empare surtout des sentimens
» et de toutes les facultés de sa mère, que le spectacle de son
» enfant dégradé, porte à un retour sur elle-même, et qui
» succombe presque toujours sous l'humiliation d'avoir ainsi
» fourni le sujet de la plus rare et de la plus affligeante
» exception. Cette infortunée, sans songer que ses habitudes
» intellectuelles et ses connaissances très-bornées la rendent
» peu propre à aborder un aussi grave sujet de méditation,
» ne se donne, au contraire, pas de cesse, qu'elle n'ait dé-
» couvert ce qui l'aura extraordinairement agitée durant sa
» grossesse, et ce qui aura causé, par conséquent, le déve-
» loppement désordonné de l'être que ses flancs ont porté. La
» part qu'elle a à l'événement, les agitations de son esprit,
» qui l'y ramènent sans cesse, et un certain besoin d'en
» parler continuellement, font qu'elle se persuade, qu'à sa
» seule perspicacité est réservé d'en dénoter la véritable
» cause........ Ces opinions particulières, conçues et propa-
» gées dans de semblables conjonctures, ont successivement
» servi à fonder la croyance populaire, touchant l'influence
» des *regards* sur le développement d'un embryon. »

Les monstruosités n'ont jamais de ressemblance parfaite
avec l'objet dont la femme prétend que son imagination a été
frappée; la ressemblance n'existe que pour les yeux prévenus
d'un vulgaire ignorant. Ce n'est jamais qu'après l'événement
que la femme parle d'un rapport entre la difformité de son
enfant et l'objet qui a tendu son esprit. Jamais, jusqu'à ce
jour, aucune monstruosité n'a été prédite d'après la connaissance qu'on pouvait avoir de l'objet qui avait ébranlé l'imagination de la mère. J'ai connu des femmes qui ont été tour-
mentées pendant toute leur grossesse de l'idée que leurs
enfans présenteraient une monstruosité semblable à un objet
qui les avait beaucoup occupées, sans que leurs enfans aient
offert ni taches ni difformités. D'ailleurs; cette théorie n'expli-
querait pas pourquoi des animaux auxquels on pourrait difficilement accorder quelque imagination, sont, comme l'homme,
susceptibles de présenter des monstruosités.

Aujourd'hui, les physiologistes laissant de côté tous les anciens systêmes sur la génération, attribuent les monstruosités à des altérations accidentelles que le fœtus éprouve dans l'utérus. Mais ils ne sont pas encore d'accord sur les causes de ces altérations : les uns les attribuent à des influences mécaniques, les autres à des influences morbifiques.

Geoffroy-St.-Hilaire attribue aux brides étendues du fœtus à ses enveloppes toute distorsion, toute dilacération observée dans les fœtus monstrueux. Ces brides résultent des adhérences entre le fœtus et ses membranes, lorsque celles-ci viennent à se vider, par accident, du liquide qu'elles renferment. Il arrive à un rameau artériel de l'embryon de prolonger ses branches terminales sur le placenta. L'organe auquel était destiné cette artère ne croîtra plus, et il deviendra, pour cette raison, monstrueux par retardement de l'enveloppe. Geoffroy-St.-Hilaire prétend qu'à une époque avancée de la grossesse, les brides se détruisent, parce que le fœtus devient très-lourd, et que sa plus grande vitalité l'expose à des sursauts brusques et violens qui opèrent leur rupture. Des-lors, dit-il, le fœtus est rendu à ses conditions normales. Il ne tarde pas à être entouré partout des eaux de l'amnios, et les tégumens communs se répandent sur les places qui en étaient dépourvues.

Beaucoup d'auteurs ont attribué les monstruosités et notamment les acéphalies, à des maladies éprouvées par le fœtus. Béclard et Dugès partagent cette opinion. Le premier admet pour cause, l'acéphalie, l'atrophie de la moëlle épinière produite par une maladie accidentelle développée chez le fœtus au commencement de la vie intra-utérine. Dugès pense que l'admission d'une maladie antérieure explique clairement différentes difformités du crâne et du rachis, et qu'elle fournit les moyens de rendre raison de toutes leurs variétés, beaucoup mieux que ne pourrait le faire la supposition d'un vice originel ou d'un développement imparfait.

L'hydropisie du cerveau et de la moëlle rachidienne est la cause à laquelle les partisans de cette théorie attribuent ces sortes de lésions. Cette hydropisie se développe dans les ventricules du cerveau; elle distend les hémisphères de cet organe , écarte et déjette les os du crâne et du rachis , ainsi que les tégumens : la hernie ou l'atrophie du cerveau peuvent en être le résultat.

On trouve quelquefois plusieurs têtes sur un même tronc , ou plusieurs troncs pour une seule tête. On rencontre aussi quelquefois deux enfans unis par quelques-unes de leurs parties , de manière à ne former qu'un tout. On a vu jusqu'à six ou sept extrémités , soit supérieures soit inférieures sur le même sujet. Buffon rapporte, dans son histoire naturelle, que deux filles nées à Tzoni en Hongrie, en 1701 , étaient unies par les reins , et qu'elles vécurent jusqu'à 21 ans. Elles eurent à la même époque les maladies éruptives, telles que la rougeole et la variole; elles étaient réglées en même temps. L'une d'elles fut atteinte d'une maladie aigue et succomba ; l'autre expira presque en même temps, quoiqu'elle eût paru éprouver peu d'altération dans sa santé pendant la maladie de l'autre.

Les monstres embarrassent beaucoup , soit pour l'accouchement , soit pour l'administration du baptême.

Si l'on voit quelquefois des fœtus adhérens entre eux ou des monstres de toute autre nature, naître heureusement par la voie ordinaire , il arrive souvent que leur difformité s'y oppose, et on ne peut alors les extraire que par démembrement ou morcellement. Mais nous avons déjà dit que le morcellement des fœtus ne serait permis qu'autant qu'on aurait la certitude de leur mort, et que, d'ailleurs, cette dilacération était extrêmement dangeureuse, pour ne pas dire mortelle, pour la mère. Il vaudrait donc mieux alors avoir recours , dans ce cas, à la section pubienne ou à l'opération césarienne.

DU BAPTÊME DES MONSTRES.

Si le monstre a deux têtes et deux corps, on doit successivement conférer le baptême à l'une et l'autre tête , et, dans le cas où l'on ne pourrait pas faire parvenir l'eau baptismale jusqu'aux deux têtes, on ondoyerait les deux corps comme si c'était deux enfans séparés. Dans le cas où le monstre aurait deux têtes et un seul corps, ou deux corps et une seule tête, il faudrait aussi donner deux baptêmes , en disant : *Si tu es homme et si tu vis, je te baptise*, etc. *Si tu es un autre homme et si tu vis, je te baptise*, etc.

Lorsque le monstre est un acéphale, on doit encore le baptiser, en disant : *Si tu vis et si tu es homme, je te baptise*, etc. Cette dernière espèce de monstre, mourant presqu'en naissant, doit être baptisé avant la section du cordon ombilical, seul lien qui l'attache à la vie.

Je n'entrerai point dans le détail de ces histoires rapportées par une foule d'auteurs, desquelles il résulterait que des animaux bien caractérisés ont été engendrés par des femmes, ou que des hommes bien formés sont sortis du sein de différens animaux. Je doute qu'il puisse résulter une conception de la copulation de l'homme avec la brute ou d'un animal avec la femme, à moins que ce ne soit avec quelques espèces de singes. Je pense, avec les auteurs modernes, que les observations recueillies par les anciens, ont été faites avec prévention, et je ne balancerais pas à conférer le baptême conditionnellement à tout monstre sorti du sein de la femme, quelque ressemblance qu'il eût avec la brute.

Si cependant il était indubitable que cette production vint d'un commerce de bestialité, les théologiens estiment qu'elle n'aurait rien d'humain, et ne devrait pas être baptisée, qu'au contraire, un être provenant de l'homme et de la bête devrait l'être, parce que le pincipe générateur constitue l'espèce.

Aurai-je besoin de dire ici qu'il est défendu de donner la mort à tout monstre issu de la femme, quelque difforme qu'il soit ? En agir ainsi, serait se rendre coupable d'homicide.

DE LA DÉLIVRANCE ET DE L'HÉMORRHAGIE UTÉRINE.

Souvent appelés auprès des femmes en couches pour leur donner les secours spirituels dans un danger réel ou apparent, les ecclésiastiques peuvent encore leur être utiles sous un autre rapport : ils peuvent par leurs conseils éclairer une matrone ignorante dont les soins, loin d'être salutaires, deviennent souvent nuisibles. Il ne sera donc point inutile ici d'entrer dans quelques détails sur la délivrance et sur l'hémorrhagie qui la précède ou lui succède quelquefois.

On entend par délivrance l'expulsion ou l'extraction du placenta et des membranes. De là, la distinction de la délivrance en naturelle et en artificielle.

DE LA DÉLIVRANCE NATURELLE.

La délivrance naturelle est celle qui a lieu par les seules contractions de l'utérus. Elle comprend deux temps : celui du décollement du placenta et celui de son expulsion. La matrice seule par ses contractions opère le décollement de cette masse, en détruisant ses adhérences ; elle en opère seule aussi l'expulsion, ou de légères tractions exercées alors sur le cordon ombilical suffisent pour l'amener au-dehors.

La délivrance naturelle se fait quelquefois immédiatement après l'accouchement ; dans d'autres circonstances, elle se fait attendre plus ou moins long-temps, suivant le degré de force contractile que conserve l'utérus.

On ne doit exercer de tractions sur le cordon ombilical qu'autant que l'utérus se contracte, ce que l'on reconnaît à une tumeur plus ou moins volumineuse et dure, que l'on sent à travers les parois du bas-ventre dans la région hypogastrique, c'est-à-dire entre l'ombilic et le pubis. Pour favoriser les contractions de cet organe, il est nécessaire de faire sur le bas-ventre avec la main des frictions qu'un aide continue, pendant qu'on tire soi-même sur le cordon. Pour exercer cette traction, on saisit l'extrémité du cordon que l'on entortille autour des doigts d'une main garnie de linge, pour qu'il ne glisse pas ; avec cette main on tire horizontalement, pendant que deux ou trois doigts de l'autre, introduits derrière le pubis, poussent le cordon en arrière et servent de poulie de renvoi, pour entraîner le placenta suivant l'axe du bassin, axe qui vient tomber entre le coccyx et l'anus.

Mais si l'on exerce ces tractions avant que l'utérus soit sorti de son engourdissement, avant d'avoir sollicité et déterminé ses contractions, on s'expose a renverser la matrice. Si l'utérus étant contracté légèrement, on exerce des tractions fortes et non méthodiques, on court le risque de rompre le cordon ou de décoller partiellement le placenta, et alors il peut en résu'ter une hémorrhagie plus ou moins grave. Pour éviter ces inconvéniens, il faut donc faire des frictions sur le bas-ventre, et attendre patiemment que la matrice se contracte et tende à expulser le placenta.

DE LA DÉLIVRANCE ARTIFICIELLE.

Il est des circonstances où l'on ne doit pas abandonner à la nature l'expulsion du placenta. L'hémorrhagie utérine, soit qu'elle vienne du décollement partiel du placenta, soit qu'elle tienne à l'inertie ou relâchement de la matrice, est la cause la plus urgente d'une délivrance prompte. Tout retard dans ce cas peut entraîner la perte de la vie. C'est alors que le ministère d'un accoucheur ou d'une accoucheuse habiles devient nécessaire. C'est alors que la main doit être introduite dans l'utérus pour en detacher le placenta et l'entraîner au-dehors avec les caillots de sang qui s'y trouvent épanchés.

DE L'HÉMORRHAGIE UTÉRINE.

L'hémorrhagie utérine qui survient après l'accouchement tient à diverses causes; tantôt elle est produite par le décollement incomplet du placenta, ou par la présence d'une portion du placenta, qui s'est déchiré lors de l'extraction de celui-ci, tantôt à l'inertie de la matrice.

L'hémorrhagie utérine par inertie est apparente ou cachée. Si le col participe à l'inertie du corps de l'utérus, si l'orifice utérin n'est bouché par aucun corps étranger, le sang fourni par les vaisseaux de ce viscère qui restent béans, s'écoule au-dehors; mais si le col se contracte pendant que le fond et le corps sont sans action, ou s'il est bouché par une portion du placenta, ou par des caillots, le sang qui s'écoule des vaisseaux de l'utérus est retenu dans sa cavité, et peut dilater cet organe au point de lui faire acquérir le même volume qu'avant l'accouchement.

Les symptômes qui se manifestent lors d'une perte ou hémorrhagie interne, sont les suivans : pâleur du visage, yeux ternes, éblouissemens, tintemens d'oreilles, faiblesse de la voix, pouls faible, syncope; si l'on porte la main sur la région hypogastrique, on découvre que le globe utérin est mollasse et distendu.

Si l'hémorrhagie est externe, on a un signe de plus qui est l'écoulement du sang au-dehors.

Si le placenta n'est pas encore sorti, la première indication qui se présente est d'obtenir son expulsion ou d'opérer son extraction. Dans ce cas, ou la perte est peu considérable, ou elle l'est beaucoup ; si elle est peu considérable, on doit solliciter les contractions utérines par les frictions fortes sur l'abdomen, par l'application de compresses trempées dans de l'eau vinaigrée très-froide, par l'irritation de l'orifice de la matrice au moyens des doigts d'une main introduite dans le vagin. On établit un courant d'air, en ouvrant porte et fenêtres ; on découvre la malade, etc.

Si l'hémorrhagie est considérable et que le placenta soit détaché, on tire fortement sur le cordon avec les précautions indiquées ci-dessus. Mais si le placenta n'est pas décollé, il faut introduire une main dans l'utérus pour détruire ses adhérences et l'extraire, tandis que l'autre main appuyée sur le bas-ventre soutient l'utérus.

Si la perte ne se déclare qu'après la délivrance, les frictions, les applications de compresses imbibées d'eau vinaigrée froide, sur le ventre, la glace ou la neige appliquée de la même manière, les lavemens d'eau froide, les injections d'eau froide, animée de vinaigre, dans l'utérus, tous ces moyens doivent être mis en usage pour exciter la contractilité de cet organe engourdi.

On a proposé de coucher la femme par terre, et de lui jeter des sceaux d'eau froide sur le ventre.

On a proposé encore d'introduire dans la matrice une éponge imbibée d'eau vinaigrée froide ou un citron percé préalablement de petits trous dans toute sa circonférence, et de l'y tenir avec la main jusqu'à ce que ce viscère se contracte dessus, après avoir toutefois évacué le sang épanché. L'utérus, stimulé par l'acide de l'un ou de l'autre de ces deux corps, se resserre dessus, et y trouve un point d'appui. Ce n'est quelquefois que long-temps après que l'utérus chasse cette éponge ou ce citron.

Les pertes de ce genre demandent de l'habilité , du sang-froid qu'on ne peut espérer de trouver dans ces prétendues sages-femmes de campagne , qui, le plus ordinairement, emploient les moyens propres à déterminer les hémorrhagies. Ainsi nous les voyons hâter la délivrance, rompre le cordon , coucher la femme dans un lit bassiné, l'entourer de chaufferettes , de briques chaudes et la charger de couvertures , lui donner presque aussitôt une rôtie au vin , ou autres alimens également nuisibles. Aussi que de victimes ne font–elles pas ?

Ce ne sont pas là les seuls abus qui se commettent fréquemment dans les villes et dans les campagnes. Il en est trois principaux que nous devons signaler ici avant de terminer.

1.º Dès qu'un malade a reçu les derniers sacremens, il arrive souvent qu'on ne lui administre plus aucun remède , et qu'on lui donne même des boissons ou des alimens contre-indiqués par la nature de sa maladie.

2.º Dans la persuasion qu'un malade abattu par la fièvre ou dans un état voisin de l'agonie , ne jouit plus des facultés de l'entendement, on se permet de parler hautement en sa présence de sa fin prochaine. Plusieurs convalescens m'ont dit avoir eu la douleur d'entendre, dans le fort de leur mal, prononcer ainsi leur condamnation.

3.º Aussitôt après le trépas d'une personne, on se hâte, dans certaines contrées, de lui boucher toutes les ouvertures, sans oublier celles des voies de la respiration , avec du linge ou des étoupes , pour empêcher le dégagement de gaz fétides et la sortie des matières excrémentitielles , ensorte que si cette personne n'était qu'asphyxiée , sa mort serait bientôt réelle. On se hâte de l'ensevelir pendant qu'elle est encore chaude.

Dans les hôpitaux , les infirmiers portent le cadavre dans l'ensevelissoir immédiatement après trépas ; ils le jettent par terre ou le déposent sur une table où il se refroidit , tandis qu'on devrait le réchauffer et chercher à le rappeler à la vie qui pourrait n'être pas entièrement éteinte. En voici un

exemple que nous fournit la *Gazette du Maine* dans son nu-
méro du 16 avril 1833 : « Un fait curieux qui est assez grave,
» malgré sa physionomie plaisante, s'est passé ces jours der-
» niers à Lyon. Un jeune dragon du 12.ᵉ, qui se trouvait à
» l'hôpital, est enlevé de son lit comme mort et transporté au
» dépôt des cadavres, où il fut jeté avec les morts de la jour-
» née et de la veille. Au bout d'un certain temps, le jeune
» soldat qui est d'une constitution athlétique, se réveilla sous
» une impression de froid assez douloureuse pour lui faire
» jeter d'énergiques juremens : S....., dit-il, que de morts !
» l'affaire a été chaude. Il se releva enfin et alla reprendre sa
» place à l'hôpital, d'où il est parti depuis plein de vie et de
» santé. »

FIN DE LA TROISÉME PARTIE.

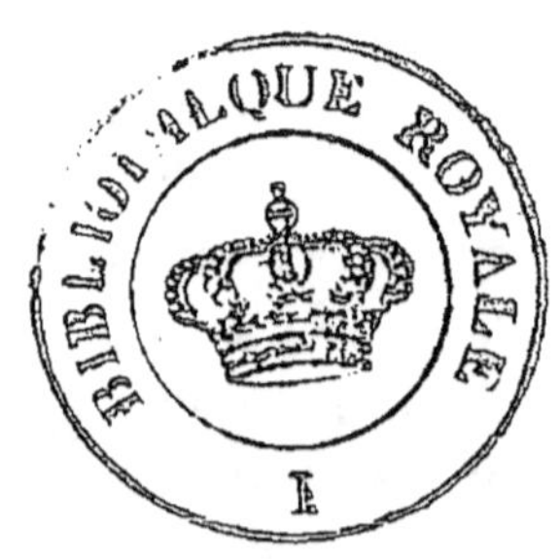

APPENDICE.

L'Appendice comprendra l'Analyse chimique des poisons, un Dictionnaire des principales expressions techniques employées dans cet ouvrage, et enfin les formules qui s'y trouvent prescrites.

ANALYSE CHIMIQUE DES POISONS.

L'objet que nous nous proposons ici consiste seulement à indiquer la manière de reconnaître la nature des substances vénéneuses les plus répandues et par conséquent les plus usitées.

Nous divisons les poisons en quatre classes bien distinctes, suivant l'état qu'ils affectent, et le règne auquel ils appartiennent.

1.re Classe. Poisons organiques solides.

2.e Classe. Poisons inorganiques solides.

3.e Classe. Poisons liquides.

4.e Classe. Poisons gazeux.

Dans la question d'empoisonnement, le premier problème qui se présente à résoudre est le suivant; mais alors nous supposons que les symptômes de l'empoisonnement n'ont rien appris sur la nature du poison, et que l'on a à sa disposition une partie de la substance vénéneuse.

PROBLÈME GÉNÉRAL.

Art. 1.er   Supposons d'abord que le poison soit solide, on en mettra une partie sur une plaque de fer chauffée jusqu'au rouge brun. S'il se dégage une fumée ayant l'odeur de vinaigre, ou de caramel, ou de corne qui brûle; et si en général, il laisse un résidu charbonneux; ou bien, si, caractérisé par les mêmes odeurs, il ne laisse aucun résidu noir de charbon, le poison appartiendra à la première classe.

Art. 2.e   Supposons, maintenant, que le poison traité comme l'indique l'article 1.er, n'éprouve aucune altération, ou se boursoufle, ou se volatilise en totalité ou en partie; mais que, dans aucun cas, il ne répande l'odeur de vinaigre, de caramel, ou de corne qui brûle; on sera certain qu'il appartiendra à la 2.e classe.

Art. 3.e   Supposons encore que le poison se présente sous la forme liquide, il sera dès-lors caractérisé, et fera partie de la 3.e classe.

26

Art. 4.e   Supposons, enfin, que le poison soit gazeux, c'est-à-dire qu'il
affecte la forme de l'air atmosphérique, il est évident qu'il
appartendra à la 4.e classe.

PREMIÈRE CLASSE.

—

POISONS ORGANIQUES SOLIDES.

Les poisons qui composent cette classe, et dont nous devons nous occuper ici, sont peu nombreux, et peuvent être partagés en trois ordres.

Ier ORDRE.

Poisons solides blancs ou blancs-jaunâtres, rougissant la teinture bleue de tournesol.	Acide oxalique. Acide tartrique. Acétate de plomb. (A) Tartrate de potasse et d'antimoine (émétique).

IIe ORDRE.

Poisons solides blancs ou blancs-jaunâtres, ne rougissant pas la teinture bleue de tournesol.	Sous-acétate de plomb. Camphre. Strycnine. Morphine. Picrotoxine.

IIIe ORDRE.

Poisons solides colorés en rouge, bleu, ou vert-bleuâtre.	Acétate de cuivre. Vert-de-gris artificiel. Poudre de Rousselot.

POISONS DU 1.er ORDRE.

Art. 5.e   L'acide oxalique a une saveur acide très-forte; forme, dans
l'eau de chaux, un précipité blanc insoluble dans un excès d'a-
cide. — (B)

Art. 6.e   L'acide tartrique a une saveur acide très-forte, produit dans
l'eau de chaux un précipité blanc qui se redissout par un excès
d'acide. —

Art. 7.e   L'acétate de plomb a une saveur métallique sucrée; dissous
dans l'eau distillée, il précipite en blanc par l'acide sulfurique,
en noir par l'acide hydro-sulfurique, et en jaune par l'hydriodate de potasse. —

(A) Il peut arriver que l'acétate de plomb ne rougisse pas la teinture bleue de tournesol.
Voyez art. 9, la manière de le distinguer du sous-acétate de plomb.

(B) Le signe — indique que le poison est reconnu.

Art. 8.ᵉ   Le tartrate de potasse et d'antimoine (émétique) en dissolution dans de l'eau, précipite en orangé par l'acide hydro-sulfurique ; il se dissout dans l'acide hydrochlorique , et la dissolution précipite en blanc par l'eau. —

POISONS DU II.ᵉ ORDRE.

Art. 9.ᵉ   Le sous-acétate de plomb jouit des mêmes propriétés que l'acétate de plomb (art. 7). On le distingue de ce dernier, en ce que traité à chaud par un huitième de son poids de vinaigre , il n'acquiert point la faculté de rougir la teinture bleue de tournesol. —

Art. 10.ᵉ   Le camphre a une odeur particulière qui le caractérise ; d'ailleurs, il est peu soluble dans l'eau , très-soluble au contraire dans l'alcool, dont il est précipité dans l'eau.—

Art. 11.ᵉ   La strycnine, suivant qu'elle est pure ou impure, ne rougit pas, ou rougit par son contact avec l'acide nitrique. Dans tous les cas, elle sera caractérisée, parce qu'elle est d'une amertume insupportable, qu'elle ne se dissout pas complètement dans 2000 parties d'eau bouillante, et qu'elle se dissout entièrement dans 3000 parties. —

Art. 12.ᵉ   La morphine devient rouge par son contact avec quelques gouttes d'acide nitrique. Elle exige environ 6000 parties d'eau bouillante pour se dissoudre entièrement. —

Art. 13.ᵉ   La picrotoxine a une saveur excessivement amère ; elle ne rougit pas par l'acide nitrique, et se dissout entièrement dans 5o parties d'eau bouillante. —

POISONS DU III.ᵉ ORDRE.

Art. 14.ᵉ   L'acétate de cuivre est d'une couleur bleue foncée. —
Art. 15.ᵉ   Le vert-de-gris artificiel est d'un vert bleuâtre. —
Art. 16.ᵉ   La poudre de Rousselot est rouge ; mise sur des charbons incandescens, elle répand une légère odeur alliacée ; chauffée dans un tube de verre avec de la potasse , elle donne du mercure métallique. —

II.ᵉ CLASSE.

POISONS INORGANIQUES SOLIDES.

Les poisons de cette classe se divisent en six sections , d'après leur couleur, leur consistance et leur solubilité dans l'eau. Chaque section est subdivisée en ordres (c)

(c) Lorsqu'il s'agira de constater la solubilité d'un poison, ou de faire une dissolution, on se servira toujours d'eau distillée. L'eau ordinaire devient impropre en raison des substances étran-

1.ᵉʳ Section. Poisons blancs ou blancs-grisâtres *solubles* dans l'eau distillée.

2.ᵉ Section. Poisons blancs ou blancs-grisâtres, *insolubles* dans l'eau distillée.

3.ᵉ Section. Poisons colorés en noir, vert, bleu ou gris, *solubles* dans l'eau distillée.

4.ᵉ Section. Poisons colorés en noir, vert, bleu ou gris, *insolubles* dans l'eau distillée.

5.ᵉ Section. Poisons colorés en rouge, jaune, jaune-rougeâtre, brun, orangé, *soluble* dans l'eau distillée.

6.ᵉ Section. Poisons colorés en rouge, jaune, jaune-rougeâtre, brun, orangé, *insoluble* dans l'eau distillée.

PREMIÈRE SECTION.

—

Poisons inorganiques solides, blancs ou blancs-grisâtres, solubles dans l'eau distillée.

Iᵉʳ ORDRE.

Poisons dissous qui ne précipitent point par l'acide hydro-sulfurique, le sous-carbonate de potasse, et qui ne font point effervescence par le vinaigre.	Acide phosphorique. [2] Oxide blanc d'arsenic (ᴅ). Arsénites de potasse et de soude. Arséniates de potasse et de soude. Hydrochlorate d'ammoniaque. Potasse caustique pure. Soude caustique pure.

II.ᵉ ORDRE.

Poisons dissous qui ne précipitent point par l'acide hydro-sulfurique, le sous-carbonate de potasse, mais qui font effervescence par le vinaigre.	Sous-carbonate d'ammoniaque. Potasse caustique aérée. Soude caustique aérée. Sous-carbonate de potasse. Sous-carbonate de soude.

gères qu'elle contient. Pour reconnaître alors si un poison est soluble, on le mettra dans 10 à 12 fois son poids d'eau distillée à la température ordinaire; si la dissolution ne s'opère pas complètement, on chauffera le mélange; et si enfin le poison ne se dissout pas au moins d'une manière très-sensible, on le considérera comme étant insoluble.

(ᴅ) Il arrivera quelquefois que le même poison se rencontrera dans plusieurs sections, ou ordres. Cette précaution résulte de ce que le caractère distinctif peut être équivoque dans certains cas. C'est ainsi, par exemple, que nous plaçons l'oxide blanc d'arsénic dans le 1.ᵉʳ et le 4.ᵉ ordre de la 1ʳᵉ section, parce que la couleur jaune que l'acide hydro-sulfurique forme tout-à-coup dans sa dissolution peut être considérée comme un précipité, suivant les uns, tandis que d'autres penseront le contraire. Le chiffre qui précède le nom du poison indique que le caractère distinctif est douteux, et que la substance dont il s'agit est répétée autant de fois que l'indique le chiffre.

IIIe ORDRE.

Poisons dissous qui ne précipitent point par l'acide hydro-sulfurique, qui ne font point effervescence par le vinaigre, mais qui précipitent en blanc par le sous-carbonate de potasse.	Hydrochlorate de baryte. Baryte pure. Chaux pure. Strontiane pure.

IVe ORDRE.

Poisons dissous qui précipitent par l'acide hydro-sulfurique en blanc. jaune, noir ou brun-noirâtre.	[2] Oxide blanc d'arsenic. Sublimé-corrosif. Proto-nitrate de mercure. Deuto-nitrate de mercure. Nitrate d'argent non fondu. Nitrate de plomb, Nitrate de bismuth. Sulfate de zinc.

POISONS DU Ier ORDRE.

Art. 17.e   L'acide phosphorique, mêlé avec trois parties de charbon, et chauffé fortement dans un creuset, donne du phosphore qui s'enflamme, et répand dans l'air des vapeurs blanches épaisses dont l'odeur est alliacée. —

Art. 18.e   L'oxide blanc d'arsénic, réduit en poudre, ressemble à la farine ; mis en contact avec des charbons incandescens, il se volatilise en répandant des vapeurs blanches d'une odeur d'ail ; sa dissolution devient jaune tout-à-coup par l'acide hydro-sulfurique, après quoi elle laisse déposer des flocons. —

Art. 19.e   Les arsénites de potasse et de soude précipitent en vert par le sulfate de cuivre, en jaune par l'acide hydro-sulfurique à l'aide de quelques gouttes d'acide nitrique. Enfin, l'acide nitrique les précipitent sous forme de poudre blanche. —

Art. 20.e   Les arséniates de potasse et de soude précipitent en blanc-bleuâtre par le sulfate de cuivre ; calcinés avec le charbon dans un creuset, ils produisent des vapeurs blanches dans l'air, phénomène que présentent également les arsénites (Art 19). Traité par l'acide nitrique à la température ordinaire, leur dissolution n'éprouve aucun changement, du moins dans l'espace de quelques minutes. —

Art. 21.e   L'hydrochlorate d'ammoniaque, mêlé avec un peu de chaux humectée, dégage à l'instant même une odeur vive et pénétrante (alcali volatil), capable de verdir la couleur bleue de la violette. Sa dissolution donne, avec le nitrate d'argent, un précipité blanc, soluble dans l'ammoniaque liquide en excès. —

ART. 22.ᵉ   La potasse caustique pure (pierre à cautère), en dissolution, ne précipite par aucun acide minéral ; elle verdit le sirop de violette, et produit un précipité jaune serin avec l'hydrochlorate de platine. —

ART. 23.ᵉ   La soude caustique pure, en dissolution, ne précipite par aucun acide minéral, elle verdit le sirop de violette ; mais elle diffère de la potasse caustique, en ce qu'elle ne précipite point par l'hydrochlorate de platine. —

POISONS DU II.ᵉ ORDRE.

ART. 24.ᵉ   Le sous-carbonate d'ammoniaque est odorant; mêlé avec un peu de chaux humectée, il dégage une odeur vive et pénétrante (alcali volatil). —

ART. 25.ᵉ   La potasse caustique aérée (pierre à cautère légèrement carbonatée) ne fait qu'une très-faible effervescence par le vinaigre. Du reste, elle se comporte comme il est dit art. 22. —

ART. 26.ᵉ   La soude caustique aérée (soude caustique légèrement carbonatée) ne fait qu'une très-faible effervescence par le vinaigre. Du reste, elle jouit des propriétés indiquées à l'art. 23. —

ART. 27.ᵉ   Le sous-carbonate de potasse fait une très-vive effervescence avec le vinaigre. Il se comporte, du reste, comme il est dit, art. 22. —

ART. 28.ᵉ   Le sous-carbonate de soude fait une très-vive effervescence avec le vinaigre, et jouit des autres propriétés indiquées dans l'article 23. —

POISONS DU III.ᵉ ORDRE.

ART. 29.ᵉ   L'hydrochlorate de baryte ne verdit pas le sirop de violette ; il précipite en blanc par l'acide sulfurique, et par le nitrate d'argent; dans le premier cas, le précipité est insoluble dans un excès d'acide sulfurique ; et, dans le second cas, il se redissout dans l'ammoniaque liquide. —

ART. 30.ᵉ   La baryte verdit le sirop de violette ; dissoute dans 400 parties d'eau, elle forme, par l'acide sulfurique, un précipité blanc insoluble dans un excès d'acide. —

ART. 31.ᵉ   La chaux verdit le sirop de violette ; dissoute dans 400 parties d'eau, l'acide sulfurique ne trouble pas la dissolution : l'acide oxalique au contraire, y forme un précipité : traitée par l'acide hydrochlorique, elle produit un hydrochlorate déliquescent. —

ART. 32.ᵉ   La strontiane verdit le sirop de violette ; elle se comporte comme il est dit, article 31, à cela près cependant que son hydrochlorate n'est pas déliquescent, et qu'il communique à l'alcool la propriété de brûler avec une flamme purpurine. —

POISONS DU IV.ᵉ ORDRE.

Aʀt. 33.ᵉ   L'oxide blanc d'arsenic. (*Voyez* l'article 18).

Aʀt. 34.ᵉ   Le sublimé-corrosif donne un précipité jaune serin avec la potasse caustique ; avec l'ydriodate de potasse, un précipité rouge qui se redissout dans un excès d'hydriodate ; avec le nitrate d'argent, un précipité blanc soluble dans un excès d'ammoniaque liquide. —

Aʀt. 35.ᵉ   Le proto-nitrate de mercure précipite en noir par l'acide hydro-sulfurique, et par la potasse caustique ; en jaune-verdâtre par l'hydriodate de potasse, mais il ne précipite pas par le nitrate d'argent. —

Aʀt. 36.ᵉ   Le deuto-nitrate de mercure précipite en noir par l'acide hydro-sulfurique, et la potasse caustique ; en rouge par l'hydriodate de potasse, mais il ne précipite pas par le nitrate d'argent. —

Aʀt. 37.ᵉ   Le nitrate d'argent non fondu est blanc, précipite en brun noirâtre par l'acide hydro-sulfurique, en olive par la potasse caustique, en blanc par l'acide hydrochlorique, et dans ce cas le précipité se redissout dans l'ammoniaque liquide. —

Aʀt. 38.ᵉ   Le nitrate de plomb précipite en noir par l'acide hydro-sulfurique, en jaune par l'ydriodate de potasse, et en blanc par la potasse caustique ; dans ce dernier cas, si on sépare le précipité de la dissolution par le moyen du filtre, et si on fait évaporer cette dissolution jusqu'à siccité, on obtient un résidu salin qui fuse sur les charbons ardens comme le salpêtre. —

Aʀt. 39.ᵉ   Le nitrate de bismuth forme avec l'eau un précipité blanc d'une part, et une dissolution d'autre part, celle-ci séparée du précipité par la filtration, précipite en noir par l'acide hydro-sulfurique, en marron par l'hydriodate de potasse, et en blanc par la potasse caustique. —

Aʀt. 40.ᵉ   Le sulfate de zinc dissous, précipite en blanc par l'hydrochlorate de baryte, en blanc-verdâtre par la potasse caustique, et le précipité se redissout dans un excès de potasse. —

II.ᵉ SECTION.

—

Poisons inorganiques, solides, blancs ou blancs-jaunâtres insolubles *dans l'eau distillée.*

I.ᵉʳ ORDRE.

Poisons qui répandent des vapeurs blanches dans l'air, et qui s'enflamment subitement par le contact d'un corps en combustion.	[4] Phosphore.

IIe ORDRE.

Poisons qui se dissolvent, sans effer-vescence, dans l'acide nitrique.	Protoxide de plomb hydraté.. Sous-nitrate de bismuth. Oxide de zinc.

IIIe ORDRE.

Poisons qui se dissolvent, avec effer-vescence, dans l'acide nitrique.	Sous-carbonate de baryte. Sous-carbonate de plomb.

POISONS DU Ier ORDRE.

Art) 41.e   Le phosphore est ordinairement blanc à sa surface, jaunâtre à l'intérieur, quelquefois il se présente sous les couleurs noire, jaune ou rouge. Dans tous les cas, il paraît lumineux dans l'obscurité, et les vapeurs blanches qu'il répand dans l'air, soit en brûlant, soit à la température ordinaire, ont une forte odeur d'ail. —

POISONS DU IIe ORDRE.

Art. 42.e   Le protoxide de plomb hydraté, dissous dans l'acide nitrique, présente les mêmes caractères que ceux du nitrate de plomb. (Art. 38). —

Art. 43.e   Le sous-nitrate de bismuth, dissous dans l'acide nitrique, se comporte absolument comme il est dit (art. 39). —

Art. 44.e   L'oxide de zinc se dissout dans l'acide sulfurique, et se comporte alors de la manère indiquée (Art. 40). —

POISONS DU IIIe ORDRE.

Art. 45.e   Le sous-carbonate de baryte, dissous dans l'acide nitrique, donne une dissolution qui précipite en blanc par l'acide sulfurique, et le précipité est insoluble dans un excès d'acide; cette dissolution n'est point troublée par l'acide hydrochlorique. —

Art. 46.e   Le sous-carbonate de plomb, dissous dans l'acide nitrique, précipite en noir par l'acide hydro-sulfurique; en blanc, par les acides sulfurique et hydrochlorique; et en jaune, par l'hydriodate de potasse. —

IIIe SECTION.

—

Poisons inorganiques, solides, colorés en noir, vert, bleu ou gris, solubles *dans l'eau distillée.*

Ier ORDRE.

Poisons colorés en vert.	Chlorure de cuivre. Proto-sulfate de fer.

IIe ORDRE.

<table>
<tr><td>Poisons colorés en noir, gris ou bleu.</td><td>[2] Iode.
Sulfate de cuivre.
Nitrate de cuivre.
Nitrate d'argent fondu (pierre infernale).</td></tr>
</table>

POISONS DU Ier ORDRE.

Art. 47.e Le chlorure de cuivre, dissous dans l'eau distillée, forme, avec l'hydro-ferro-cyanate de potasse, un précipité cramoisi ; avec le nitrate d'argent, un précipité blanc qui devient bleuâtre à l'air (chlorure d'argent), lequel précipité disparaît en ajoutant de l'ammoniaque liquide dans la dissolution. —

Art. 48.e Le proto-sulfate de fer (couperose verte) dissous, donne avec l'hydrochlorate de baryte un précipité blanc, et avec l'hydro-ferro-cyanate de potasse, un précipité blanc-bleuâtre qui devient bleu foncé tout-à-coup par l'addition d'un peu de chlore liquide. —

POISONS DU IIe ORDRE.

Art. 49.e L'iode a une couleur bleue foncée. Mis sur une plaque de fer rouge, ou sur des charbons incandescens, il fond, se volatilise en répendant dans l'air des vapeurs d'un très-beau violet. —

Art. 50.e Le sulfate de cuivre est bleu ; il précipite par l'hydrochlorate de baryte. L'ammoniaque liquide forme, dans sa dissolution, un précipité blanc bleuâtre qui se redissout par un excès d'ammoniaque ; alors la dissolution prend une belle couleur bleue céleste. —

Art. 51.e Le nitrate de cuivre est bleu, il se comporte avec l'ammoniaque comme le sulfate de cuivre (Art. 50), mais il ne précipite pas l'hydrochlorate de baryte. —

Art. 52.e Le nitrate d'argent fondu est gris noirâtre, et sa dissolution jouit de toutes les propriétés indiquées à l'article 37. —

IVe SECTION.

—

Poisons inorganiques solides, colorés en noir, vert, bleu ou gris, **insolubles** *dans l'eau distillée.*

Ier ORDRE.

<table>
<tr><td>Poisons verts ou bleus.</td><td>[2] Iode.
Deutoxide de cuivre hydraté.
Sous-carbonate de cuivre.</td></tr>
</table>

IIe ORDRE.

Poisons noirs , ou noirs grisâtres.

[4] Phosphore noir.
Oxide noir d'arsenic.
Poudre aux mouches.
Péroxide de plomb.
Protoxide de mercure.

POISONS DU Ier ORDRE.

Art. 53.e   L'iode est bleu foncé. (*Voyez* pour les autres propriétés , art. 49). —

Art. 54.e   Le deutoxide de cuivre hydraté est bleu ; il se dissout dans l'acide sulfurique , et la dissolution se comporte comme il est dit art. 5o. —

Art. 55.e   Le sous-carbonate de cuivre est vert , se dissout dans l'acide sulfurique , avec effervescence , et la dissolution se comporte comme il est dit art. 5o. —

POISONS DU IIe ORDRE.

Art. 56.e   Le phosphore noir jouit des mêmes propriétés que le phosphore ordinaire (*Voyez* l'article 41). —

Art. 57.e   L'oxide noir d'arsenic, mis en contact avec des charbons incandescens, se volatilise , et répand dans l'air, des vapeurs blanches qui ont l'odeur d'ail. —

Art. 58.e   La poudre aux mouches se comporte à la manière de l'oxide noir d'arsenic (Art. 57). —

Art. 59.e   Le péroxide de plomb, de couleur puce tirant sur le noir, chauffé fortement dans un creuset, devient jaune (massicot). Traité sous cet état par l'acide nitrique, il produit un nitrate de plomb qui jouit des propriétés ci-dessus énoncées (Art. 38). —

Art. 6o.^e   Le protoxide de mercure est noir, soluble dans l'acide nitrique affaibli , et la dissolution jouit des propriétés ci-dessus énoncées (Art. 35 ou 36). —

Ve SECTION.

—

Poisons inorganiques solides, colorés en rouge, jaune, jaunerougeâtre, brun, orangé, solubles dans l'eau distillée.

Ier ORDRE.

Poisons très-solubles dans l'eau.

Foie de soufre (sulfure de potasse).
Persulfate de fer.

II.ᶜ ORDRE.

Poisons très-peu solubles dans l'eau.

[2] Litharge (protoxide de plomb fondu). (ᴇ).

[3] Deutoxide de mercure (précipité rouge).

POISONS DU Iᶜʳ ORDRE.

Aʀᴛ. 61.ᶜ   Le foie de soufre est ordinairement jaune ou jaune-rougeâtre ; sa dissolution dégage l'odeur très-marquée d'œufs pourris, surtout si on y ajoute quelques gouttes d'acide sulfurique. —

Aʀᴛ. 62.ᶜ   Le persulfate de fer est jaune-rougeâtre ; dissous dans l'eau, il précipite en blanc par l'hydrochlorate de baryte, et en beau bleu par l'hydro-ferro-cyanate de potasse. —

Aʀᴛ. 63.ᶜ   La litharge (protoxide de plomb fondu) est d'un jaune-rougeâtre, soluble dans l'acide nitrique, et l'acide acétique (vinaigre), d'où résultent des nitrate et acétate de plomb dont les caractères sont indiqués aux articles 7, 9, 38. —

Aʀᴛ. 64.ᶜ   Le deutoxide de mercure (précipité rouge) est jaune ou rouge , soluble dans l'acide nitrique, avec lequel il forme un deuto-nitrate de mercure. (Art. 36). Chauffé dans un tube de verre, il donne du mercure métallique adhérent aux parois du tube. —

VI.ᵉ SECTION.

—

Poisons inorganiques solides, colorés en rouge, jeaune, jaune-rougeâtre, brun, orangé, insolubles dans l'eau distillée.

Iᵉʳ ORDRE.

Poisons d'un rouge intense.

[4] Phosphore rouge.
Deutoxide de plomb (minium).
Sulfure rouge d'arsénic (réalgar).
Persulfure de mercure(cinnabre).

[2] Deutoxide de mercure (précipité rouge).

II.ᶜ ORDRE.

Poisons jaunes ou d'un jaune rou-geâtre.

[4] Phosphore.
Massicot.

[3] Litharge.
Orpiment.
Turbith minéral.
Verre d'antimoine pulvérisé.

[3] Précipité rouge pulvérisé.

(ᴇ) Les deux poisons qui composent cet ordre, n'étant pas entièrement insolubles, ne figurent ici que pour éviter toute erreur dans l'opération d'analyse; toutefois nous les reportons dans la 6.ᵉ section avec les poisons insolubles.

POISONS DU I.er ORDRE.

Art. 65.e   Le phosphore rouge. Voir les propriétés du phosphore ordinaire, art. 41.

Art. 66.e   Le deutoxide de plomb ou minium est rouge. Il est transformé en poudre blanche par l'acide hydrochlorique (chlorure de plomb. —

Art. 67.e   Le sulfure d'arsenic ou réalgar, mêlé avec de la potasse, et chauffé jusqu'au rouge à l'air libre, produit des vapeurs blanches dont l'odeur est alliacée. —

Art. 68.e   Le persulfure de mercure ou cinnabre, mêlé avec de la potasse et chauffé jusqu'au rouge dans un tube de verre, donne du mercure métallique qui s'attache aux parois du tube ; le résidu de l'opération mis en contact avec l'eau et quelques gouttes d'acide sulfurique, dégage l'odeur des œufs pourris. —

Art. 69.e   Le deutoxide de mercure. Voir les propriétés ci-dessus énoncées art. 64. —

POISONS DU II.e ORDRE.

Art. 70.e   Le phosphore jaune. Voir les propriétés du phosphore ordinaire, art. 41. —

Art. 71.e   Le massicot est jaune, soluble dans l'acide nitrique, d'où résulte du nitrate de plomb dont les propriétés sont établies à l'art. 38. —

Art. 72.e   La litharge est jaune rougeâtre. Voir pour ses propriétés distinctives les articles 71 et 38. —

Art. 73.e   L'orpiment (sulfure d'arsenic jaune) est d'une belle couleur jaune-orangé ; ce qui le différencie du réalgar qui est rouge ; du reste mêmes propriétés. (*Voyez* article 67).

Art. 74.e   Le turbith minéral est jaune ; bouilli dans l'eau avec de la potasse, il produit du sulfate de potasse. Calciné fortement dans un tube de verre, il donne du mercure métallique et du gaz sulfureux. (*Voyez* gaz acide sulfureux, article 94). —

Art. 75.e   Le verre d'antimoine pulvérisé est jaune ; il forme, avec l'acide hydrochlorique à chaud, un hydrochlorate qui précipite en blanc par l'eau, et en orangé rougeâtre par l'acide hydro-sulfurique. —

Art. 76.e   Le précipité rouge pulvérisé est d'une couleur jaune-rougeâtre. (*Voyez* pour les autres propriétés l'art. 64). —

CLASSE III.e

POISONS LIQUIDES.

Les poisons liquides peuvent être divisés en deux sections distinctes.

La 1.re comprend les poisons liquides résultant de la dissolution des substances solides dans l'eau, l'alcool, l'éther, le vin, le cidre, ou la bière, etc.

La 2.ᵉ se compose des poisons qui sont liquides par eux-mêmes, ou qui proviennent de la dissolution dans l'eau d'une substance gazeuse, tels sont l'ammoniaque liquide, l'acide acétique, l'acide sulfurique, l'acide hydrochlorique, etc.

I.ʳᵉ SECTION.

—

Poisons liquides résultant de la dissolution des substances solides dans l'eau, l'alcool, l'éther, le vin, le cidre, ou la bière, etc.

ART. 77.ᵉ   On reconnaît en général qu'un poison liquide appartient à cette section, 1.º lorsque le dissolvant est alcoolique, ou éthéré, ou vineux, etc., et que, dans tous les cas, il a une saveur particulière et étrangère à celle du dissolvant.

2.º Lorsque le dissolvant est aqueux ; dans ce cas, le liquide à une saveur amère, ou âcre, ou douce, ou sucrée, ou salée, ou métallique; Il est sans odeur, ou n'en a qu'une faible. Il précipite par les sous-carbonates de potasse, ou de soude, ou d'ammoniaque, ou par les hydro-sulfates solubles ; ou bien, s'il ne précipite pas par ces agens ; il verdit le sirop de violette. Tels sont les caractères généraux qui distinguent ces sortes de poisons liquides.

ART. 78.ᵉ   Pour faire l'analyse de ces poisons, on commencera par faire évaporer doucement tout le liquide dissolvant afin d'obtenir le poison solide qui se trouve en dissolution. La matière solide obtenue aura sa couleur naturelle, ou une couleur mixte composée de celle du poison et de celle d'une matière colorante quelconque du liquide dissolvant. Comme il importe dans ce cas d'obtenir le poison sous sa propre couleur, on tâchera de le débarrasser de la matière colorante étrangère. A cet effet, le moyen le plus convenable sera de traiter la matière solide par l'eau distillée, si le poison liquide était alcoolique ou éthéré ; et par l'alcool pur et l'éther, si le poison liquide était aqueux ou vineux. On peut aussi employer le chlore liquide pour décomposer la matière colorante ; mais alors il faut tenir compte de l'action du chlore sur le poison, car il peut, dans certaines circonstances, former des chlorures ou des hydro-chlorates, etc. (ғ). Dans tous les cas la matière colo-

---

(ғ) Cette méthode n'est pas toujours couronnée de succès ; nous ne la prescrivons que parce qu'elle nous paraît être la seule qui puisse quelquefois donner des résultats satisfaisans. Dans tous les cas, on pourra toujours redissoudre le poison et traiter la dissolution par les réactifs. (*Voyez* pour ce genre d'analyse la Toxicologie de M. Orfila).

rante pourra être dissoute et le poison isolé , *et vice versâ* , et alors on les séparera l'un de l'autre par la filtration.

Ces diverses opérations étant convenablement achevées , on analysera le poison solide , conformément aux principes ci-dessus énoncés. (Poisons solides 1.re et 2.e classe).

IIe SECTION.

—

Poisons liquides par eux-mêmes ou provenant de la dissolution dans l'eau d'une substance gazeuse.

Ier ORDRE.

Poisons qui font effervescence avec le carbonate de soude , ou qui ont l'odeur d'œufs pourris.	Acide acétique. — sulfureux. — sulfurique. — hydrosulfurique. — hydro-chlorique. — nitro-hydrochlorique. — nitrique. [2] Chlore liquide acidifié. Eau de rabel.

IIe ORDRE.

Poisons qui ne font point effervescence avec le carbonate de soude et qui n'ont pas l'odeur d'œufs pourris.	[2] Chlore liquide pur. Alcool. Ether. Ammoniaque liquide (alcali volatil fluor).

POISONS DU Ier ORDRE.

Art. 79.e   L'acide acétique a l'odeur de vinaigre. —

Art. 80.e   L'acide sulfureux précipite en blanc par la baryte et le précipité sec ; traité par l'acide sulfurique , il dégage l'odeur du soufre qui brûle. —

Art. 81.e   L'acide sulfurique est sans odeur, il forme dans la dissolution d'hydrochlorate de baryte un précipité blanc insoluble dans un excès d'acide ; uni avec la potasse et calciné avec du charbon , il donne un produit qui, mis en contact avec un peu d'eau, dégage l'odeur d'œufs pourris ; étant concentré , il noircit de suite une allumette qu'on y plonge.

Art. 82.e   L'acide hydro-sulfurique a l'odeur d'œufs pourris. —

Art. 83.e   L'acide hydrochlorique donne , avec le nitrate d'argent, un précipité blanc qui prend une teinte bleuâtre à l'air, et qui se dissout dans l'ammoniaque liquide. Concentré , il répand des vapeurs blanches dans l'air. —

Art. 84.e L'acide hydro-chloro-nitrique (eau régale) dissout l'or. —

Art. 85.e L'acide nitrique colore la peau en jaune. Saturé par la potasse, il forme un sel qui fuse sur les charbons ardens, à la manière du salpêtre. —

Art. 86.e Le chlore liquide a une odeur forte qui le caractérise. Il donne avec le nitrate d'argent le même produit que l'acide hydro_ chlorique. (Art. 83). —

Art. 87.e L'eau de rabel a une légère odeur éthérée; elle s'enflamme, à la manière de l'esprit de vin.

POISONS DU IIe ORDRE.

Art. 88.e Le chlore liquide pur. (*Voyez* l'article 86).

Art. 89.e L'alcool s'enflamme par le contact d'un corps en combustion, et brûle avec une flamme bleue; sa saveur et son odeur sont caractéristiques. —

Art. 90.e L'éther s'enflamme comme l'alcool; mais beaucoup plus vivement, et il brûle avec une flamme blanche très-brillante. Versé sur la main, il se vaporise presque subitement, et produit du froid, son odeur est caractéristique. —

Art. 91. L'ammoniaque liquide verdit le sirop de violette, il a une odeur vive et pénétrante qui ne permet de le confondre avec aucun autre poison, excepté avec le sous-carbonate d'ammoniaque en dissolution, mais on les distingue en ce que celui-ci fait effervescence par le vinaigre. —

IVe CLASSE.

—

POISONS GAZEUX.

Parmi le nombre des poisons gazeux, cinq seulement seront examinés, parce qu'ils sont, sinon toujours, au moins presque toujours ceux-là même qui occasionnent l'empoisonnement. Nous les divisons de suite en 2 ordres.

Ier ORDRE.

Poisons gazeux inodores ou presque inodores.	Gaz acide carbonique. (c). Gaz azote.

(c) L'acide carbonique et l'hydrogène sulfuré sont de tous les gaz asphyxians, les plus répandus. Le premier est le produit de la combustion du charbon, de la calcination des pierres à chaux et autres carbonates, de la fermentation alcoolique, etc. Le second provient de la décomposition des matières organiques qui contiennent du soufre. Il se rencontre particulièrement dans les fosses d'aisance. Tous deux sont aussi des produits de l'art.

IIe ORDRE.

<table>
<tr><td>Poisons gazeux ayant une odeur prononcée et très-forte.</td><td>Gaz acide sulfurique.
Gaz chlore.
Gaz ammoniaque.
Gaz hydrogène sulfuré. (н).</td></tr>
</table>

POISONS GAZEUX DU Ier ORDRE.

Art. 92.e   L'acide carbonique éteint subitement une chandelle allumée. Il forme dans l'eau de chaux un précipité blanc qui disparaît en ajoutant du vinaigre. —

Art. 93.   L'azote éteint subitement une chandelle allumée, et ne trouble pas l'eau de chaux. Il est insoluble dans l'eau et dans une dissolution de potasse.

POISONS GAZEUX DU IIe ORDRE.

Art. 94.e   L'acide sulfureux a l'odeur de soufre qui brûle.

Art. 95.e   Le chlore a une odeur forte et pénétrante qui irrite les poumons et la gorge, en excitant la toux. Mis en contact avec de l'ammoniaque, il produit immédiatement des vapeurs blanches. —

Art. 96.e   L'ammoniaque a une odeur vive et pénétrante, il verdit les couleurs bleues végétales que l'on expose à son contact. —

Art. 97.e   L'hydrogène sulfuré a l'odeur d'œufs pourris.

(н) Voir la note d'autre part.

FIN DE L'ANALYSE CHIMIQUE DES POISONS.

FORMULAIRE.

Choix de formules simples ou peu composées, indiquées par ordre numérique dans le cours de cet ouvrage.

On divise les médicamens en deux classes principales : la première comprend les *débilitans, sédatifs* ou *anti-phlogistiques*; la seconde renferme les *toniques* ou *excitans.*

PREMIÈRE CLASSE.

DEBILITANS OU SÉDATIFS.

(N. 1)

TISANE DÉLAYANTE.

Prenez   Racine de chiendent,   1 once.
          Racine de réglisse,   2 gros.
          Sel de nitre,   12 grains.
          Eau commune,   1 pinte 1/2.

Faites bouillir jusqu'à réduction d'un tiers.

Boire cette tisane par verres de distance en distance.

Au lieu de racine de réglisse, on peut ajouter, à la fin de la décoction, 2 onces de miel ou de sucre, pour édulcorer cette boisson.

Nota. On doit préalablement gratter le chiendent et le faire bouillir dans une première eau pour enlever l'âcreté de sa pellicule.

(N.º 2.)

AUTRE.

Prenez   Pommes de reinette,   N.º 2.
          Eau,   1 pinte,

Coupez les pommes en quatre et faites bouillir un quart d'heure.

(N.º 3.)

TISANE RAFRAICHISSANTE.

Pr.   Feuilles d'oseille,   1 poignée.
      Eau,   1 pinte.

Faites bouillir et passez.

(N.º 4.)

AUTRE.

Pr.   Acide acétique (vinaigre),   1 once.

       Eau ,   1 pinte.

Mêlez.

On peut l'édulcorer avec 2 onces de sucre ou de miel. On peut remplacer le vinaigre par 2 onces de suc de groseilles, de framboises, de mûres ou de cerises, ou par l'un des sirops de ces mêmes substances.

N.º 5.)

LIMONADE.

Pr.   Citron coupé par tranches,   N.º 1.

       Eau ,   1 pinte.

Débarrassez le citron de son écorce; faites bouillir et sucrez.

On peut ajouter 6 à 12 grains de sel de nitre.

(N.º 6.)

PETIT–LAIT.

Pr.   Petit–lait.   1 pinte,

On peut le nitrer comme la limonade.

(N.º 7.)

TISANE ÉMOLLIENTE MUCILAGINEUSE.

Pr.   Gomme arabique,   1/2 once.

       Eau ,   1 pinte.

Faites dissoudre la gomme arabique et ajoutez :

       Sucre,   2 onces.

On peut remplacer la gomme arabique par la gomme d'abricotier ou du pays , à la même dose.

On peut encore la remplacer par le racine de mauve ou de guimauve à la dose d'une once que l'on fait bouillir dans une pinte et demie d'eau pour réduire à une pinte.

(N.º 8.)

TISANE PECTORALE DIAPHORÉTIQUE.

Pr.   Feuilles et fleurs de bourrache,   1 poignée.

       Miel ,   2 onces.

       Eau ,   1 pinte.

Faites bouillir le miel un instant dans l'eau , ajoutez la bourrache, couvrez le vase, retirez du feu et laissez infuser.

Au lieu de bourrache, on peut faire infuser de la même manière deux ou trois pincées de fleurs de mauve, de guimauve , de violette ou de coquelicot.

Ces infusions se prennent tièdes.

(N.° 8.)

Pr.   Semences d'orge ,   1 once.

Eau ,   1 pinte 1/2.

Faites bouillir jusqu'à réduction d'un tiers et ajoutez sur la fin de la décoction.

Miel ou sucre ,   2 onces.

On prépare de la même manière l'eau de riz , à la même dose.

L'orge doit, comme le chiendent , être préalablement lavé à l'eau bouillante.

(N.° 10.)

EAU DE VEAU OU EAU DE POULET.

Pr.   Chair de veau (sans graisse) ,   4 onces.
         ou chair de poulet ,   8 onces.
         Eau ,   1 pinte.

Faites bouillir.

(N.° 11.)

POTION PECTORALE.

Pr.   Infusion de fleurs pectorales ,   4 onces.
         Sirop de gomme ,   1 once.

Mêlez.

A prendre par cuillerées d'heure en heure.

Au lieu de sirop de gomme , on peut mettre dans cette potion une once
de sirop de guimauve, de sirop de capillaire, de sirop d'orgeat ou de
pomme. On peut aussi remplacer l'infusion pectorale par 4 onces d'eau de
gomme.

(N.° 12.)

LOOCH BLANC AMYGDALIN.

Pr.   Amandes douces ,   N.° 18.
         Amandes amères ,   N°. 3.
         Gomme adraganthe ,   16 grains.
         Sucre ,   1 once.
         Eau ,   4 onces.

Jetez les amandes dans l'eau chaude , puis dans l'eau froide , pour en
détacher la pellicule; essuyez-les, et pilez-les dans un mortier en ajoutant l'eau peu à peu ; passez dans un linge avec expression ; ensuite mettez
le sucre et la gomme dans le mortier ; triturez pendant dix minutes , en
ajoutant l'émulsion d'amande par portion , et mettez dans une bouteille
pour l'usage.

Ce looch se prend par cuillerées d'heure en heure, ayant soin d'agiter
la bouteille à chaque fois.

(N.º 13.)

TISANE CALMANTE OU ANTISPASMODIQUE.

Pr.   Feuilles d'oranger,   2 pincées.
         Eau,   1 pinte.

Mettez les feuilles d'oranger dans l'eau bouillante , couvrez le vase, retirez du feu et laissez infuser.

On sucre cette boisson à volonté.

On peut remplacer les feuilles d'oranger par deux ou trois pincées de tilleul.

(N.º 14.)

AUTRE.

Pr.   Racine de valériane ,   2 gros.
         Eau ,   1 pinte.

Faites bouillir pendant un quart d'heure à vaisseau fermé et ajoutez :
         Miel ou sucre,   2 onces.

On peut remplacer la valériane par la racine de pivoine qui se prépare de la même manière.

(N.º 15.)

POTION CALMANTE.

Pr.   Infusion de tilleul ,   4 onces.
         Sirop de fleurs d'oranger,   1 once.
         Ether sulfurique ,   15 gouttes.

Mêlez et bouchez bien.

A prendre par cuillerées d'heure en heure.

(N.º 16.)

AUTRE POTION CALMANTE.

Pr.   Infusion de tilleul ,   4 onces.
         Sirop de gomme ,   1 once.
         Thridace,   6 grains.

A prendre par cuillerées.

(N.º 17.)

TISANE NARCOTIQUE.

Pr.   Têtes de pavot,   N.º 3.
         Eau ,   1 pinte.

Faites bouillir et ajoutez :
         Sucre,   2 onces.

A prendre par verres.

(N. 18.)

POTION NARCOTIQUE.

Pr.   Eau de laitue,   4 onces.
        Sirop de gomme,   1 once.
        Laudanum,   12 gouttes.

A prendre par cuillerées.

On peut remplacer le laudanum par un grain d'extrait gommeux d'opium ou extrait d'opium privé de narcotine, ou par un demi-grain d'acétate de morphine.

(N.o 19.)

BAIN ÉMOLLIENT.

Pr.   Son de blé   2 livres.
        Eau,   suffisante quantité.

Faites bouillir, passez et versez dans un bain tiède.

(N.o 20.)

FOMENTATION ÉMOLLIENTE.

Pr.   Feuilles de mauves,   4 onces.
        Eau,   1 livre.

Faites bouillir un quart d'heure.

On trempe des pièces de flanelle dans cette décoction tiède et, après les avoir exprimées, on les applique sur la partie malade, ayant soin de les renouveler, quand elles sont sèches ou froides.

(N.o 21.)

GARGARISME ÉMOLLIENT.

Pr.   Racine de guimauve,   1/2 once.
        Eau,   1 livre.

Faites bouillir 20 minutes et ajoutez :

        Miel   2 onces.

On peut remplacer la racine de guimauve par une once d'orge.

(N.o 22.)

AUTRE.

Pr.   Lait chaud,   8 onces.
        Figues grasses coupées par tranchées, N.o 6.

Faites les macérer ou tremper dans le lait chaud; passez ensuite le liquide qui est un gargarisme très-adoucissant dans l'angine et l'esquinancie.

(N.o 23.)

COLLYRE ÉMOLLIENT.

Pr.   Fleurs de mauves,   2 onces.
        Eau,   8 onces.

Faites bouillir et passez.

On se sert d'une linge fin trempé dans ce collyre tiède pour bassiner les yeux enflammés.

Au lieu de fleurs de guimauve ou de mauve, on peut employer deux gros de racines des mêmes plantes.

(N.º 23 bis.)

AUTRE COLLYRE ANTI-PHLOGISTIQUE.

Pr. Eau de plantain, 8 onces.

Acétate de plomb en poudre, 8 grains.

Au lieu d'acétate de plomb en poudre, on peut mettre 40 gouttes d'extrait de saturne ou acétate de plomb liquide.

(N.º 24.)

LAVEMENT ÉMOLLIENT.

Pr. Feuilles de mauves, 2 onces.

Eau, 1 livre.

Faites bouillir et passez.

On peut remplacer les feuilles de mauves, par celles de bouillon blanc, de poirée, de bette, de mercuriale, à la même dose, ou par un gros de graine de lin, ou une poignée de son.

II.ᵉ CLASSE.

—

STIMULANS OU TONIQUES.

(N.º 25.)

TISANE STIMULANTE DIFFUSIBLE.

Pr. Alcali volatil, 10 gouttes.

Eau, 1 pinte.

Mêlez et ajoutez :

Sucre, 2 onces.

A prendre froide.

Au lieu d'alcali volatil, on peut employer un demi-gros d'esprit de mendérérus (acétate d'ammoniaque).

(N.º 26.)

POTION STIMULANTE.

Pr. Infusion aromatique, 4 onces.

Ammoniaque, 15 gouttes.

Sirop d'écorce d'orange, 1 once.

Un scrupule (24 grains) d'acétate d'ammoniaque peut remplacer l'ammoniaque.

(N.º 27.)

TISANE STIMULANTE PERSISTANTE OU STOMACHIQUE.

Pr. Semences d'anis , 1 gros.
     Eau , 1 pinte.

Faites infuser et ajoutez :

     Sucre ou miel , 2 onces.

(N.º 28.)

POTION STOMACHIQUE.

Pr. Infusion aromatique , 4 onces.
     Teinture d'angélique , 1 gros.
     Sirop de mélisse , 1 once.

A prendre par cuillerées.

(N.º 29.)

TISANE AMÈRE NON AROMATIQUE.

Pr. Fleurs de camomille , 1 pincée.
     Eau , 1 pinte.

Faites infuser à vaisseau fermé.

on peut remplacer les fleurs de camomille par les sommités de menthe, de mélisse , de sauge , de serpolet , de thim , de lavande ou de petite centaurée à la dose d'un à deux gros.

(N.º 30.)

TISANE AMÈRE NON AROMATIQUE.

Pr. Feuilles de chicorée sauvage , 1 once.
     Eau , 1 pinte.

Faites bouillir.

On peut remplacer les feuilles de chicorée par celles de pissenlit ou par la racine de patience à la même dose.

(N.º 31.)

TISANE AMÈRE ET FÉBRIFUGE.

Pr. Ecorce de saule , 2 gros.
     Eau , 1 pinte.

Faites bouillir.

On peut remplacer l'écorce de saule par celle de quinquina ou de gentiane.

(N.º 32.)

POTION FÉBRIFUGE.

Pr. Infusion de centaurée , 3 onces.
     Vin d'absinthe , 1 once.
     Sirop simple , 1 once.

A prendre par cuillerées.

(N.º 33.)

AUTRE.

Pr.   Eau,   4 onces.
         Sulfate de quinine,   4 grains.
         Sirop simple ou de gomme, 1 once.

Faites dissoudre le sulfate de quinine dans un verre en versant dessus quelques gouttes d'acide sulfurique ou de vinaigre ; ajoutez successivement l'eau, puis le sirop.

A prendre par cuillerées d'heure en heure dans l'intervalle des accès de fièvre.

On peut augmenter la dose de sulfate de quinine. Souvent 12, 15 ou 20 grains sont nécessaires pour empêcher le retour de la fièvre intermittente.

(N.º 34.)

TISANE ASTRINGENTE.

Pr.   Feuilles de véronique,   2 pincées.
         Eau,   1 pinte.

Faites infuser.

On peut remplacer la véronique, par les feuilles de thé, les sommités d'ortie blanche, ou par les pétales de bluet ou de roses rouges à la même dose.

(N.º 35.)

AUTRE.

Pr.   Ecorce de chêne,   2 gros.
         Eau,   1 pinte.

Faites bouillir.

(N.º 36.)

AUTRE.

Pr.   Sulfate de zinc,   4 grains.
         Eau,   1 pinte.
         Sucre ou miel,   2 onces.

(N.º 37.)

POTION ASTRINGENTE.

Pr.   Infusion de véronique,   4 onces.
         Baume de copahu,   1 once.
         Sirop de mûres,   1 once.

A prendre par cuillerées.

(N.º 38.)

TISANE ANTI—SCORBUTIQUE.

Pr.   Racine de raifort sauvage,   1/2 once.
         Eau,   1 pinte.

Faites infuser et sucrez.

On peut remplacer le raifort.par les feuilles de beccabunga , de cochléaria ou de cresson à dose d'une once.

(N.º 39)

POTION ANTI-SCORBUTIQUE.

Pr. Infusion de véronique, 4 onces.
Esprit de cochléaria, 1/2 gros.
Sirop anti-scorbutique, 1 once.

(N.º 40.)

TISANE ANTI-SCORBUTIQUE.

Pr. Sommités de houblon , 2 gros,
Eau , 1 pinte.

Faites bouillir et ajoutez :

Sirop anti-scorbutique, 1 once.

(N. 41.)

TISANE DIAPHORÉTIQUE OU SUDORIFIQUE.

Pr. Feuilles de bourrache 1 poignée.
Eau , 1 pinte.

Faites infuser ou bouillir, et édulcorez avec sirop de coquelicot, 1 once.

On peut remplacer la bourrache par deux pincées de fleurs de coquelicot, de scabieuse ou de sureau, qui se préparent par infusion.

(N.º 42.)

AUTRE.

Pr. Racine de bardane, 1 once.
Eau , 1 pinte.

Faites bouillir.

(N.º 43.)

POTION SUDORIFIQUE.

Pr. Infusion de bourrache , 4 onces.
Teinture de gayac, 1/2 gros.
Sirop de cuisinier, 1 once.

A prendre par cuillerées.

(N.º 44.)

TISANE EXPECTORANTE.

Pr. Feuilles d'ortie blanche, 2 pincées.
Eau , 1 pinte.

Faites infuser.

On peut remplacer l'ortie blanche par les feuilles d'hysope, de véronique, de capillaire, ou par les fleurs de lierre terrestre, à la même dose.

(N.º 45.)

POTION EXPECTORANTE.

Pr.   Infusion de lierre terrestre et d'hysope,   4 onces.
         Oximel scillitique ,   1/2 once.
         Sirop de capillaire,   1 once.

A prendre par cuillérées.

(N.º 46.)

AUTRE.

Pr.   Infusion de fleurs pectorales ;   4 onces.
         Kermès minéral,   1 grain.
         Sirop de capillaire,   1 once.
         Jaune d'œuf,   1/2

Triturez le kermès avec la moitié du jaune d'œuf, ajoutez le sirop, puis l'infusion.

Au lieu de cette potion, on peut se servir du looch amygdalin n.º 12, dans lequel on incorpore un grain de kermès.

(N.º 47.)

VOMITIF.

Pr.   Ipécacuanha en poudre ,   24 grains.
         Délayez dans
              Eau ,   2 verres.

A prendre en quatre doses égales de demi-heure en demi-heure.

Si les deux premières doses suffisent pour faire vomir, on ne prend pas le reste. Aussitôt que les vomissemens ont commencé, on boit souvent et abondamment de l'eau tiède.

(N.º 48.)

AUTRE.

Pr.   Ipécacuanha en poudre,   18 grains.
         Emétique,   1 grain.
         Eau,   6 onces.

A prendre en deux doses, à trois-quarts d'heure ou une heure d'intervalle.

(N.º 49.)

AUTRE.

Pr.   Emétique ,   3 grains.
         Eau ,   3 verres.

A prendre en trois doses égales, à trois quarts d'heure ou une heure d'intervalle.

Quelquefois on ne met que deux grains d'émétique dans la même quantité d'eau.

(N.º 50.)

VOMITIF POUR LES ENFANS D'UN AN ET AU-DESSOUS.

Pr.   Sirop d'ipécacuanha,   1 once.

A prendre par cuillerées à café de demi-heure en demi-heure. Souvent la première ou les deux premières doses suffisent pour faire vomir.

On remplace souvent le sirop par deux grains d'ipécacuanha en poudre qu'on étend dans 2 onces d'eau sucrée, et qu'on administre de la même manière.

Quand on a affaire à des enfans plus âgés, on augmente la dose d'ipécacuanha de deux ou quatre grains, qu'on étend dans la même quantité d'eau sucrée (2 onces), et qu'on administre par cuillerées à café ou à bouche, suivant la force et l'âge du sujet.

(N.º 51.)

AUTRE VOMITIF POUR LES ENFANS.

Pr.   Emétique,   1 grain.
        Eau sucrée,   4 onces.

A prendre par cuillerées à café ou à bouche d'heure en heure. Rapprocher ou éloigner les doses suivant l'effet.

Souvent, quand l'enfant est très-jeune, on étend la cuillerée à café dans un demi-verre d'eau sucrée que l'on donne par portion.

(N.º 52.)

TISANE LAXATIVE.

Pr.   Miel,   4 onces.
        Eau,   1 pinte.

Faites dissoudre.

A prendre par verres de temps en temps.

Au lieu de miel, on peut faire bouillir dans la même quantité d'eau 4 onces de pruneaux.

(N.º 53.)

AUTRE.

Pr.   Baies de nerprun,   n.º 20.
        Eau,   1 pinte.

Faites bouillir.

A prendre comme la précédente.

(N.º 54.)

POTION PURGATIVE DOUCE.

Pr.   Manne,   1 once 1/2.
        Eau,   4 onces.

Faites dissoudre la manne dans l'eau bouillante ; passez au travers d'un linge , et prenez-la tiède en une seule dose.

Souvent pour empêcher que la manne ne fatigue l'estomac et n'occasionne des flatuosités , on ajoute à cette potion un ou deux gros de sel d'Epsom ou d'un autre sel neutre.

Pendant les évacuations, on prend du bouillon aux herbes ou du petit-lait.

(N. 55.)

PURGATIF DOUX.

> Pr.   Huile de ricin ,   6 gros.
>   Sirop de limons ,   3 gros.
>   Sirop de gomme ,   3 gros.

Mêlez.

A prendre deux cuillerées d'abord , et le reste deux ou trois heures plus tard , s'il est nécessaire ; car ordinairement les deux premières cuillerées de ce purgatif doux purgent bien et sans coliques.

Ainsi unie aux sirops de limons et de gomme, l'huile de ricin purge mieux, quoiqu'en dise l'éditeur du *Cours de matière médicale* de Desbois de Rochefort (édition de 1817).

(N.º 56.)

PURGATIF MOYEN.

> Pr.   Sel de Glauber (sulfate de soude),   1 once.
>   Eau ou bouillon aux herbes ,   3 verres.

A prendre en trois doses à une demi-heure d'intervalle.

Au lieu de sulfate de soude , on peut, à la même dose, et dans la même quantité de bouillon aux herbes , faire dissoudre le sel de sedlitz (sulfate de magnésie) ou le phosphate de soude.

(N.º 57.)

PURGATIF FORT.

> Pr.   Poudre de jalap,   de 60 à 72 grains.
>   Triturez dans jaune d'œuf,   N.º 1.

Et étendez dans

>   Eau ou bouillon aux herbes :   1 verre.

A prendre en une dose.

(N.º 58.)

AUTRE.

> Pr.   Feuilles de séné ,   1/2 once.
>   Sel d'Epsom ,   1/2 once.
>   Eau ,   4 onces.

Faites bouillir légèrement le séné à vaisseau ouvert dans l'eau , et ajoutez le sel d'Epsom ; passez ensuite au travers d'un linge.

A prendre en une dose.

Pendant l'effet de tous ces purgatifs on prend du bouillon aux herbes.

(N.º 59.)

SIROP PURGATIF POUR LES ENFANS.

Pr. Sirop de chicorée composé 1 gros
à
1 once.

A prendre par doses plus ou moins fortes , suivant l'âge.

On peut donner une ou deux cuillerées d'huile de ricin pures ou étendues dans un véhicule approprié.

(N.º 60.)

EAU MINÉRALE STIBIÉE.

Pr. Emétique ,   1 grain.
Sel de nitre ,   8 grains.
Eau sucrée ,   4 onces.

Faites dissoudre.

Cette eau vomitive , quand elle est donnée par cuillerées à café ou à bouche , convient beaucoup pour faire cesser les embarras intestinaux des enfans et pour expulser les vers. Dans ce cas , on en étend chaque jour une ou plusieurs cuillerées à café dans autant de verres de leurs boissons ordinaires, que l'on administre à faible dose pour ne pas exciter le vomissement.

Toutes les fois qu'il n'y a pas d'inflammation dans la muqueuse des voies alimentaires , ce remède produit de bons effets. Il est laxatif et diurétique et facile à faire prendre aux enfans.

(N.º 61.)

VERMIFUGE.

Pr. Absinthe marine ,   1/2 once.
Coraline ou mousse de Corse,   2 gros.
Semen-contra,   1 gros.
Eau ou lait ,   2 verres.

Faites bouillir légèrement, retirez du feu , couvrez le vase et laissez refroidir ; passez ensuite au travers d'un linge. On peut ajouter du sucre.

Ce remède se prend en deux doses, savoir : une le soir en se couchant , et l'autre le lendemain à jeun.

Il suffit ordinairement pour expulser les vers ; mais on réussit mieux en donnant un purgatif une heure après la dernière dose.

Il ne convient point lorsqu'il y a de l'inflammation dans les voies alimentaires.

On ne donne que demi-dose et même moins encore aux enfans. Il en est qui prennent ce vermifuge sans répugnance ; malgré qu'il soit très-mauvais.

Souvent on donne l'absinthe seule préparée comme il est dit.

On peut encore donner d'un demi-gros à un gros de *semen-contra* en poudre, incorporé dans du sirop ou dans du miel, ou enveloppé dans une cuillerée de bouillie.

La racine de fougère mâle est un excellent vermifuge à la dose de demi-once à une once bouillie dans une pinte d'eau pour les adultes. On continue l'usage de ce remède pendant plusieurs jours.

(N.º 62.)

TISANE DIURÉTIQUE.

Pr.　　Feuilles de pariétaire,　　1 poignée.
　　　　Eau,　　　　　　　　　　1 pinte.

Faites infuser et sucrez.

On peut la remplacer par deux gros de feuilles de digitale pourprée que l'on traite par infusion.

(N.º 63.)

AUTRE.

Pr.　　Racine d'ache,　　　　　1/2 once.
　　　　Eau,　　　　　　　　　　1 pinte.

Faites bouillir.

On peut la remplacer par la racine d'asperge, de chardon rolland, de fraisier, de bardane, de petit-houx, à la même dose, ou par les baies de genièvre à la dose d'une demi-once. Cette dernière substance doit être infusée.

Pour rendre ce diurétique plus fort, on peut ajouter à la formule ci-dessus deux à quatre gros de racine d'aunée, et y joindre sur la fin 20 grains de sel de nitre et une demi-once d'oximel scillitique.

(N.º 64.)

TISANE EMMÉNAGOGUE.

Pr.　　Fleurs d'armoise,　　　1 pincée.
　　　　Eau,　　　　　　　　　　1 pinte.

Faites infuser.

On peut la remplacer par une pincée de sommités de matricaire.

On peut préparer l'infusion d'armoise avec du vin blanc, et y ajouter une once de *teinture de mars tartarisée* et autant d'eau distillée de canelle.

FIN DES FORMULES.

DICTIONNAIRE

Contenant la plupart des mots techniques dont la définition ou la signification n'a pas été donnée dans le cours de cet ouvrage.

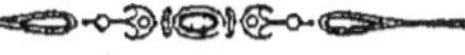

A.

ABDOMEN, s. m. cavité du ventre. L'abdomen commence au-dessous de la poitrine dont il est séparé par le diaphragme, et finit au bassin. On y distingue trois régions, l'une supérieure ou épigastrique, une moyenne ou ombilicale, et une inférieure ou hypogastrique. Chacune de ces régions se subdivise en trois autres, une moyenne et deux latérales ; ainsi, la région épigastrique comprend l'épigastre (*creux de l'estomac*) et les hypochondres ; dans la région ombilicale se trouve l'ombilic (nombril) et les flancs ; la région hypogastrique comprend dans sa partie moyenne l'hypogastre et le pubis, et dans ses parties latérales les fosses iliaques et les aînes. Les limites de ces régions diverses sont idéales, et leurs dimensions à peu près égales. L'abdomen renferme l'estomac, les intestins, l'épiploon, le foie, la rate, le pancréas, les reins, la vessie et l'utérus.

ABDOMINAL, adj. qui appartient à l'abdomen.

ABERRATION, s. f. (égarement) — *des idées*, erreurs de l'imagination qui nous trompe sur les qualités des objets.

ABSORPTION, s. f. fonction par laquelle des *vaisseaux* dits *absorbans* font entrer dans l'économie animale, au moyen des pores ou de leurs bouches capillaires, les liquides ou les humeurs appliqués à la surface de la peau ou qui se trouvent dans l'intérieur des membranes muqueuses, séreuses, etc.

ACCÈS, s. m. réunion ou succession de symptômes qui reparaissent à certains intervalles. Si ces intervalles sont égaux, les *accès* sont *réguliers* ; s'ils sont inégaux, les *accès* sont *irréguliers*. Le mot *accès* est synonyme d'*attaque*, de *paroxysme*.

ACÉPHALE, adj. qui n'a point de tête.

ADÉNO-MÉNINGÉE, adj. f. *fièvre adéno-méningée*, fièvre muqueuse, pituiteuse ou catarrhale.

ADÉNO-NERVEUSE, adj. f. fièvre *adéno-nerveuse*, peste.

ADHÉRENCE, s. f. union de parties qui, dans l'état normal, doivent être séparées.

ADOUCISSANT, adj. qui adoucit, qui calme ; se dit des médicamens mucilagineux.

ADYNAMIE, s. f., privation de force.

ADYNAMIQUE, adj. fièvre *adynamique* ou putride.

AÉRIEN, adj. *conduit* ou *canal aérien*; on donne ce nom au larynx, à la trachée-artère et aux bronches.

AFFECTION, s. f. maladie; *affections de l'âme*, passions.

AIR, s. m. mélange des gaz azote, oxygène et acide carbonique, qui compose l'atmosphère.

ALCOOL, s. m. esprit de vin.

ALGIDE, adj. froid.

ALIÉNATION, s. f. — *d'esprit* ou *mentale*, folie.

ALIMENTAIRE, adj. qui appartient aux alimens.

AMAUROSE, s. f. cécité produite par la paralysie du nerf optique.

AMÉNORRHÉE, s. f. suppression des règles.

AMNIOS, s. m. enveloppe membraneuse, la plus interne du fœtus.

AMPOULE, s. f. petite tumeur remplie de sérosité.

AMYGDALES, s. f. pl. glandes situées de chaque côté du gosier, entre les piliers du voile du palais.

AMYGDALITE, s. f. inflammation des amygdales.

ANASARQUE s. f. hydropisie générale du tissu cellulaire.

ANÉVRYSME, s. m. dilatation morbide du cœur ou des artères.

ANGINE, s. f. inflammation de la gorge.

ANHÉLATION, s. f. difficulté de respirer.

ANOMAL, adj. irrégulier ou hors de règle.

ANOMALIE, s. f. irrégularité, écart.

ANOREXIE, s. f. défaut d'appétit.

ANTHELMINTHIQUE, adj. contre les vers, vermifuge.

ANTHRAX, s. m. tumeur gangréneuse du tissu cellulaire sous-cutané.

ANTI-HERPÉTIQUE, adj. contre les dartres.

ANTI-PÉRIODIQUE, adj. contre la périodicité, contre les maladies qui ont des retours périodiques.

ANTI-PHLOGISTIQUE, adj. qui convient contre les inflammations.

ANTI-PUTRIDE, adj. contre la putridité.

ANTI-SCORBUTIQUE, adj. contre le scorbut.

ANTI-SEPTIQUE, adj. contre la putréfaction ou la putridité.

ANTI-SPASMODIQUE, adj. contre les spasmes; calmans.

ANTI-SYPHILITIQUE, adj. contre la syphilis.

ANUS, s. m. fondement; orifice inférieur du canal digestif.

APÉRITIF, adj. qui rétablit la liberté dans les voies biliaires, urinaires, etc.

APHONIE, s. f. privation ou extinction de la voix.

APHRODISIAQUE, adj. qui porte aux plaisirs de l'amour.

APHTHE, s. f. ulcération superficielle à l'intérieur de la bouche, du pharynx, etc.

APONEVROSES , s. f. pl. membranes blanches, luisantes, très-résistantes, composées de fibres entrecroisées.

APOPLEXIE , s. f. maladie caractérisée par la perte du mouvement et de la sensibilité et par un état soporeux.

APPÉTIT , s. m. sentiment intérieur qui nous avertit du besoin de manger.

APYREXIE, s. f. absence ou interruption de la fièvre.

ARACHNOIDE , s. f. membrane séreuse du cerveau.

ARACHNOIDITE , s. f. inflammation de l'arachnoïde.

ARÉOLE , s. f. cercle coloré qui entoure le momelon ou une tumeur inflammatoire.

ARIDITÉ , s. f. sécheresse.

AROMATIQUE, adj. qui porte un arome et est excitant ou antispasmodique.

ARTÈRES, s. f. pl. vaisseaux qui portent le sang du cœur à toutes les parties du corps.

ARTICULAIRE , adj. qui appartient à une articulation.

ARTICULATION , s. f. assemblage de deux ou de plusieurs os.

ARTHRITIS , s. f. inflammation des articulations , goutte.

ASCITE , s. f. hydropisie abdominale.

ASPHYXIE , s. f. suspension des phénomènes de la respiration.

ASTHÉNIE , s. f. manque de force.

ASTHME , s. m. difficulté habituelle de la respiration.

ASTRINGENS , adj. pl. médicamens qui resserrent les orifices des vaisseaux par lesquels s'opère une évacuation.

ATAXIE , s. f. sans ordre, irrégularité.

ATAXIQUE , adj. fièvre *ataxique* , maligne.

ATONIE , s. f. défaut de ton , de force.

AUDITIF , adj. qui appartient à l'ouïe.

AUDITION , s. f. sensation qui nous fait percevoir les sons.

AURÉOLE , s. f. Voyez *aréole*.

AUTOPSIE , s. f. — *cadavérique*, ouverture cadavérique, inspection de toutes les parties du cadavre.

AURICULAIRE , adj. qui appartient à l'oreille.

AVANT-BRAS , s. m. partie du membre supérieur comprise entre le bras et la main.

B.

BALONNÉ , adj. enflé comme un ballon.

BASSIN , s. m. partie inférieure du tronc , renfermant une partie des intestins , des organes génitaux et urinaires.

BAS-VENTRE , s. m. Voyez *abdomen*.

BÉCHIQUE , adj. contre la toux.

BLENNORRHAGIE, s. f. inflammation aiguë du canal de l'urètre, avec écoulement.

BLENNORRHÉE, s. f. inflammation chronique de l'urètre.

BORBORYGME, s. m. bruit sourd produit dans les intestins par la présence de quelques gaz.

BOULIMIE, s. f. névrose consistant dans une faim excessive.

BOURSES, s. f. pl. (scrotum), enveloppe extérieure des testicules.

BRAS, s. m. portion du membre supérieur comprise entre l'épaule et l'avant-bras.

BRONCHES, s. f. pl. divisions et sous-divisions du conduit de l'air, depuis la trachée-artère jusqu'au fond du poumon.

BRONCHITE, s. f. inflammation des bronches; catarrhe pulmonaire.

BUBON, s. m. tumeur inflammatoire à l'aîne.

C.

CADAVÉREUX, adj. *face cadavéreuse*, qui tient du cadavre.

CADUC, adj. *mal caduc*, épilepsie.

CAILLOT, s. m., concrétion molle formée par le sang.

CALCUL, s. m. concrétion pierreuse qui se forme dans le corps des animaux; *calcul urinaire, biliaire*, etc.

CALMANT, adj. qui calme, qui adoucit.

CANCER, s. m. tumeur ou ulcère avec degénérescence ou altération des tissus.

CAPILLAIRE, adj. *vaisseaux capillaires*, ceux intermédiaires aux artères et aux veines. Leur ensemble forme le *système capillaire*.

CARACTÈRE, s. m. — d'une maladie; sa nature, ce qui la distingue des autres; on dit : maladie d'un *mauvais* ou d'un *fâcheux caractère*.

CARACTERISTIQUE, adj. *signes* ou *symptômes caractéristiques* d'une maladie, les plus propres à la faire reconnaître.

CARDIALGIE, s. f. douleur vive à l'épigastre.

CARDITE, s. f. inflammation du cœur.

CARMINATIF, adj. se dit des remèdes qui chassent les vents du conduit intestinal.

CARPHOLOGIE, s. f. mouvement que font certains malades qui semblent vouloir ramasser des brins de paille ou autres petits objets.

CATALEPSIE, s. f. névrose caractérisée par la perte instantanée du sentiment et du mouvement et par la faculté qu'ont les membres de conserver toutes les attitudes qu'on leur fait prendre.

CATAPLASME, s. m. (L's se prononce), médicament de consistance de bouillie épaisse, et destiné à être appliqué extérieurement.

CATARRHE, s. m. inflammation des membranes muqueuses. — *pulmonaire*, rhume de poitrine — *de l'estomac*, gastrite, etc.

CAUSE, s. f. ce qui contribue à la production de la maladie. — *prochaine*, état particulier d'un organe, d'où dérivent les phénomènes de la maladie. — *éloignée*, résultat de l'action des corps extérieurs sur nos organes. — *prédisposante*, qui met le corps en état de recevoir la maladie. — *déterminante*, cause qui trouvant le corps disposé à contracter la maladie, la lui communique.

CAUSTIQUE, adj. qui brûle et désorganise les substances animales.

CAUTÈRE, s. m. corps dont on se sert pour brûler et désorganiser les chairs. — petit ulcère dont on entretient à dessein la suppuration.

CAUTÉRISATION, s. f. action de cautériser.

CAVE, adj. creux, *yeux caves*, enfoncés.

CÉCITÉ, s. f. privation de la vue.

CELLULAIRE, adj. composé de cellules. *Tissu cellulaire*, assemblage de cellules communiquant les unes avec les autres. Il entre dans la composition de nos organes et les lie les uns aux autres.

CEPHALALGIE, s. f. douleur de tête.

CEPHALITE, s. f. Voyez *encéphalite*.

CEREBRAL, adj. qui a rapport au cerveau.

CERUMEN, s. m. humeur onctueuse analogue à la cire qui s'amasse dans l'oreille.

CERVEAU, s. m. substance molle, blanche et grisâtre qui remplit la cavité du crâne.

CERVICAL, adj. qui a rapport à la partie postérieure du cou. — *glandes cervicales*, glandes situées sur les côtés et vers la région postérieure du cou.

CESARIENNE, adj. f. *opération césarienne*; opération par laquelle on ouvre l'abdomen et la matrice avec un instrument tranchant pour donner issue au fœtus.

CHARBON, s. m. Voyez *Anthrax*.

CHASSIE, s. f. humeur qui s'amasse au bord des paupières et les tient quelquefois collées.

CHAUDE-PISSE, s. f. Voy. *Blennorrhagie*.

CHEVELU, adj. pourvu de cheveux. — *cuir chevelu*, partie de la peau sur laquelle sont implantés les cheveux.

CHLOROSE, s. f. les *pâles couleurs*.

CHORÉE, s. f. *Danse de St.-Guy*.

CHRONIQUE, adj. se dit des maladies anciennes ou qui parcourent lentement leurs périodes.

CHYLE, s. m. humeur blanchâtre, provenant des alimens digérés, pompée par les *vaisseaux chilifères* dans le canal alimentaire et portée dans la veine sous-clavière gauche, où elle se mêle au sang et sert à la nutrition.

CLAVICULE, s. f. os qui sert d'arc-boutant à l'épaule, situé à la partie antérieure et supérieure de la poitrine, articulé par son extrémité interne avec le sternum, et par son extrémité externe avec l'omoplate.

CLOU , s. m. Voy. *Furoncle*. — *Clou hystérique*, douleur de tête très-vive , bornée à un seul point et qui affecte particulièrement les femmes sujettes aux accès hystériques.

CLYSTÈRE , s. m. lavement.

COIT, s. m. acte de la génération.

COLIQUE , s. f. douleur qui a son siége dans le ventre.

COLLIQUATIF , adj. *dévoiement colliquatif*, qui épuise promptement les malades.

COLLYRE , s. m. remède qui s'applique sur l'œil.

COMA , s. m. assoupissement , penchant au sommeil.

COMATEUX , adj. qui a rapport au coma.

COMMOTION , s. f. secousse. — *du cerveau*, ébranlement causé par un coup ou par une chûte.

COMPLEXION , s. f. réunion de toutes les conditions physiques extérieures propres à un individu. Voy. *constitution*, *tempérament*.

COMPLICATION , s. f. réunion de maladies ou de symptômes différens.

CONCOMITANT, adj. *symptômes concomitans*, ceux qui accompagnent une maladie.

CONGÉNIAL ou CONGÉNITAL , adj. ce qu'on apporte en naissant.

CONGESTION , s. f. amas d'humeurs qui se forme lentement. — *cérébrale*, engorgement sanguin au cerveau.

CONJONCTIVE , s. f. membrane muqueuse qui recouvre le globe de l'œil et se réfléchit sur la face interne des paupières qu'elle tapisse.

CONSOMPTION , s. f. amaigrissement , émaciation.

CONSTIPATION , s. f. état d'une personne qui ne peut aller librement à la selle.

CONSTITUTION , s. f. signifie, dans l'homme, l'ensemble de son organisation.

CONSTRICTION , s. f. resserrement.

CONTAGIEUX , adj. qui se communique par le contact.

CONTAGION , s. f. transmission d'une maladie d'un individu à un autre, par l'effet d'un contact médiat ou immédiat.

CONTINENCE , s. f. privation des jouissances de l'amour physique.

CONTINU , adj. *fièvres continues*, qui ne présentent point d'interruption.

CONTRACTILITÉ , s. f. propriété vitale qui donne la faculté de se contracter.

CONTRACTION , s. f. — *musculaire*, raccourcissement instantané d'un muscle.

CONTRACTURE , s. f. contraction permanente d'un muscle.

CONTRE-INDICATION , s. f. circonstance qui empêche de faire ce que semble indiquer la nature de la maladie.

CONTUSION , s. f. meurtrissure.

CONVALESCENCE , s. f. recouvrement de la santé. — Temps qui s'écoule entre la fin de la maladie et le rétablissement des forces.

CONVULSIF , adj. accompagné de convulsions.

CONVULSION , s. f. contraction et relâchement alternatifs , et involontaires des muscles.

COPULATION , s. f. synonyme de coït.

COQUELUCHE , s. f. Toux violente et convulsive.

CORNÉE, s. f. — *transparente* , membrane de l'œil recouverte par la conjonctive ; transparente , comme l'indique son nom.

CORPS ETRANGERS. Toutes les substances développées ou introduites accidentellement dans le corps humain , mais ne faisant point partie de son organisation.

CORYZA , s. m. catarrhe de la muqueuse des fosses nasales.

COUP-DE-SANG , synonyme d'apoplexie.

COURBATURE , s. f. douleur sourde dans les membres et dans le dos , occasionnée par la lassitude ou par la maladie.

CRACHAT, s. m. matière évacuée par la bouche après des efforts de toux. — *muqueux*, lorsqu'il ne contient que des mucosités. — *séreux* , quand ces mucosités sont très-délayées. — *sanguinolent*, quand la matière rendue est jointe à une certaine quantité de sang. — *sanglant*, quand le sang rendu est pur ou presque pur. — *rouillé*, quand le sang est tellement fondu avec la matière de l'expectoration qu'il lui donne une couleur de rouille, etc.

CRACHEMENT, s. m. action de cracher.

CRAMPE , s. f. contraction spasmodique et douloureuse des muscles.

CRISE, s. f. évacuation abondante qui termine la maladie (*selles* , *urines*, *sueurs*, *hémorrhagies* , etc.)

CRISPATION , s. f. contraction , resserrement.

CRITIQUE , adj. qui appartient à la crise. *Diarrhée critique.* — *âge critique*, époque de la cessation des règles.

CROUP , s. m. angine particulière aux enfans.

CURATIF , adj. — *traitement curatif*, celui employé pour obtenir la guérison, par opposition à *traitement palliatif*.

CURE , s. f. traitement suivi de guérison.

CUTANÉ , adj. qui appartient à la peau.

CYSTITE , s. f. inflammation de la vessie.

D.

DANSE-DE-St.-GUY. Voy. chorée.

DARTRE, s. f. genre d'inflammation de la peau.

DÉBILITANT, adj. qui produit la faiblesse.

DÉBILITÉ , s. f. faiblesse.

DÉCOCTION, s. f. boisson qui se prépare en faisant bouillir une substance dans de l'eau pour en extraire les parties solubles.

DEFAILLANCE, s. f. faiblesse, évanouissement.

DÉGÉNERESCENCE, s. f. changement de nature.

DEGLUTITION, s. f. action d'avaler.

DÉGOUT, s. m. aversion pour les alimens.

DÉJECTION, s. f. excrétion des matières fécales. *Déjections*, matières fécales.

DELAYANS, adj. pl. boissons aqueuses prises en abondance, qui ont la propriété d'augmenter la liquidité du sang.

DÉLÉTÈRE, adj. qui attaque la vie.

DÉLIRE, s. m. égarement d'esprit ; perversion des fonctions de l'entendement, dans laquelle le malade associe des idées incompatibles et les prend pour des réalités.

DÉMANGEAISON, s. f. sensation pénible qui excite le malade à se gratter.

DÉPOT, s. m. abcès.

DÉPURATIFS, adj. pl. pris subst. médicamens qui enlèvent aux humeurs et chassent au dehors les principes qui en altèrent la pureté.

DÉRIVATION, s. f. action par laquelle on attire le sang ou une matière humorale vers une partie pour les détourner d'une autre partie.

DERME, s. m. peau.

DESQUAMMATION, s. f. exfoliation de l'épiderme sous forme d'écailles.

DIAGNOSTIC, s. m. jugement du médecin sur le caractère de la maladie.

DIAGNOSTIQUE, adj. *signes diagnostiques*, qui font reconnaître la maladie.

DIAPHORETIQUE, adj. qui favorise la transpiration.

DIARRHÉE, s. f. dévoiement.

DIÈTE, s. f. manière de vie réglée. *Diète absolue*, privation d'alimens solides.

DIURETIQUES, adj. se dit des remèdes qui ont la propriété de favoriser la sécrétion de l'urine.

DOTINENTERITE, s. f. fièvre maligne accompagnée d'éruptions ou ulcérations dans l'intestin. V. fièvre typhoïde.

DOULEUR, s. f. impression pénible. — *tensive*, accompagnée d'un sentiment de distension dans la partie souffrante. — *gravative*, accompagnée d'un sentiment de pesanteur. — *pulsative* ou *lancinante*, accompagnée d'élancemens. — *brûlante*, *pongitive*, etc., accompagnée d'un sentiment de brûlure ou de piqûre, etc. — *sus-orbitaire*, *frontale*, *occipitale*, quand elle occupe le dessus des orbites, le front, l'occiput.

DUODÉNUM, s. m. première partie de l'intestin grêle faisant suite à l'estomac.

DURE-MÈRE, s. f. membrane fibreuse qui enveloppe le cerveau.

DYSSENTERIE, s. f. diarrhée avec fièvre et ténesme.

DYSPEPSIE , s. f. difficulté de digérer, ou digestion dépravée.

DYSPHAGIE , s. f. difficulté d'avaler.

DYSPNÉE , s. f. difficulté de respirer.

DYSURIE , s. f. difficulté d'uriner.

E.

EBLOUISSEMENT , s. m. trouble momentané de la vue.

EDULCORÉE , adj. adouci par une matière douce et sucrée.

ECONOMIE ANIMALE, ensemble des lois qui régissent l'organisation des animaux.

EMACIATION , s. m. amaigrissement.

EMANATIONS , s. f. pl. exhalaisons insalubres provenant des animaux malades ou de substances végétales ou animales en putréfaction.

EMBARRAS , s. m. — *gastrique.* — *intestinal,* trouble de la digestion.

EMÉTIQUE , s. m. et adj. médicament qui provoque le vomissement.

EMISSION , s. f. action par laquelle une chose est poussée au-dehors. — *sanguine,* saignée. — de l'urine.

EMMÉNAGOGUE , adj. qui provoque les règles.

EMOLLIENT , adj. qui relâche et ramollit les parties trop tendues.

EMPHYSEME , s. m. bouffissure ou enflure produite par le passage de l'air dans le tissu cellulaire semblable à celle des animaux qu'on souffle après les avoir égorgés.

EMPIRIQUE , adj. qui ne suit que l'expérience sans adopter aucune théorie.

EMPLATRE , s. m. médicament solide qu'on applique extérieurement.

ENCEPHALE , s. m. cerveau.

ENCEPHALIQUE , adj. qui est dans la tête.

ENCEPHALITE , s. f. inflammation du cerveau.

ENCHIFRÈNEMENT, s. m. passage difficile ou impossible de l'air dans les fosses nasales , produit par le gonflement de la muqueuse.

ENDÉMIQUE , adj. *maladie endémique,* particulière à certains pays , à certains peuples.

ENDUIT, s. m. matière sécrétée qui revêt la surface de certains organes dans l'état de maladie, et affecte une couleur variée.

ENGORGEMENT, s. m. embarras qui se forme dans les vaisseaux par des fluides trop abondans.

ENGOURDISSEMENT, s. m. signifie pesanteur et difficulté d'exercer des mouvemens.

ENROUEMENT, s. m. voix rauque.

ENTÉRITE , s. f. inflammation des intestins.

EPANCHEMENT, s. m. extravasation d'un liquide dans une cavité du corps non destinée à le contenir.

EPHÉMÈRE, adj. qui ne dure qu'un jour.

EPIDÉMIE, s. f. maladie qui tenant à une cause générale et acciden-
dentelle, attaque en même temps et dans le même lieu un grand nombre
de personnes.

EPIDERME, s. m. surpeau ; membrane mince qui recouvre la peau.

EPIGASTRE, s. m. région de l'estomac, creux de l'estomac.

EPIGASTRIQUE, adj. qui appartient à l'épigastre.

EPILEPSIE, s. f. mal caduc.

EPINIÈRE, adj. f. — *colonne épinière* ou *vertébrale*. — *moëlle épinière.*
— prolongement du cerveau dans la colonne vertébrale.

EPISTAXIS, s. f. hémorrhagie nasale, saignement de nez.

ERÉTHISME, s. m. irritation.

ERUCTATION, s. f. éruption de vents ou de gaz de l'estomac par la bouche.

ERUPTION, s. f. évacuation subite de sang, etc., ou apparition à la
peau de taches, de pustules, etc.

ERYSIPÈLE, s. m. inflammation superficielle de la peau.

ESCARRE ou ESCHARE, s. f. chair noire, gangrénée ou brûlée, qui
se détache par lambeaux.

ESQUINANCIE, s. f. angine, inflammation de gorge.

ESTOMAC, s. m. organe creux, servant à la digestion, situé dans
l'épigastre, continu d'un côté à l'œsophage, et de l'autre au duodénum.

ETOURDISSEMENT, s. m. état morbide dans lequel tous les objets
paraissent se mouvoir.

ÉVACUATION, s. f. sortie des matières excrémentitielles ou du sang,
soit naturelle, soit artificielle.

EXACERBATION, s. f. augmentation des symptômes.

EXALTATION, s. f. accroissement extrême des symptômes.

EXANTHÈME, s. m. éruption à la peau, comme gale, dartre, etc.

EXASPÉRATION, s. f. augmentation des symptômes ou de la fièvre.

EXCITANT, adj. *médicamens excitans*, qui redonnent du ton.

EXCITATION, s. f. action d'exciter.

EXFOLIATION, s. f. — de l'épiderme. (Voy. *desquamation.*)

EXHALATION, s. f. fonction par laquelle des *vaisseaux*, dits *exhalans*,
chassent de l'économie animale les liquides ou humeurs qu'ils contiennent.

EXPECTORATION, s. f. action d'expectorer ou d'expulser les matières
qui embarrassent les voies de la respiration.

EXPUITION, s. f. action de cracher les liquides rassemblés dans la
bouche.

EXTENSEUR, adj. se dit des muscles qui servent à étendre une partie
quelconque.

EXTINCTION DE VOIX, état de la voix dans lequel elle produit des
sons très-faibles.

EXTRAVASATION ou EXTRAVASION, s. f. action par laquelle le sang et autres fluides s'épanchent hors de leurs vaisseaux.

EXTRÉMITÉS, s. f. pl. — *supérieures*, les bras et avant-bras. — *inférieures*, les cuisses et les jambes. (Voyez *membres*).

EXUTOIRE, s. m. vésicatoire ou cautère.

F.

FAIM, s. f. besoin de manger. — *canine*, insatiable.

FÉBRIFUGES, adj. pl. médicamens que l'on oppose aux fièvres intermittentes.

FÉBRILE, adj. qui a rapport à la fièvre.

FÉCALE, adj. f. *matière fécale*. — Excrémens rendus par le rectum.

FÉCULE, s. f. amidon. — fécule de pomme de terre, etc.

FER-CHAUX, voy. *soda*.

FIÈVRE, s. f. maladie dont les principaux symptômes sont la fréquence du pouls et l'augmentation de la chaleur animale.

FLACCIDITÉ, s. f. perte de ressort d'une partie.

FLACTUOSITÉ, s. f. émission de vents par haut et par bas.

FLÉCHISSEUR, adj. se dit des muscles qui servent à fléchir une partie quelconque.

FLUCTUATION, s. f. mouvement d'un liquide qui devient sensible quand on presse ou percute la cavité qui le contient.

FLUEURS-BLANCHES, voy. *leuchorrée*.

FLUX, s. m. écoulement.

FLUXION, s. f. sorte d'inflammation. — *de poitrine*, péripneumonie.

FOETUS, s. m. être vivant dans la matrice.

FOIE, s. m. organe sécréteur de la bile, situé dans l'hypochondre droit et dans une partie de l'épigastre.

FOMENTATION, s. f. application chaude d'un liquide sur une partie du corps.

FONCTION, s. f. action d'un organe. — *Fonctions animales*, celles qui fournissent à l'âme les idées qu'elle perçoit et toutes celles qui appartiennent à l'organe cérébral ; ce sont les fonctions de l'entendement, les sensations, la locomotion et la voix. — *Fonctions organiques* ; digestion, respiration, circulation, etc. — *Fonctions qui ont pour but la conservation de l'espèce* ; conception, gestation, etc.

FORMICATION, s. f. (Voyez *fourmillement.*)

FOSSE, s. f. cavité. — *Fosses nasales, orbitaires*, etc. ; cavité des narines ; cavités où sont logés les yeux.

FOURMILLEMENT, s. m. picotement analogue à celui que pourraient produire des fourmis sur la peau.

FRICTION, s. f. action de frotter. — *Frictions sèches*, qui se font avec la main ; avec une brosse ou avec de la flanelle. — *humides*, qui se font avec les huiles, des linimens, etc.

FRISSON ; s. m. tremblement inégal et irrégulier causé par le froid qui précède la fièvre.

FULIGINEUX , adj. de la couleur de la suie.

FUMIGATION , s. f. action d'exposer une partie du corps à la vapeur de plantes émollientes , aromatiques , etc.

FUREUR UTÉRINE. Voy. *Nymphomanie*.

FURONCLE , s. m. clou.

G.

GALE , s. f. phlegmasie cutanée consistant dans une éruption de boutons accompagnée de démangeaison.

GANGRÈNE, s. f. mort locale des parties molles qui deviennent noires et fétides.

GARGARISME , s. m. médicament liquide qu'on agite dans la gorge en faisant sortir l'air du larynx.

GASTRIQUE, adj. qui a rapport à l'estomac.

GASTRITE , inflammation de l'estomac.

GASTRODINIE , s. f. douleur nerveuse de l'estomac.

GÉNITAL , adj. qui appartient à la génération.

GESTATION , s. f. temps que dure la grossesse.

GLAIRES , s. f. pl. humeur blanche , gluante et visqueuse , à peu près comme le blanc d'œuf.

GLANDE, s. f. nom donné à des tumeurs de forme et de nature différentes, qui se trouvent dans diverses parties du corps. *Glandes ou ganglions lymphatiques.*

GOITRE , s. m. gonflement de la glande tyroïde.

GONORRHEE , s. f. blennorrhagie.

GOUTTE, s. f. inflammation des articulations.

GOUTTE-SEREINE , s. f. amaurose.

GRAVATIF , adj. *douleur gravative*, accompagnée de pesanteur dans la partie malade.

GRIPPE, s. f. catarrhe épidémique.

GRIPPÉ, adj. *face grippée*, contractée.

GUTTURAL, adj. qui a rapport au gosier.

H.

HAGARD , adj. *yeux hagards*, qui ont quelque chose de dur et de sauvage.

HALEINE , s. f. air chassé des poumons par l'expiration.

HALITUEUX, adj. *chaleur halitueuse*, douce et accompagnée de moiteur.

HÉMATHÉMÈSE, s. f. vomissement de sang.

HÉMATURIE, s. f. pissement de sang.

HÉMÉRALOPIE, s. f. névrose dans laquelle on ne voit les objets qu'au grand jour.

HÉMIPLÉGIE, s. f. paralysie d'un des côtés du corps.

HÉMOPTYSIE, s. f. crachement de sang.

HÉMORRHAGIE, s. f. effusion notable de sang.

HÉMORRHOIDAL, adj. qui a rapport aux hémorrhoïdes.

HÉMORRHOIDES, s. f. pl. flux de sang par l'anus ou tumeurs sanguines au fondement.

HÉPATITE, s. f. inflammation du foie.

HÉRÉDITAIRE, adj. se dit des maladies transmises des parens aux enfans par la génération.

HÉRISSÉ, adj. papilles de la langue *hérissées*, présentant l'aspect du velours.

HERPÉTIQUE, adj. dartreux.

HYDROCÉPHALE, s. f. hydropisie du cerveau.

HYDROPÉRICARDE, s. f. hydropisie du péricarde.

HYDROPHOBIE, s. f. rage, horreur de l'eau.

HYDROPISIE, s. f. épanchement de sérosité dans une cavité.

HYDROTHORAX, s. m. hydropisie de poitrine.

HYPOCHONDRE, s. m. région supérieure et latérale de l'abdomen.

HYPOCHONDRIE, s. f. maladie nerveuse dont le siége supposé est l'hypochondre.

HYPOGASTRE, s. m. partie inférieure de l'abdomen.

HYSTÉRIE, s. f. névrose particulière aux femmes et dont le siége supposé est la matrice.

I.

ICTÈRE, s. m. jaunisse.

INAPPÉTENCE, s. f. défaut d'appétit.

INCONTINENCE, s. f. abus des plaisirs de l'amour.

INCUBATION, s. f. temps qui s'écoule depuis la contagion jusqu'au développement de la maladie.

INDICATION, s. f. connaissance de l'état du malade et des moyens qu'il convient d'administrer.

INFILTRATION, s. f. engorgement formé par la présence d'un liquide dans le tissu cellulaire.

INFLAMMATION, s. f. maladie dont les principaux symptômes sont la rougeur et le gonflement, la chaleur et la douleur de la partie affectée.

INFLAMMATOIRE, adj. qui appartient à l'inflammation.

INFUSION, s. f. action d'infuser. — liquide infusé.

INJECTÉ, adj. face *injectée*, quand elle est d'un rouge qui paraît dépendre de l'engorgement du sang dans les vaisseaux capillaires veineux.

INSOLATION, s. f. exposition au soleil.

INSOMNIE, s. f. défaut de sommeil.

INSTILLATION, s. f. action de verser goutte à goutte quelque liqueur.

INSUFFLATION, s. f. action de souffler dans quelque cavité du corps quelque poudre ou quelque vapeur.

INTEMPÉRANCE, s. f. usage immodéré des alimens et des boissons.

INTENSE, adj. grand, fort, vif.

INTENSITÉ, s. f. degré de force d'une maladie ou d'un symptôme.

INTERMITTENCE, intervalle entre deux accès de fièvre.— *Intermittence du pouls.*

INTERMITTENT, adj. qui offre des intermittences.

INTERNE, adj. qui est au-dedans.

INTESTINS, s. m. ensemble des parties qui constituent le canal alimentaire. On les divise en *grêles* et en *gros* : les intestins grêles sont le *duodénum*, le *jéjunum* et l'*iléon*; les gros intestins comprennent le *cœcum*, le *colon* et le *rectum*.

INTESTINAL, adj. qui appartient aux intestins.

INTUMESCENCE, s. f. augmentation de volume du corps ou de quelque partie du corps.

IRRITABLE, adj. nerveux.

IRRITANT, adj. tout ce qui peut produire de l'inflammation.

IRRITATION, s. f. action ou effet des irritans.

ISCHURIE, impossibilité d'uriner.

J.

JACTATION, s. f. inquiétude qui empêche le malade de rester au lit dans une même attitude, et l'oblige à changer continuellement de place.

JAUNISSE, s. f. maladie dans laquelle le corps devient jaune.

JEJUNUM, s. m. partie de l'intestin grêle comprise entre le duodénum et l'iléon.

JUGULAIRE, adj. qui appartient à la gorge.

L.

LACRYMAL, adj. qui a rapport aux larmes, *voies lacrymales.*

LACTÉ, adj. *diète lactée*; régime dans lequel les malades ne se nourrissent que de lait ou d'alimens préparés au lait.

LARMOIEMENT, s. m. écoulement involontaire des larmes.

LARYNX, s. m. organe de la voix, occupant la partie supérieure de la trachée-artère.

LASSITUDE, s. f. — *spontanée*, fatigue du corps qui n'est point le résultat d'un exercice violent.

LATENT, adj. qui est caché; dont les symptômes sont obscurs.

LATÉRAL, adj. qui appartient à un côté.

LAXATIF, adj. qui relâche ou purge sans irriter.

LÉSION, s. f. synonyme de maladie.

LEUCORRHÉE, s. f. écoulement blanc par le vagin.

LOCHIES, s. f. pl. évacuation sanguinolente qui suit l'accouchement.

LOCOMOTION, s. f. fonction par laquelle l'animal déplace son corps et le transporte d'un lieu à un autre.

LOMBAIRES, adj. qui a rapport aux lombes.

LOMBES, s. f. pl. nom donné à la partie de la région postérieure du tronc qui s'étend depuis le dos jusqu'aux hanches.

LOTION, s. f. lavage.

LUMBAGO, s. m. rhumatisme des lombes.

LYMPHATIQUE, adj. qui a rapport à la lymphe. *Systéme lymphatique,* assemblage des vaisseaux et des ganglions ou glandes lymphatiques. *Vaisseaux lymphatiques* ou *absorbans*, petits vaisseaux extrêmement déliés qui naissent de toutes les parties du corps et en rapportent divers fluides blancs qu'ils versent dans le sang noir. — *Glandes* ou *ganglions lymphatiques*, petits pelottons rougeâtres que présentent les vaisseaux lymphatiques dans leur trajet.

LYMPHE, s. f. fluide blanc circulant dans les vaisseaux lymphatiques.

M.

MACHOIRE, s. f. organe de la mastication garni de dents; on en distingue deux : l'une supérieure et l'autre inférieure.

MALADIE, s. f. altération des propriétés vitales.

———————— *imaginaire*, voy. hypochondrie.

———————— *vénérienne*, voy. syphilis.

———————— *nerveuses*, névroses.

MANIE, s. f. folie.

MANULUVE, s. m. bain de mains.

MARASME, s. m. maigreur extrême du corps.

MASTICATION, s. f. action de mâcher ou de broyer les alimens pour les imprégner de salive.

MASTOIDES, adj. pl. apophyses *mastoïdes*, tumeurs osseuses situées derrière les oreilles.

MASTURBATION, s. f. jouissances vénériennes obtenues à l'aide de la main.

MAT, adj. sans éclat ou non sonore,

MATRICE, s. f. organe destiné, chez la femme, à contenir le produit de la conception.

MECONIUM, s. m. excrémens accumulés dans les intestins de l'enfant qui naît.

MEDIASTIN, s. f. cloison formée par l'adossement des deux plèvres, divisant la poitrine en deux parties, l'une gauche et l'autre droite.

MELOENA, s. m. hémorrhagie intestinale.

MELANCOLIE, s. f. délire sur un seul objet.

MEDIUS, s. m. doigt du milieu, situé entre l'indicateur et l'annulaire.

MEDULLAIRE, adj. qui appartient à la moëlle.

MEMBRANE, s. f. nom générique de divers organes minces, représentant des espèces de toiles, variables dans leur couleur, leur structure et dans leurs propriétés vitales. On les divise en *muqueuses*, *séreuses* et *fibreuses*.

MEMBRE-VIRIL, s. m. pénis.

MEMBRES, s. m. pl. parties du corps articulées avec le tronc. On les distingue en *supérieurs* ou *thorachiques* qui comprennent l'épaule, le bras, l'avant-bras et la main, et en *inférieurs* ou *pelviens*, composés de la cuisse, de la jambe et du pied.

MÉNINGES, s. f. pl. membranes servant d'enveloppe au cerveau et à la moëlle épinière. Elles sont au nombre de trois, savoir : la dure-mère, l'arachnoïde et la pie-mère.

MÉNINGO-GASTRIQUE, adj. *fièvre méningo-gastrique*, fièvre gastrique ou bilieuse.

MENORRHAGIE, s. f. hémorrhagie de la matrice.

MENSTRUATION, s. f. écoulement des règles.

MENSTRUEL, adj. qui arrive tous les mois.

MENSTRUES, s. f. pl. évacuation périodique et menstruelle de sang par la matrice.

MENTAL, adj. maladies ou affections *mentales*; maladies des fonctions intellectuelles.

MÉSENTÈRE, s. m. replis membraneux du péritoine, qui sert d'enveloppe et soutient les intestins.

MÉTASTASE, s. f. transport subit de la matière morbifique dans un lieu différent de celui qu'elle a occupé primitivement.

MÉTÉORISME . s. m. tension du ventre par des gaz.

MÉTRITE . s. f. inflammation de la matrice.

MIASMES, s. m. pl. émanations inappréciables à nos sens, provenant d'un individu malade et se communiquant à un individu sain, et agissant sur lui d'une manière fâcheuse. — Exhalaisons malfaisantes, provenant de l'altération des substances animales et végétales.

MILIAIRE, adj. pris subst. phlegmasie cutanée avec fièvre.

MOELLE, s. f. *moëlle épinière* ou *vertébrale*, prolongement de la substance cérébrale dans la colonne vertébrale.

MONOMANIE, s. f. folie sur un seul objet.

MORBIDE, adj. qui tient à une maladie.

MORBIFIQUE. adj. qui cause la maladie.

MORDICANT, adj. âcre, *chaleur mordicante.*

MOROSE, adj. morne, triste.

MOROSITÉ, s. f. tristesse.

MOUVEMENT, s. m. transport d'un corps d'un lieu dans un autre.

MUCILAGE, s. m. substance onctueuse qui se rapproche de la gomme contenue en grande quantité dans la mauve, et en beaucoup d'autres végétaux.

MUCILAGINEUX, adj. qui contient du mucilage.

MUCOSITÉ, s. f. substance analogue au mucilage, sécrétée spécialement par les membranes muqueuses.

MUCUS, s. m. mucosité.

MUGUET, s. m. aphthe des enfans.

MUQUEUX, adj. membranes *muqueuses,* qui sécrètent des mucosités.

MURAL, adj. calcul *mural,* couvert d'aspérités.

MUSCLE, s. m. organe charnu, fibreux, contractile, qui sert à mouvoir les membres.

MUSCULAIRE, adj. qui concerne les muscles.

MYOPIE, s. f. vue courte.

N.

NARCOTISME, s. m. assoupissement ou empoisonnement produit par les narcotiques.

NARCOTIQUES, adj. se dit des remèdes qui occasionnent le narcotisme.

NARINE, s. f. ouverture antérieure des fosses nasales.

NASAL, adj. *fosses nasales,* cavités situées à la partie moyenne de la face, tapissées par une membrane muqueuse, contenant l'organe de l'odorat (nerfs olfactifs), et formant une portion du conduit de l'air.

NATATION, s. f. action de nager.

NAUSÉE, s. f. envie de vomir.

NÉPHRÉTIQUES? adj. qui a rapport au rein.

NÉPHRITE, inflammation des reins.

NERFS, s. m. pl. cordons blanchâtres, cylindriques, formés de filets juxtaposés, naissant, par des racines, du cerveau, du cervelet ou de la moëlle épinière, se divisant en branches et rameaux, et se distribuant à toutes les parties du corps, auxquelles ils donnent le mouvement et le sentiment.

NERVEUX, adj. qui appartient aux nerfs; qui est rempli de nerfs, qui est sensible.

NÉVRALGIE, s. f. douleur vive dans un nerf, revenant par accès.

NÉVROSES, s. f. pl. classe de maladies du système nerveux.

NOSOLOGIE, s. f. science qui a pour objet la description et la classification des maladies.

NUQUE, s. f. partie postérieure du cou.

NYCTALOPIE, s. f. névrose dans laquelle le malade ne distingue les objets que dans les ténèbres.

NYMPHOMANIE, s. f. névrose génitale de la femme consistant dans des désirs effrénés des plaisirs de l'amour.

O.

OBESITÉ, s. f. embonpoint excessif.

OBSTRUCTION, s. f. embarras des vaisseaux qui s'oppose à la circulation des liquides.

OCCIPUT, s. m. partie postérieure de la tête.

ODONTALGIE, s. f. douleur des dents.

OEDÈME, s. m. tumeur formée par l'accumulation de sérosité dans le tissu cellulaire, conversant l'impression du doigt.

OESOPHAGE, s. m. canal cylindrique, musculo-membraneux, faisant partie du canal digestif, et s'étendant du pharynx à l'estomac.

OMBILIC, s. m. nombril. Partie moyenne de la région ombilicale.

OMBILICAL, adj. *région ombilicale,* espace compris entre deux lignes dont l'une, supérieure, s'étend de la dernière côte gauche à la dernière côte droite ; l'autre, inférieure, est tirée horizontalement au niveau de la base du bassin.

ONANISME, s. m. masturbation.

ONCTION, s. f. action de frotter doucement une partie avec un corps gras.

OPHTHALMIE, s. f. inflammation de l'œil.

OPPRESSION, s. f. difficulté de respirer, avec le sentiment d'un poids dans la poitrine.

ORBITE, s. m. cavité destinée à loger l'œil.

OREILLONS, s. m. pl. inflammation des glandes parotides.

ORGANE, s. m. partie du corps destinée à exécuter une fonction.

ORGANISATION, s. f. ensemble d'un être organisé.

ORIFICE, s. m. ouverture qui sert d'entrée ou d'issue à quelque partie intérieure du corps.

OS, s. m. toute partie solide et dure qui forme la charpente du corps humain.

OSSEUX, adj. qui est de la nature des os.

OTALGIE, s. f. douleur d'oreille.

OTITE, s. f. inflammation de la muqueuse de l'oreille.

OUIE, s. f. l'un des cinq sens dont l'oreille est l'organe.

OVAIRES, s. m. pl. organes situés sur les côtés de la matrice, composés de vésicules que l'on regarde comme des œufs.

OXYCRAT, s. m. mélange d'eau et de vinaigre.

P.

PALAIS, s. m. partie supérieure de la cavité de la bouche.

PALATIN, adj. voûte *palatine*, palais.

PALPITATION, s. f. mouvement violent et désordonné du cœur.

PANARIS, s. m. inflammation des doigts.

PANCRÉAS, s. m. glande située dans l'abdomen destinée à sécréter un liquide analogue à la salive.

PANDICULATION, s. f. mouvement presque involontaire et forcé des bras en haut avec renversement de la tête et du tronc en arrière, et extension des membres inférieurs.

PARALYSIE, s. f. diminution ou abolition des mouvemens volontaires avec relâchement de la partie affectée, souvent accompagnée de la lésion de la sensibilité.

PARAPLÉGIE, s. f. paralysie de la moitié inférieure du corps.

PARENCHYME, s. m. tissu propre aux organes glanduleux.

PAROI, s. f. on donne le nom de parois aux côtés d'une cavité du corps.

PAROTIDE, s. f. glande salivaire située au-dessous de l'oreille, près l'angle de la mâchoire inférieure. — engorgement inflammatoire de cette glande.

PAROXYSME, s. m. augmentation des symptômes. Voyez *exacerbation, redoublement.*

PASSIF, adj. qui est accompagné de faiblesse et de relâchement.

PASSION, s. f. affection vive de l'âme.

PATHOGNOMONIQUE, adj. caractéristique.

PÉDILUVE, s. m. bain de pieds.

PELLICULE, s. f. peau très-mince.

PELVIEN, adj. qui a rapport au bassin.

PEMPHIGUS, s. m. phlegmasie cutanée avec prurit, consistant dans des plaques rouges avec ampoules.

PÉNIS, s. m. verge, membre viril.

PÉRICARDE, s. m. membrane fibro-séreuse qui renferme le cœur.

PÉRICARDITE, s. f. inflammation du péricarde.

PÉRINÉE, s. m. espace compris entre l'anus et les parties génitales.

PÉRIODE, s. f. degré d'une maladie.

PÉRIODIQUE, adj. qui revient par accès.

PÉRIOSTE, s. f. membrane fibreuse qui enveloppe les os.

PÉRIPNEUMONIE, s. f. phlegmasie du poumon.

PÉRITOINE, s. m. membrane séreuse qui tapisse la cavité de l'abdomen et fournit divers replis destinés à envelopper et à soutenir les viscères abdominaux.

PÉRITONITE, s. f. inflammation du péritoine.

PESTE, s. f. fièvre ataxique avec affection des glandes lymphatiques, contagieuse, endémique dans le levant.

PÉTÉCHIES, s. f. pl. taches rouges semblables à des morsures de puce, qui se manifestent dans les fièvres putrides.

PHARYNX, s. m. partie du canal alimentaire situé entre la bouche et l'œsophage.

PHÉNOMÈNE, s. m. symptôme.

PHLEGMASIE, s. f. inflammation.

PHLEGMON, s. m. inflammation du tissu cellulaire.

PHLYCTÈNES, s. f. pl. ampoules contenant de la sérosité.

PHRÉNESIE, s. f. arachnoïdite.

PHTHISIE, s. f. altération du tissu du poumon avec fièvre lente.

PICA, s. m. appétit dépravé, désir de manger des substances non nutritives.

PIE-MÈRE, s. f. une des membranes qui enveloppent le cerveau.

PLACENTA, s. m. masse charnue, spongieuse et vasculeuse, adhérente à la matrice, et tenant au fœtus par le cordon ombilical.

PLÉTHORE, s. f. (*réplétion*) surabondance du sang dans le système sanguin ou dans une partie de ce système; de là, *pléthore générale* et *pléthore locale*.

PLÉTHORIQUE, adj. affecté de pléthore.

PLEURÉSIE, s. f. inflammation de la plèvre.

PLÈVRES, s. f. pl. membranes séreuses qui, après avoir tapissé la poitrine, et avoir formé le médiastin en s'adossant l'une à l'autre, forment l'enveloppe des poumons.

PNEUMONIE, s. f. voyez péripneumonie.

POITRINE, s. f. cavité renfermant les organes de la respiration et de la circulation, bornée en haut par le cou et les épaules, et en bas par l'abdomen.

POLLUTION, s. f. *pollution nocturne*, émission de la liqueur séminale trop abondante ou provoquée par des rêves lascifs.

PORE, s. m. petite ouverture de la peau par où sort la transpiration insensible.

PORRACÉ, adj. de couleur verte semblable à celle du poireau.

POULS, s. m. battement des artères.

POUMON, s. m. organe de la respiration, occupant les deux côtés de la poitrine.

PRÉCURSEUR, adj. *signes précurseurs*, signes qui annoncent une maladie prochaine.

PREDISPOSANT, adj. *cause prédisposante* qui dispose le corps à recevoir la maladie.

PRESBYTIE , s. f. vue dans laquelle on ne peut distinguer les objets que lorsqu'ils sont éloignés.

PRESERVATIF, adj. traitement *préservatif*, qui préserve d'une maladie.

PRESSION , s. f. action de presser.

PRIAPISME , s. m. tension forte et douloureuse du pénis, sans aucun penchant à l'acte vénérien.

PRODROME, adj. se dit des signes avant-coureurs d'une maladie.

PROGNOSTIC et Pronostic, s. m. jugement du médecin sur l'issue de la maladie.

PRONOSTIQUE , adj. signes qui servent à établir le pronostic.

PROPHYLACTIQUF, adj. traitement *prophylactique*, propre à con-server la santé ou à prévenir les maladies.

PROSTATE, s. f. glande située au-devant du col de la vessie.

PROSTRATION , s. f. cessation presque complète des forces musculaires.

PRUNELLE , s. f. pupille.

PRURIGO et Prurit, s. m. démangeaison.

PTYALISME, s. m. salivation abondante et presque continuelle.

PUBERTÉ, s. f. âge de 12 à 14 ans.

PUBIS , s. m. partie moyenne de la région hypogastrique, qui se couvre de poils à la puberté.

PULMONAIRE, adj. qui appartient aux poumons.

PULMONIE, s. f. phtysie pulmonaire.

PULSATIF, adj. douleur *pulsative*, battemens douloureux.

PULSATION , s. f. battement des artères.

PUPILLE , s. f. ouverture que présente, dans son milieu, la mem-brane *iris*, et par laquelle les rayons lumineux sont transmis au cristallin.

PURGATIF, adj. qui purge.

PURIFORME , adj. qui ressemble à du pus.

PURULENT, adj. qui est de la nature du pus.

PUS, s. m. liquide produit par la sécrétion connue sous le nom de suppuration.

PUSTULE, s. f. petite tumeur cutanée qui suppure au sommet.

PUSTULEUX, adj. qui a la forme d'une pustule.

PUTRÉFACTION, s. f. altération de substances animales ou végétales en fermentation.

PUTRIDE, adj. se dit des maladies qu'on attribue à la corruption des humeurs. Voy. *adynamique*.

PYLORE , s. m. orifice inférieur de l'estomac.

PYREXIE, s. f. fièvre.

PYROSIS, s. m. ardeur d'estomac, se propageant le long de l'œsophage, avec éructation d'un liquide acide.

Q.

QUARTE, adj. f. fièvre *quarte*, qui revient de trois jours l'un.

QUINTE, s. f. toux violente revenaut par accès.

QUOTIDIENNE, adj. f. fièvre *quotidienne*, dont les accès reviennent tous les jours.

R.

RACHIDIEN, adj. qui appartient au rachis.

RACHIS, s. m. colone vertébrale ou épine du dos.

RACHITIS ou Rachitisme, s. m. ramollissement et courbure des os.

RADIUS, s. m. os situé au côté externe de l'avant-bras.

RAFRAICHISSANT, adj. médicament qui calme la soif et tend à diminuer la température du corps.

RALE, s. m. bruit de la respiration imitant celui de l'eau bouillante.

RAPPORT, s. m. synonyme d'*éructation*.

RATE, s. f. organe mou et spongieux situé dans l'hypochondre gauche.

RAUCITÉ, s. f. enrouement ou rudesse de la voix.

RAUQUE, adj. voix *rauque*, rude et àpre.

RÉACTION, s. f. mouvement qui tend à détruire les effets de toute puissance nuisible; mouvement du centre à la circonférence.

RECHUTE, s. f. retour d'une maladie dont on n'était pas bien guéri.

RECTUM, s. m. dernière partie du gros intestin, se terminant à l'anus.

REDOUBLEMENT, s. m. synonyme de paroxysme.

REGIME, s. m. usage raisonné et méthodique des alimens et de toutes les choses essentielles à la vie dans la santé comme dans la maladie. Voyez *diète*.

RÉGION, s. f. espace déterminé de la surface du corps.

RÈGLES, s. f. pl. menstrues.

REINS, s. m. pl. organes sécréteurs de l'urine.

RELACHANT, adj. se dit de tout médicament propre à diminuer la tension et l'éréthisme des organes.

RÉMISSION, s. f. diminution des symptômes fébriles.

RÉMITTENT, adj. fièvre *rémittente*, fièvre continue, offrant des redoublemens et des rémissions alternatifs.

RÉPERCUSSIF, adj. se dit des médicamens qui, appliqués à l'extérieur, font refluer les humeurs au-dedans.

RÉPERCUSSION, s. f. action par laquelle les humeurs, en mouvement pour sortir, sont repoussées au-dedans.

RÉSOLUTIF, adj. se dit des médicamens employés pour faire cesser les engorgemens et les inflammations.

RESPIRATION, s. f. fonction par laquelle l'air atmosphérique s'introduit dans les bronches, et en ressort ensuite privé d'une partie de son oxygène.

RESSERRE, adj. ventre *resserré*, dans un état de constipation.

RÉTENTION, s. f. — *d'urine*, impossibilité d'uriner. Voy. ischurie.

RÉTINE, s. f. épanouissement du nerf optique.

RÉTRACTION, s. f. raccourcissement.

RÊVASSERIE, s. f. sous-délire, rêves sans suite.

RÉVULSIF, adj. se dit des médicamens employés pour détourner une maladie d'un organe essentiel à la vie.

RÉVULSION, s. f. action des révulsifs.

RHUMATISME, s. m. inflammation des muscles ou des articulations.

RHUME, s. m. catarrhe pulmonaire. — de cerveau, catarrhe nasal ou coryza.

RIGIDITÉ, s. f. trop grande tension des fibres.

RIS ou RIRE, s. m. — *sardonique*. Rire convulsif.

ROT, s. m. vent que l'on rend par la bouche.

RUBÉFACTION, s. f. inflammation érysipélateuse déterminée à la peau par l'action des rubéfians.

RUBÉFIANT, adj. qui produit la rubéfaction.

S.

SABURRHAL, adj. langue *saburrhale*, couverte d'un enduit plus ou moins épais.

SACRUM, s. m. os situé à la partie postérieure du bassin.

SAIGNÉE, évacuation de sang produite par l'art. On la distingue en *générale* faite par une lancette, et en *locale* produite par les sangsues.

SALIVATION, s. f. sécrétion et évacuation abondante de salive par la bouche.

SANGUIN, adj. qui appartient au sang. *Système sanguin*, ensemble des vaisseaux sanguins. — *tempérament sanguin*, celui dans lequel le système sanguin prédomine.

SANGUINOLENT, adj. teint de sang.

SATYRIASIS, s. m. penchant irrésistible à l'acte vénérien chez l'homme.

SCARLATINE, s. f. phelgmasie cutanée dont l'éruption est analogue à l'érysipèle.

SCIATIQUE, s. f. et adj. *douleur-sciatique*, névralgie ayant son siège dans le nerf sciatique.

SCORBUT, s. m. maladie caractérisée par une faiblesse générale et par le gonflement fétide des gencives.

SCROPHULES, s. m. pl. écrouelles.

SCROPHULEUX, adj. atteint de scrophules ou d'écrouelles.

SCROTUM, s. m. enveloppe cutanée des testicules, synonyme de bourses·

SÉCRÉTION, s. f. fonction de certains organes d'où résulte la formation d'un liquide variable suivant l'espèce d'organe, comme salive, bile, urine, mucus, etc.

SEDATIF , adj. qui apaise , qui modère , qui calme.

SEDIMENT, s. m. dépôt que forment certains liquides au fond du vase qui les contient.

SÉMÉIOLOGIE, s. f. traité des signes.

SENSATION , s. f. impression que le cerveau reçoit des objets extérieurs par l'intermède des sens.

SENSIBILITÉ , s. f. propriété au moyen de laquelle l'animal a la conscience de l'impression qu'un corps étranger fait sur lui.

SENTIMENT , s. m. faculté de sentir ; perception des objets par les sens.

SEPTIQUE, adj. qui corrode et fait pourrir les chairs sans beaucoup de douleur.

SÉREUX, adj. aqueux. — *membranes séreuses*, qui exhalent un liquide séreux.

SÉROSITÉ, s. f. partie aqueuse des humeurs animales.

SÉTON, s. m. bandelette de linge effilé sur les côtés , que l'on passe à travers la peau et le tissu cellulaire au moyen d'une aiguille , pour entretenir la suppuration dans cette partie.

SICCITÉ , s. f. qualité de ce qui est sec.

SIFFLANT, adj. *respiration sifflante* , accompagnée de sifflement.

SIGNE, s. m. tout ce qui peut faire reconnaître une maladie.

SINAPISME , s. m. cataplasme dont la farine de moutarde est la base.

SINAPISÉ, adj. bains de pieds *sinapisés* animés avec de la farine de moutarde.

SODA , s. m. Voy. pyrosis.

SOIF , s. f. désir de boire. — *inextinguible* , que rien ne peut apaiser.

SOLUTION , s. f. — d'une maladie, sa terminaison.

SOMMEIL , s. m. repos des organes des sens et des mouvemens volontaires.

SOMNAMBULISME , s. m. sommeil incomplet avec aptitude de répéter les actions dont on a contracté l'habitude.

SOMNOLENCE , s. f. tendance au sommeil.

SONORE, adj. se dit des corps capables de rendre des sons.

SOPOREUX , accompagné de sommeil.

SOUBRESAUT , s. m. tressaillement involontaire des tendons et des muscles.

SOUS-ORBITAIRE, adj. *canal sous-orbitaire* , canal qui règne le long de la face inférieure de l'orbite et vient s'ouvrir dans la fosse canine; il donne passage au nerf sous-orbitaire qui est souvent le siége d'une névralgie du même nom.

SPASME, s. m. toute contraction involontaire des muscles locomoteurs.

SPASMODIQUE, adj. qui appartient au spasme.

SPÉCIFIQUE , adj. *médicamens spécifiques* , qui ont la propriété de guérir une maladie d'une manière certaine.

SPIRITUEUX, adj. qui contient de l'alcool ou esprit de vin.

SPLANCHNIQUE, adj. qui a rapport aux viscères. *Cavités splanchniques;* on donne ce nom à la cavité du crâne, à celle de la poitrine et à celle de l'abdomen.

SPLÉNITE, s. f. inflammatiou de la rate.

SPONTANE, adj. ce qui s'exécute sans la participation de la volonté, ou ce qui survient sans cause manifeste.

SPORADIQUE, adj. se dit des maladies qui surviennent en tous temps et en tout lieu.

SPUTATION, s. f. crachottement.

SQUIRRHE, s. m. tumeur dure, indolente, dégénérant souvent en cancer.

STERNUM, s. m. os situé à la partie antérieure de la poitrine.

STERTEUR, s. f. râle.

STERTOREUX, adj. accompagné de râle.

STIMULANT, adj. se dit des médicamens qui ont la propriété d'exciter l'action des organes.

STOMACAL, adj. qui appartient à l'estomac.

STOMACHIQUE, adj. qui fortifie l'estomac.

STRABISME, s. m. vue louche.

STRANGULATION, s. f. sentiment de suffocation ou d'étranglement.

STRANGURIE, s. f. difficulté d'uriner avec douleur et ténesme.

STUPÉFIANT, adj. qui produit la stupeur.

STUPEUR, s. f. engourdissement, diminution du mouvement et du sentiment.

SUDORIFIQUE, adj. qui provoque la sueur.

SUEUR, s. f. produit de la transpiration cutanée assez abondante pour se réunir en gouttes.

SUFFOCANT, adj. qui produit la suffocation.

SUFFOCATION, s. f. étouffement, grande difficulté de respirer.

SUPINATION, s. f. décubitus sur le dos, attitude dans laquelle le malade est couché sur le dos.

SUPPRESSION, s. f. défaut d'évacuation.

SUPPURATION, s. f. sécrétion du pus.

SUSCEPTIBILITÉ, s. f. sensibilité excessive.

SURDITÉ, s. f. grande diminution ou abolition de l'ouïe.

SUS-ORBITAIRE, adj. qui est au-dessus de l'orbite. — *Douleur ou névralgie sus-orbitaire,* qui a son siége dans le nerf de ce nom.

SYMPATHIE, s. f. rapport inconnu entre deux organes éloignés qui fait que l'affection de l'un se transmet à l'autre. Exemple : douleur de tête qui survient dans l'embarras gastrique.

SYMPATHIQUE, adj. qui dépend de la sympathie.

SYMPTOMATIQUE, adj. qui n'est que le symptôme d'une autre maladie.

SYMPTOME , s. m. phénomène par lequel s'annonce une maladie.

SYNCOPE , s. f. perte subite de connaissance , de sentiment et de mouvement, avec sueur froide, pouls et respiration presque insensibles.

SYPHILIS , s. f. maladie vénérienne.

T.

TEIGNE , s. f. exanthème du cuir chevelu , consistant en pustules ou vésicules , d'où s'échappe une humeur visqueuse , etc.

TEMPERAMENT, s. m. prédominance d'un système sur les autres. On reconnaît plusieurs tempéramens : 1.º Le *lymphatique* , dans lequel le système lymphatique prédomine. Il est caractérisé par des formes arrondies, un tissu cellulaire abondant et chargé de graisse , des chairs molles , une peau fine et blanche , des cheveux blonds ou châtins , une physionomie calme , des sensations peu vives ; ce tempérament est propre aux enfans et aux femmes. 2.º Le *sanguin* ; il est caractérisé par une physionomie animée, un teint rouge et vermeil , des cheveux blonds ou châtains , un pouls grand , vif et réglé , un embonpoint médiocre , un caractère gai , une imagination vive et brillante , une disposition aux plaisirs de l'amour. L'homme doué de ce tempérament est léger, inconstant, et peu propre aux sciences abstraites. 3.º Le *bilieux* est caractérisé par des formes peu arrondies et rudes , des muscles prononcés , une charpente forte , une coloration extérieure foncée , des cheveux noirs et crêpus , un visage sec , une physionomie hardie, des yeux étincelans , une grande facilité de conception , une imagination vive ; l'homme bilieux est enclin à la colère , à la jalousie, à la vengeance ; il aime passionnément , est constant et propre aux sciences abstraites. On reconnaît en outre un tempérament *atrabilaire* , qui n'est que le tempérament bilieux porté à l'excès , un tempérament *nerveux* , un tempérament *athlétique* , dans lequel le système musculaire est très-développé , un tempérament *lymphathico-sanguin,* un tempérament *biliososanguin*, etc.

TEMPES , s. f. pl. dépression que présentent les parties latérales de la tête , depuis le front et les yeux , jusqu'aux oreilles.

TÉNESME , s. m. envie continuelle, douloureuse et presque inutile d'aller à la selle , accompagnée de tension à l'anus.

TÉTANOS , s. m. rigidité spasmodique de tout le corps.

THÉRAPEUTIQUE , s. f. partie de la pathologie qui s'occupe du traitement des maladies.

THORACHIQUE ou THORACIQUE, adj. *membres thorachiques*, membres supérieurs ou les bras.

THORAX , s. m. Voyez *poitrine.*

TIERCE , adj. *fièvre tierce* , fièvre qui revient par accès de deux jours l'un.

TITILLATION , s. f. chatouillement.

TONIQUE, adj. se dit des médicamens qui donnent de la force, du ton.

TONSILLES, s. f. pl. Voyez *amygdales*.

TONSILLAIRE, adj. qui a rapport aux tonsilles.

TOPIQUE, s. m. et adj. se dit des médicamens qui s'appliquent à l'extérieur.

TOUCHER, s. m. celui des cinq sens qui nous fait juger des qualités palpables des corps.

TOURNIOLLE, s. m. nom vulgaire du panaris superficiel qui a son siége autour de l'ongle.

TRACHÉAL, adj. qui a rapport à la trachée.

TRACHEE-ARTERE, s. f. tronc commun des conduits aériens, situé à la partie antérieure du cou, se continuant en haut avec le larynx et se divisant en bas en deux branches qu'on appelle *bronches*.

TRANCHÉES, s. f. pl. coliques violentes.

TRANSPIRATION, s. f. exhalation habituelle à la surface de la peau.

TREMBLEMENT, s. m. agitation faible et involontaire du corps ou des membres, sans empêchement des mouvemens volontaires.

TRISMUS, s. m. serrement tétanique des mâchoires.

TRONC, s. m. partie principale du corps, comprenant la tête, la poitrine et l'abdomen.

TUMÉFACTION, s. f. gonflement.

TUMEUR, s. f., éminence circonscrite développée par une cause morbifique dans une partie du corps.

TURGESCENCE, s. f. surabondance d'humeurs.

TYMPAN, s. m. *membrane du tympan*, membrane qui est au fond de l'oreille et qui transmet à l'oreille interne l'impression des sons.

TYMPANITE, s. f. gonflement du ventre occasionné par le développement de gaz dans les intestins ou dans la cavité du péritoine.

TYPHOIDE, adj. fièvre typhoïde qui ressemble au typhus.

TYPHOMANIE, s. f. délire accompagné de stupeur, délire sourd.

TYPHUS, s. m. fièvre ataxo-adynamique des prisons, des camps, des armées, etc.

TYROIDE, s. f. glande située à la partie antérieure du cou, au-devant et sur les côtés du larynx.

U.

ULCÉRATION, s. f. ulcère superficiel.

ULCÈRE, s. m. solution de continuité, entretenue par un vice local ou par une cause interne.

URETÈRES, s. m. pl. canaux membraneux, destinés à porter l'urine des reins dans la vessie.

URÈTRE, s. f. conduit membraneux, servant à porter l'urine de la vessie au-dehors.

URINAIRE, adj. qui a rapport à l'urine. *Voies urinaires*, ensemble des conduits et réservoirs de l'urine.

URINE, s. f. liquide sécrété par les reins.

URTICAIRE, s. f. (fièvre ortiée) éruption passagère de pustules analogues à celles qui résultent de la piqûre d'ortie.

URTICATION, s. f. sorte de flagellation qu'on pratique avec des orties pour produire une excitation.

USTION, s. f. action de brûler.

UTERIN, adj. qui a rapport à l'utérus.

UTERUS, s. m. matrice.

V.

VACCIN, s. m. virus séreux pris, dans l'origine, à un bouton qui vient au pis des vaches.

VACCINATION, s. f. inoculation de la vaccine.

VACCINE, s. f. phlegmasie cutanée qui préserve de la variole.

VAGIN, s. m. canal qui s'étend de la vulve à l'utérus et qui pour cela a été appelé *vulvo-utérin*.

VAISSEAUX, s. m. pl. *vaisseaux sanguins*, dans lesquels circule le sang ; ce sont les artères et les veines. *Vaisseaux lymphatiques*, dans lesquels circule la lymphe.

VAPEURS, s. f. pl. hystérie.

VARICELLE, s. f. variole volante.

VARICE, s. f. tumeur molle, produite par la dilatation d'une veine.

VARIOLE, s. f. petite vérole, phlegmasie cutanée contagieuse, consistant dans des boutons multipliés.

VARIOLOIDE, s. f. éruption cutanée analogue à la variole.

VARIQUEUX, adj. qui a rapport aux varices.

VASCULAIRE, adj. qui appartient aux vaisseaux.

VEINE, s. f. nom des vaisseaux qui rapportent le sang de toutes les parties du corps au cœur.

VÉNÉNEUX, adj. qui agit à la manière des poisons.

VÉNÉRIEN, adj. tout ce qui a rapport aux plaisirs de l'amour.

VENT, s. m. flatuosité ou flatulence.

VENTEUX, adj. qui a rapport aux flatuosités.

VENTRE, s. m. synonyme d'*abdomen*.

VENTRICULE, s. m. on donne ce nom à plusieurs cavités du corps.

VERGE, s. f. pénis.

VERMIFUGES, s. m. pl. et adj. qui chassent les vers.

VÉROLE, s. f. syphilis, mal vénérien.

VÉROLLETTE ou **VÉRETTE**, s. f. varicelle.

VERS INTESTINAUX, animaux parasites qui ont leur siège dans les intestins.

VERTEBRAL, adj. qui a rapport aux vertèbres.

VERTEBRES, s. f. pl. suite d'os qui forme la colonne vertébrale (épine du dos, le rachis).

VERTIGE, s. m. état dans lequel il semble que tous les objets tournent ou que l'on tourne soi-même.

VÉSICAL, adj. qui a rapport à la vessie.

VÉSICANT et VÉSICATOIRE, adj. qui détermine des ampoules sur la peau et occasionne une sécrétion de sérosité.

VÉSICATION, s. f. action de déterminer le développement d'ampoules.

VÉSICULE, s. f. — *biliaire*, réservoir de la bîle.

VESSIE, s. f. réservoir de l'urine.

VIABILITÉ, s. f. possibilité de vivre.

VIRUS, s. m. principe inaccessible à nos sens, mais inhérent à nos humeurs, et susceptible de transmettre la maladie qui l'a produit.

VISCÈRES, s. m. pl. organes contenus dans les cavités splanchniques et destinées à quelques fonctions.

VISION, s. f. action de voir. Fonction de la vue.

VISQUEUX, adj. gluant.

VOIE, s. f. chemin, route. *Voies digestives* ou *premières voies*, conduit alimentaire. *Secondes voies*, vaisseaux chylifères et sanguins ; *voies de la respiration, de la circulation*, etc.

VOILE DU PALAIS, expansion musculo-membraneuse située entre la bouche et le pharynx.

VOMIQUE, s. f. collection purulente dans la substance du poumon.

VOMISSEMENT, s. m. expulsion violente par la bouche de ce qui est contenu dans l'estomac.

VOMITIF, adj. qui fait vomir.

VUE, s. f. l'un des cinq sens.

VULTUEUX, adj. face *vultueuse*, face d'un rouge vif et plus volumineuse que dans l'état naturel.

VULVE, s. f. ouverture étendue du mont de vénus jusqu'au voisinage de l'anus, chez la femme, faisant partie des organes de la génération.

VULVO-UTÉRIN, adj. conduit vulvo-utérin. Voyez *vagin*.

Z.

ZONA ou ZOSTER, s. m. érysipèle vésiculeux ou boutonneux en forme de zone ou de ceinture autour du tronc.

FIN DU DICTIONNAIRE.

ERRATUM.

—

Page 146, ligne 6, *énétérie*, lisez *entérite*.

TABLE

DES MATIÈRES PAR ORDRE ALPHABÉTIQUE.

A.

B.

C.

D.

E.

F.

O.

P.

FIN DE LA TABLE.

LE MANS, IMPRIMERIE DE MONNOYER, PLACE DES JACOBINS. — 1839.

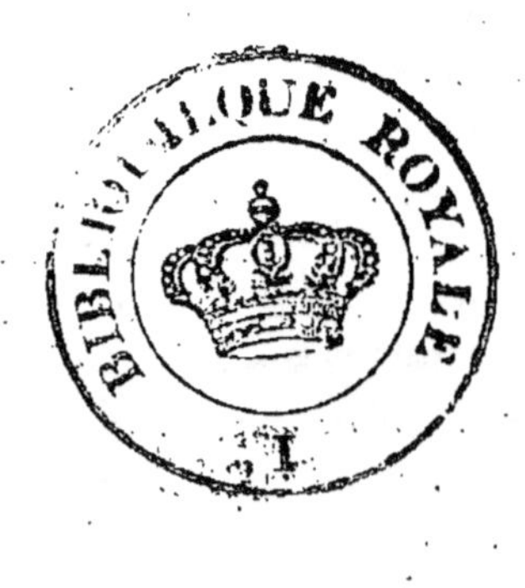

BIBLIOTHÈQUE ROYALE